"十四五"职业教育国家规划教材

供职业教育药剂、中药、中药制药及相关专业使用

天然药物学基础

（第三版）

主　编　袁国卿
副主编　刘　杨　谭银平　张习中　李晓旭
编　者　（按姓氏汉语拼音排序）
陈　程　广西医科大学附设玉林卫生学校
陈　焜　桂林市卫生学校
符少莲　广东省湛江卫生学校
弓迎宾　山西省中医学校
何　嵩　梅州市卫生职业技术学校
李丽蓉　河源市卫生学校
李晓旭　晋中市卫生学校
刘　杨　成都铁路卫生学校
刘少坚　汕头市卫生学校
刘晓倩　山东省青岛第二卫生学校
谭银平　佛山市南海区卫生职业技术学校
吴凤荣　湛江中医学校
袁国卿　南阳医学高等专科学校
张习中　山东省济宁卫生学校
赵　津　石河子卫生学校

科学出版社
北　京

内 容 简 介

本教材是“十四五”职业教育国家规划教材之一。全部内容分为总论和各论两部分，总论主要介绍药用植物学基础，天然药物的采收、加工与贮藏，中药炮制基础和天然药物鉴定基础等与天然药物相关的基础知识；各论对99种天然药物的基原、产地、采制、性状、鉴定、炮制、化学成分、性味归经、功能主治、药理作用、用法用量、注意事项和贮藏等作了详细介绍，对119种天然药物的来源、性状特征和功能作了简介，并概述了各药用植物类群的特点和被子植物30个科的特征。共收录了18个实训项目，配有多个链接和案例。

本教材可供职业教育药剂、中药、中药制药及相关专业学生使用。

图书在版编目（CIP）数据

天然药物学基础 / 袁国卿主编 . -- 3 版 . -- 北京 ： 科学出版社，2025. 3. -- （“十四五”职业教育国家规划教材）. -- ISBN 978-7-03-081151-6

Ⅰ. R93

中国国家版本馆 CIP 数据核字第 2025F0E212 号

责任编辑：丁海燕 / 责任校对：周思梦
责任印制：霍 兵 / 封面设计：涿州锦晖

科学出版社 出版
北京东黄城根北街16号
邮政编码：100717
http://www.sciencep.com
北京汇瑞嘉合文化发展有限公司印刷
科学出版社发行 各地新华书店经销
*
2010年7月第 一 版 开本：850×1168 1/16
2025年3月第 三 版 印张：19
2026年1月第十七次印刷 字数：437 000
定价：89.80元
（如有印装质量问题，我社负责调换）

前　言

党的二十大报告指出，“人民健康是民族昌盛和国家强盛的重要标志。把保障人民健康放在优先发展的战略位置，完善人民健康促进政策”。教材是教学内容的主要载体，是教学的重要依据、培养人才的重要保障。为了贯彻党的二十大精神，落实中共中央、国务院《关于促进中医药传承创新发展的意见》和国务院《国家职业教育改革实施方案》，依据教育部《中等职业教育专业简介（2022年修订）》《职业教育专业教学标准——2025年修（制）订》，基于“健康中国”理念和“新医科”背景下对新型药学人才的培养要求，我们编写了这本教材。

本教材分为总论和各论两部分。总论主要介绍与天然药物相关的基础知识，各论收录218种天然药物。在内容编排上，将药用植物分类与天然药物融为一体，既实现了知识的连贯，又避免了课堂教学内容的重复，更符合教学习惯和学习规律；在内容取舍上，注重产教融合，紧跟健康行业发展趋势，力求用准确精练的语言表达职业能力的内涵。各章备有自测题，有利于学生把握和巩固重点，以帮助学生提高思辨能力和培养主动学习意识；链接和案例则拓宽了课程视野，拉近了课堂与岗位的距离。教材末安排了实训指导内容，便于开展“理论与实践相结合”的教学。

天然药物鉴定是一门形态科学，增强学习者的直观感受尤为重要。教材中安排了260余幅图片，基原墨线图和药材写真图互补使用，既有利于表达植物识别特征，又突出了药物在教材中的主体地位。

本教材适合职业教育药剂、中药、中药制药及相关专业使用，也可供广大药学爱好者阅读。教学计划108学时，其中理论72学时，实训36学时；另外安排1～2周的野外实践教学。

在编写过程中编者参阅了许多专家、学者的研究成果和著作，并得到了各编者单位的大力支持，在此一并致谢！限于编者的学识水平，教材中若有不妥之处，恳请各位读者朋友提出批评与建议，以帮助本教材不断完善。

编　者

2025年3月

配 套 资 源

欢迎登录“中科云教育”平台，**免费** 数字化课程等你来！

本教材配有图片、视频、音频、动画、题库、PPT 课件等数字化资源，持续更新，欢迎选用！

“中科云教育”平台数字化课程登录路径

电脑端

- 第一步：打开网址 http://www.coursegate.cn/short/MUB68.action
- 第二步：注册、登录
- 第三步：点击上方导航栏“课程”，在右侧搜索栏搜索对应课程，开始学习

手机端

- 第一步：打开微信“扫一扫”，扫描下方二维码
- 第二步：注册、登录
- 第三步：用微信扫描上方二维码，进入课程，开始学习

PPT 课件：请在数字化课程各章节里下载！

目　录

上篇　总　论

第 1 章　绪论……………………………1
第 2 章　药用植物学基础………………5
第 1 节　植物细胞 ……………………5
第 2 节　植物组织 …………………12
第 3 节　根 …………………………24
第 4 节　茎 …………………………31
第 5 节　叶 …………………………39
第 6 节　花 …………………………48
第 7 节　果实 ………………………58
第 8 节　种子 ………………………62
第 9 节　药用植物分类概述 ……64
第 3 章　天然药物的采收、加工与贮藏……………………………70
第 4 章　中药炮制基础……………78
第 5 章　天然药物鉴定基础………87
第 1 节　天然药物鉴定的依据和一般程序 …………………87
第 2 节　天然药物鉴定的方法 ……91
第 3 节　天然药物鉴定的内容 ……95

下篇　各　论

第 6 章　药用植物类群及植物类天然药物…………………………103
第 1 节　孢子植物类天然药物 …103
第 2 节　裸子植物类天然药物 …113
第 3 节　被子植物类天然药物 …118
第 7 章　动物类天然药物…………242
第 8 章　矿物类天然药物…………261
实训指导……………………………273
实训 1　观察植物细胞 …………273
实训 2　观察植物组织 …………275
实训 3　观察植物的根茎叶 ……277
实训 4　观察植物的花和果实 …278
实训 5　炒王不留行、麸炒山药、蜜炙甘草 ………………279
实训 6　孢子植物类天然药物的鉴定 ………………………281
实训 7　裸子植物类天然药物的鉴定 ………………………282
实训 8　被子植物类天然药物的鉴定 1………………………283
实训 9　被子植物类天然药物的鉴定 2………………………284
实训 10　被子植物类天然药物的鉴定 3 ……………………285
实训 11　被子植物类天然药物的鉴定 4 ……………………286
实训 12　被子植物类天然药物的鉴定 5 ……………………287

实训 13 被子植物类天然药物的鉴定 6 ······288
实训 14 被子植物类天然药物的鉴定 7 ······289
实训 15 被子植物类天然药物的鉴定 8 ······290
实训 16 被子植物类天然药物的鉴定 9 ······291
实训 17 动物类天然药物的鉴定······291
实训 18 矿物类天然药物的鉴定······292
主要参考文献······294
天然药物索引······295
自测题选择题参考答案······298

上篇　总　论

第1章　绪　论

学习目标

1. 素质目标：培育学生文化自信意识，培养中医药传承创新能力。

2. 知识目标：掌握天然药物学相关的概念；熟悉我国天然药物学简史；了解关于天然药物学的任务。

3. 能力目标：能讲清楚天然药物与中药的关系。

一、天然药物学相关的概念

药物是指用于预防、治疗或诊断人的疾病的物质，按其来源分为天然药物、人工合成药物和生物制品三大类。

天然药物是指天然存在于自然界，未经加工或只经简单加工即可使用的药物，主要来源于植物、动物和矿物。在我国，天然药物主要指中药和民族药。中药是在中医药理论指导下用于防治疾病的药物，包括药材、饮片和中成药。药材是指药用植物、动物或矿物的药用部分，采集后仅经过简单产地加工而成的原料药。饮片是指药材经过炮制后可直接用于中医临床或制剂生产使用的药品。中成药是指以饮片为原料，根据临床处方的要求，采用适宜的制剂工艺，制备成随时可以应用的药物。药材必须炮制成饮片才能用于临床配方或制备中成药，中药的疗效并非药材的疗效而是饮片的疗效。民族药是指我国少数民族使用的、以本民族传统医药理论和实践为指导的药物。

天然药物学是应用植物学、动物学、矿物学、植物化学、药理学、中医学及本草学等学科理论知识和现代技术来研究天然药物的名称、来源、采收加工、鉴定、化学成分、品质评价、功效应用、资源开发等问题的科学。

二、天然药物学的内容和任务

1. 天然药物的基原鉴定　我国幅员辽阔，天然药物资源丰富，由于各地用药习惯不同，加之天然药物具有多源性特点，使得天然药物同物异名和同名异物现象多见，这不仅影响了临床用药效果，甚至可能发生药物中毒事故，危害患者健康。所以，必须加强对天然药物基原的分类鉴定，澄清混乱品种。在鉴定天然药物基原时，运用植物、动物和矿物分类学知识和现代科技手段确定天然药物基原的种类，逐步做到一药一名，保证其来源的准确性；同时研究天然药物的外部形态、内部构造和地理分布，解决天然药物存在的名实混淆的问题，对天然药物科研、生产和临床用药的安全、有效、稳定以及资源开发均具有重要意义。

2. 天然药物的品质评价　影响天然药物质量的因素主要有品种、栽培、采收、加工、贮藏等，在这些因素影响下，天然药物的化学成分发生变化，进而影响天然药物的作用和疗效。天然药物在商品流通与临床应用中以假充真或掺伪的情况时有发生，特别是在贵重药材中发现较多，如牛黄、麝香、冬虫夏草、西红花等，也影响着天然药物的质量。天然药物学研究天然药物品质评价方法和化学成分，以鉴定天然药物的真伪优劣，保证用药的安全与有效。

3. 天然药物的采收加工　动、植物在生长期，随着生长发育，其所含有的干物质和化学成分的积累是有规律的，研究天然药物的采收规律对保证其质量具有重要意义。产地加工是在产地对药材进行净选、修整、干燥等简单处理；炮制是按照中医药的基本理论，结合中药材自身性质、临床用药及生产需求而进行的特殊处理加工过程。研究天然药物的采收与加工规律，为中药材生产的规范化提供支持。

4. 天然药物的临床应用　在我国使用的天然药物主要是中药，中药需要医生和药师在中医药理论指导下使用，通过对中药性味归经、功能主治等基本理论的学习，奠定临床用药的基础。

根据药剂、中药、中药制药等专业培养目标，本课程主要讲授药用植物学、中药炮制学和天然药物鉴定的基本知识与基本技能，以及常用天然药物的来源、鉴别特征、主要化学成分和功效等内容。

链 接　全国中药资源普查

2011～2022年第四次全国中药资源普查确认我国中药资源有18 817种，包括药用植物16 147种（含药用菌物826种）、药用动物2517种、药用矿物153种。

三、我国天然药物学简史

我国天然药物学是在劳动人民的实践活动中逐步发展起来的，“神农尝百草，一日遇七十毒”的传说便是其生动的写照。我国历史上记载药物的著作称为本草。天然药物学的发展与本草的发展紧密相连，我国本草有400多部，表1-1介绍的是历代代表性本草。

表1-1　历代代表性本草

名称	朝代	作者	简介
《神农本草经》	汉	不详	是我国已知最早的药物学专著。总结了汉以前的医药经验，载药365种，分为上、中、下三品，记载了药性、主治等，原书早已失传
《本草经集注》	南北朝（梁）	陶弘景	共7卷，载药730种，按自然属性分为玉石、草木、虫兽、果、菜、米食、有名未用七类，记载了药物的性味、产地、采集、形态、鉴别等
《新修本草》（《唐本草》）	唐	李勣、苏敬等	由政府组织编辑颁行，是我国和世界上最早的药典。共54卷，载药850种，并附有药物图谱，是第一本图文对照的本草

续表

名称	朝代	作者	简介
《经史证类备急本草》（《证类本草》）	宋	唐慎微	是现存最早的内容完整的古代本草。共 31 卷，载药 1746 种，编纂体例也更趋完善，堪称集宋以前本草学之大成
《本草纲目》	明	李时珍	共 52 卷，载药 1892 种，按药物自然属性，自立分类系统，为自然分类的先驱。集 16 纪以前中国古代医药学之大成，被达尔文誉为“中国古代百科全书”
《植物名实图考长编》《植物名实图考》	清	吴其濬	《植物名实图考长编》共 22 卷，载植物药 838 种。后作者根据平生经验，辨别形色气味，摹绘成图，附以考证，以求名实相符，编成《植物名实图考》，共 38 卷，载植物药 1714 种。本书为植物学名著

中华人民共和国成立后，党和政府十分重视中医药事业，全国各地成立了中医药教育与研究机构，培养了大批天然药物研究人才，为天然药物的发展作出了重要贡献。我国分别于 1960 ～ 1962 年、1969 ～ 1973 年、1983 ～ 1987 年、2011 ～ 2020 年组织开展了 4 次全国范围的中药资源普查。第一次全国中药资源普查出版的《中药志》，收载了 400 多种中药材，为解决缺医少药作出了重要贡献。第二次全国中药资源普查后出版的《全国中草药汇编》，收载了 2300 多种中药，普及了中药的基础知识。第三次全国中药资源普查后出版的“中国中药资源”丛书，收载了中药资源 12 807 种，为中药资源保护开发提供了依据。第四次全国中药资源普查成果全面系统地反映了中国中药资源的全貌，确定了 18 817 种中药资源的种类和分布等情况，为中药资源的科学研究、保护与可持续利用奠定了坚实的基础。1999 年由国家中医药管理局主持编纂出版的《中华本草》35 卷，载药 11 012 种，系统总结了我国两千年来本草学成就并反映当代中药学科研成果，是继《本草纲目》以后对我国本草学发展成果又一次划时代的总结。

党的十八大以来，中医药振兴发展迎来天时、地利、人和的大好时机，中医药工作者传承精华，守正创新，用科技创新催生新质生产力，取得了屠呦呦发现青蒿素获得诺贝尔生理学或医学奖、以“三药三方”为代表的中医药抗疫方案等一批新时代中医药标志性科技成果。

链 接 “三药三方”

在抗击新冠疫情过程中，通过临床筛选出的中医药有效方药“三药三方”，发挥了重要作用。“三药”即金花清感颗粒、连花清瘟颗粒 / 胶囊、血必净注射液 3 种药物，“三方”是指清肺排毒汤、化湿败毒方、宣肺败毒方 3 个方剂。

自 测 题

一、名词解释

1. 药物 2. 天然药物 3. 药材 4. 中成药 5. 本草

二、填空题

1. 中药是指在 ________ 指导下，用于防治疾病的药物。

2. 饮片是指药材经过________后可直接用于________或________使用的处方药品。

3. 我国天然药物学是在________中逐步发展起来的。

4. 我国历代记载药物的著作称“________”。

5.《________》是我国现存的第一部记载药物的专著。

6.《________》简称《________》，是我国现存最早的一部完整本草。

7.《________》又称《________》，被认为是我国，也是世界上第一部国家药典。

8. 在我国使用的天然药物主要是________。

9. 按其来源，药物分为________、________和________三大类。

10. 中药包括________、________和________。

三、选择题

【A 型题】

1. 将药物分为上、中、下三品的是《　　》。
   A. 神农本草经　B. 本草经集注
   C. 新修本草　D. 证类本草
   E. 本草纲目

2.《神农本草经》收载药物（　　）种。
   A. 237　B. 365　C. 730
   D. 844　E. 1892

3. 我国古代第一部图文对照的本草著作是《　　》。
   A. 新修本草　B. 本草纲目
   C. 植物名实图考　D. 诗经
   E. 中华本草

4. 我国现存最早的内容完整的古代本草是《　　》。
   A. 神农本草经　B. 本草经集注
   C. 新修本草　D. 证类本草
   E. 本草纲目

5.《证类本草》成书于（　　）代。
   A. 唐　B. 宋　C. 元
   D. 明　E. 清

6.《本草经集注》的作者是（　　）。
   A. 唐慎微　B. 李时珍　C. 陶弘景
   D. 神农氏　E. 苏敬

7.《　　》被誉为中国古代百科全书。
   A. 神农本草经　B. 中华本草
   C. 唐本草　D. 本草纲目
   E. 新修本草

8. 集 16 世纪以前中国医药学之大成的是《　　》。
   A. 新修本草　B. 中华本草
   C. 神农本草经　D. 证类本草
   E. 本草纲目

9. 集两千年传统药学之大成的是《　　》。
   A. 唐本草　B. 中华本草
   C. 神农本草经　D. 本草纲目
   E. 证类本草

【X 型题】

1. 影响天然药物质量的因素主要有（　　）。
   A. 品种　B. 栽培　C. 采收
   D. 加工　E. 贮藏

2. 产地加工是在产地对药材进行（　　）等处理。
   A. 炮炙　B. 炮制　C. 净选
   D. 修整　E. 干燥

3. 天然药物学与（　　）关系密切。
   A. 中药学　B. 中药鉴定学
   C. 中药炮制学　D. 中药化学
   E. 药用植物学

四、问答题

1. 什么是天然药物学?
2. 天然药物学的主要内容和任务是什么?
3. 天然药物学基础主要讲授哪些内容?
4. 简述《本草纲目》的历史地位。

第2章 药用植物学基础

学习目标

1. 素质目标：培育天人合一意识，培养驾驭自然的能力。

2. 知识目标：掌握植物细胞后含物的特征，植物组织的特征，植物器官外部形态的特征；熟悉植物细胞的基本结构，植物组织的分类，植物器官显微结构的特征，植物的分门别类；了解植物细胞后含物和细胞壁的显微化学反应，植物组织的构成，植物器官构造的组成，植物的命名规则。

3. 能力目标：能识别植物细胞、组织和器官的主要特征；能辨认植物细胞后含物、组织和器官的类别。

习近平在致第十九届国际植物学大会的贺信中指出，植物是生态系统的初级生产者，深刻影响着地球的生态环境。人类对植物世界的探索从未停步，对植物的利用和保护促进了人类文明进步。中国是全球植物多样性最丰富的国家之一。中国人民自古崇尚自然、热爱植物，中华文明包含着博大精深的植物文化。中国2500多年前编成的诗歌总集《诗经》记载了130多种植物，中医药学为人类健康作出了重要贡献，因植桑养蚕而发展起来的丝绸之路成为促进东西方贸易和文化交流的重要纽带。

对疾病有防治作用或对人体有保健功能的植物称为药用植物。第四次全国中药资源普查确认我国药用植物16 147种。药用植物学（pharmaceutical botany）是利用植物学的知识和方法来研究药用植物的形态、构造、分类以及生长发育规律的一门学科。

第1节 植物细胞

植物细胞是构成植物体的形态结构和生命活动的基本单位。任何植物都是由细胞构成的，单细胞植物的一切生命活动都在这一细胞内完成，多细胞植物则是各细胞共同完成复杂的生命活动；细胞具有全能性，植物体的每一个细胞都含有该物种所特有的全套遗传物质，都有发育为完整个体所必需的全部基因。

植物细胞的形状和大小，随其存在部位和执行功能不同而异。游离或排列疏松的细胞，多呈类球形；排列紧密的细胞，则呈多面体或其他形状；执行支持作用的细胞，细胞壁增厚，多呈圆柱形、纺锤形；执行输导作用的细胞，常呈长管状。植物细胞体积较小，直径一般在10～100μm，原始的细菌直径只有0.1μm，具有贮藏功能的番茄肉、西瓜瓤的细胞可达1mm，苎麻纤维细胞长达550mm。

植物细胞需要借助显微镜才能看到，在光学显微镜下观察到的植物细胞或组织器官的结构，称为显微结构，计量单位通常为微米（μm）。

一、植物细胞的基本结构

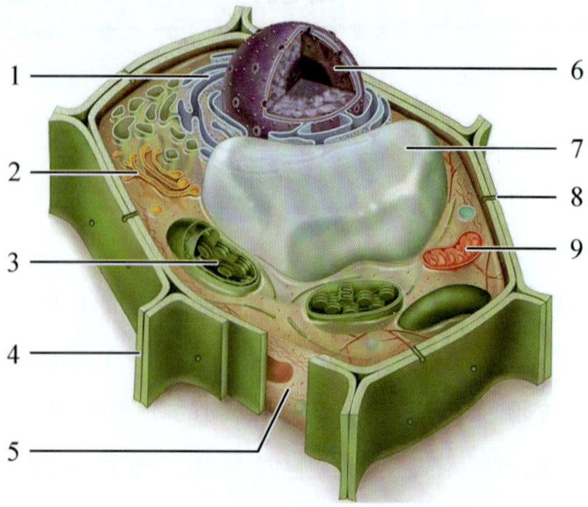

图 2-1　植物细胞的基本结构

1. 内质网；2. 高尔基体；3. 叶绿体；4. 细胞壁；5. 细胞膜；6. 细胞核；7. 中央液泡；8. 纹孔；9. 线粒体

不同细胞的不同形态结构是天然药物品种鉴定的重要依据之一。在光学显微镜下观察，一个典型的植物细胞由原生质体和细胞壁两部分组成（图 2-1）。

（一）原生质体

原生质体是细胞内有生命物质的总称，包括细胞质、细胞核和细胞器。

1. 细胞质　为原生质体的基本组成部分，是具有一定弹性和黏滞性的胶体溶液，细胞核和细胞器都被包埋其中。细胞质表面包围着一层细胞膜。细胞膜是细胞与周围环境分开的界膜，是一种选择性透过膜，它控制着细胞与周围环境以及细胞与细胞之间的物质交换和信息传递。

2. 细胞核　是细胞遗传和代谢的调控中心。分隔细胞质与细胞核的界膜，称为核膜。膜内充满均匀透明的胶状物质，称为核质，内含一个或几个球状小体，称为核仁。当细胞固定染色后，核质中被染成深色的部分，称为染色质，其余部分称为核基质。

3. 细胞器　是细胞质内具有一定形态结构和特定功能的微“器官”。主要包括以下内容：

（1）质体　是一类与糖的合成与贮藏密切相关的细胞器，为植物细胞所特有。根据所含色素不同，可将质体分为叶绿体、有色体和白色体 3 种类型（图 2-2）。

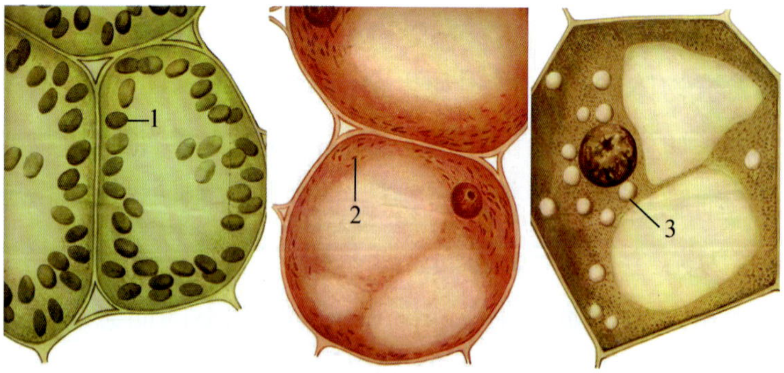

图 2-2　质体的种类

1. 天竺葵叶肉细胞内的叶绿体；2. 番茄果肉细胞内的有色体；3. 马铃薯块茎细胞内的白色体

1）叶绿体：是进行光合作用的质体，一般呈球形或扁球形，只存在于植物的绿色细胞中，含叶绿素、叶黄素和胡萝卜素。叶绿素是主要的光合色素，它能吸收和利用光能，直接参与光合作用；其他两类色素起辅助光合作用。植物叶片的颜色与这 3 种色素的比例有关，一般情况下，叶绿素占绝对优势时，叶片呈绿色；秋天的红叶，就是花青素和类胡萝卜素（包括叶黄素和胡萝卜素）占了优势的缘故。

链 接　光合作用

植物与动物不同，它们没有消化系统，因此它们必须依靠其他方式来摄取营养。对于绿色植物来说，在阳光充足的白天，它们将利用阳光的能量来进行光合作用，以获得生长发育必需的养分。这个过程的关键参与者是内部的叶绿体。叶绿体在阳光作用下，把从气孔进入叶子内部的无机物二氧化碳和由根部吸收的水转变成有机物葡萄糖，同时释放氧气：$12H_2O+6CO_2+$光$\rightarrow C_6H_{12}O_6$（葡萄糖）$+6O_2\uparrow+6H_2O$。葡萄糖经聚合形成淀粉粒主要贮存在根部或果实中，成为食物链的消费者可以获得的能量来源。

2）有色体：主要含有胡萝卜素和叶黄素，由于两者比例不同，可分别呈黄色、橙色或橙红色。在细胞中一般呈杆状、针状、圆形、椭圆形、多角形或不规则形，常存在于花、果实和根中。如在胡萝卜的根、蒲公英的花瓣、番茄的果肉细胞中均可看到有色体。有色体能集聚淀粉和脂质，在花和果实中具有吸引昆虫和其他动物传粉及传播种子的作用。

3）白色体：是不含色素的无色小颗粒，普遍存在于植物体各部分的贮藏细胞中，与物质的积累和贮藏有关。依据其积累和贮藏物质的不同，分为合成淀粉的造粉体，合成蛋白质的蛋白质体和合成脂肪、脂肪油的造油体 3 种。

叶绿体、有色体和白色体在起源上均由前质体分化而来，它们之间在一定条件下可以相互转化。例如，发育中的番茄果实，最初含有白色体，以后转化成叶绿体，最后，叶绿体失去叶绿素而转化成有色体，果实的颜色也随之变化，从白色变成绿色，最后成为红色；胡萝卜根暴露在地面的部分变成绿色，是有色体转化成了叶绿体；马铃薯块茎暴露在地面的部分变成绿色，是白色体转化成了叶绿体。

（2）液泡　也是植物细胞所特有的细胞器。在幼小的细胞中液泡小而分散，随着细胞的生长，液泡逐渐增大，合并成几个大液泡或一个中央大液泡，将细胞质、细胞核等挤到细胞的周缘。液泡是区别植物细胞与动物细胞的明显特征之一。液泡外为液泡膜，液泡膜是原生质体的组成部分，也具有选择透过性。膜内是细胞液，这是细胞新陈代谢过程中产生的各种物质的混合液，其主要成分是水，还有糖类、盐类、苷类、生物碱类、有机酸、挥发油、鞣质、树脂、色素、结晶等，其中不少化学成分具有强烈的生理活性，是植物药的有效成分。

除质体和液泡外，细胞器还有线粒体、内质网、高尔基体、核糖体、溶酶体等，这些细胞器都有一定的形态和功能，是细胞生活和代谢不可缺少的。

（二）细胞壁

细胞壁是包围在原生质体外面的坚韧外壳，是由原生质体分泌的非生活物质和少量具有生理活性的蛋白质所构成，具有一定的韧性，其功能是保护原生质体。细胞壁是植物细胞特有的结构，与质体、液泡一起构成植物细胞与动物细胞相区别的三大结构特征。

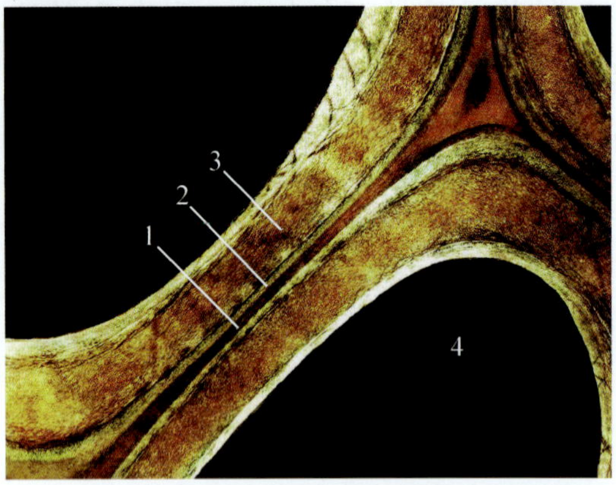

图 2-3 细胞壁的结构

1. 胞间层；2. 初生壁；3. 次生壁；4. 细胞腔

1. 细胞壁的分层 根据细胞壁形成时间及化学成分的不同，相邻两细胞所共有的细胞壁可分为以下三层（图 2-3）。

（1）胞间层 又称中层，是相邻两个细胞之间所共有的壁层，在细胞分裂时形成，化学成分主要是果胶。果胶有很强的黏性和塑性，能把相邻细胞粘在一起，又不影响其生长。果胶能被某些酸、碱或酶溶解，从而导致细胞彼此分离。药材显微鉴定中常用的组织解离法和农业上的沤麻工艺就是利用这个原理，前者是用硝铬酸或氢氧化钾溶液浸离，后者是利用微生物产生果胶酶分解麻纤维细胞胞间层的果胶而使其相互分离。番茄、桃、梨等果实在成熟过程中产生果胶酶使果肉细胞分离从而由硬变软。

（2）初生壁 在细胞生长过程中，原生质体分泌的纤维素、半纤维素和果胶，添加在胞间层上，形成初生壁。纤维素构成初生壁的框架，而果胶、半纤维素等则填充于框架中。初生壁一般较薄，质地较柔软，有较大的可塑性，能随着细胞的生长而延展。

（3）次生壁 有一些细胞，当停止生长以后，原生质体分泌的纤维素、半纤维素和少量木质素等继续添加在初生壁的内侧，形成次生壁。次生壁较厚，质地较坚硬，有增加细胞壁机械强度的作用。植物细胞一般都具有初生壁，但并不都具有次生壁，次生壁在植物体的某些部位存在，以适应增加细胞机械强度的需要。当次生壁增厚到一定程度时，原生质体死亡，留下细胞壁围成的空腔，称为细胞腔。

2. 纹孔和胞间连丝

（1）纹孔 细胞次生壁的形成并不是均匀的，初生壁有些部位完全不被次生壁覆盖的区域呈凹陷孔状的结构，称为纹孔。一个纹孔由纹孔腔和纹孔膜组成，纹孔腔是指次生壁围成的腔，它的开口（纹孔口）朝向细胞腔，腔底的初生壁和胞间层称为纹孔膜。相邻细胞壁上的纹孔常在相同位置成对地出现，称为纹孔对。纹孔的形成有利于细胞间的物质交换。

纹孔对具有一定的形状和结构，常见的有 3 种类型（图 2-4）。

1）单纹孔：纹孔腔呈圆筒状，光学显微镜下正面观呈 1 个圆。单纹孔多见于韧皮纤维、薄壁细胞和石细胞中。

2）具缘纹孔：纹孔周围的次生壁向细胞腔内呈

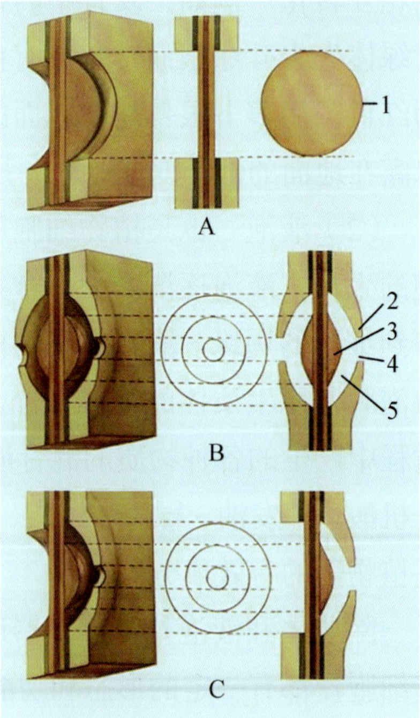

图 2-4 纹孔对

A. 单纹孔；B. 具缘纹孔；C. 半缘纹孔

1. 纹孔膜；2. 纹孔缘；3. 纹孔塞；4. 纹孔口；5. 纹孔腔

拱状隆起，形成一个拱形的边缘，纹孔腔呈半球形，光镜下正面观呈 2 个或 3 个同心圆。

链 接　松柏类植物的具缘纹孔

在裸子植物松柏类的管胞壁上，有一种特殊的具缘纹孔，它们的纹孔膜中央部位有一个圆盘状的增厚区域，称为纹孔塞，它的直径大于纹孔口，因此这些具缘纹孔在光镜下正面观呈 3 个同心圆，外圈是纹孔腔的边缘，中间一圈是纹孔塞的边缘，内圈是纹孔口的边缘。纹孔塞在具缘纹孔上起活塞的作用，能调节胞间液流。

3）半缘纹孔：相邻纹孔对的一边是单纹孔，另一边是具缘纹孔，光镜下正面观呈 2 个同心圆。一般多见于薄壁细胞与管胞或导管之间。

（2）胞间连丝　细胞间有许多纤细的原生质丝，穿过初生壁上的微细孔眼彼此联系着，这种原生质丝称为胞间连丝（图 2-5）。胞间连丝是细胞间物质和信息交换的通道。

细胞壁上纹孔和胞间连丝的存在，有利于细胞与环境之间以及细胞与细胞之间的物质交流和信息传递，尤其是胞间连丝，它把所有生活细胞的原生质体连接成一个整体，从而使多细胞植物在结构和生理活动上成为一个统一的有机体。

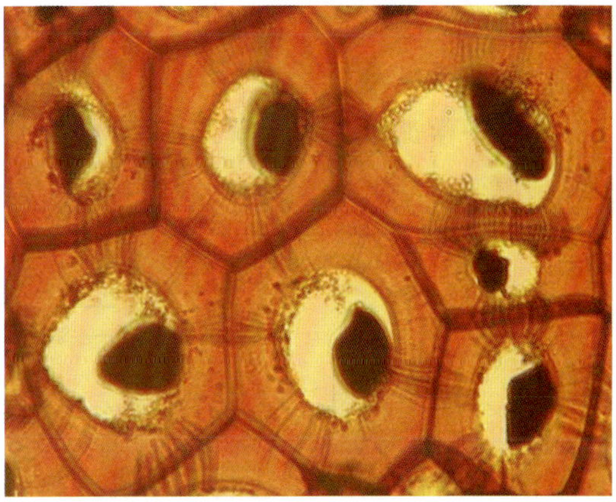
图 2-5　胞间连丝（柿胚乳细胞）

3. 细胞壁的特化　细胞壁的主要成分为纤维素，其次有半纤维素和果胶质等，具有一定的韧性和弹性。有些细胞壁还增加了其他特殊物质，以更好地适应它所执行的功能，这就是细胞壁的特化。常见以下几种类型。

（1）木质化　细胞壁内增加了木质素。木质素是亲水性的，它有很高的强度，因此，木质化的壁既加强了机械强度，又能透水。木质化细胞通常趋于衰老而死亡，如导管、管胞、木纤维和石细胞等。木质化细胞壁加间苯三酚试液 1 ～ 2 滴，稍放置，加盐酸 1 滴，因木质化程度不同，显红色或紫红色。

（2）木栓化　细胞壁内增加了木栓质。木栓质是一种脂肪性物质，质地较软。木栓化的壁常呈黄褐色，不易透气、不易透水，使细胞内的原生质体与外界隔离而死亡，但对植物内部组织具有保护作用，如树干外面的褐色外层树皮就是木栓化细胞和其他死细胞的混合体。栓皮栎的木栓细胞层特别发达，可做瓶塞。木栓化细胞壁加苏丹Ⅲ试液，稍放置或微热，显橘红色至红色。

（3）角质化　原生质体产生的角质，不仅增加在细胞壁内使壁角质化，还常积聚在茎、叶或果实的表皮外侧形成角质层。角质是一种脂肪性物质，无色透明，角质化细胞壁或角质层可防止水分过度蒸发和微生物侵害，增强对植物内部组织的保护作用。角质化细胞壁加苏丹Ⅲ试液，稍放置或微热，显橘红色至红色。

（4）黏液化　细胞壁中的纤维素和果胶质等成分变化成黏液，黏液在细胞表面常呈固态，吸水则膨胀呈黏滞状态，如车前子、亚麻子的表皮细胞壁即黏液化。黏液加钌红试液，显红色。

（5）矿质化　细胞壁内增加了矿质。矿质主要是碳酸钙和硅化物，矿质化的壁也具有较高的硬度，增强了支持力。如禾本科植物的茎、叶以及木贼的茎中，细胞壁里面都含有大量的硅酸盐，茎叶硬而粗糙。硅酸盐能溶于氢氟酸，但不溶于醋酸或浓硫酸，可区别于草酸钙和碳酸钙。

链 接　细胞学说

1665 年，英国人胡克（R. Hooke）第一次用自制的显微镜观察到细胞，取名“cell”。1838 年，德国植物学家施莱登（M. J. Schleiden）在《植物发生论》中第一个指出“一切植物，如果它们不是单细胞的话，都完全是由细胞集合而成的。细胞是植物结构的基本单位”。1839 年，德国动物学家施万（T. Schwann）在《关于动植物的结构和生长一致性的显微研究》一文中指出“植物有机体的外部形态虽然极其多样，但都是由同一的东西——细胞构成的”。

细胞学说是关于生物有机体组成的学说，它论证了整个生物界在结构上的统一性，以及在进化上的共同起源，认为一切生物都由细胞组成，细胞是生命的结构单位，细胞只能由细胞分裂而来。这一学说的建立推动了生物学的发展，并为辩证唯物论提供了重要的自然科学依据。恩格斯把细胞学说与能量守恒和转换定律、达尔文的自然选择学说并誉为 19 世纪自然科学的三大发现。

二、植物细胞的后含物

后含物是细胞原生质体新陈代谢的产物，是细胞中无生命的物质，其中有的是贮藏物，有的是废物。这些物质以液态、晶体或非晶体固态形式，有的存在于原生质体中，有的存在于细胞壁上。后含物的形态和性质常随物种而异，因而，后含物的特征是鉴定药材的重要依据之一。常见的后含物有以下几种。

1. 淀粉　是葡萄糖分子聚合而成的化合物，是细胞中糖类最普遍的贮藏形式，在细胞中以颗粒状存在，称为淀粉粒。淀粉是在质体中的造粉体内合成的，当造粉体形成淀粉粒时，由一个中心开始，从内向外层层沉积，这一中心称为淀粉粒的脐点。淀粉粒多呈类球形、卵形、多角形等。脐点的形状有点状、线状、星状、人字状、十字状、三叉状、裂缝状等。脐点有的在淀粉粒的中央，如小麦、蚕豆；有的偏于一端，如红薯、土豆。

许多植物的淀粉粒在显微镜下可以看到围绕脐点有许多亮暗相间的层纹，这是由于淀粉沉积时，直链淀粉（葡萄糖分子呈直线排列）和支链淀粉（葡萄糖分子呈分支状排列）相互交替地分层沉积，直链淀粉较支链淀粉对水有更强的亲和性，从而显现出了折光性上的差异。如果用乙醇处理，使淀粉粒脱水，这种层纹即随之消失。

淀粉粒在形态上有单粒、复粒、半复粒 3 种类型（图 2-6）。

（1）单粒淀粉　只有一个脐点，其层纹围绕这个脐点。

（2）复粒淀粉　具有两个以上脐点，各脐点分别有各自的层纹环绕。

（3）半复粒淀粉　具有两个以上脐点，每个脐点除各自的层纹外，还有共同的层纹环绕。

淀粉粒的类型、形状、大小、层纹和脐点等常随植物种类不同而异，因而可作为药材鉴定的依据。淀粉粒不溶于水，在热水中常膨胀而糊化，遇酸或碱加热则分解为葡萄糖。淀粉粒加碘试液，显蓝色或紫色；用甘油醋酸试液装片，置偏光显微镜下观察，未糊化的淀粉粒显偏光现象，已糊化的无偏光现象。

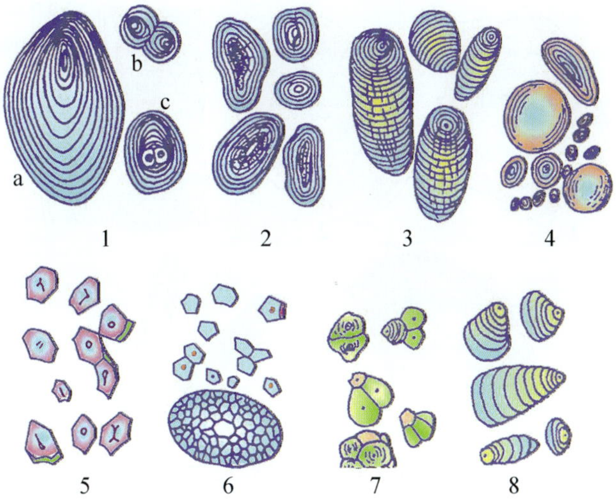

图 2-6　各种淀粉粒

1. 马铃薯（a. 单粒；b. 复粒；c. 半复粒）；2. 豌豆；3. 藕；4. 小麦；5. 玉米；6. 大米；7. 半夏；8. 姜

2. 菊糖　由果糖分子聚合而成，多存在于菊科、桔梗科和龙胆科植物的细胞中。菊糖能溶于水，不溶于乙醇，所以新鲜的植物体细胞不能看到菊糖结晶，可将含有菊糖的植物材料浸于乙醇中，1 周后制作成切片置显微镜下观察，在细胞内可见类圆形、半圆形或扇形的菊糖结晶（图 2-7）。菊糖加 10% α-萘酚乙醇溶液，再加硫酸，显紫红色并溶解。

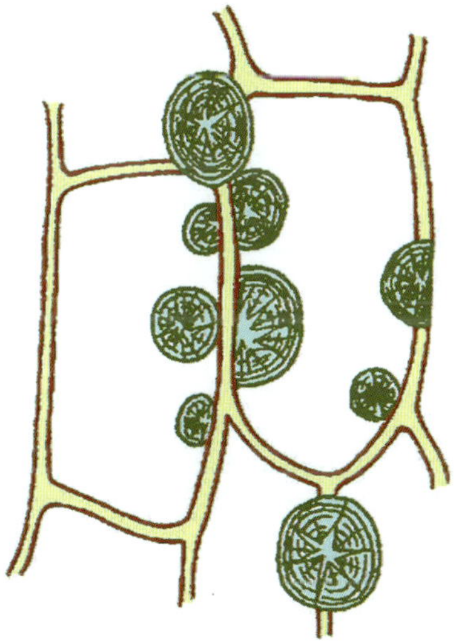
图 2-7　菊糖结晶

3. 蛋白质　植物细胞中的贮藏蛋白质是化学性质稳定的无生命物质，与构成原生质体的活性蛋白质完全不同。种子的胚乳和子叶细胞中通常含有丰富的蛋白质，它们多以糊粉粒的形式贮藏在胞基质或液泡中，为无定型小颗粒或结晶体。糊粉粒加碘试液，显棕色或黄棕色；加硝酸汞试液，显砖红色。

4. 脂肪和脂肪油　是由脂肪酸和甘油结合而成的酯，以种子中含量最丰富。在常温下呈固态或半固态的称为脂肪，呈液态的称为脂肪油。脂肪和脂肪油加苏丹Ⅲ试液，显橘红色、红色或紫红色；加 90% 乙醇，脂肪油不溶解（蓖麻油及巴豆油例外），挥发油则溶解。

5. 晶体　是植物细胞中无机盐的结晶体，常被认为是细胞新陈代谢的废物，常见的有草酸钙结晶和碳酸钙结晶。

（1）草酸钙结晶　是植物细胞在代谢过程中产生的草酸被钙中和的产物，形成晶体后便避免了草酸对细胞的毒害。草酸钙通常为无色半透明或稍暗灰色的晶体，以不同的形状分布于细胞液中（图 2-8）。

1）方晶：又称单晶或块晶，常单个存在于细胞内，呈正方形、长方形、斜方形、多面体形、菱形、双锥形等。存在如甘草、黄柏、木瓜、陈皮、枳壳、佛手中。

2）簇晶：是由许多单晶聚集成簇构成的复式结构，呈类球形，每个单晶的尖端都突出于球的表面。存在如人参、大黄、川芎、牡丹皮、金银花、小茴香中。

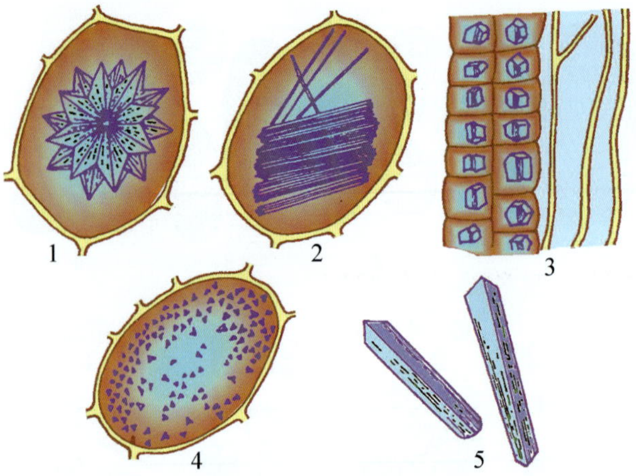

图 2-8 各种草酸钙结晶

1. 簇晶；2. 针晶；3. 方晶；4. 砂晶；5. 柱晶

3）针晶：呈两端尖锐的针状，常聚集成束，多存在黏液细胞中，如半夏、天南星、黄精、玉竹。有的针晶不规则地分散在细胞中，如苍术。

4）砂晶：呈细小的三角形、箭头状或不规则形，常密集分布在细胞中。存在如牛膝、地骨皮、银柴胡中。

5）柱晶：呈长柱形，长度为直径的4倍以上，存在如淫羊藿、射干中。

一种植物通常只形成一种形状的晶体，也有少数植物形成多种晶体，如川牛膝中除砂晶外尚有方晶，洋金花中含有簇晶、方晶和砂晶。

草酸钙晶体不溶于水合氯醛溶液，也不溶于稀醋酸，溶于稀盐酸而无气泡产生；加硫酸溶液逐渐溶解，片刻后析出针状硫酸钙结晶。

链接 草酸钙结晶在植物鉴定中的意义

不是所有植物含草酸钙结晶；含草酸钙结晶的植物，其晶体的形状、大小是比较稳定的。据此，可以把草酸钙结晶的有无、形状和大小，作为植物显微鉴定的依据。例如，三七含草酸钙簇晶，其伪品菊三七不含草酸钙晶体；人参含草酸钙簇晶，其伪品商陆含草酸钙针晶、华山参含草酸钙砂晶，据此可以鉴别真伪。

（2）碳酸钙结晶　又称钟乳体，形如一串悬垂的葡萄，一端连接在细胞壁上。多存在于爵床科、桑科、荨麻科等植物叶的表皮细胞中，如无花果、穿心莲（图 2-9）。碳酸钙结晶加稀盐酸溶解并释放出 CO_2 气泡，可与草酸钙结晶相区别。

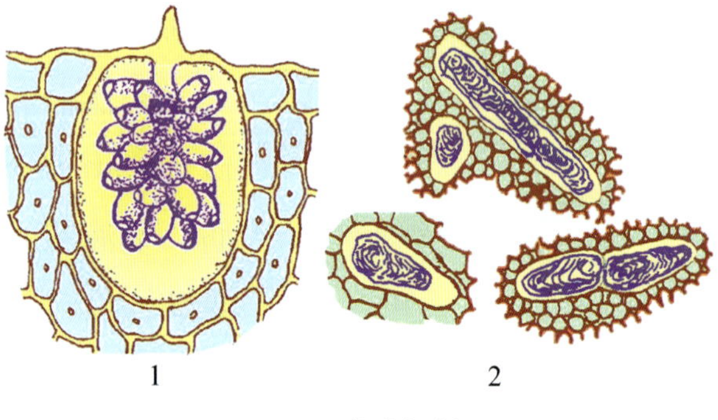

图 2-9 碳酸钙结晶

1. 无花果叶内钟乳体；2. 穿心莲叶内钟乳体

此外，某些植物还存在其他类型的结晶，如陈皮中含橙皮苷结晶、槐花中含芸香苷结晶、菘蓝叶中含靛蓝结晶、柽柳叶中含硫酸钙结晶等，这些结晶多为中药活性成分。

第 2 节 植物组织

植物细胞经过分生、分化后形成不同的组织。组织是由许多来源相同、形态结构相似或不同、功能相同而又彼此紧密联系的细胞所组成的细胞群。植物的各种器官都是由多种组织构成的。

一、植物组织的类型

根据形态结构和功能不同，将植物组织分为分生组织、薄壁组织、保护组织、分泌组织、机械组织和输导组织六类。其中后五类组织是由分生组织分裂分化的细胞发育而成的，统称为成熟组织，它们具有一定的稳定性，又称为永久组织。

（一）分生组织

分生组织是由一群具有分生能力的细胞组成的细胞群，它们位于植物体生长部位，与植物体生长活动有直接关系。分生组织的特点是细胞代谢特别旺盛，具有分生能力，细胞体积小，细胞壁薄，细胞核大，细胞质浓，没有明显的液泡，为近似球形或立方体，细胞排列紧密。

根据分生组织的来源性质或在植物体内的分布位置，将其分为各种类型。

1. 按分生组织的来源性质分类

（1）原分生组织　由种子的胚保留下来的一团原始细胞所组成，细胞没有任何分化，分裂机能旺盛，可长期保持分裂能力，位于根、茎先端。

（2）初生分生组织　由原分生组织衍生的细胞发展而来，其特点是，一方面细胞已开始分化；另一方面细胞仍具有分裂能力，但没有原分生组织分裂旺盛。初生分生组织分生的结果是产生根、茎的初生构造。

（3）次生分生组织　由已经分化成熟的薄壁组织细胞，经过生理上和结构上的变化，又重新恢复分裂能力而形成的。次生分生组织分生的结果，产生根、茎次生构造。

2. 按分生组织的分布位置分类

（1）顶端分生组织　位于根和茎的顶端，它们的分裂活动可以使根、茎不断伸长长高，或形成侧枝、叶、花（图 2-10）。

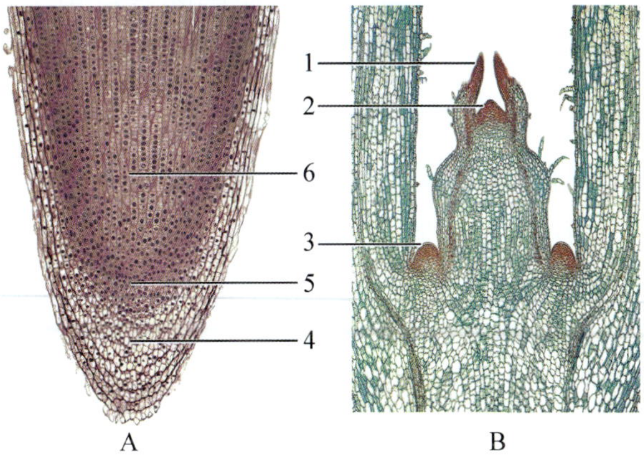

图 2-10　顶端分生组织

A. 根尖；B. 茎尖

1. 叶原基；2. 原分生组织；3. 腋芽原基；4. 根冠；5. 原分生组织；6. 初生分生组织

（2）侧生分生组织　主要存在于裸子植物和木本双子叶植物中，位于根和茎的外周，包括形成层和木栓形成层。形成层的活动能使根和茎不断增粗，木栓形成层的活动能使因不断增粗而被破坏的根和茎的表面形成新的保护组织（周皮）。

（3）居间分生组织　是指居于多少已经分化了的组织区域之间的分生组织，是从顶端分生组织保留下来的或是由已经分化的薄壁组织重新恢复分生能力而形成的分生组织，通常位于某些植物茎的节间基部、叶的基部、总花柄的顶部以及子房柄等处，它的活动与植物的居间生长有关，如小麦拔节、韭菜割后再长、花生入土结果实等。

综合上述两种分类方法，一般认为，就其发生来说，顶端分生组织属于原分生组织，但原分生组织和初生分生组织之间无明显界限,所以,顶端分生组织也包括初生分生组织。侧生分生组织则相当于次生分生组织。居间分生组织则相当于初生分生组织。

（二）薄壁组织

薄壁组织也称基本组织，在植物体中分布最广、占有最大的体积，是植物体最重要的组成部分。如根与茎的皮层和髓部、叶肉、花的各部分、果肉、种子的胚乳等，全部或主要由薄壁组织构成，植物的其他组织多分布于薄壁组织之中。薄壁组织的细胞壁薄，体积大，常呈球形、椭圆形、圆柱形、多面体，排列疏松，是生活细胞。细胞分化程度浅，有潜在的分生能力。薄壁组织在植物体内具有同化、贮藏、吸收、通气、营养等功能。

根据细胞结构和生理功能不同，薄壁组织分为以下五类：

1. 基本薄壁组织　细胞质较稀薄，液泡较大，叶绿体较少，排列疏松，有间隙，为生活细胞。主要起填充和联系其他组织的作用。在一定条件下局部薄壁细胞可以恢复分裂能力转化为次生分生组织。

2. 同化薄壁组织　多存在于植物叶的叶肉和幼嫩茎的皮层中，细胞内含大量叶绿体，主要进行光合作用。

3. 贮藏薄壁组织　多存在于植物种子、果实、根和地下茎中，细胞内贮藏有大量的营养物质，主要是糖、淀粉、蛋白质和油类等。

4. 吸收薄壁组织　主要存在于植物根尖的根毛区，该区域的部分细胞壁向外凸起，形成根毛，主要功能是吸收外界的水分和营养物质。

5. 通气薄壁组织　细胞间隙大，相互连接成管道或空腔，贮存大量气体，有利于植物气体交换，也有利于植物的漂浮和支持，主要存在于水生植物和沼泽植物。

（三）保护组织

保护组织包被在植物体各个器官表面，保护植物的内部组织，调控植物体内外气体的交换，防止内部水分过度散失和外界不良环境的伤害。根据来源、形态和结构的不同，保护组织可分为表皮（初生保护组织）和周皮（次生保护组织）两类。

1. 表皮　分布于幼嫩的植物器官表面，由初生分生组织分化而来，属于初生保护组织，通常由一层生活细胞组成，少数植物由 2 ～ 3 层细胞构成，即所谓的复表皮。表皮细胞常为扁平的长方形、方形、不规则形状等，细胞边缘呈波浪状，细胞排列紧密、无间隙，有细胞核、大型液泡及少量的细胞质，一般不含叶绿体。表皮细胞的细胞壁四周薄厚不一，内壁和侧壁较薄，外壁较厚，同时角质化形成角质层，有的还具有蜡被。角质和蜡被都属脂质，透水性差，能防止水分散失和病菌侵入，增强细胞壁的保护作用。部分表皮细胞特化成表皮的附属结构，如向外突出可形成各种毛茸，或者特化成气孔。

（1）毛茸　植物表面的毛茸是由表皮细胞向外分化形成的突起物，具有保护、分泌、减少水分蒸发等作用。有分泌作用的毛茸称为腺毛，没有分泌作用的毛茸称为非腺毛。

1）腺毛：是能分泌黏液、树脂、挥发油等物质的毛茸，有头、柄之分，其头部的细胞被较厚的角质层覆盖，分泌物可由分泌细胞排出细胞体外，暂时积聚在细胞壁和角质层之间，再由角质层渗出，或角质层破裂后散发出来。薄荷叶上的腺毛，无柄或短柄，头部由 6 ～ 8 个细胞组成，呈扁球形、鳞片状，特称腺鳞。有的腺毛存在于薄壁组织内部细胞间隙中，称为间隙腺毛（图 2-11）。

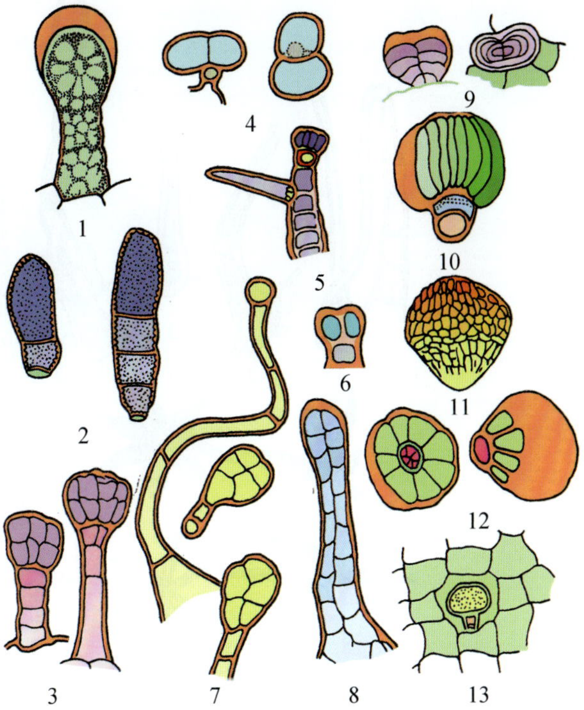

图 2-11　植物的腺毛

1. 生活状态的腺毛；2. 谷精草的腺毛；3. 金银花的腺毛；4. 密蒙花的腺毛；5. 白泡桐花的腺毛；6. 洋地黄叶的腺毛；7. 洋金花的腺毛；8. 款冬花的腺毛；9. 石胡荽叶的腺毛；10. 凌霄花的腺毛；11. 啤酒花的腺毛；12. 薄荷叶的腺鳞（左：顶面观，右：侧面观）；13. 广藿香茎间隙腺毛

2）非腺毛：由单细胞或多细胞构成，无分泌作用，无头、柄之分，末端尖狭，起屏障保护作用。植物体不同，非腺毛的多少、形状及分枝状况也不同，如刺儿菜叶、薄荷叶、金银花、白曼陀罗花的线状毛，艾叶的丁字毛，大麻叶的棘毛，石韦叶的星状毛、裸花紫珠叶的分枝毛（图 2-12）。

（2）气孔　植物的表面不是全部被表皮细胞所密封的，在表皮上还有许多气孔，是植物体与环境进行气体交换的通道。气孔是由两个表皮细胞分化的肾形（半月形）或哑铃形的保卫细胞对合而成。双子叶植物的保卫细胞常为肾形。保卫细胞比其周围的表皮细胞小，有明显的细胞核，并含有叶绿体，是生活细胞。保卫细胞不仅在形状上与表皮细胞不同，而且细胞壁增厚的情况也特殊，一般保卫细胞和表皮细胞相邻的细胞壁比较薄，紧靠气孔处的细胞壁较厚。因此，当保卫细胞充水膨胀或失水收缩时，保卫细胞形状发生改变，能引起气孔的开放或闭合，所以气孔有控制气体交换和调节水分蒸发的作用。另外，气孔的开闭也受外界环境条件的影响，如光线、温度、湿度和二氧化碳浓度等（图 2-13）。

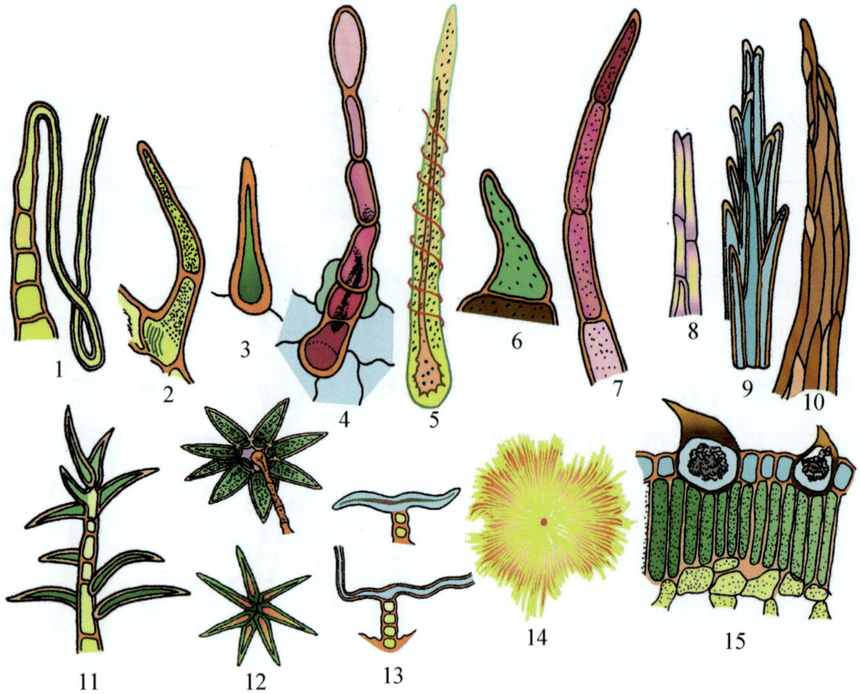

图 2-12 植物的非腺毛

1. 刺儿菜叶的线状毛；2. 薄荷叶的线状毛；3. 益母草叶的线状毛；4. 蒲公英叶的线状毛；5. 金银花的线状毛；6. 白曼陀罗花的线状毛；7. 洋地黄叶的线状毛；8. 旋覆花的线状毛；9. 款冬花冠毛；10. 蓼蓝叶的线状毛；11. 分枝毛（裸花紫珠叶）；12. 星状毛（上：石韦叶，下：芙蓉叶）；13. 丁字毛（艾叶）；14. 鳞毛（胡颓子叶）；15. 棘毛（大麻叶）

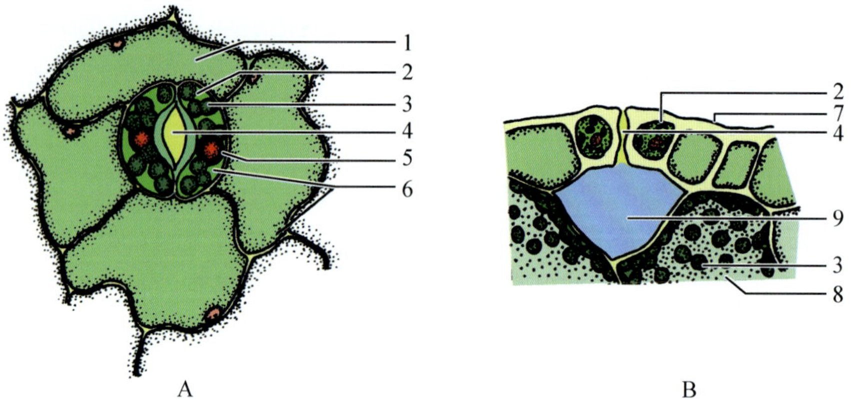

图 2-13 叶的表皮与气孔

A. 表面观；B. 切面观

1. 表皮细胞；2. 保卫细胞；3. 叶绿体；4. 气孔；5. 细胞核；6. 细胞质；7. 角质层；8. 栅栏组织细胞；9. 气室

在气孔保卫细胞的周围常有两个或多个与表皮细胞形状不同的细胞，称为副卫细胞。保卫细胞和副卫细胞的排列方式与植物种类有关，其排列关系称为气孔轴式或气孔类型。双子叶植物的气孔轴式常见的有（图 2-14）以下几种。

1）平轴式：气孔周围通常有两个副卫细胞，其长轴与保卫细胞的长轴平行，如茜草叶、常山叶、番泻叶、补骨脂叶、马齿苋叶、花生叶等。

2）直轴式：气孔周围通常有两个副卫细胞，其长轴与保卫细胞的长轴垂直，如石竹叶、瞿麦叶、薄荷叶、穿心莲叶、紫苏叶、益母草叶等。

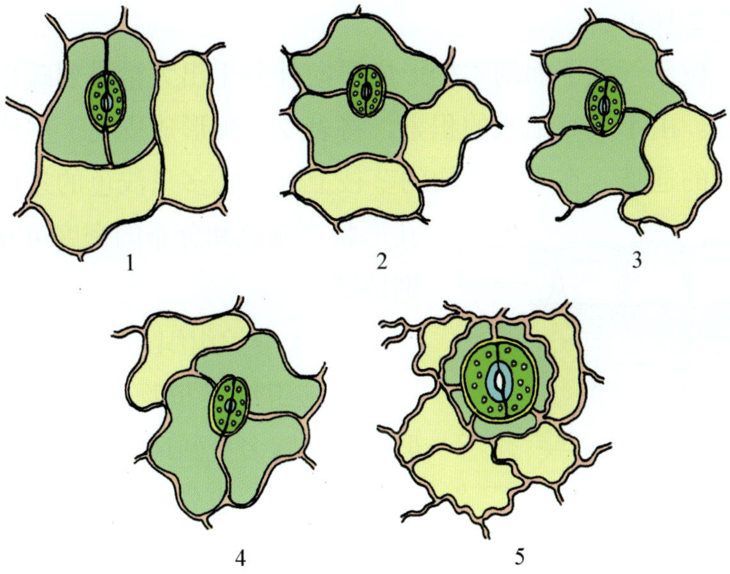

图 2-14　气孔的类型

1. 平轴式；2. 直轴式；3. 不等式；4. 不定式；5. 环式

3）不等式：气孔周围的副卫细胞 3 ～ 4 个，大小不等，其中一个明显较小，如荠菜叶、菘蓝叶、蔊菜叶、曼陀罗叶、烟草叶等。

4）不定式：气孔周围的副卫细胞数目不定，其大小基本相同，形状与其他表皮细胞相似，如毛茛叶、艾叶、桑叶、玄参叶、地黄叶、枇杷叶等。

5）环式：气孔周围的副卫细胞数目不定，其形状比其他表皮细胞狭窄，围绕气孔排列成环状，如茶叶、桉叶等。

单子叶植物（如禾本科）的气孔与双子叶植物的气孔有区别：禾本科植物的气孔保卫细胞呈哑铃形，副卫细胞与保卫细胞平行排列，略呈三角形，对气孔的开启有辅助作用（图 2-15）。

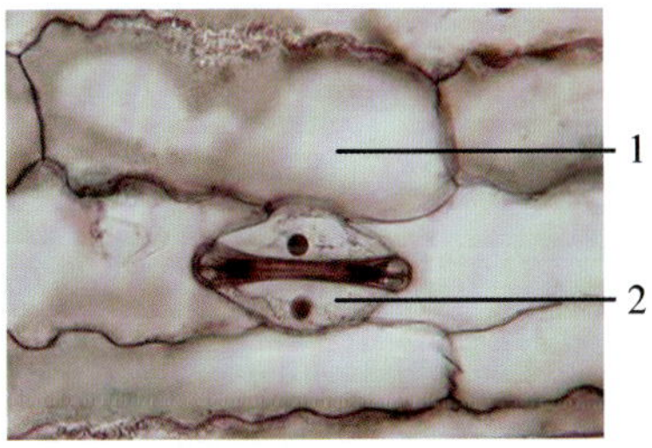

图 2-15　玉米叶的表皮和气孔（光镜，400×）

1. 表皮；2. 气孔

2. 周皮　大多数草本植物的器官表面终生为表皮，木本植物只有叶始终有表皮，而根和茎表皮仅见于幼嫩时期，以后在根和茎的不断加粗过程中表皮被破坏，随之，植物体相应地形成次生保护组织——周皮，来代替表皮行使保护作用。周皮是一种复合组织，它由木栓层、木栓形成层和栓内层 3 种不同组织构成。

木栓层是由木栓形成层细胞向外作切向分裂所形成的细胞组成，从横切面观木栓层细胞扁平，排列紧密整齐，无细胞间隙，细胞壁较厚、栓质化，原生质体解体，成为死细胞。栓质化的细胞壁不易透水，也不易透气，是良好的保护组织。木栓形成层是次生分生组织，在根中通常由中柱鞘细胞恢复分生能力形成，在茎中则多由皮层或韧皮部薄壁细胞恢复分生能力形成。木栓形成层细胞活动时，向外分裂形成木栓层，向内分裂产生栓内层。栓内层细胞是生活的薄壁细胞，排列疏松。茎中栓内层细胞常含有叶绿体，又称为绿皮层（图 2-16）。

周皮形成时，位于气孔下面的木栓形成层向外分生出大量排列疏松的类圆形薄壁细胞，称为填充细胞。由于填充细胞的积累，将表皮突破形成皮孔。皮孔是植物体进行气体交换和水分蒸腾的通道。在木本植物的茎枝上，皮孔多呈浅色的条状或点状凸起。皮孔形状、颜色和分布的密度可作为皮类药材的鉴别特征。

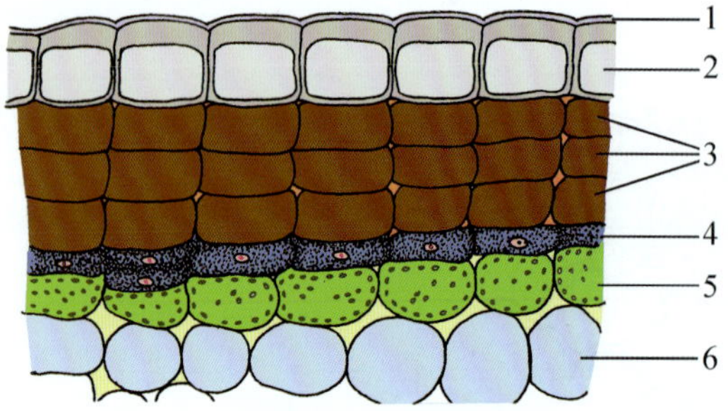

图 2-16 周皮

1. 角质层；2. 表皮层；3. 木栓层；4. 木栓形成层；5. 栓内层；6. 皮层

（四）分泌组织

分泌组织是植物体中具有分泌功能的细胞群。其细胞多呈圆球形、椭圆形或长管状，一般为生活细胞，能分泌某些特殊物质，如蜜液、黏液、挥发油、树脂、乳汁等。这些分泌物能够阻止植物组织腐烂，促进创伤愈合，避免动物侵害，有的还能引诱昆虫传粉。

根据分泌组织产生的分泌物是积累在植物体内还是排出体外，将其分为外部分泌组织和内部分泌组织。

1. 外部分泌组织　分布于植物体表，其分泌物排出体外，如蜜腺、腺毛等。蜜腺常存在于虫媒植物花瓣的基部或花托上，细胞呈乳突状，能分泌蜜汁引诱昆虫传粉。

2. 内部分泌组织　分布在植物体内，其分泌物贮藏在细胞内或细胞间隙中。根据其形态结构和分泌物的不同，可分为以下 4 种（图 2-17）：

（1）分泌细胞　是分布在植物体内部的具有分泌能力的细胞，通常比周围细胞大，其分泌物贮存在细胞内，当分泌物充满整个细胞时，细胞壁往往木栓化而成为死亡的贮存细胞。按分泌物不同，分别称为油细胞（分泌挥发油），如厚朴、桂皮等；黏液细胞（分泌黏液质），如半夏、山药等。

（2）分泌腔　又称为分泌囊或油室，是由许多分泌细胞围成的具有一定空间的囊状腔室，腔室内积累分泌物。积累挥发油的称为油室，柑橘类植物的叶、果皮等均具有油室。根据形成过程和结构可分为两种：一种是溶生式分泌腔，它是由细胞分泌物积累增多，使细胞壁破裂溶解，在体内形成一个含有分泌物的腔室，腔室周围的细胞常破碎不完整，如陈皮、橘叶；另一种是裂生

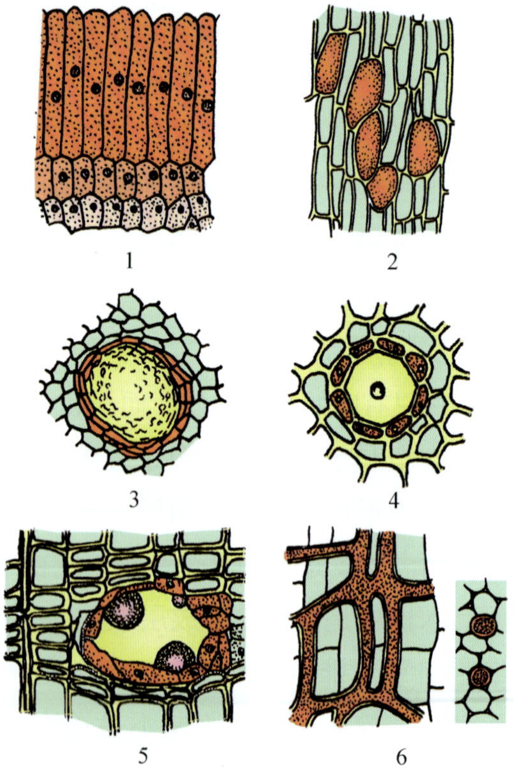

图 2-17 分泌组织

1. 蜜腺；2. 分泌细胞；3. 溶生式分泌腔；4. 裂生式分泌腔；5. 树脂道；6. 乳汁管

式分泌腔，分泌细胞彼此分离，细胞间隙扩大而形成的腔室，分泌细胞完整地围绕着腔室，分泌物充满于腔室中，如当归根和金丝桃叶。

（3）分泌道　主要分布于松、柏类和一些双子叶木本植物中。其是由顺轴分布的分泌细胞彼此分离形成的一个长形胞间隙腔道，其周围的分泌细胞称为上皮细胞，上皮细胞产生的分泌物贮存在腔道中。根据分泌物的不同分为树脂道（分泌树脂），如松树茎；油管（分泌挥发油），如伞形科植物的果实；黏液道或黏液管（分泌黏液），如美人蕉和椴树。

（4）乳汁管　是分泌乳汁的分枝管状细胞，单个或多个纵向连接而成。单个细胞构成的乳汁管称为无节乳汁管；多个细胞连接的乳汁管，成为多核的管道系统，连接处细胞壁消失，称为有节乳汁管。乳汁管是生活细胞，具有分泌作用，其分泌物（乳汁）贮于细胞的大液泡内，多呈白色或黄色，成分极为复杂，有的可供药用。

（五）机械组织

机械组织是对植物体起着支持和巩固作用的组织，细胞通常为细长形、类圆形或多角形，主要特征是细胞壁明显增厚。根据细胞壁增厚方式的不同，分为厚角组织和厚壁组织两类。

1. 厚角组织　常存在于茎、叶柄、主脉、花梗等处，位于表皮下，成环成束分布。在有棱脊的茎中，棱脊处特别发达，能增强茎的支持力，如芹菜、薄荷茎。

厚角组织的细胞呈多角柱形，其最明显的特征是细胞壁的初生壁不均匀加厚，主要在细胞角隅处加厚，也有的在切向壁或靠近胞间隙处加厚。厚角组织的细胞壁不木质化，是生活细胞（图 2-18）。

2. 厚壁组织　厚壁组织的细胞具有全面增厚的次生壁，并且常木质化，胞腔小，壁较厚，具层纹和纹孔，细胞成熟后，一般没有原生质体，成为只有细胞壁的死细胞。根据细胞的形状不同，分为纤维和石细胞两类。

（1）纤维　一般为两端尖细的长梭形细胞，具有增厚的次生壁，常木质化而坚硬，胞腔小甚至没有，细胞质和细胞核消失。纤维通常成束，末端彼此嵌插，形成器官的坚强支柱。根据纤维在植物体内分布部位不同，分为韧皮纤维和木纤维。

1）韧皮纤维：纤维细胞常成束分布于韧皮部，一般较长，细胞壁增厚，一般不木质化。因此韧性大，拉力强，如苎麻、大麻和亚麻韧皮部的纤维。

2）木纤维：纤维细胞分布于木质部，一般较短，细胞壁增厚且木质化。因此比较坚硬，支持力强，如槐树、椴树木质部的纤维。

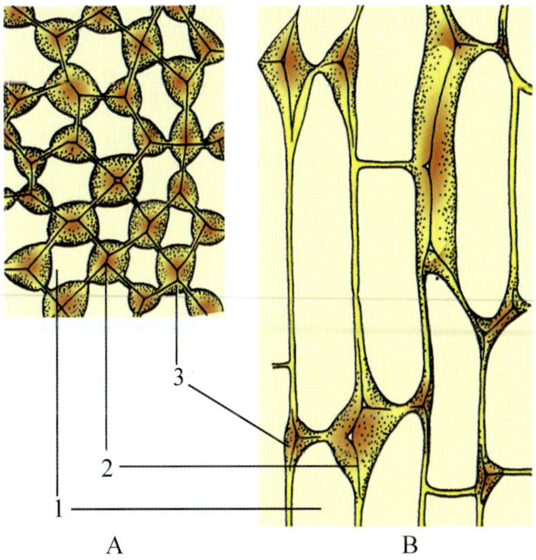

图 2-18　厚角组织

A. 横切面；B. 纵切面

1. 细胞腔；2. 胞间层；3. 增厚的壁

此外，在药材鉴定中，还可见到晶鞘纤维（晶纤维）、嵌晶纤维、分隔纤维、分支纤维等特殊类型的纤维（图 2-19）。

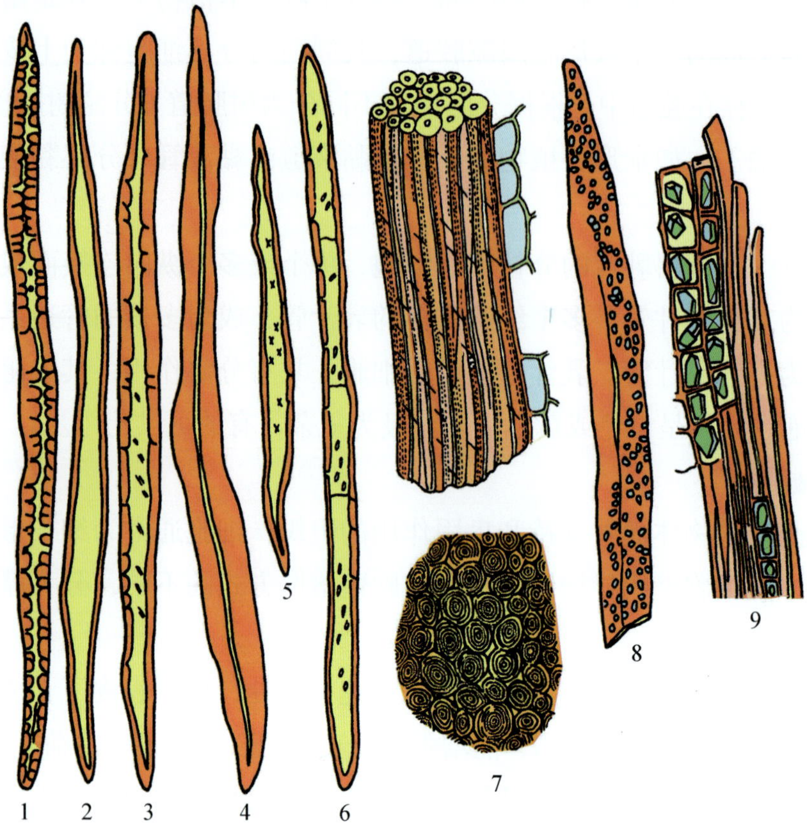

图 2-19 各种纤维

1. 五加皮的纤维；2. 苦木的纤维；3. 关木通的纤维；4. 肉桂的纤维；5. 丹参的纤维；6. 姜的纤维；7. 纤维束（上：侧面，下：横切面）；8. 嵌晶纤维（南五味子根）；9. 晶鞘纤维（甘草）

（2）石细胞 是植物体内特别硬化的厚壁细胞，细胞多呈等径、椭圆形、圆形、分枝状、星状、柱状、毛状等，细胞壁强烈增厚，均木质化，细胞腔极小。成熟的石细胞原生质体通常消失，成为具坚硬细胞壁的死细胞，有较强的支持作用，常成群或单个分布于茎、叶、果实和种子中。

石细胞的形状变化很大，可作为药材鉴定的重要依据（图 2-20）。

（六）输导组织

输导组织是植物体内输送水分、无机盐和光合作用产生的有机物的组织。细胞一般呈管状，上下连接，贯穿于整个植物体内。根据输导组织的内部构造和运输物质的不同，输导组织可分为两类：一类是木质部中的导管和管胞，主要是由下而上输送水分和无机盐；另一类是韧皮部中的筛管、伴胞和筛胞，主要是由上而下输送光合作用产生的有机物质。

1. 导管和管胞 存在于植物体的木质部中，具有较厚的次生壁，形成各式各样的纹理，常木质化，成熟后的细胞原生质体解体，成为只有细胞壁的死细胞。

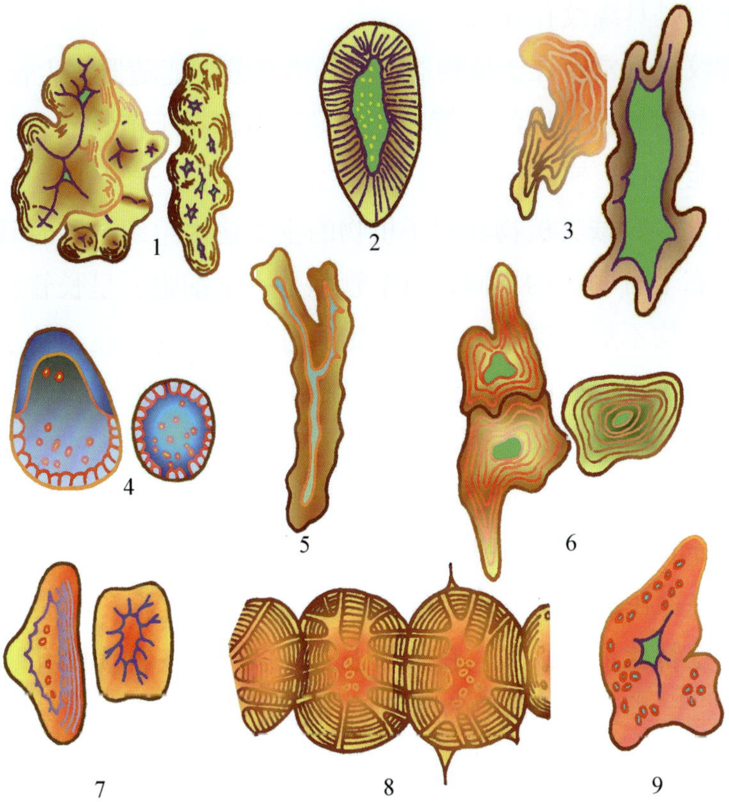

图 2-20　各种石细胞

1. 川楝子的石细胞；2. 五味子的石细胞；3. 厚朴的石细胞；4. 苦杏仁的石细胞；5. 茶叶的石细胞；6. 黄柏的石细胞；7. 土茯苓的石细胞；8. 梨果肉的石细胞；9. 嵌晶石细胞（南五味子根）

（1）导管　为大多数被子植物的主要输水组织。导管是由一系列长管状或筒状的死细胞（称为导管分子）纵向连接而成的，每个导管分子横壁溶解消失形成穿孔，穿孔的形成使导管中的横壁打通，上下导管分子成为一个连通的管子。相邻导管则靠侧壁上的纹孔运输水分。

导管在形成过程中，其木质化的次生壁非均匀增厚。根据增厚时所形成的纹理不同，导管主要分为 5 种类型（图 2-21）。

1）环纹导管：次生壁呈一环一环增厚。

2）螺纹导管：次生壁呈一条或数条螺旋带状增厚。

3）梯纹导管：次生壁增厚部分与未增厚部分相间呈梯状。

4）网纹导管：次生壁增厚呈网状，网眼是未增厚部分。

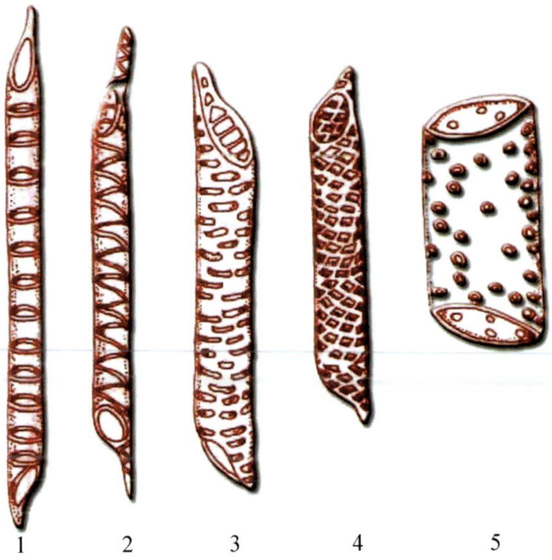

图 2-21　导管的类型

1. 环纹导管；2. 螺纹导管；3. 梯纹导管；4. 网纹导管；5. 孔纹导管

5）孔纹导管：次生壁大部分增厚，未增

厚部分为纹孔，主要是具缘纹孔导管。

环纹导管和螺纹导管常存在于植物器官的幼嫩部分，能随器官生长而伸长，管壁薄，管径小，输导能力相对较弱；网纹导管和孔纹导管多存在于植物器官的成熟部分，管壁厚，管径大，输导能力强；梯纹导管居于两者之间，多存在于停止生长的器官中。

（2）管胞　为大多数蕨类植物和裸子植物的主要输水组织，同时具有支持作用。管胞与导管分子在形态上有明显的不同，每个管胞是一个细胞，呈长管状，细胞口径小，两端斜尖，两端壁上均不形成穿孔。相邻管胞通过侧壁上的纹孔运输水分，所以其运输效率比导管低，是一类较原始的输导组织。管胞的次生壁增厚，也常形成环纹、螺纹、梯纹、孔纹等各种类型。

2. 筛管、伴胞和筛胞　存在于植物体的韧皮部中，是输送光合作用制造的有机营养物质到植物其他部分的管状生活细胞。

（1）筛管　主要存在于被子植物的韧皮部中，由筛管分子（活细胞）纵向连接而成。筛管分子上下两端壁特化形成筛板，在筛板上有许多小孔，称为筛孔。筛板两边相邻细胞中的原生质，通过筛孔由胞间连丝联系起来，形成上下相通的通道。有些植物的筛管分子侧壁上也有筛孔，使周围相邻的筛管彼此得以联系，筛孔集中分布的区域称为筛域。

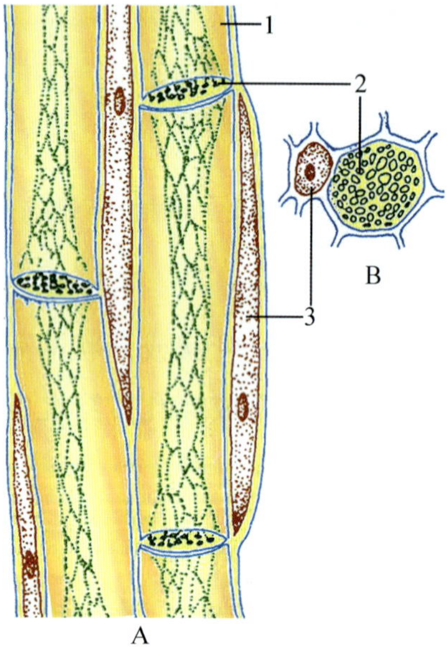

图 2-22　筛管与伴胞

A. 纵切面；B. 横切面

1. 筛管；2. 筛板；3. 伴胞

筛管分子一般只能生活 1 ～ 2 年，老的筛管因挤压破碎成退化组织，失去运输功能，被新产生的筛管代替（图 2-22）。

（2）伴胞　位于筛管分子的旁边，常有一个或多个细长的小型薄壁细胞，与筛管相伴，称为伴胞。伴胞和筛管细胞是由同一母细胞分裂而成的，其细胞质浓，细胞核大，含有多种酶类物质，生理上很活跃，呼吸作用旺盛。筛管的运输功能与伴胞的生理活动密切相关，筛管死亡后，其伴胞将随之失去生理功能。伴胞为被子植物所特有，蕨类及裸子植物中则不存在。

（3）筛胞　是蕨类和裸子植物运输有机养料的组织。筛胞是单个的狭长细胞，直径较小，端壁偏斜，没有特化成筛板，只是在侧壁或有时在端壁上有一些凹入的小孔，称为筛域，筛域输导养料的能力没有筛孔强。筛胞无伴胞，输导能力较弱。

二、维　管　束

（一）维管束的组成

维管束是由木质部和韧皮部组成的束状复合组织，贯穿于植物体的各种器官内，彼此相连形成一个输导系统，同时对植物器官起着支持作用。木质部主要由导管或管胞、木薄壁细胞和木纤维组成，这部分质地较坚硬。韧皮部主要由筛管、伴胞、筛胞、薄壁组织细胞和韧皮纤维组成，这部分质地较柔韧。

从蕨类植物开始到裸子植物、被子植物都有维管束，这类植物称为维管植物，能够长高。蕨类植物和被子植物中的单子叶植物根及茎的维管束中没有形成层，不能继续分生生长，称为有限维管束。裸子植物和被子植物中的双子叶植物根及茎的维管束，在韧皮部和木质部之间有形成层存在，能继续分生生长，称为无限维管束。

（二）维管束的类型

根据维管束中韧皮部与木质部排列方式的不同，以及形成层的有无，将维管束分为下列几种类型（图 2-23，图 2-24）：

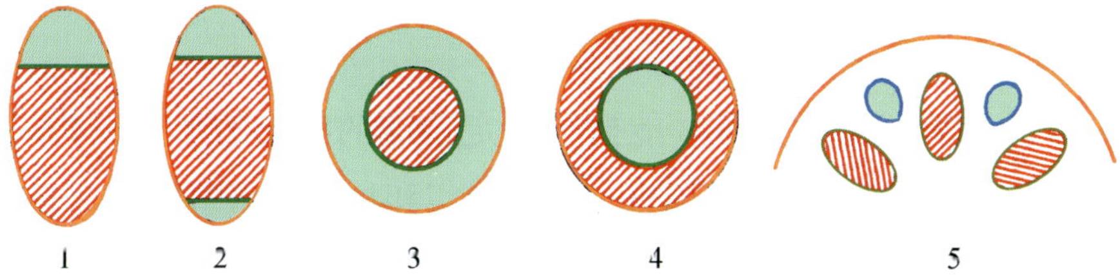

图 2-23　维管束类型简图

1. 外韧维管束；2. 双韧维管束；3. 周韧维管束；4. 周木维管束；5. 辐射维管束

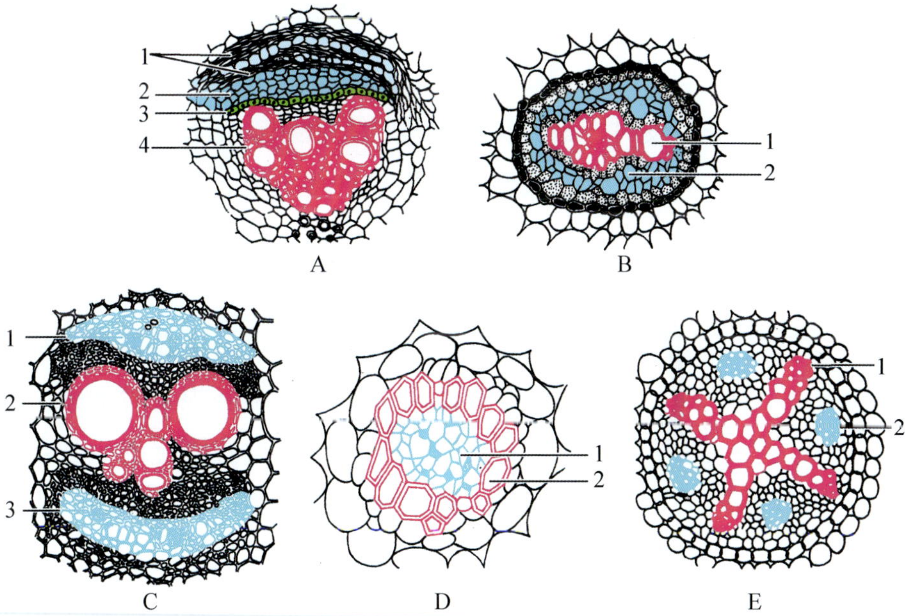

图 2-24　维管束类型详图

A. 外韧维管束（马兜铃）：1. 压扁的韧皮部；2. 韧皮部；3. 形成层；4. 木质部。B. 周韧维管束（真蕨的根茎）：1. 木质部；2. 韧皮部。C. 双韧维管束（南瓜茎）：1、3. 韧皮部；2. 木质部。D. 周木维管束（菖蒲根茎）：1. 韧皮部；2. 木质部。E. 辐射维管束（毛茛的根）：1. 原生木质部导管；2. 韧皮部

1. 外韧维管束　韧皮部位于外侧，木质部位于内侧，两者之间有形成层，称为无限外韧维管束，如双子叶植物茎的维管束。两者之间没有形成层，称为有限外韧维管束，如单子叶植物茎的维管束。

2. 双韧维管束　在木质部内、外两侧都有韧皮部，常见于茄科、葫芦科、夹竹桃科、萝藦科、旋花科等植物茎中。

3. 周韧维管束　木质部位于中间，韧皮部围绕在木质部周围，常见于百合科、禾本科、棕榈科、蓼科及蕨类的某些植物。

4. 周木维管束　韧皮部位于中间，木质部围绕在韧皮部周围，常见于少数单子叶植物的根状茎，如菖蒲、石菖蒲、铃兰等。

5. 辐射维管束　韧皮部与木质部相互间隔，呈辐射状排列成一圈，常见于单子叶植物根的构造及双子叶植物根的初生构造中。

第 3 节　根

器官是由各种细胞或组织构成、能执行一定功能的特定的形态结构。被子植物有 6 种器官，其中，根、茎、叶是营养器官；花、果实和种子是繁殖器官。

根是植物生长在地面以下具有吸收、固着、输导、贮藏和繁殖等功能的营养器官。根具有向地性、向湿性和背光性。许多植物根可供药用，如人参、乌头、甘草等。

一、根的外部形态

（一）根的类型

1. 主根和侧根　种子萌发时，最先突破种皮的是胚根，由胚根生长发育形成的根为主根。当主根生长到一定程度，就从其侧面生长出许多分支，称为侧根；在侧根上还能形成小分支纤维根。

2. 定根和不定根　主根和侧根是直接或间接由胚根发育而来，有固定的生长部位，称为定根。有些根不是直接或间接由胚根发育而来，而是从茎、叶或其他部位生出，没有固定的生长部位，称为不定根。如小麦、玉米的种子萌发后，由胚根发育成的主根不久即枯萎，又从茎的基部节上长出许多大小、长短相似的须根来，这些根就是不定根。菊、柳的枝条插入土中后所生出的根都是不定根，在植物栽培上常利用此特性进行扦插、压条繁殖。

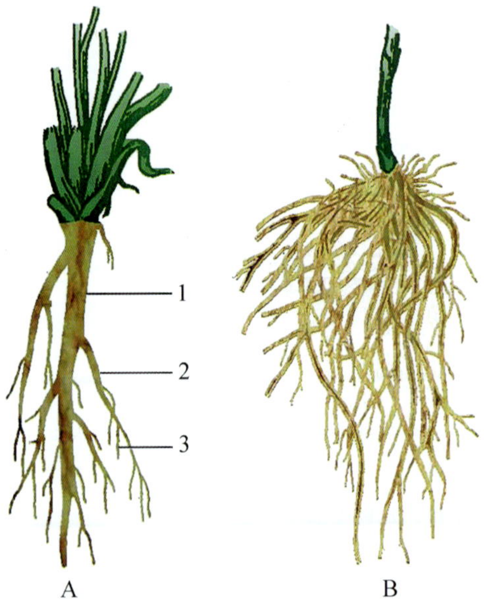

图 2-25　根系的类型

A. 直根系；B. 须根系

1. 主根；2. 侧根；3. 纤维根

（二）根系的类型

一株植物所有根的总和称为根系。由于根的发生和形态不同，根系分为两种类型（图 2-25）：

1. 直根系　主根发达，主根和侧根界限非常明显的根系称为直根系。它的主根通常较粗大，一般垂直向下生长，从主根上逐级产生侧根。一般双子叶植物和裸子植物的根系是直根系，如甘草、人参和蒲公英。

2. 须根系　主根不发达或早期死亡，从茎基部节上生长出许多大小、长短相仿的不定根，簇生成胡须状，没有主次之分的根系称为须根系。一般单子叶植物具有须根系，如大蒜、百合、薏苡；也有少数双子叶植物是须根系，如毛茛、车前草、龙胆草、徐长卿、白薇。

（三）根的变态

在进化过程中，根为适应生长环境和自身功能的需要，形态构造发生了许多变化，称为根的变态。常见类型有下列几种（图 2-26，图 2-27）：

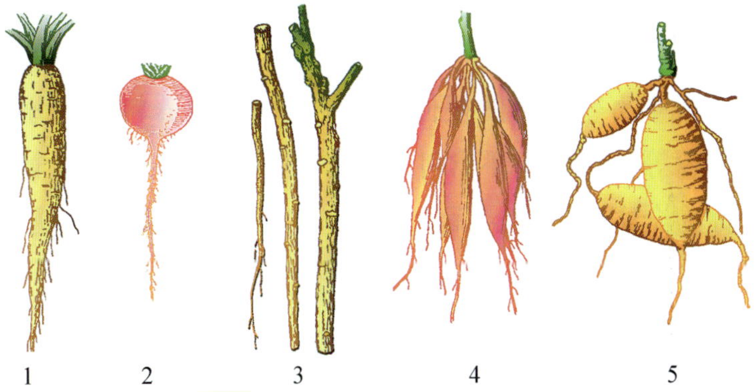

图 2-26　根的变态（地下部分）

1. 圆锥根；2. 圆球根；3. 圆柱根；4. 块根（纺锤状）；5. 块根（块状）

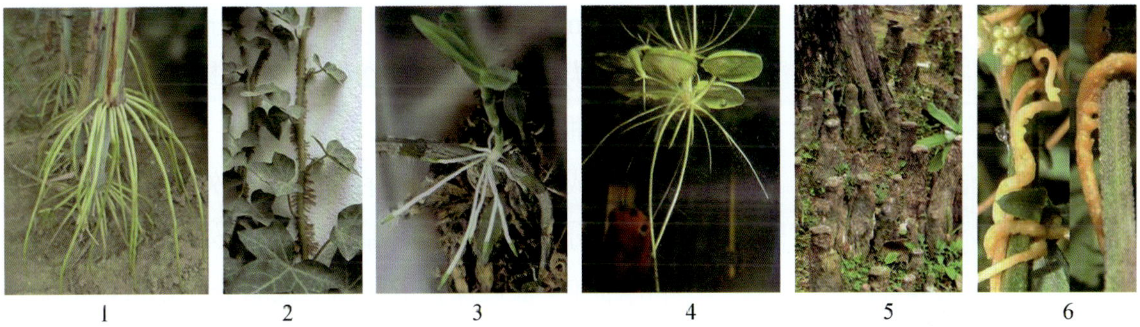

图 2-27　根的变态（地上部分）

1. 支持根（高粱）；2. 攀缘根（常春藤）；3. 气生根（铁皮石斛）；4. 水生根（浮萍）；5. 呼吸根（落羽杉）；6. 寄生根（菟丝子）

1. 贮藏根　根的一部分或全部肥厚肉质，其内贮藏养料，这种根称为贮藏根。根据来源不同，分为肉质直根和块根。

（1）肉质直根　主要由主根发育而成，其上部具有胚轴和节间很短的茎，一株植物上只有一个肉质直根，包括圆锥根，如白芷、桔梗；圆球根，如芜菁；圆柱根，如甘草、苦参。

（2）块根　主要由侧根、不定根发育而成，在组成上不含胚轴和茎的部分，一株植物上常有多个块根。有的呈块状，如红薯、何首乌；有的呈纺锤状，如麦冬、百部。

2. 支持根　自接近地面的茎节上产生不定根深入土中，以增强茎干的支持力量，这种根称为支持根，具有支持和吸收作用，如高粱、薏苡。

3. 攀缘根　细长柔弱不能直立的茎上生出不定根，以使植物能附着于石壁、墙垣、树干或其他物体表面而攀缘上升，这种根称为攀缘根，如常春藤、络石。

4. 气生根　由茎上产生的不伸入土中而暴露在空气中的不定根称为气生根，具有在潮湿空气中吸收和贮藏水分的作用，如石斛、榕树。

5. 水生根　水生植物的根呈须状，漂浮在水中，称为水生根，如浮萍、凤眼莲。

6. 呼吸根　某些生长于湖沼或热带海滩地带的植物，由于植株的一部分被淤泥淹没，呼吸困难，因而有部分根垂直向上生长，暴露于空气中进行呼吸，这种根称为呼吸根，如落羽杉、红树。

7. 寄生根　寄生或半寄生植物的根伸入寄主体内吸收养料和水分，这种根称为寄生根。如菟丝子、肉苁蓉等植物体内不含叶绿素，不能合成养料，完全依靠吸收寄主体内的养料维持生命，称为全寄生植物；而桑寄生、槲寄生等植物，一方面由寄生根吸收寄主养料，另一方面自身含叶绿素，可以合成一部分养料，称为半寄生植物。

二、根的显微结构

（一）根尖的构造

根尖是指根的顶端到着生根毛的这一段，长 4 ～ 6mm。根据根尖细胞生长和分化的程度不同，将其分为四部分（图 2-28）：

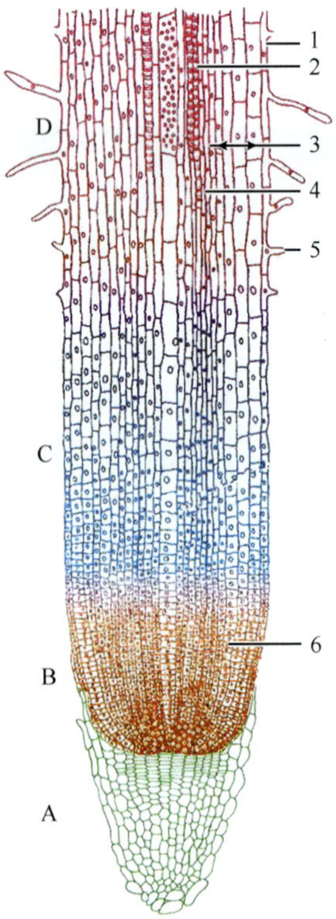

图 2-28　根尖的构造

A. 根冠；B. 分生区；C. 伸长区；D. 成熟区
1. 表皮；2. 导管；3. 皮层；4. 中柱鞘；5. 根毛；6. 顶端分生组织

1. 根冠　位于根尖的最先端，由薄壁细胞不规则排列成帽状结构，套在分生区的外方。根冠内层细胞不断分裂产生新的细胞，以补充外层因摩擦而被破坏的细胞。根冠保护分生区，也能分泌黏液湿润土壤，从而使根尖顺利穿越土壤。

2. 分生区　位于根冠上方，呈圆锥状，长约 1mm。为顶端分生组织所在的部位，包括原分生组织和初生分生组织。原分生组织是生长点最先端的一群细胞，来源于种子的胚。原分生组织细胞分裂产生初生分生组织，初生分生组织是细胞分裂最旺盛的区域。分生区的细胞可持续进行分裂，增加细胞的数目。

3. 伸长区　位于分生区上方，到出现根毛为止，长 2 ～ 5mm。这一区域的细胞逐渐停止分裂，开始迅速伸长。根的长度生长是分生区细胞的分裂和伸长区细胞伸长的共同结果。

4. 成熟区　紧接在伸长区后，细胞停止生长，并分化形成各种初生构造。其主要特征是这一区域的表皮细胞外壁向外凸出形成根毛，所以又称根毛区。根毛是根特有的结构，它的形成大大增加了根吸收水分的面积。

（二）根的初生构造

分生区的初生分生组织分裂产生的细胞，经过伸长生长后，逐渐分化为初生成熟组织，形成根的初生构造。通过根尖的成熟区作一横切面，可看到根的初生构造，从外到内分为表皮、皮层和维管柱三部分（图 2-29）。

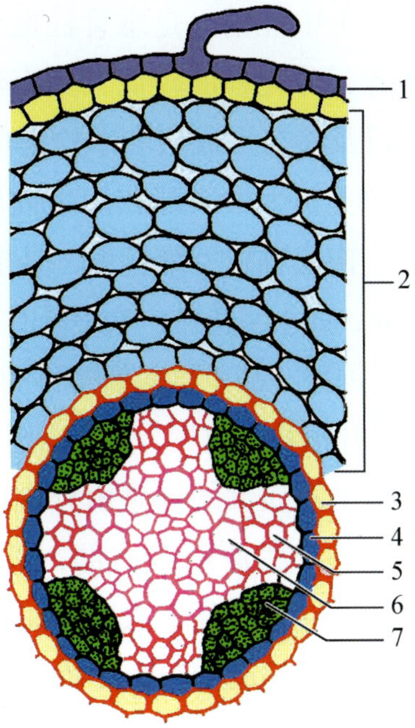

图 2-29　双子叶植物根的初生构造

1. 表皮；2. 皮层；3. 内皮层；4. 中柱鞘；5. 原生木质部；6. 后生木质部；7. 初生韧皮部

1. 表皮　位于根的最外围，一般由一层表皮细胞组成。表皮细胞多为长方形，排列整齐紧密，无细胞间隙，细胞壁薄，非角质化，富有通透性，不具气孔。部分表皮细胞的外壁向外凸起形成根毛，这是根初生构造的特征之一。这些特征与其他器官的表皮不同，而与根的吸收功能相适应，故有“吸收表皮”之称。

2. 皮层　位于表皮的内方，在根的初生构造中占有较大的比例，由多层薄壁细胞组成，最外层为外皮层，最内层为内皮层，中间为皮层薄壁组织。

外皮层细胞较小，排列紧密。当表皮被破坏后，外皮层能代替表皮起保护作用。

内皮层排列紧密整齐无间隙，包围在维管柱外面。内皮层细胞的横向壁和径向壁上有一条带状木质化和栓质化增厚的结构，环绕成一圈，称为凯氏带。在横切面上相邻两个内皮层细胞的径向壁上则呈现点状结构，称为凯氏点。凯氏带是根初生构造的又一特征。凯氏带的存在，使得所有的水分和溶质，只有经过内皮层的原生质体才能进入维管柱。凯氏带将有害物质挡在了内皮层以外，显然对植物是有利的（图 2-30）。

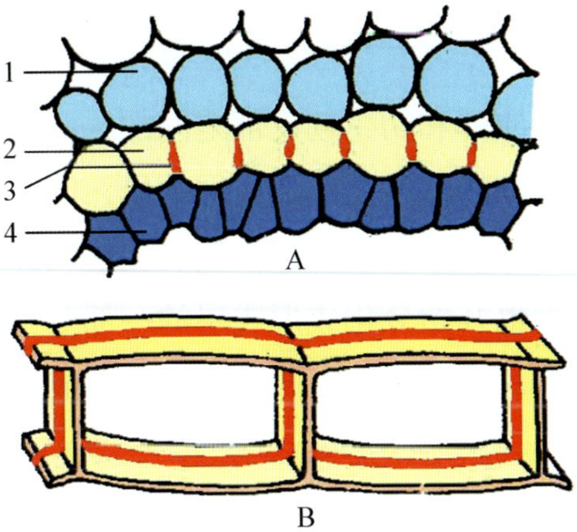

图 2-30　内皮层及凯氏带

A. 内皮层细胞横切面；B. 内皮层细胞

1. 皮层细胞；2. 内皮层；3. 凯氏带（点）；4. 中柱鞘

多数单子叶植物和少数双子叶植物根中，内皮层细胞的横向壁、径向壁和内切向壁五面增厚，这种增厚方式称为马蹄形增厚。只有位于木质部束顶端的内皮层细胞壁未增厚，称为通道细胞，起着皮层与维管柱间物质内外流通的作用。

3. 维管柱　根的内皮层以内的所有组织构造统称为维管柱，也称中柱，包括中柱鞘、初生木质部和初生韧皮部三部分，有的植物还具有髓部。

（1）中柱鞘　是维管柱最外层，通常由一层薄壁细胞组成，少数两至多层。细胞排列整齐，分化程度较低，具有潜在的分生能力，在一定时期可以产生侧根、不定根、不定芽以及参与形成层和木栓形成层的形成。

（2）初生木质部和初生韧皮部　初生木质部和初生韧皮部各自成束，呈星角状相间排列，构成辐射型维管束，是根初生构造的又一特征。根的初生木质部的束数常因植物种类而异，如十字花科、伞形科的一些植物有 2 束，称为二原型；毛茛科唐松草属植物有 3 束，称为三原型；葫芦科、杨柳科的一些植物有 4 束，称为四原型；束数很多的称为多原型。一般双子叶植物束数少，多为二至六原型，而单子叶植物有 8 ～ 30 束，有的可达数百束之多。

初生木质部的导管由外向内逐渐发育成熟，称为外始式，有利于物质的迅速运输。先成熟的称为原生木质部，其导管直径较小，多呈环纹或螺纹；后成熟的称为后生木质部，其导管直径较大，多呈梯纹、网纹或孔纹。多数双子叶植物根的初生木质部分化成熟到维管柱的中央，因而没有髓；多数单子叶植物根的初生木质部未分化成熟到维管柱的中央，因而有发达的髓。被子植物的初生木质部由导管、管胞、木薄壁细胞和木纤维组成；裸子植物的初生木质部主要是管胞。

初生韧皮部的成熟方式也是外始式，先成熟的是原生韧皮部，后成熟的是后生韧皮部。被子植物的初生韧皮部一般有筛管、伴胞、韧皮薄壁细胞，偶有韧皮纤维；裸子植物的初生韧皮部主要是筛胞。

在初生木质部和初生韧皮部之间有一至多层薄壁细胞，在双子叶植物根中，这些细胞以后可以进一步转化为形成层的一部分，由此产生次生构造。

（三）根的次生构造

根的初生构造形成以后，其侧生分生组织（次生分生组织）——形成层和木栓形成层的细胞分裂分化，使根增粗，这个过程称为次生生长，由此形成的构造称为次生构造。一年生双子叶植物和大多数单子叶植物的根，只有初生生长；多年生双子叶植物和裸子植物的根，则要进行次生生长，使根不断增粗。

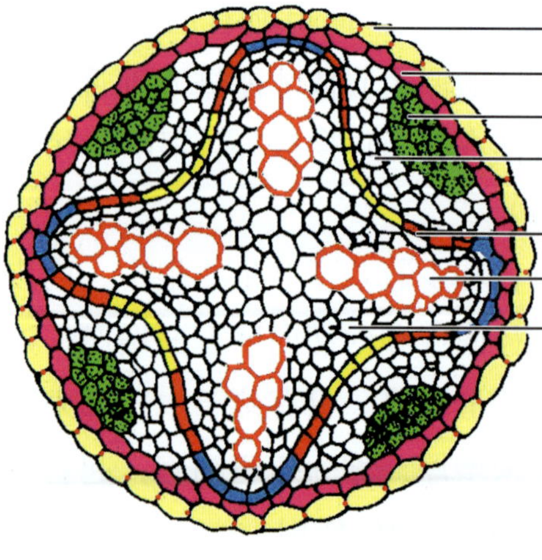

图 2-31　形成层发生的过程

1. 内皮层；2. 中柱鞘；3. 初生韧皮部；4. 次生韧皮部；5. 形成层；6. 初生木质部；7. 次生木质部

1. 形成层的产生及其活动　当根进行次生生长时，在初生木质部和初生韧皮部之间的一些薄壁细胞恢复分裂功能，转变成形成层片段，并逐渐向初生木质部外方的中柱鞘部位发展，使相连接的中柱鞘细胞也开始分化成形成层的一部分，这样形成层就由片段连成一个凹凸相间的形成层环（图 2-31）。

形成层细胞不断进行平周分裂，向内产生新的木质部，加于初生木质部的外方，称为次生木质部，包括导管、管胞、木薄壁细胞和木纤维；向外产生新的韧皮部，加于初生韧皮部的内方，称为次生韧皮部，包括筛管、伴胞、韧皮薄壁细胞和韧皮纤维。由于位于韧皮部内方的形成层分生的木质部细胞多，分裂的速度快，于是使凹凸相间的形成层环逐渐成为圆环状。此时，木质部和韧皮部已由初生构造的间隔排列转变为内外排列。次生木质部和次生韧皮部合称为次生维管组织，是次生构造的主要部分（图2-32）。

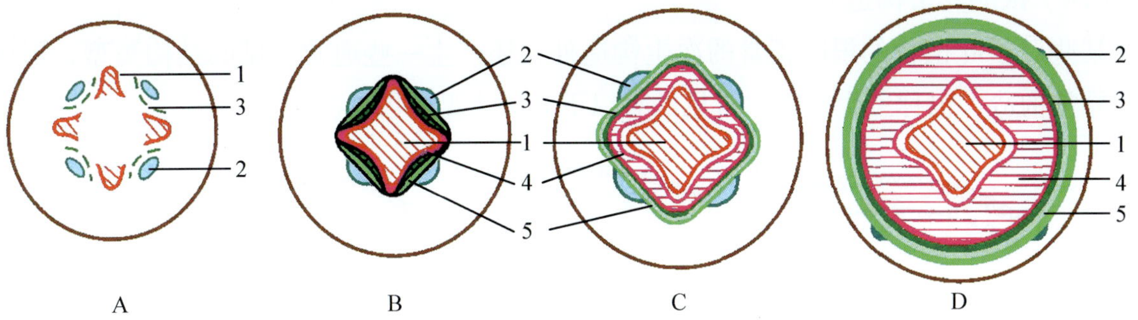

图2-32 根的次生生长图解

A. 幼根的情况，初生木质部在成熟中，点线示形成层起始的地方；B. 形成层已成连续组织，初生的部分已产生次生结构，初生韧皮部已受挤压；C. 形成层全部产生次生结构，呈现出凹凸不齐的形象，初生韧皮部挤压更甚；D. 形成层已成完整的圆环

1. 初生木质部；2. 初生韧皮部；3. 形成层；4. 次生木质部；5. 次生韧皮部

形成层细胞活动时，在一定部位也分生一些薄壁细胞，这些薄壁细胞沿径向延长，呈辐射状排列，贯穿在次生维管组织中，称为次生射线，位于木质部的称为木射线，位于韧皮部的称为韧皮射线，两者合称维管射线。这些射线具有横向运输水分和养料的机能（图2-33）。

在根的次生韧皮部中，常有各种分泌组织分布，如马兜铃根（青木香）有油细胞、人参有树脂道、当归有油室、蒲公英根有乳汁管。有的薄壁细胞（包括射线薄壁细胞）中常含有结晶体及贮藏多种营养物质，如糖类、生物碱等，多与药用有关。

2. 木栓形成层的产生及其活动　根不断加粗，外方的表皮及部分皮层遭到破坏。与此同时，根的中柱鞘细胞恢复分裂机能产生木栓形成层。木栓形成层向外分生木栓层，向内分生栓内层，三者合称周皮。周皮替代表皮起保护作用。

随着根的增粗，到一定程度，木栓形成层便终止了活动，在其内方的薄壁细胞又能恢复分生能力产生新的木栓形成层，从而形成新的周皮。

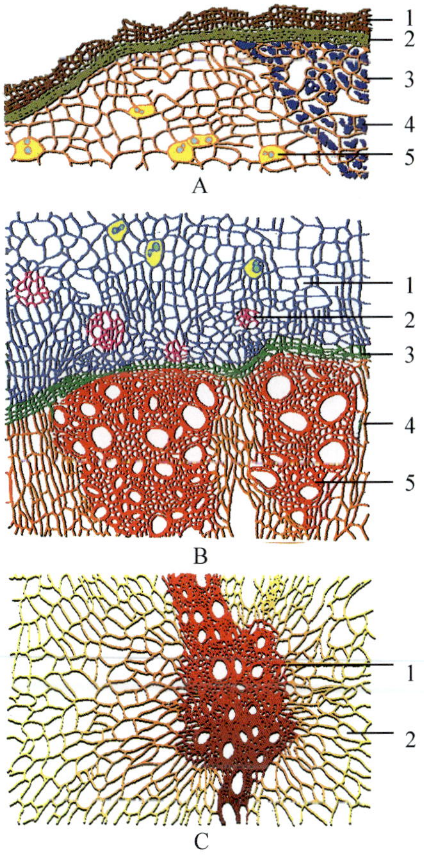

图2-33 马兜铃根的横切面

A：1. 木栓层；2. 木栓形成层；3. 皮层；4. 淀粉粒；5. 分泌细胞。B：1. 韧皮部；2. 筛管群；3. 形成层；4. 射线；5. 木质部。C：1. 木质部；2. 射线

植物学上的根皮是指周皮这部分，而药材中的根皮类药材，如香加皮、地骨皮、牡丹皮等，是指形成层以外的部分，主要包括韧皮部和周皮。

单子叶植物的根没有形成层，不能加粗；没有木栓形成层，不能形成周皮，而由表皮或外皮层行使保护机能。

（四）根的异常构造

某些双子叶植物的根除正常的次生构造外，还产生一些通常少见的结构类型，形成根的异常构造，也称三生构造。常见的有以下几种类型（图 2-34）：

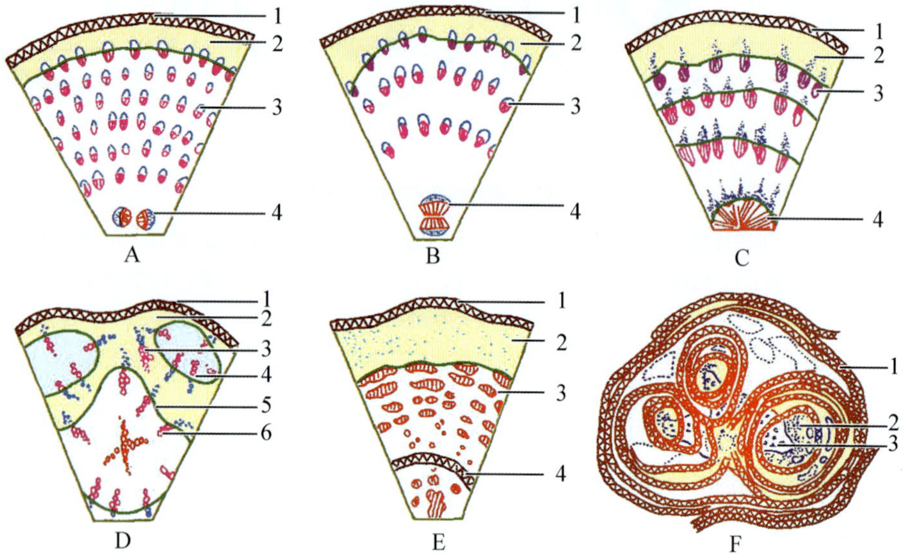

图 2-34 根的异常构造

A. 川牛膝；B. 牛膝；C. 商陆：1. 木栓层；2. 皮层；3. 异型维管束；4. 正常维管束。D. 何首乌：1. 木栓层；2. 皮层；3. 单独维管束；4. 复合维管束；5. 形成层；6. 木质部。E. 黄芩：1. 木栓层；2. 皮层；3. 木质部；4. 木栓细胞环。F. 甘松：1. 木栓层；2. 韧皮部；3. 木质部

1. 同心环状排列的异常维管束　根的正常维管束形成不久，形成层往往失去分生能力，而在相当于中柱鞘部位的薄壁细胞恢复分生能力，形成新的形成层，向外分裂产生大量薄壁细胞和一圈异型的无限外韧维管束，如此反复多次，形成多圈异型维管束，其间有薄壁细胞相隔，一圈套住一圈，呈同心环状排列，如商陆、牛膝、川牛膝的根。

2. 附加维管柱　当中央较大的正常维管束形成后，皮层中部分薄壁细胞恢复分生能力，形成多个新的形成层环，产生许多单独或复合的、大小不等的异型维管束，相对于原有的形成层环而言是异心的，形成异常构造。如在何首乌的块根横切面上可看到一些大小不等的圆圈状的云锦样花纹，药材鉴别上称其为“云锦花纹”。

3. 木间木栓　正常的木栓组织位于根的最外层，有的根在次生木质部内也形成木栓带，称为木间木栓。木间木栓通常由次生木质部薄壁细胞分化形成。如黄芩的老根中央可见木栓环，紫草根中央也有木栓环带，甘松根中的木间木栓环包围一部分韧皮部和木质部而把维管柱分隔成 2 ～ 5 束。

第 4 节　茎

茎是连接叶和根的轴状结构，一般生长在地面以上，其上着生叶、花、果实和种子。茎的顶端具顶芽，能使茎不断伸长；叶腋具有腋芽，可发育产生茎的分枝，分枝上又可以产生顶芽和腋芽，继续形成第二级的分枝，如此发育生长就形成了植物体的整个地上部分。茎具有支持、输导、贮藏和繁殖等作用。许多植物茎可作药材，如麻黄、桂枝、沉香、肉桂、钩藤、半夏等。

一、茎的外部形态

（一）茎的外形

茎常呈圆柱形，多为实心。茎有节和节间，着生叶和腋芽的部位称为节，节与节之间称为节间。节和节间是茎的主要形态特征，而根无节和节间，且根上不生叶，这是根和茎在外形上的主要区别。

茎上着生芽，芽是枝叶、花或花序尚未发育的原始体。生于茎枝顶端的芽称为顶芽，生于叶腋的芽称为腋芽（侧芽），生于顶芽或腋芽旁边的芽称为副芽。顶芽、腋芽和副芽在茎上有一定的生长位置称为定芽；也有一些芽，如土豆发的芽、柳树折断后新生的芽，没有一定的生长位置称为不定芽。有的芽发育成枝叶，有的芽发育成花或花序，还有的芽能同时发育成枝叶、花或花序，分别称为枝芽、花芽或混合芽。

通常把带叶的茎称为枝条。枝条有时有长枝和短枝之分，节间长的称为长枝，节间短的称为短枝。短枝一般着生在长枝上，能开花结果，所以又称果枝，如苹果、银杏的短枝。

木本植物的茎枝表面常有裂隙状隆起的小孔称为皮孔，还常有叶痕、托叶痕和芽鳞痕等，分别是叶、托叶和芽鳞脱落后留下的痕迹。这些特征常作为植物鉴定的依据（图 2-35）。

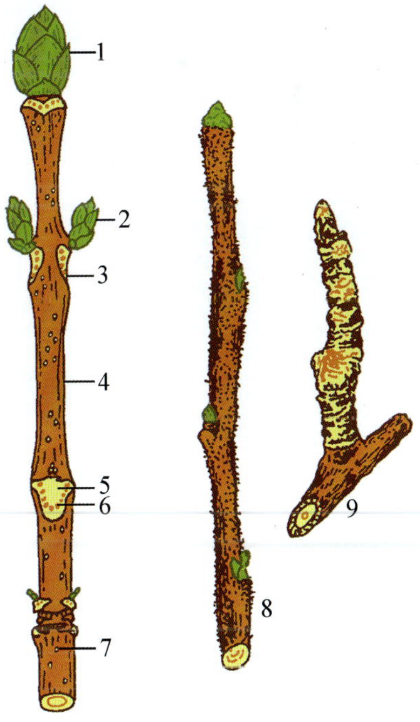

图 2-35　茎的外形

1. 顶芽；2. 腋芽；3. 节；4. 节间；5. 叶痕；6. 维管束痕；7. 皮孔；8. 长枝；9. 短枝

（二）茎的类型

1. 按茎的质地分类

（1）木质茎　质地坚硬，木质部发达的茎称为木质茎。具有木质茎的植物称为木本植物，其中，植株高大，主干明显，基部少分枝的称为乔木，如厚朴、杜仲；植株矮小，无明显主干，基部多分枝的称为灌木，如连翘、月季；介于草本和木本之间，仅基部木质化的称为亚灌木，如麻黄、牡丹；茎长而柔韧，常缠绕或攀附他物向上生长的称为木质藤本，如木通、葡萄。

（2）草质茎　质地柔软，木质部不发达的茎称为草质茎。具有草质茎的植物称为草本植物，其中，在一年内完成生命周期，开花结果后枯死的，称为一年生草本，如玉米、红花；种子在第一年萌发，第二年开花结果，然后全株枯死的，称为二年生草本，如油菜、萝卜；若生命周期在两年以上的，称为多年生草本。在多年生草本中，地上部分保持常绿的称为常绿草本，如麦冬、石斛；地上部分冬季枯萎、地下部分仍保持活力，来年再发新芽的称为宿根草本，如芍药、柴胡。

2. 按茎的生长习性分类

（1）直立茎　直立生长于地面，不依附他物的茎，如玉米、杜仲。

（2）缠绕茎　缠绕他物呈螺旋状上升的茎，如五味子、马兜铃、何首乌。

（3）攀缘茎　依靠卷须、不定根、吸盘等攀缘结构依附他物上升的茎，如葡萄具有茎卷须，豌豆具有叶卷须，爬山虎具有吸盘，钩藤具有钩，络石具有不定根。

（4）匍匐茎　茎细长平卧地面生长，节上生有不定根，如红薯、积雪草。

（5）平卧茎　茎细长平卧地面生长，节上没有不定根，如蒺藜、马齿苋。

此外，缠绕茎、攀缘茎和匍匐茎根据其质地又可称为草质藤本和木质藤本（图 2-36）。

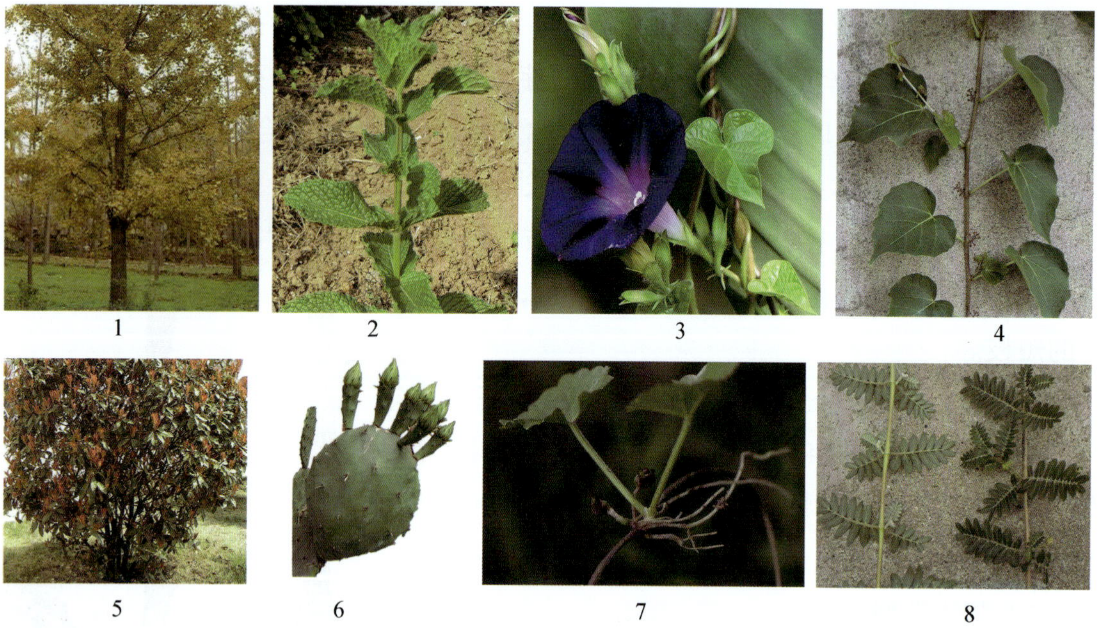

图 2-36　茎的类型

1. 乔木（银杏）；2. 草质茎（薄荷）；3. 缠绕茎（圆叶牵牛）；4. 攀缘茎（爬山虎）；5. 灌木（石楠）；6. 肉质茎（仙人掌）；7. 匍匐茎（积雪草）；8. 平卧茎（蒺藜）

（三）茎的变态

在进化过程中，茎为适应生长环境和自身功能的需要，形态构造发生了许多变化，称为茎的变态。

1. 地下茎的变态　生于地下，与根相似，但具有节和节间等茎的特征，称为地下茎。

按形状不同，分为以下类型（图 2-37）：

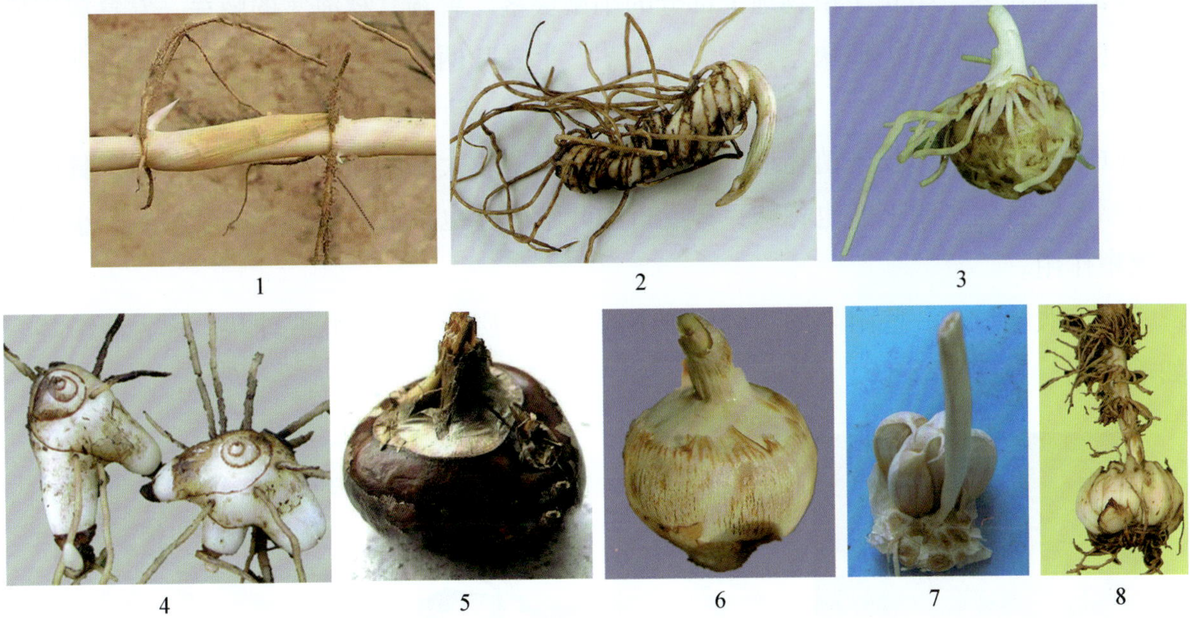

图 2-37　地下茎的变态

1. 根茎（芦苇）；2. 根茎（重楼）；3. 块茎（半夏）；4. 块茎（白及）；5. 球茎（荸荠）；6. 球茎（慈姑）；7. 有被鳞茎（大蒜）；8. 无被鳞茎（百合）

（1）根茎　横卧地下，肉质膨大呈根状，节间较长，节上有退化的鳞叶，具有顶芽和腋芽，常生有不定根，如芦苇、重楼。

（2）块茎　短而膨大呈块状，节间很短，节上有芽，叶退化成小鳞片状或早期枯萎脱落，如半夏、白及。

（3）球茎　肉质肥大呈球形或扁球形，具明显的节和缩短的节间，节上有膜质鳞叶，顶芽发达，腋芽常生于上半部，基部具不定根，如荸荠、慈姑。

（4）鳞茎　呈球形或扁球形，茎极度缩短呈盘状称为鳞茎盘，盘上着生肉质肥厚的鳞叶，盘下具不定根。根据有无干膜质的鳞片，分为有被鳞茎（如大蒜）和无被鳞茎（如百合）。

2. 地上茎的变态　常见的类型有（图 2-38）以下几种。

（1）叶状茎或叶状枝　茎或枝变成绿色扁平叶状或针叶状，易被误认为叶，如竹节蓼、仙人掌、假叶树、天门冬。

（2）刺状茎　也称枝刺或棘刺，茎变为刺状。有的分枝，如皂荚、柑橘；有的不分枝，如山楂、酸橙。枝刺生于叶腋，可与叶刺相区别。花椒、月季等植物茎上的刺由表面细胞凸起形成，无固定的生长位置，容易脱落，称为皮刺，与枝刺不同。

（3）钩状茎　茎的一部分（常为侧枝）变为钩状，粗短、坚硬不分枝，如钩藤。

（4）茎卷须　许多攀缘植物的茎细长不能直立，由枝变为卷须攀附他物，卷须常有分枝，多生于叶腋，如丝瓜、乌蔹莓、爬山虎。爬山虎的茎卷须顶端生有能吸附于他物上的膨大结构，特称吸盘。

（5）小块茎　生长于植物地上部分的小型块茎。薯蓣、秋海棠的腋芽，发育成肉质小球，但不具鳞叶，类似块茎，称为小块茎；半夏叶柄上的不定芽也发育成小块茎。小块茎具繁殖作用。

（6）小鳞茎　生长于植物地上部分的小型鳞茎。大蒜的花间，常生小球体，具肥厚的小鳞叶，称为小鳞茎，也称珠芽；卷丹的叶腋内，也常形成紫黑色的小鳞茎。小鳞茎具繁殖作用。

（7）假鳞茎　一些附生的兰科植物茎的基部肉质膨大呈块状或球状，称为假鳞茎，如羊耳蒜、石豆兰。

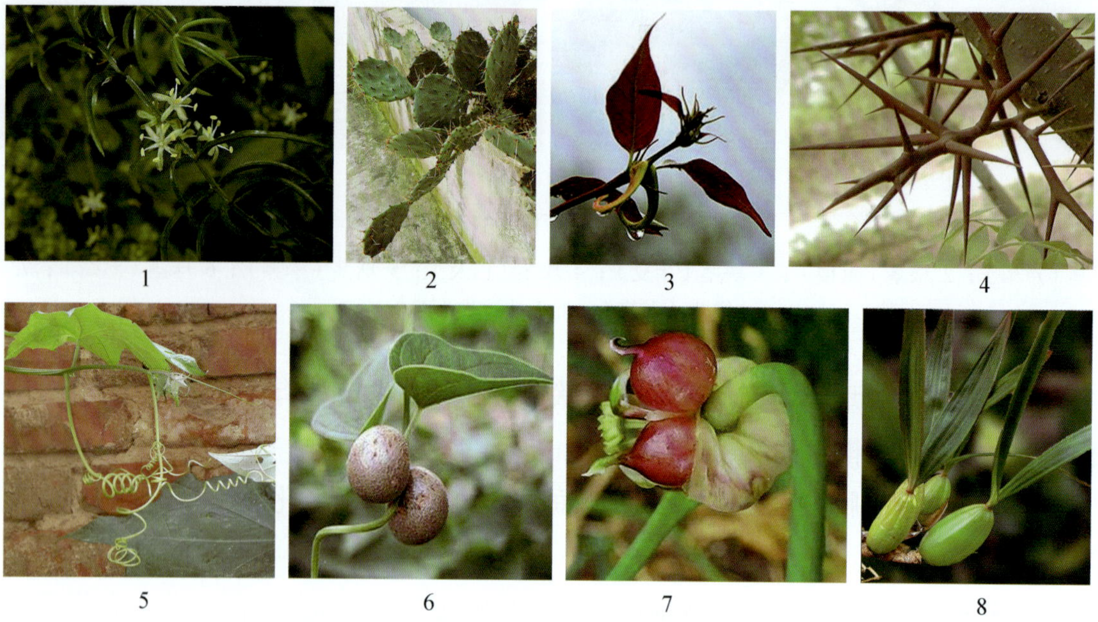

图 2-38　地上茎的变态

1. 叶状枝（天门冬）；2. 叶状茎（仙人掌）；3. 钩状茎（钩藤）；4. 刺状茎（皂荚）；5. 茎卷须（丝瓜）；6. 小块茎（山药的珠芽）；7. 小鳞茎（洋葱花序）；8. 假鳞茎（石豆兰）

二、茎的显微结构

（一）茎尖的构造

茎尖是茎的先端，分为分生区、伸长区和成熟区。但茎尖没有类似根冠的构造，而是由幼小的叶片包围着。在分生区四周能形成叶原基或腋芽原基的小突起，后发育成叶或腋芽，腋芽则发育成枝。成熟区的表皮不形成根毛，但常有气孔和毛茸。

（二）双子叶植物茎的初生构造

通过茎尖的成熟区作一横切面，可看到茎的初生构造，从外到内分为表皮、皮层和维管柱三部分。

1. 表皮　位于茎的最外层，由一层扁平的长方形细胞组成，排列整齐紧密，无间隙。一般不含叶绿体，有的含花青素，使茎呈紫红色，如甘蔗、蓖麻等。表皮有气孔、毛茸，有的还有角质、蜡质。

2. 皮层　位于表皮细胞的内侧，由多层薄壁细胞组成，细胞排列疏松，有间隙。茎的皮层没有根的皮层发达，靠近外层的细胞常含有叶绿体，所以嫩茎呈绿色，可以进行光合作用。皮层主要由薄壁组织构成，但在近表皮部分常有厚角组织，以加强茎的韧性。皮层最内一层细胞仍为一般的薄壁细胞，而不像根在形态上可以分辨出内皮层，故皮层与维管区域之间无明显分界。

3. 维管柱　皮层以内的部分，包括呈环状排列的维管束、髓和髓射线。在横切面上观察，茎不同于根，茎的维管柱占的比例较大，而且无显著的内皮层，也不存在中柱鞘（图 2-39）。

（1）维管束　双子叶植物茎的初生维管束包括初生韧皮部、初生木质部和束中形成层。

初生韧皮部位于维管束外方，由筛管、伴胞、韧皮薄壁细胞和韧皮纤维组成。初生木质部位于维管束内侧，由导管、管胞、木薄壁细胞和木纤维组成。束中形成层位于维管束中初生韧皮部和初生木质部之间，由原形成层遗留下来的 1 ～ 2 层具有潜在分生能力的细胞所组成，可使茎不断加粗。

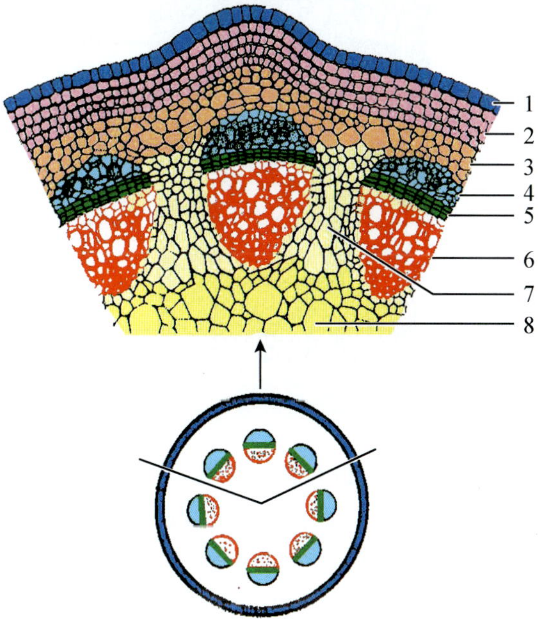

图 2-39　双子叶植物茎的初生构造（横切面）

1. 表皮；2. 厚角组织；3. 薄壁组织；4. 初生韧皮部；5. 束中形成层；6. 初生木质部；7. 髓射线；8. 髓

（2）髓　茎的初生构造中，由薄壁组织构成的中心部分称为髓。草本植物茎的髓较大，木本植物茎的髓一般较小。有些植物的髓局部破坏，形成一系列的片状髓，如金钟花、海州常山。有些植物的髓在发育过程中消失形成中空的茎，如连翘、白芷。

（3）髓射线　位于初生维管束之间的薄壁组织，内通髓部，外达皮层，在横切面上呈放射状，具横向运输和贮藏作用。髓射线细胞具有潜在分生能力，在次生生长开始时，能转变为形成层的一部分，即束间形成层。

（三）双子叶植物茎的次生构造

双子叶植物茎初生构造形成以后，其侧生分生组织（次生分生组织）——形成层和木栓形成层的细胞分裂分化，使茎增粗，这个过程称为次生生长，由此形成的构造称为次生构造。

1. 双子叶植物木质茎的次生构造　木本植物生活周期长，在茎中形成层和木栓形成层活动能力强，能产生很多次生组织，尤其是周皮和木质部较为发达（图 2-40）。

（1）形成层的来源及活动　当茎进行次生生长时，与束中形成层邻接的髓射线细胞恢复分生能力，转变为束间形成层，并和束中形成层连接，此时形成层成为一个圆筒（横切面上成一个形成层圆环）。

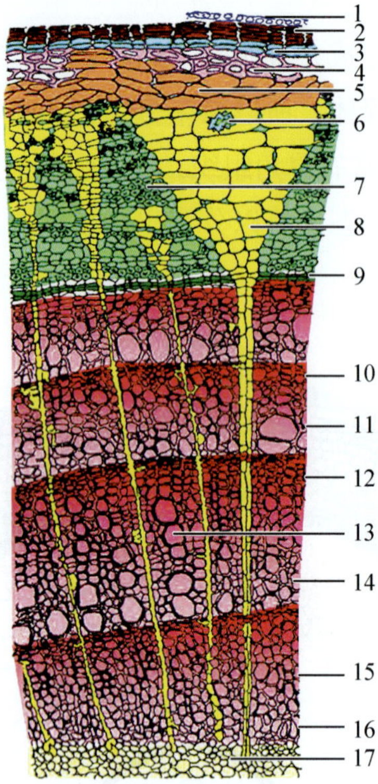

图 2-40 双子叶植物茎（椴树）的次生构造

1. 枯萎的表皮；2. 木栓层；3. 木栓形成层；4. 厚角组织；5. 皮层薄壁细胞；6. 草酸钙结晶；7. 韧皮纤维；8. 髓射线；9. 形成层；10. 第三年晚材；11. 第三年早材；12. 第二年晚材；13. 导管；14. 第二年早材；15. 次生木质部；16. 初生木质部；17. 髓

形成层细胞包括纺锤状原始细胞和射线原始细胞，两者相间排列。纺锤状原始细胞切向分裂，向内产生次生木质部，向外产生次生韧皮部。射线原始细胞切向分裂，向内产生木射线，向外产生韧皮射线，两者合称维管射线，形成横向的联系组织。同时，形成层的细胞也进行径向或横向分裂，扩大自身圆周。

1）次生木质部：由导管、管胞、木薄壁细胞、木纤维和木射线组成。导管、管胞、木薄壁细胞和木纤维，由纺锤状原始细胞衍生而来，是次生木质部中的纵向系统。木射线由射线原始细胞衍生而来，径向延长，常由多列细胞组成，壁木质化。

形成层的活动随着季节的更替而表现出有节奏的变化，因而产生细胞的数量、形状、壁的厚度出现显著的差异。温带的春季或热带的湿季，由于温度高、水分足，形成层活动旺盛，所形成的次生木质部中的细胞径大而壁薄；温带的夏末、秋初或热带的旱季，形成层活动逐渐减弱，形成的细胞径小而壁厚。前者在生长季节早期形成，称为早材，也称春材。后者在后期形成，称为晚材，也称秋材。从横切面上看，早材质地比较疏松，色泽稍淡；晚材质地致密，色泽较深。

在一个生长季节内，早材和晚材共同组成一轮显著的同心环层，一年形成一轮，习称年轮。但也有不少植物在一年内不止形成一个年轮，例如，柑橘属植物的茎，一年中可产生 3 个年轮，这种在一个生长季内形成多个年轮的，称为假年轮。气候的异常、虫害的发生等原因也可形成假年轮。根据树干基部的年轮，可以推测树木的年龄。

在木材横切面上，靠近形成层的部分颜色较浅，质地较松软，称为边材。边材具有输导能力。而茎的中心部分，颜色较深，质地较坚硬，称为心材。心材是早期的木质部，其导管和管胞因得不到养料而失去输导能力，它们附近的薄壁细胞通过纹孔侵入胞腔内，膨大并沉积树脂、鞣质、油类等物质，阻塞导管或管胞腔，这些侵入导管和管胞的结构，称为侵填体。心材比较坚固且不易腐烂，常积累较多的活性成分，降香、檀香等中药材都是心材。

茎内部各种组织纵横交错，十分复杂。要充分了解茎的次生构造，须采用 3 种切面，即横切面、径向切面和切向切面，以进行比较观察。

2）次生韧皮部：由筛管、伴胞、韧皮薄壁细胞、韧皮纤维和韧皮射线组成，有的还具有石细胞、乳汁管等。次生韧皮部形成时，初生韧皮部被挤压到外方，形成颓废组织（即筛管、伴胞及其他薄壁细胞被挤压破坏，细胞分界不清）。次生韧皮部的薄壁细胞中除含有糖类、油脂等营养物质外，有的还含有鞣质、橡胶、生物碱、苷类、挥发油等次生代谢产物，它们常有一定的药用价值。

（2）木栓形成层的来源及活动　随着茎的增粗，表皮被破坏，与此同时，表皮内侧薄壁细胞恢复分生能力，形成次生分生组织，即木栓形成层。木栓形成层向内、向外分裂，形成栓内层和木栓层，共同构成周皮，代替表皮行使保护作用。一般木栓形成层的活动只不过数月，大部分树木又可依次在其内方产生新的木栓形成层，形成新的周皮。这时老周皮剥落，称为落皮层。也有的老周皮不脱落。

“树皮”有两种概念，狭义的树皮即落皮层，广义的树皮指形成层以外的所有组织，包括周皮和次生韧皮部。皮类药材如杜仲、厚朴的药用部分均指广义树皮。

2. 双子叶植物草质茎的次生构造　草质茎生活周期短，次生构造不发达，木质部的量较少，质地较柔软。其特点为：表皮终身起保护作用，一般不产生周皮，有的表皮内产生木栓形成层，形成少量木栓层，但表皮未被破坏仍存在。有的仅有束中形成层，没有束间形成层；有的不仅没有束间形成层，束中形成层也不明显。髓发达，有的中央破裂成空洞，髓射线一般较宽，如薄荷茎（图 2-41）。

3. 双子叶植物根状茎的次生构造　一般是指草本双子叶植物根状茎，构造与地上茎类似，其特点为：表面通常具有木栓组织，少数具有表皮和鳞叶；皮层中常有根迹维管束和叶迹维管束斜向通过；皮层内侧有时具有纤维或石细胞，有呈环状排列的外韧维管束；贮藏薄壁细胞发达，机械组织不发达；中央有明显的髓部，如黄连的根状茎（图 2-42）。

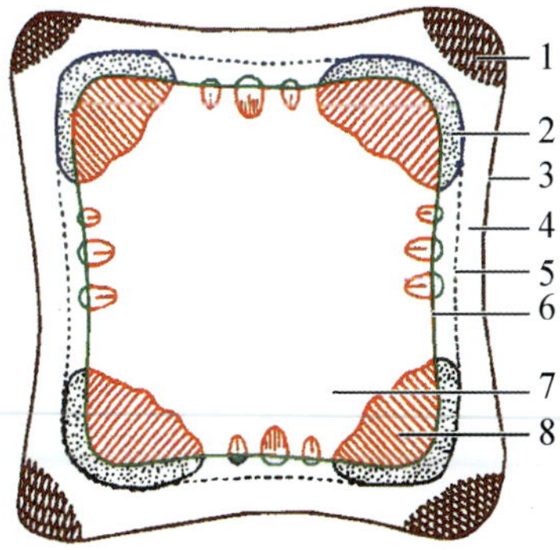

图 2-41　薄荷茎横切面简图

1. 厚角组织；2. 韧皮部；3. 表皮；4. 皮层；5. 内皮层；6. 形成层；7. 髓；8. 木质部

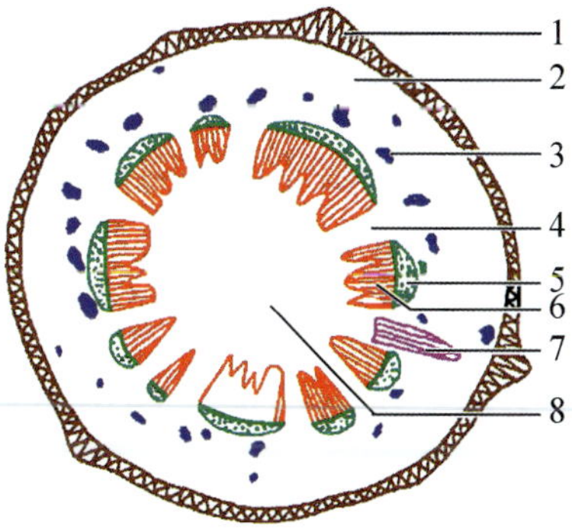

图 2-42　黄连根状茎横切面简图

1. 木栓层；2. 皮层；3. 石细胞群；4. 射线；5. 韧皮部；6. 木质部；7. 根迹；8. 髓

（四）双子叶植物茎的异常构造

某些双子叶植物的茎除形成一般的正常构造外，常有部分薄壁细胞恢复分生能力，转化成新的形成层，进而产生多数异型维管束，形成了异常构造（图 2-43 ～图 2-45）。

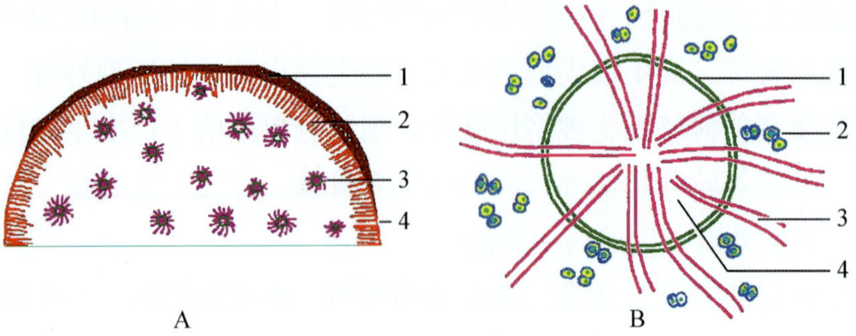

图 2-43　大黄根状茎横切面简图

A. 大黄横切面：1. 韧皮部；2. 木质部射线；3. 星点；4. 形成层。B. 星点简图（放大）：1. 形成层；2. 导管；3. 射线；4. 韧皮部

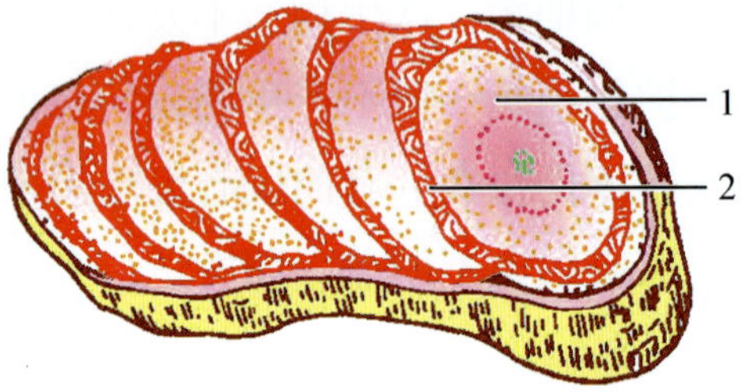

图 2-44　密花豆茎横切面简图

1. 木质部；2. 韧皮部

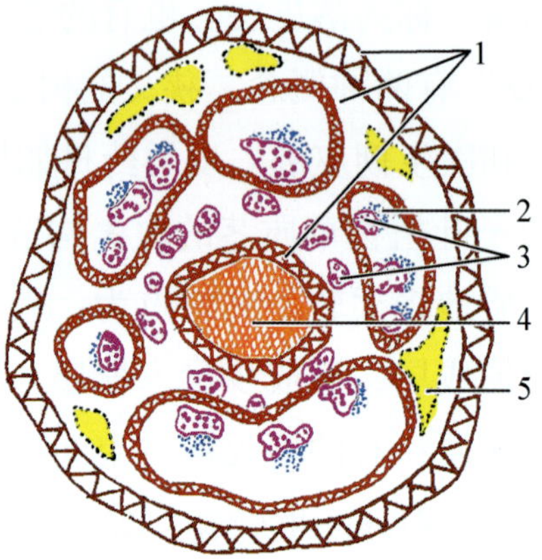

图 2-45　甘松根状茎横切面简图

1. 木栓层；2. 韧皮部；3. 木质部；4. 髓；5. 裂隙

1. 髓维管束　指位于髓中的维管束。例如，在大黄根状茎的髓部有许多星点状的周木型维管束，其形成层呈环状，外侧为由几个导管组成的木质部，内侧为韧皮部，射线呈星芒状排列，习称“星点”。

2. 同心环状排列的异常维管束　指某些植物在正常次生生长至一定阶段后，次生维管柱的外围又形成多轮呈同心环状排列的异常维管束。例如，在密花豆的老茎（鸡血藤）的横切面上，可见韧皮部呈 2 ～ 8 个红棕色环带，与木质部相间排列，其中最内一圈为圆环，其余为同心半圆环。

3. 木间木栓　木栓层作为次生保护组织，通常位于茎的表面，但有些植物的木栓层出现在木质部中间，称为木间木栓。例如，甘松根状茎木质部中薄壁组织的细胞恢复分生能力，产生新的木栓形成层，发育成木栓带并呈一个个的环包围一部分韧皮部和木质部，把维管柱分隔成数束。

（五）单子叶植物茎的构造

1. 单子叶植物地上茎的构造特点　与双子叶植物相比，两者主要区别是：单子叶植物茎终身只有初生构造，不能增粗，因此一般没有形成层和木栓形成层；茎的最外层由表皮构成，通常不产生周皮；茎的表皮以内为薄壁组织和星散分布的维管束，无皮层和髓及髓射线之分，维管束为有限外韧型（图 2-46）。

2. 单子叶植物根状茎的构造特点　茎的表面仍为表皮或木栓化细胞，少有周皮。皮层体积较大，常分布有叶迹维管束。内皮层大多数明显，具凯氏带，因而皮层和维管柱有明显分界。维管束多为有限外韧型，也有周木型，有的则兼有这两种，如石菖蒲（图 2-47）。

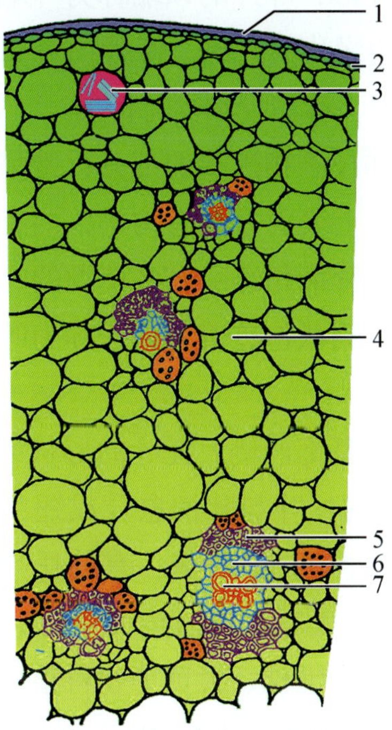

图 2-46　石斛茎横切面

1. 角质层；2. 表皮；3. 针晶束；4. 薄壁细胞；5. 纤维束；6. 韧皮部；7. 木质部

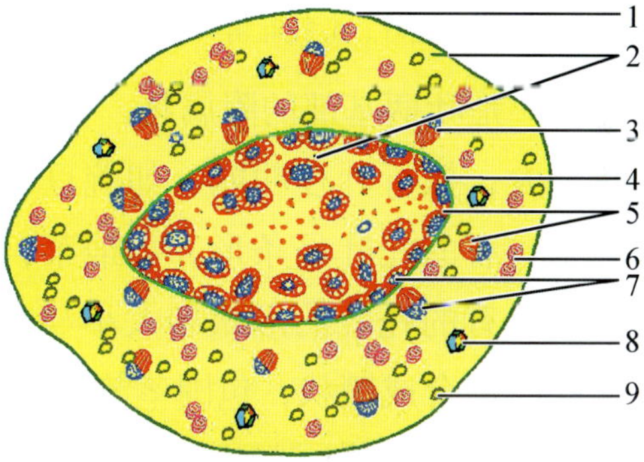

图 2-47　石菖蒲根状茎横切面简图

1. 表皮；2. 薄壁细胞；3. 叶迹维管束；4. 内皮层；5. 木质部；6. 纤维束；7. 韧皮部；8. 草酸钙结晶；9. 油细胞

第 5 节　叶

叶一般为绿色扁平体，着生于节上，具有向光性。叶能进行光合作用，光合作用是指绿色植物通过叶绿体，利用光能，把二氧化碳和水转化成储存能量的有机物，并释放出氧气的过程。叶还有气体交换和蒸腾作用，有的还有贮藏和繁殖作用。

许多植物以叶药用，如紫苏叶、枇杷叶、艾叶、桑叶等。

一、叶的外部形态

（一）叶的组成

叶通常由叶片、叶柄、托叶三部分组成（图 2-48）。三者俱全的叶称为完全叶，缺少其中一部分或两部分的叶称为不完全叶，如女贞的叶缺少托叶，石竹的叶缺少叶柄和托叶，台湾相思树的叶退化，叶柄变成叶片状代替叶片的功能。

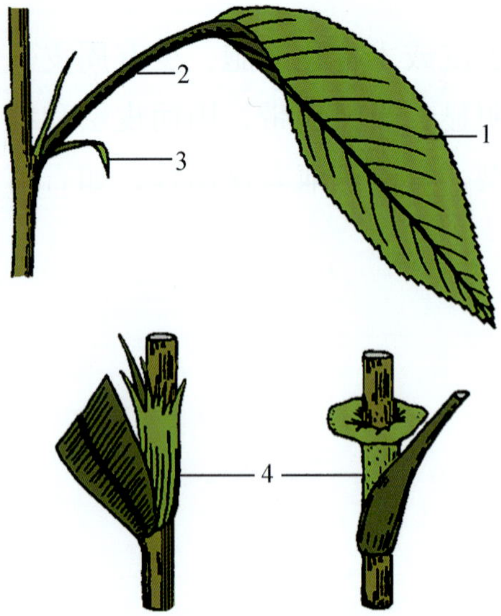

图 2-48 叶的组成部分

1. 叶片；2. 叶柄；3. 托叶；4. 托叶鞘

1. 叶片　是叶的主要部分，通常为绿色扁平体，薄而柔软，有上表面（腹面）和下表面（背面）之分。叶表面常有附属物而呈各种表面特征，有的光滑，如冬青、枸骨；有的被粉，如芸香、厚朴；有的粗糙，如紫草、蜡梅；有的被毛，如薄荷、地黄。

叶片的全形称为叶形，叶片的顶端称为叶端或叶尖，基部称为叶基，边缘称为叶缘。叶片内分布有叶脉，是叶片中的维管束，有输导和支持作用。

2. 叶柄　是叶片和枝条相连接的部分，常呈圆柱形、半圆柱形或扁平，上表面多数有沟槽，内有维管束，与枝条、叶片的维管束相连。有些植物的叶柄基部或叶柄全部扩大形成鞘状包裹着茎秆，称为叶鞘，如前胡、玉米。

3. 托叶　是叶柄基部的附属物，一般成对着生于叶柄基部两侧。托叶的形状各样，有的托叶很大，执行叶片功能，如豌豆、贴梗海棠；有的托叶与叶柄愈合成翅状，如蔷薇、月季；有的托叶呈条形，如蕺菜；有的托叶变成卷须，如菝葜；有的托叶呈刺状，如刺槐；有的托叶的形状和大小与叶片几乎一样，只是托叶的腋内无腋芽，如茜草；有的托叶联合成鞘状，包围茎节的基部，称托叶鞘，为虎杖、大黄等蓼科植物的主要特征（图 2-49）。

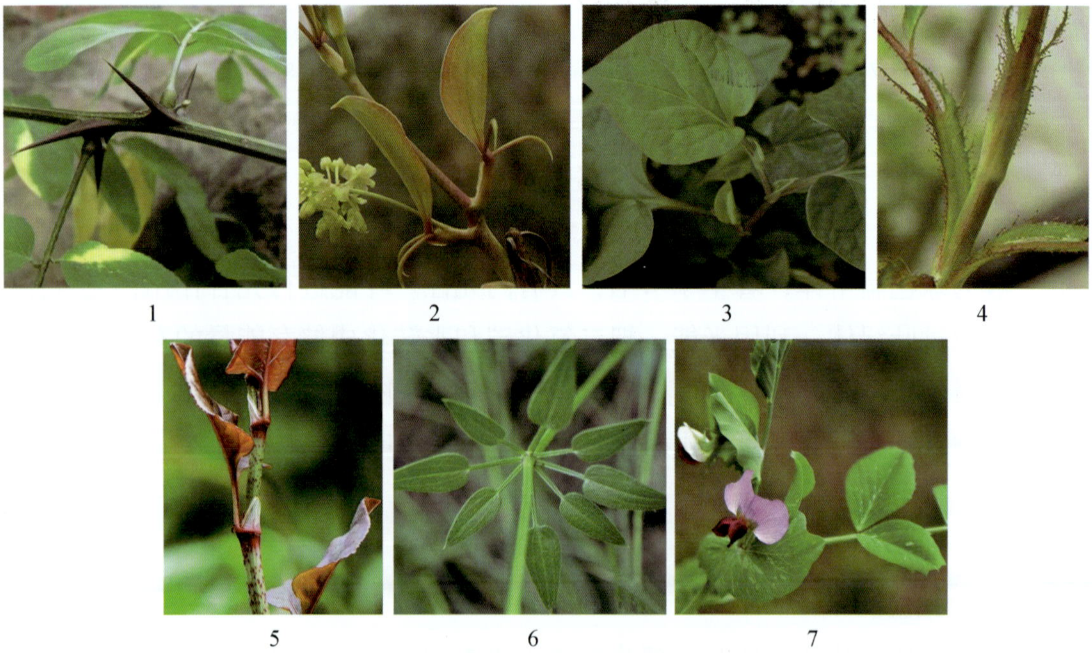

图 2-49 各种形态的托叶

1. 刺槐；2. 菝葜；3. 蕺菜；4. 蔷薇；5. 虎杖；6. 茜草；7. 豌豆

（二）叶的形态

1. 叶片形状　主要是根据叶片的长宽比例和最宽处的位置来确定（图 2-50）。

除上述基本形状外，叶片还有特殊形状。如银杏的叶为扇形，细辛的叶为心形，积雪草、连钱草的叶为肾形，蝙蝠葛、莲的叶为盾形，慈姑的叶为箭形，车前的叶为匙形，蓝桉的老叶为镰形，白英的叶为提琴形，杠板归的叶为三角形，侧柏的叶为鳞形，秋海棠的叶为偏心形等。此外，还有一些植物的叶并不属于上述其中一种类型，而是两种形状的综合，如卵状椭圆形、椭圆状披针形等（图 2-51）。

2. 叶端　叶片的顶端称为叶端或叶尖。常见的形状有尾尖、渐尖、微凹、微缺、倒心形、截形等（图 2-52）。

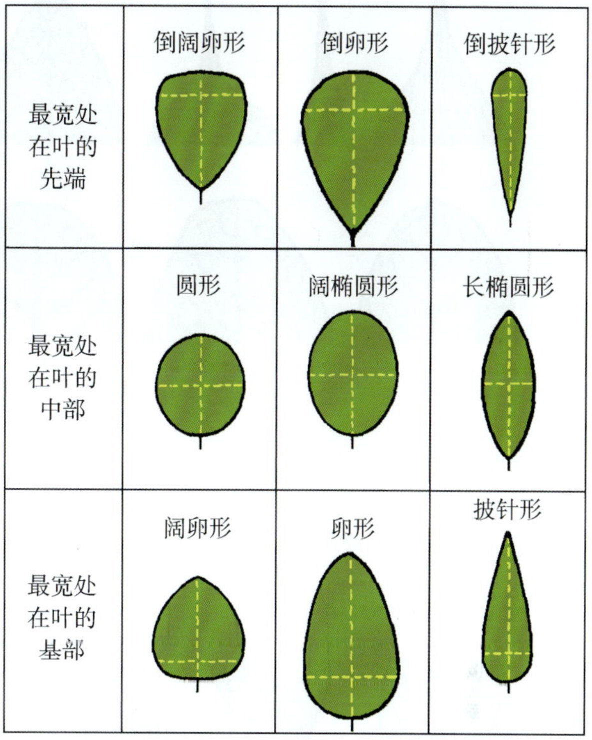

图 2-50　叶片形状图解

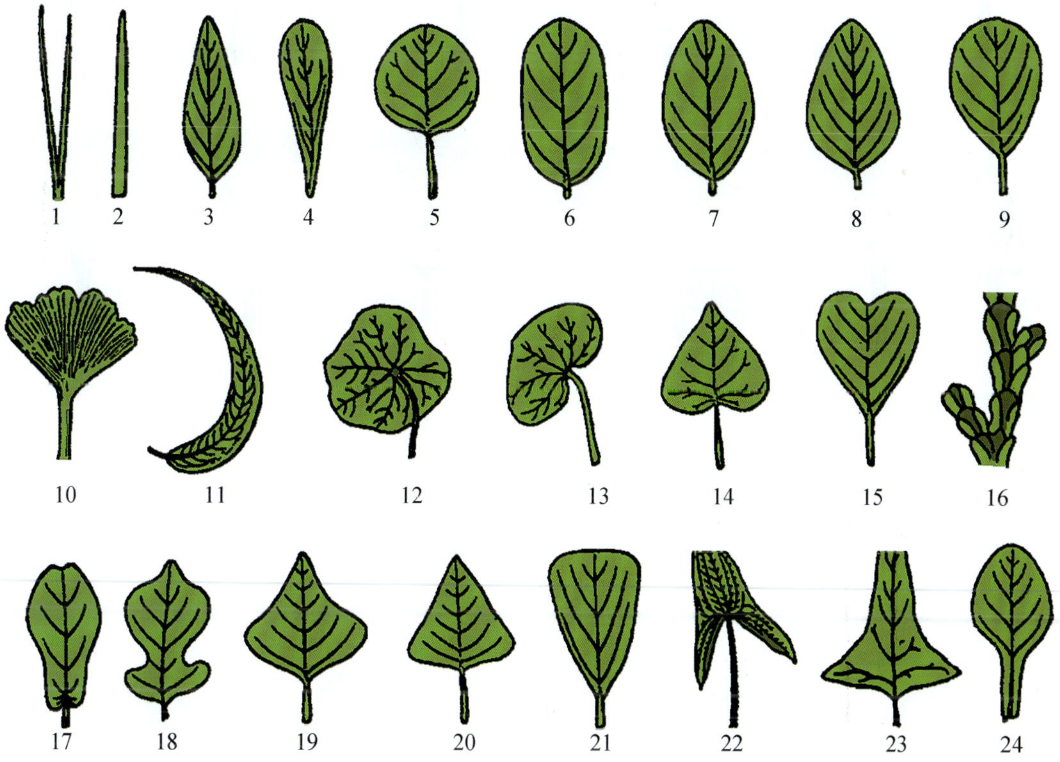

图 2-51　叶片的全形

1. 针形；2. 条形；3. 披针形；4. 倒披针形；5. 圆形；6. 矩圆形；7. 椭圆形；8. 卵形；9. 倒卵形；10. 扇形；11. 镰形；12. 盾形；13. 肾形；14. 心形；15. 倒心形；16. 鳞形；17、18. 提琴形；19. 菱形；20. 三角形；21. 楔形；22. 箭形；23. 戟形；24. 匙形

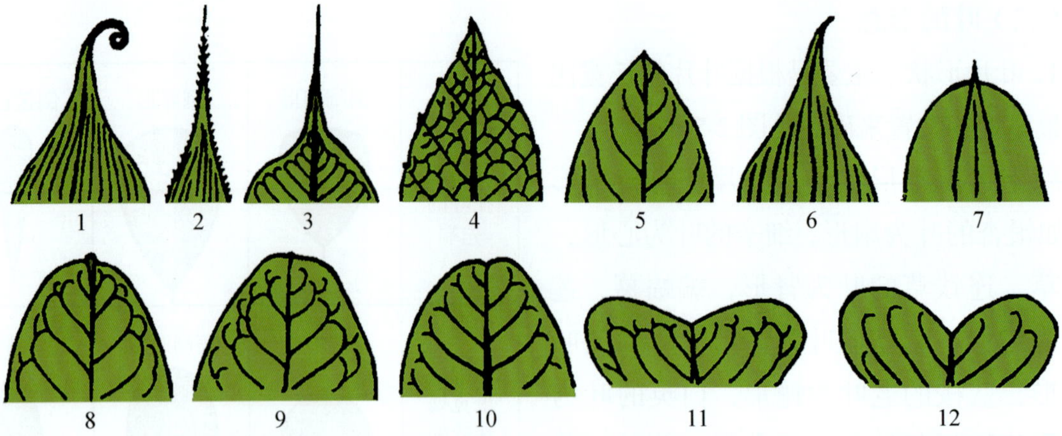

图 2-52　叶端的形状

1. 卷须叶；2. 芒尖；3. 尾尖；4. 渐尖；5. 急尖；6. 骤尖；7. 凸尖；8. 微凸；9. 钝形；10. 微凹；11. 微缺；12. 倒心形

3. 叶基　叶片的基部称为叶基。常见的形状有盾形、心形、楔形、耳形、渐狭、歪斜、抱茎、穿茎等（图 2-53）。

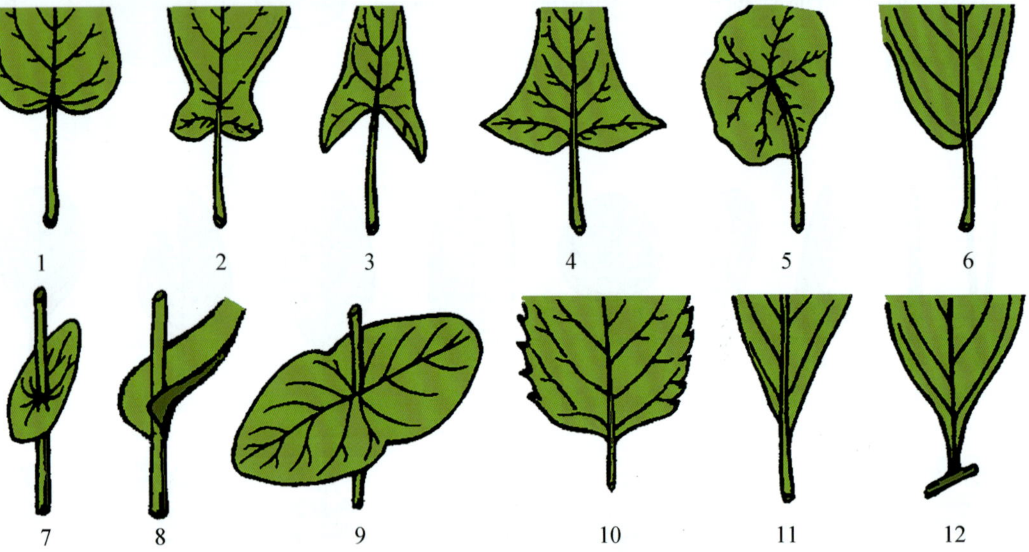

图 2-53　叶基的形状

1. 心形；2. 耳形；3. 箭形；4. 戟形；5. 盾形；6. 歪斜；7. 穿茎；8. 抱茎；9. 合生穿茎；10. 截形；11. 楔形；12. 渐狭

4. 叶缘　叶片的边缘称为叶缘。常见的形状有全缘、波状、牙齿状、锯齿状、圆齿状等（图 2-54）。

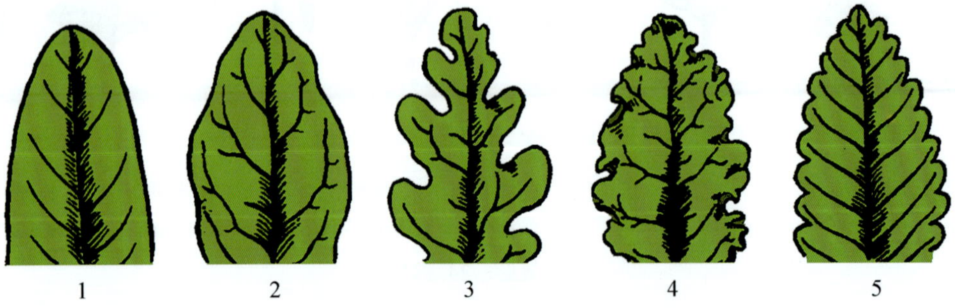

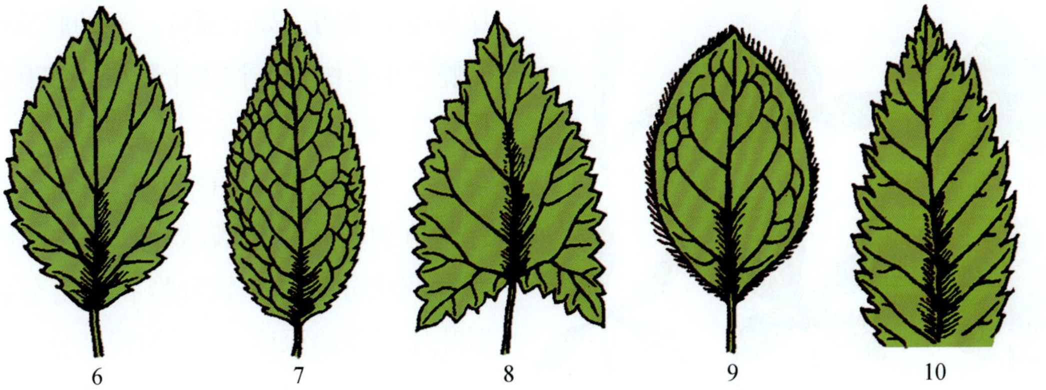

图 2-54　叶缘的形状

1. 全缘；2. 浅波状；3. 深波状；4. 皱波状；5. 圆齿状；6. 锯齿状；7. 细锯齿状；8. 牙齿状；9. 睫毛状；10. 重锯齿状

5. 叶脉　是贯穿在叶肉内的维管束，起输导和支持作用。叶脉在叶片中的分布序列称为脉序，常见以下 3 种类型（图 2-55）。

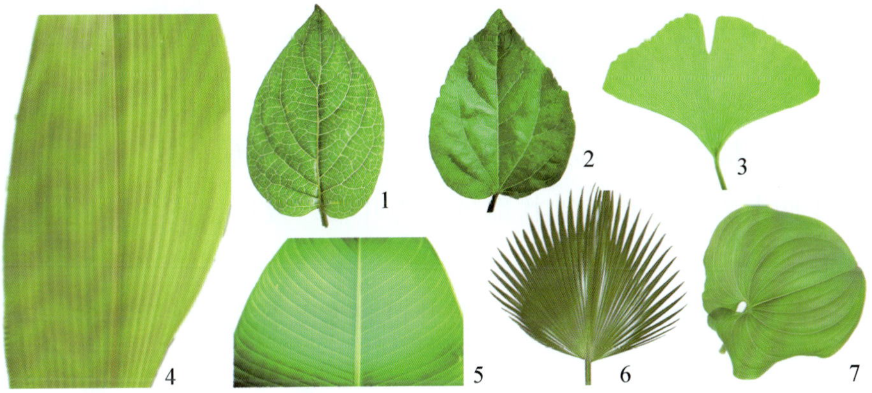

图 2-55　脉序的类型

1. 羽状网脉；2. 掌状网脉；3. 分叉脉序；4. 直出平行脉；5. 横出平行脉；6. 射出平行脉；7. 弧形脉

（1）网状脉序　具有明显的主脉，并向两侧发出许多侧脉，各侧脉之间又一再分枝形成细脉，组成网状，是多数双子叶植物的脉序特征。其中，只有一条明显主脉的，称为羽状网脉，如女贞、枇杷；由叶基分出多条主脉的，称为掌状网脉，如棉花、蓖麻。

（2）平行脉序　叶脉平行或近于平行排列，是多数单子叶植物的脉序特征。其中，各脉由基部平行直达叶尖的，称为直出平行脉，如玉米；中央主脉显著，侧脉垂直于主脉或斜出，彼此平行，直达叶缘的，称为横出平行脉，如香蕉；各叶脉从基部以辐射状伸出的，称为射出平行脉，如棕榈；各叶脉从基部平行发出，但彼此逐渐远离，稍呈弧形，最后集中在叶尖汇合的，称为弧形脉，如美人蕉。

（3）分叉脉序　每条叶脉呈多级二叉状分枝，是比较原始的脉序，在蕨类植物中普遍存在，在种子植物中少见，如银杏。

6. 叶片质地　革质，叶片的质地坚韧而较厚，略似皮革，如枸骨叶、枇杷叶；肉质，叶片肥厚多汁，如马齿苋、垂盆草；草质，叶片薄而柔软，如薄荷叶、商陆叶；膜质，叶

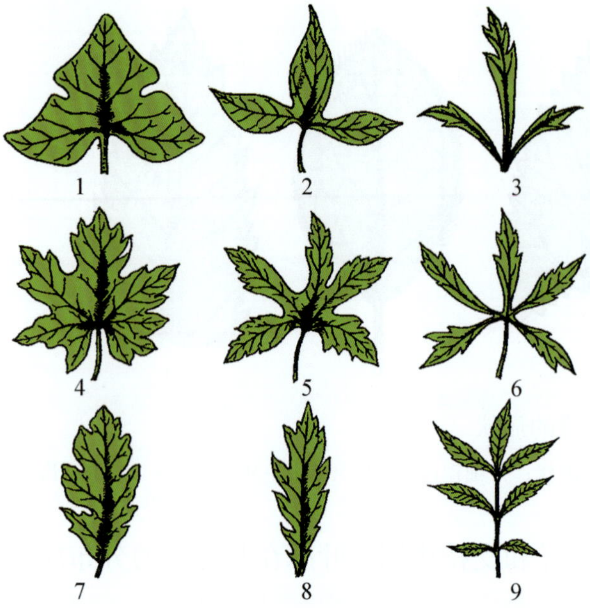

图 2-56 叶片的分裂

1. 三出浅裂；2. 三出深裂；3. 三出全裂；4. 掌状浅裂；5. 掌状深裂；6. 掌状全裂；7. 羽状浅裂；8. 羽状深裂；9. 羽状全裂

片薄而半透明，如半夏叶，有的膜质叶干薄而脆，不呈绿色，称为干膜质，如麻黄的鳞片叶。

7. 叶片分裂　植物叶片多为全缘，但有些植物叶片呈分裂状态。常见的叶片分裂有羽状分裂、掌状分裂和三出分裂。根据叶片裂隙的深度，叶裂的程度分为浅裂、深裂和全裂。浅裂指叶裂深度不超过叶片宽度的 1/4；深裂指叶裂深度超过叶片宽度的 1/4，但不超过叶片宽度的 1/2；全裂指叶裂几乎达到叶的主脉基部或两侧，形成数个全裂片（图 2-56）。

（三）叶的类型

1. 单叶　一个叶柄上只有一枚叶片的叶称为单叶，如女贞、玉兰。

2. 复叶　一个叶柄上有两枚以上叶片的叶称为复叶，如甘葛、紫藤。复叶的叶柄称为总叶柄，总叶柄上着生叶片的轴状部分称为叶轴，复叶上的每片叶称为小叶，小叶的柄称为小叶柄。

根据小叶的数目和排列方式的不同，复叶可分为以下几类（图 2-57）：

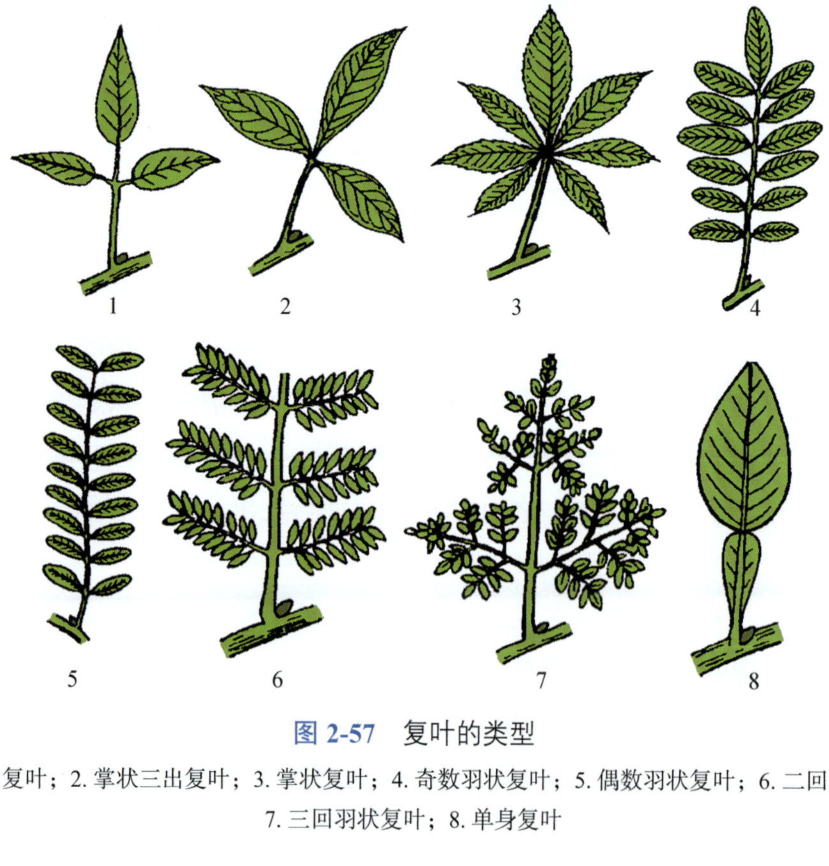

图 2-57 复叶的类型

1. 羽状三出复叶；2. 掌状三出复叶；3. 掌状复叶；4. 奇数羽状复叶；5. 偶数羽状复叶；6. 二回羽状复叶；7. 三回羽状复叶；8. 单身复叶

（1）三出复叶　指叶轴上着生有三片小叶的复叶。若顶生小叶有叶柄，称为羽状三出复叶，如甘葛、三叶木通；若顶生小叶无叶柄，称为掌状三出复叶，如酢浆草、迎春花。

（2）掌状复叶　叶轴短缩，在其顶端集生三片以上小叶，呈掌状展开，如七叶树、人参。其中，左右两侧小叶的柄分别合生后再着生于叶轴上，状如鸟趾的，称为鸟趾状复叶，如乌蔹莓、绞股蓝、蕨叶人字果。

（3）羽状复叶　叶轴长，小叶片在叶轴两侧排成羽毛状。若羽状复叶的叶轴顶端生有一片小叶，称为奇（单）数羽状复叶，如玫瑰、刺槐；若羽状复叶的叶轴顶端生有两片小叶，称为偶（双）数羽状复叶，如决明、皂荚。羽状复叶又根据叶轴分枝与否及分枝情况，再分为一回羽状复叶、二回羽状复叶和三回羽状复叶。一回羽状复叶，叶轴不分枝，小叶直接着生在叶轴左右两侧，如苦参、月季；二回羽状复叶，叶轴分枝一次，再生小叶，如合欢、含羞草；三回羽状复叶，叶轴分枝两次，再生小叶，如南天竹、苦楝。

（4）单身复叶　为一种特殊形态的复叶，叶轴的顶端具有一片小叶，两侧小叶已退化，叶柄常呈叶状或翼状，在叶柄顶端有关节与叶片相连，如橘、柚、橙等芸香科柑橘属植物的叶。

（四）叶序

叶在枝条上排列的次序或方式称为叶序。常见的叶序有（图 2-58）以下几种。

1. 互生　在茎枝的每个节上只着生 1 枚叶，各叶交互而生，沿茎枝作螺旋状排列，如桃、樟。

2. 对生　在茎枝的每个节上相对着生 2 枚叶，有的与上下相邻的两叶成十字排列为交互对生，如益母草、孩儿参；有的对生叶排列于茎的两侧成二列状对生，如小叶女贞、红豆杉。

3. 轮生　在茎枝的每个节上轮生 3 枚或 3 枚以上的叶，如夹竹桃、直立百部、轮叶沙参。

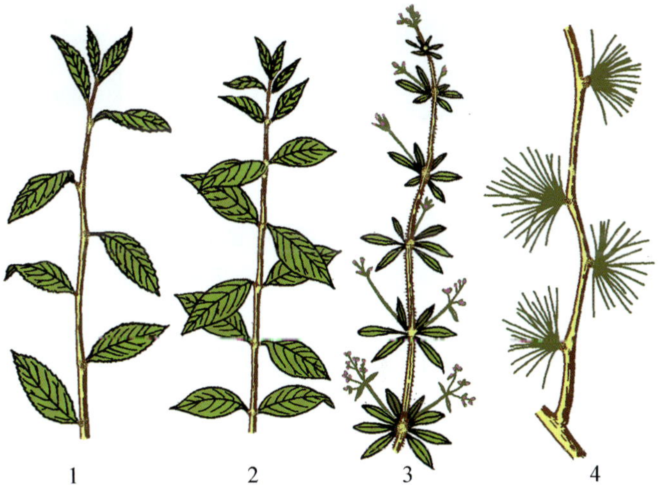

图 2-58　叶序

1. 互生；2. 对生；3. 轮生；4. 簇生

4. 簇生　2 枚或 2 枚以上的叶着生于节间极度缩短的侧生短枝上，密集成簇，如马尾松、银杏、枸杞。此外，有些植物的茎极为短缩，节间不明显，其叶如从根上生出而成莲座状，称为基生叶，如蒲公英、车前。

（五）叶的变态

在进化过程中，叶为适应生长环境和自身功能的需要，形态构造发生了许多变化，称为叶的变态。常见的有以下几种（图 2-59）。

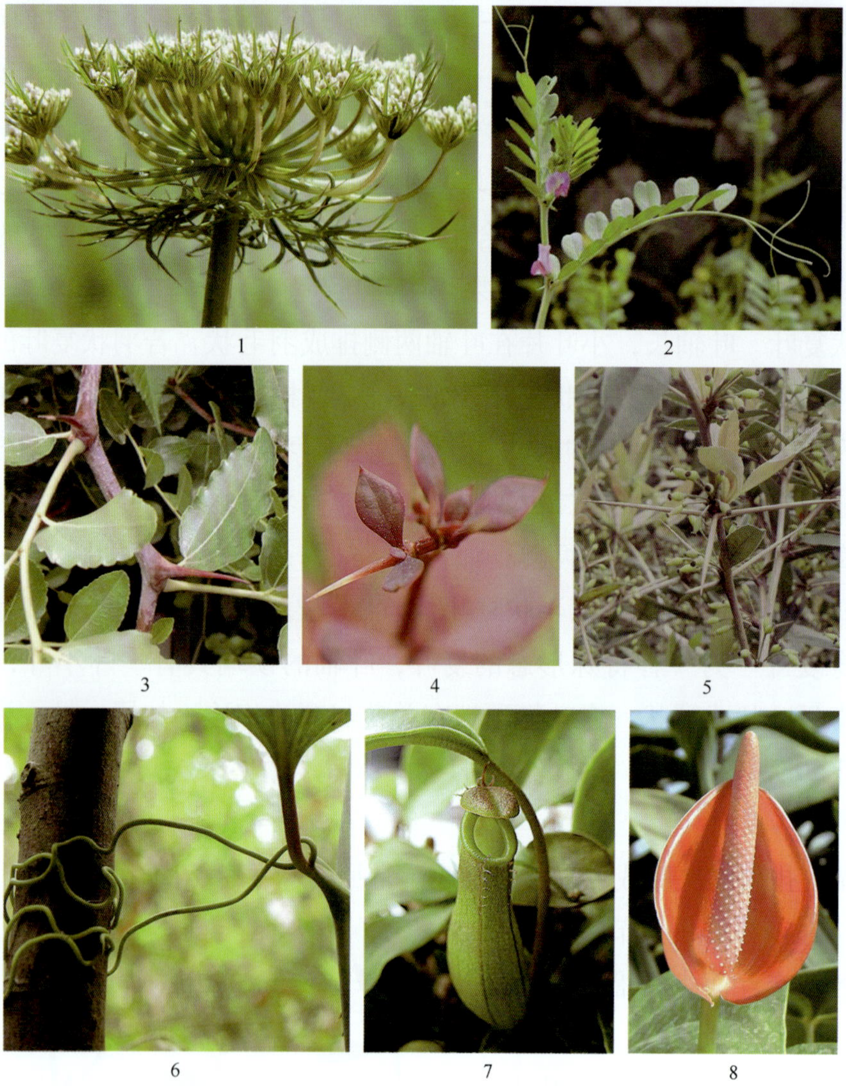

图 2-59 叶的变态

1. 伞形花序总苞片；2. 山野豌豆叶卷须；3. 酸枣托叶刺；4. 小檗叶刺；5. 三颗针叶刺；6. 菝葜托叶卷须；7. 猪笼草变态叶；8. 花烛佛焰苞

1. 苞片　生于花或花序下面的变态叶称为苞片。围于花序基部一至多层的苞片称为总苞，总苞中的各个苞片称为总苞片。花序中每朵小花的花柄上或花萼下的苞片称为小苞片。

2. 鳞叶　叶特化或退化成鳞片状，称为鳞叶。鳞叶有肉质、膜质两类。肉质鳞叶肥厚，能贮藏营养物质，如百合、贝母等鳞茎上的鳞叶；膜质鳞叶菲薄，常干脆而不呈绿色，如麻黄的鳞叶、荸荠球茎上的鳞叶。

3. 刺状叶　叶片或托叶变态为刺状称为刺状叶，又称叶刺，起保护作用或适应干旱环境，如仙人掌、小檗、刺槐。根据刺的来源和生长位置不同，可与叶刺、枝刺和皮刺相区别。

4. 叶卷须　叶的全部或部分变成卷须，借以攀缘他物，称为叶卷须。如豌豆的卷须是由羽状复叶顶部的小叶变成，菝葜的卷须是由托叶变成。根据卷须的来源和生长位置，可与茎卷须相区别。

5. 捕虫叶　能捕食小型昆虫的变态叶，称为捕虫叶。捕虫叶有蚌壳状（如捕蝇草）、囊状（如狸藻）、盘状（如茅膏菜）或瓶状（如猪笼草）等。捕虫叶有能分泌消化液的腺毛或腺体，并有感应性，当昆虫触及时，立即自动闭合，将昆虫捕获并消化。具有捕虫叶的植物，称为食虫植物。

二、叶的显微结构

（一）双子叶植物叶的构造

1. 叶柄的构造　与茎相似，由表皮、皮层和维管组织三部分组成。叶柄的横切面通常呈半月形、圆形、三角形等。最外层为表皮，表皮内为皮层，皮层中近外方的部分往往有多层厚角或厚壁组织，内方为薄壁组织。维管束包埋在薄壁组织中，其数目和大小不定，常排列成弧形、环形或平列形。维管束的木质部在上方（腹面）、韧皮部在下方（背面），之间有形成层，但活动短暂。维管束外常有厚壁细胞包围以增强支撑作用。

2. 叶片的构造　叶片通常有表皮、叶肉和叶脉 3 种基本结构（图 2-60）。

（1）表皮　包被着整个叶片，有上、下表皮之分。表皮通常由一层细胞组成，但也有多层细胞的，称为复表皮。除气孔的保卫细胞外，一般表皮细胞不含叶绿体。在平皮切面（与叶片表面成平行的切面）上，表皮细胞一般是形状规则或不规则的扁平细胞；在横切面上，表皮细胞的外形较规则，呈长方形，外壁较厚。表皮常具角质层，有的还有蜡被、毛茸等。

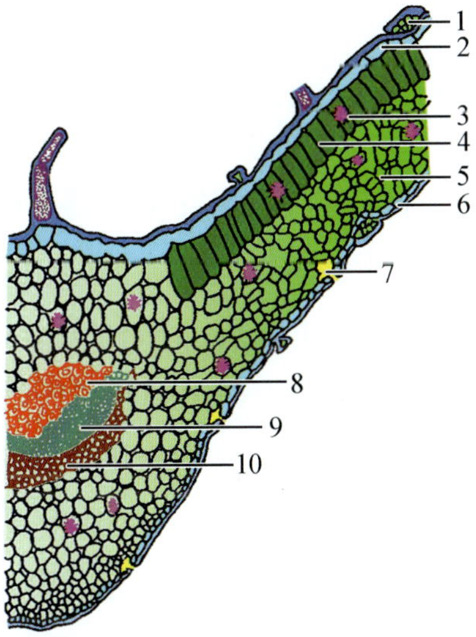

图 2-60　薄荷叶的横切面详解图
1. 腺鳞；2. 上表皮；3. 橙皮苷结晶；4. 栅栏组织；5. 海绵组织；6. 下表皮；7. 气孔；8. 木质部；9. 韧皮部；10. 厚角组织

（2）叶肉　上、下表皮之间的薄壁组织是叶肉，其内富含叶绿体，是进行光合作用的主要场所。叶肉常分为栅栏组织和海绵组织两部分。

1）栅栏组织：位于上表皮之下，由一层或数层排列紧密的长柱形细胞构成，细胞的长径与表皮垂直，横切面观形如栅栏，故称为栅栏组织。栅栏组织细胞内含大量叶绿体，光合作用效能较强，所以叶片上面（腹面）的颜色常较深。

2）海绵组织：位于栅栏组织下方，与下表皮相连。细胞壁薄，近圆形或不规则形，细胞间隙大，排列疏松如海绵。细胞内含叶绿体，一般较栅栏组织少，所以叶片下面颜色常较浅。

叶肉分化为栅栏组织和海绵组织的叶，称为两面叶或异面叶；有的叶没有明显的栅栏组织和海绵组织的分化，称为等面叶。有的叶在上、下表皮内侧均有栅栏组织，亦称为等面叶。有些植物叶肉组织中含有分泌腔，如桉树叶；有些含有各种单个分布的石细胞，如茶叶；还有的在薄壁细胞中含有结晶体，如曼陀罗叶中的砂晶。

（3）叶脉 由维管束和伴随的机械组织组合而成，主脉或大型侧脉有 1 至数根维管束，而小型叶脉只有 1 根维管束，维管束分布于叶肉中间，腹面为木质部，背面为韧皮部。在大型叶脉的木质部和韧皮部之间有形成层，能进行短暂的活动。叶脉终止于叶肉组织内，往往成为游离的脉梢，结构也异常简单，只有 1 ～ 2 个螺纹管胞。

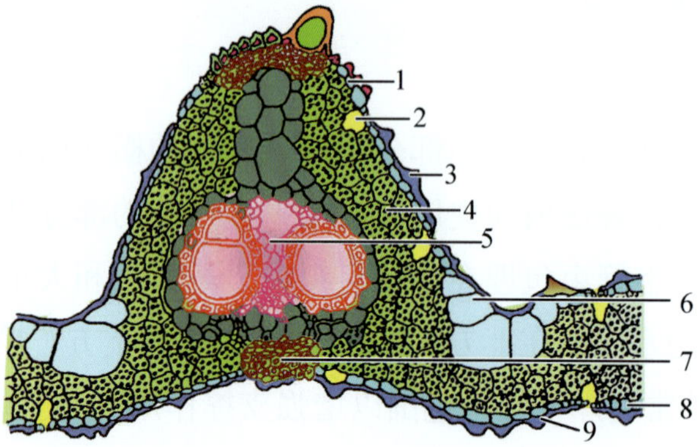

图 2-61 水稻叶片横切面

1. 上表皮；2. 气孔；3. 表皮毛；4. 薄壁细胞；5. 主脉维管束；6. 泡状细胞；7. 厚壁组织；8. 下表皮；9. 角质层

（二）单子叶植物叶的构造

单子叶植物的叶也具有表皮、叶肉和叶脉 3 种基本结构，但与双子叶植物有所不同。现以禾本科植物的叶为例加以说明（图 2-61）。

表皮细胞大小不等成行排列，外壁角质化并含硅质。在上表皮有一些特殊的大型含水薄壁细胞，具有大液泡，称为泡状细胞。泡状细胞通常位于两个维管束之间的部位，横切面排列成扇形。在叶片过多失水时，泡状细胞发生萎蔫，叶片内卷成筒状以减少蒸腾；天气湿润，水分充足时，泡状细胞吸水膨胀，叶片平展，以利于充分接受阳光进行光合作用，故泡状细胞又称运动细胞。上、下表皮上都有气孔，数目基本相等，成纵行排列；与双子叶植物不同，保卫细胞呈哑铃形，保卫细胞两旁还有一对略呈三角形的副卫细胞围着。

叶肉组织一般不分化成栅栏组织和海绵组织，属等面叶。叶肉内的细胞间隙较小，在气孔的内方有较大的细胞间隙，即孔下室。

主脉粗大，维管束为有限外韧型，周围有 1 ～ 2 层细胞包围，形成维管束鞘。木质部导管呈倒 V 字形排列，其下方为韧皮部。叶脉的上、下表皮内侧均有厚壁纤维群。

第 6 节 花

花是种子植物特有的繁殖器官，通过传粉、受精，产生果实种子，繁衍后代。在种子植物中，裸子植物的花构造较原始、无花被、单性、形成雄球花和雌球花；被子植物的花则高度进化，构造也较复杂，一般所述的花指被子植物的花。

花类药材中，有的是花蕾，如丁香、辛夷、槐米；有的是开放的花，如洋金花、红花、凌霄花；有的是花序，如野菊花、旋覆花、款冬花，还有的是花的一部分，如莲须是雄蕊、玉米须是花柱、西红花是柱头、蒲黄是花粉粒、莲房是花托。

一、花的组成及形态

典型的花通常由花梗、花托、花被、雄蕊群和雌蕊群五部分组成（图 2-62）。

（一）花梗

花梗，又称花柄，是花与茎相连的部分，通常呈绿色、圆柱形。

（二）花托

花托是花梗顶端膨大的部分，呈圆柱状、圆锥状、圆头状、盘状、杯状等，花萼、花冠、雄蕊和雌蕊着生其上。

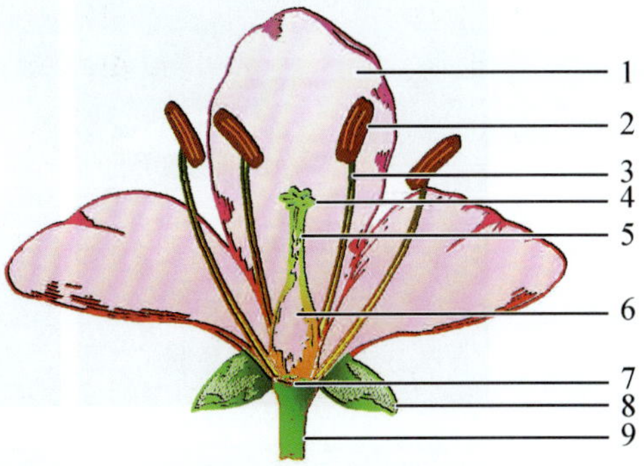

图 2-62　花的组成

1. 花冠；2、3. 雄蕊（2. 花药；3. 花丝）；4～6. 雌蕊（4. 柱头；5. 花柱；6. 子房）；7. 花托；8. 花萼；9. 花梗

（三）花被

花被是花萼和花冠的统称，由扁平状瓣片组成。花被常可分为内外两轮，在外的称为花萼，在内的称为花冠。当两者的颜色质地有差异时，可分别称呼；而有一些植物的花是无法区分花萼和花冠的，如玉兰和百合，则统称为花被。

1. 花萼　指外轮花被，由若干萼片组成。萼片多为绿色的叶状体，在结构上类似叶。一朵花的萼片彼此分离的称为离生萼；相互连合的称为合生萼，连合的部分称为萼筒或萼管，分离的部分称为萼齿或萼裂片。有些植物的萼筒一边向外凸起成伸长的管状结构，称为距（spur），如旱金莲、凤仙花。植物的花萼常在开花后脱落，有些植物的花萼在开花前即脱落，称为早落萼，如虞美人、白屈菜；也有些花萼开花后不脱落并随果实一起增大，称为宿存萼，如柿、酸浆。萼片一般排成一轮，若有两轮，则外面一轮萼片称为副萼，如棉花、蜀葵。有的萼片大而鲜艳呈花瓣状，称为瓣状萼，如乌头、铁线莲。

此外，菊科植物的花萼常变态成毛状，称为冠毛，如蒲公英、向日葵；苋科植物的花萼常变态成膜质半透明，如牛膝、青葙。

2. 花冠　指内轮花被，是一朵花中所有花瓣的总称。花瓣呈叶片状，常具鲜艳的颜色。一朵花的花瓣彼此分离的称为离瓣花；相互连合的称为合瓣花，连合的部分称为花冠筒，分离的部分称为花冠裂片。有些植物的花瓣基部延长成管状或囊状结构，亦称距，如紫花地丁、延胡索。有些植物的花冠上或花冠与雄蕊之间生有瓣状附属物，称为副花冠，如鸢尾、水仙。花瓣基部常有蜜腺，使花具有香味，有利于招引昆虫传粉。

花冠有多种形态，可为某类植物独有的特征。常见的花冠类型有下列几种（图 2-63）。

（1）十字形　花瓣 4 枚，分离，上部外展呈十字形，如油菜、菘蓝等十字花科植物的花冠。

（2）蝶形　花瓣 5 枚，分离，形似蝴蝶，由 1 枚旗瓣、2 枚翼瓣和 2 枚龙骨瓣组成。上面一枚位于最外方且最大称为旗瓣，侧面两枚较小称为翼瓣，下面两枚最小、顶端部分常联合并向上弯曲称为龙骨瓣，如黄芪、甘草的花冠。如果旗瓣位于翼瓣内方，则为假蝶形花，如决明、紫荆的花冠。

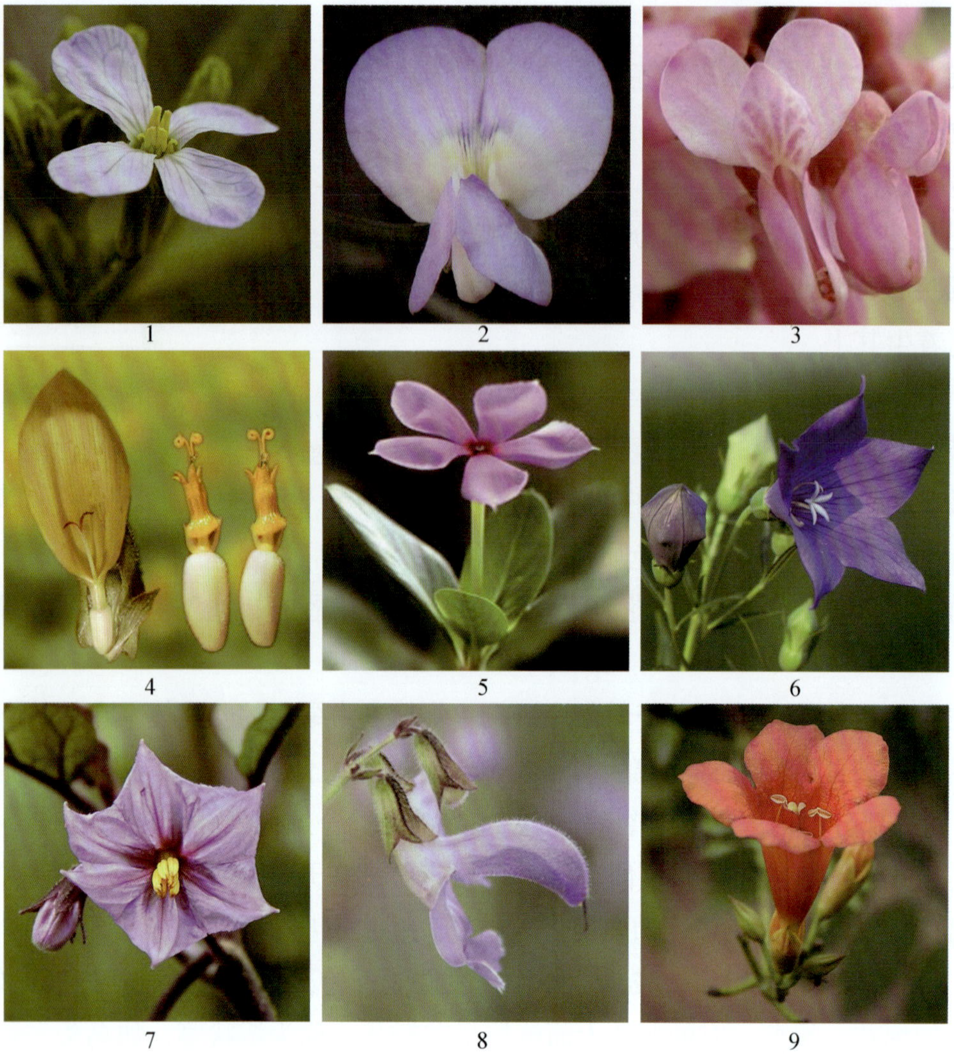

图 2-63 花冠的类型

1. 十字形；2. 蝶形；3. 假蝶形；4. 管状和舌状；5. 高脚碟状；6. 钟状；7. 辐状；8. 唇形；9. 漏斗状

（3）唇形　花冠合生成二唇形，下部筒状，通常上唇 2 裂，下唇 3 裂，如益母草、丹参等唇形科植物的花冠。

（4）管状　花冠合生，花冠筒细长呈管状，如红花、菊花等菊科植物的管状花。

（5）舌状　花冠基部合生成短筒状，上部向一侧延伸成扁平舌状，如蒲公英、向日葵等菊科植物的花冠。

（6）漏斗状　花冠筒较长，自基部向上逐渐扩大，上部外展呈漏斗状，如牵牛、红薯等旋花科植物和曼陀罗、烟草等部分茄科植物的花冠。

（7）钟状　花冠筒宽而较短，上部裂片扩大外展呈钟状，如沙参、党参等桔梗科植物的花冠。

（8）高脚碟状　花冠筒细长管状，上部水平展开呈碟状，如水仙花、长春花等植物的花冠。

（9）辐状或轮状　花冠筒很短，裂片水平展开，状如车轮，如龙葵、枸杞等部分茄科植物的花冠。

（四）雄蕊群

雄蕊群是一朵花中所有雄蕊的总称。

1. 雄蕊的组成

（1）花丝　为雄蕊下部细长的柄状部分。

（2）花药　为花丝顶端膨大的囊状体，通常由 4 个或 2 个花粉囊（药室）组成，分成左右两瓣，中间为药隔。花粉囊中产生花粉，花粉成熟后，花粉囊裂开，花粉粒散出。

花药在花丝上着生的方式各样。花药基部着生于花丝上称为基着药，如茄、莲；花药背部着生于花丝上称为背着药，如马鞭草、杜鹃；背着的花药与花丝呈丁字状称为丁字着药，如卷丹、石蒜；花药下部叉开，上部与花丝相连而呈个字状称为个字着药，如地黄、玄参；花药左右两半完全分离平展，与花丝呈垂直状，称为平着药或广歧着药，如薄荷、益母草等唇形科植物（图 2-64）。

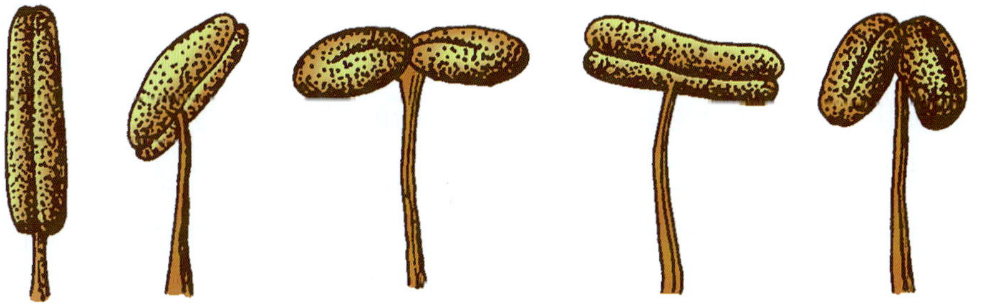

图 2-64　花药着生方式

1. 基着药；2. 背着药；3. 广歧着药；4. 丁字着药；5. 个字着药

2. 雄蕊的类型　一朵花中雄蕊的数目、长短、离合、排列方式等随植物种类而异，形成不同的雄蕊类型。常见的特殊雄蕊类型有以下几种（图 2-65）。

（1）单体雄蕊　花中所有雄蕊的花丝连合成一束，呈筒状，花药分离，如蜀葵、木槿等锦葵科植物的雄蕊。

（2）二体雄蕊　花中雄蕊的花丝连合成 2 束，每束的雄蕊数相等或不等。如延胡索花中有雄蕊 6 枚，分成 2 束，每束 3 枚；甘草、槐花等一些豆科植物的蝶形花中有雄蕊 10 枚，其中 9 枚连成一体，1 枚分离。

（3）多体雄蕊　花中雄蕊多数，花丝连合成多束，如橘、橙等部分芸香科植物的雄蕊。

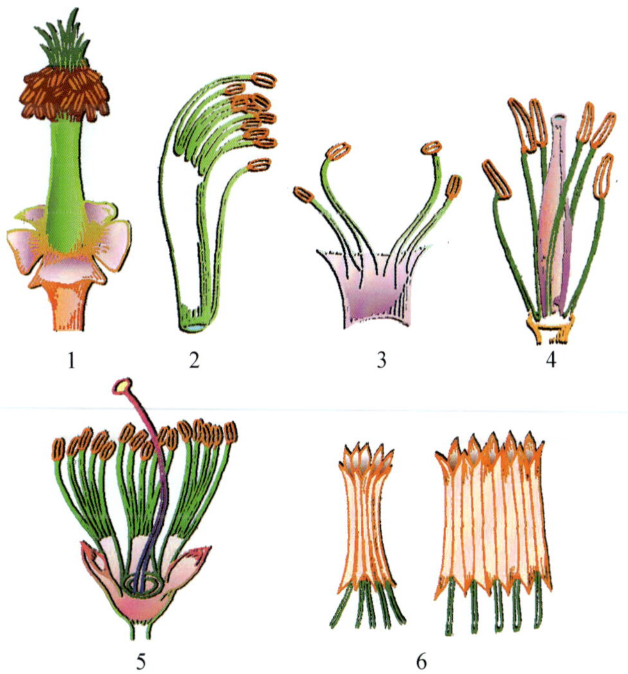

图 2-65　雄蕊的类型

1. 单体雄蕊；2. 二体雄蕊；3. 二强雄蕊；4. 四强雄蕊；5. 多体雄蕊；6. 聚药雄蕊

（4）聚药雄蕊　花中雄蕊的花药连合成筒状，花丝分离，如蒲公英、向日葵等菊科植物的雄蕊。

（5）二强雄蕊　雄蕊4枚，其中2枚的花丝较长，2枚较短，如紫苏、薄荷等唇形科植物，马鞭草、牡荆等马鞭草科植物和玄参、地黄等玄参科植物的雄蕊。

（6）四强雄蕊　雄蕊6枚，其中4枚的花丝较长，2枚较短，如油菜、菘蓝等十字花科植物的雄蕊。

此外，还有少数植物的雄蕊发生变态而呈花瓣状，如姜、美人蕉；有的植物的花部分雄蕊不具花药，或仅留痕迹，称为不育雄蕊或退化雄蕊，如鸭跖草、丹参。

（五）雌蕊群

雌蕊群是一朵花中所有雌蕊的总称。

1. 雌蕊的组成　雌蕊由子房、花柱和柱头三部分组成。子房是雌蕊基部膨大的部分，内含胚珠；花柱是位于子房与柱头之间的细长部分，也是花粉进入子房的通道；柱头是雌蕊顶端稍膨大的部分，为接受花粉的部位，常呈圆盘状、羽毛状、星状、头状等各种形状，具有乳头状突起，并分泌黏液，有利于花粉的附着与萌发。

2. 雌蕊的类型　雌蕊是由心皮构成的。心皮是适应生殖的变态叶，是构成雌蕊的基本单位。当被子植物的心皮卷合成雌蕊时，其边缘的合缝线称为腹缝线，心皮的背部相当于叶的中脉部分称为背缝线，一般胚珠着生在腹缝线上。

根据构成雌蕊的心皮数目不同，雌蕊分为以下几种类型（图2-66）。

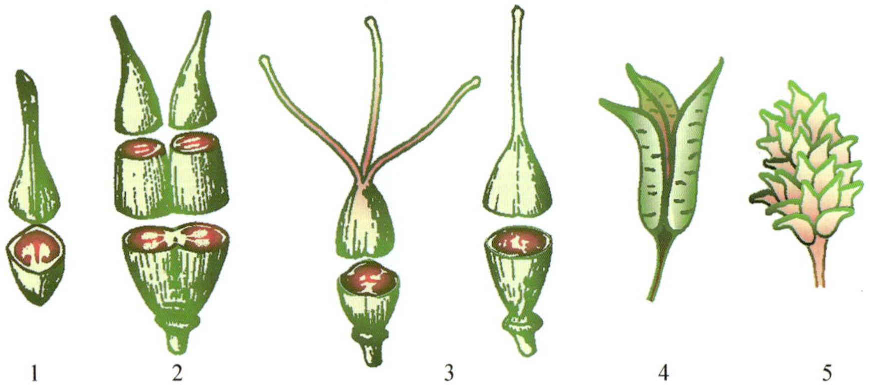

图2-66　雌蕊的类型

1. 单雌蕊；2. 心皮复雌蕊；3. 心皮复雌蕊；4. 心皮离生雌蕊；5. 多心皮离生雌蕊

（1）单雌蕊　一朵花中只有一个雌蕊，雌蕊由1个心皮构成，如桃、杏。

（2）复雌蕊　一朵花中只有一个雌蕊，雌蕊由2个或2个以上心皮彼此连合构成，又称合生心皮雌蕊，如连翘（2心皮）、百合（3心皮）、卫矛（4心皮）、柑橘（5个以上心皮）。组成复雌蕊的心皮数往往可由花柱或柱头的分裂数目、子房上的主脉（背缝线）数以及子房室数来确定。

（3）心皮离生雌蕊　一朵花中有多个雌蕊，每个雌蕊均由1心皮构成，如毛茛、乌头等毛茛科植物和八角茴香、五味子等木兰科植物的雌蕊。

3. 子房的位置及花位　子房着生在花托上的位置以及与花各部分的关系，常随物种而异。主要有下列几种（图 2-67）。

（1）子房上位　花托扁平或隆起，子房仅基部与花托相连，花被、雄蕊均着生在子房下方的花托上，称为子房上位，这种花称为下位花，如毛茛、百合。若花托下陷，子房着生于凹陷花托中央而不与花托愈合，花被、雄蕊均着生于花托上端边缘，亦称子房上位，这种花称为周位花，如桃、杏。

（2）子房下位　花托凹陷，子房完全生于凹陷的花托内，并与花托愈合，花被、雄蕊着生子房上方的花托边缘，称为子房下位，这种花称为上位花，如栀子、黄瓜、白梨。

（3）子房半下位　花托凹陷，子房下半部着生于凹陷的花托中，并与花托愈合，上半部外露，花被、雄蕊着生于花托的边缘，称为子房半下位，这种花称周位花，如桔梗、马齿苋。

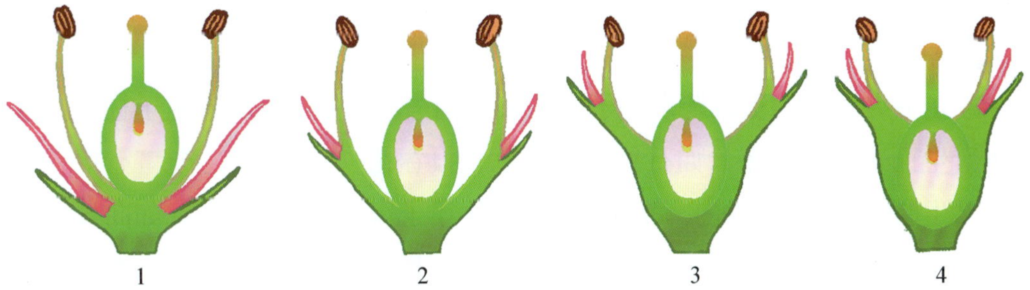

图 2-67　子房的位置

1. 子房上位（下位花）；2. 子房上位（周位花）；3. 子房半下位（周位花）；4. 子房下位（上位花）

4. 子房室数目　子房呈膨大的囊状，外面是由心皮包绕形成的子房壁，壁内的小室称为子房室。子房室的数目由心皮数与其结合状态而定。单雌蕊、离生心皮雌蕊的子房为单室；复雌蕊的子房有的腹缝线相互连接而围成 1 个子房室，有的连接后又向内卷入，在子房的中心彼此相互结合，心皮一部分形成子房壁，一部分形成隔膜，把子房分隔成与心皮数目相同的子房室；此外还有少数植物产生假隔膜，使子房室的数目多于心皮数，如某些茄科植物。

5. 胎座的类型　胚珠在子房内着生的部位称为胎座。因不同植物雌蕊的心皮数目及心皮连接的方式不同，而形成不同类型的胎座。常见的胎座类型有以下几种（图 2-68）。

（1）边缘胎座　1 心皮的单室子房中的胎座，胚珠着生于腹缝线上，如大豆、甘草。

（2）侧膜胎座　2 至多心皮的单室子房中的胎座，胚珠着生于相邻两心皮的腹缝线上，如黄瓜、紫花地丁。

（3）中轴胎座　2 至多心皮的多室子房，心皮边缘在室中央愈合成中轴，胚珠着生于中轴上的胎座，如百合、柑橘、桔梗。

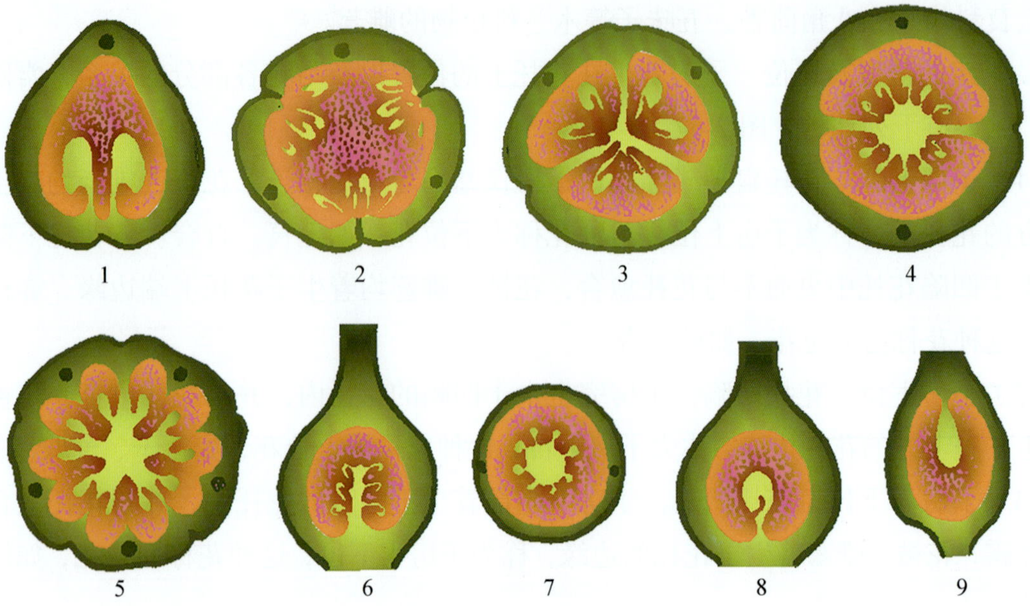

图 2-68 胎座的类型

1. 边缘胎座；2. 侧膜胎座；3～5. 中轴胎座；6、7. 特立中央胎座；8. 基生胎座；9. 顶生胎座

（4）特立中央胎座 复雌蕊多室子房的隔膜消失成 1 室，胚珠着生于柱状突起上（由中轴胎座衍生而来）的胎座，如石竹、马齿苋、报春花。

（5）基生胎座 1 室子房内，胚珠 1 枚，着生于子房室基部的胎座，如向日葵、大黄。

（6）顶生胎座 1 室子房内，胚珠 1 枚，着生于子房室顶部的胎座，如桑、杜仲。

6. 胚珠的构造及类型 胚珠是种子的前身，着生于子房的胎座上，其数目随植物种类不同而异。胚珠由珠心、珠被、珠孔和珠柄组成。珠心是发生在胎座上的一团胚性细胞，其中央发育形成胚囊，成熟胚囊有 8 个细胞（靠近珠孔有 3 个，中间一个较大的为卵细胞，两侧为 2 个助细胞；与珠孔相反的一端有 3 个反足细胞；胚囊的中央为 2 个极核细胞）。珠心外面由珠被包围，珠被在包围珠心时在顶端留有一孔称为珠孔，是受精时花粉管到达珠心的通道。胚珠基部连接胚珠和胎座的短柄称为珠柄。珠被、珠心基部和珠柄汇合处称为合点，是维管束进入胚囊的通道。

胚珠在发生时，由于各部分的生长速度不同，使珠孔、合点与珠柄的位置有所变化而形成不同类型的胚珠（图 2-69）。

二、花的类型

在长期演化过程中，被子植物花的各部发生不同程度的变化，形成不同类型的花。

1. 完全花和不完全花 花萼、花冠、雄蕊、雌蕊四部分俱全的花称为完全花，如山楂、桔梗；缺少其中一部分或几部分的花称为不完全花，如南瓜、杜仲。

2. 重被花、单被花、无被花和重瓣花 既有花萼又有花冠的花称为重被花。只有花萼而无花冠的花称为单被花，这种花萼常称作花被；单被花的花被片常成一轮或多轮排列，多具鲜艳的颜色而呈花瓣状，如百合、玉兰、白头翁。没有花被的花称为无被花或裸花，这种花常具苞片，如杨、柳、杜仲。一般植物的花瓣成一轮排列且数目稳定，但有些栽培植物的花瓣常成数轮排列，且数目比正常多，称为重瓣花，如月季、牡丹。

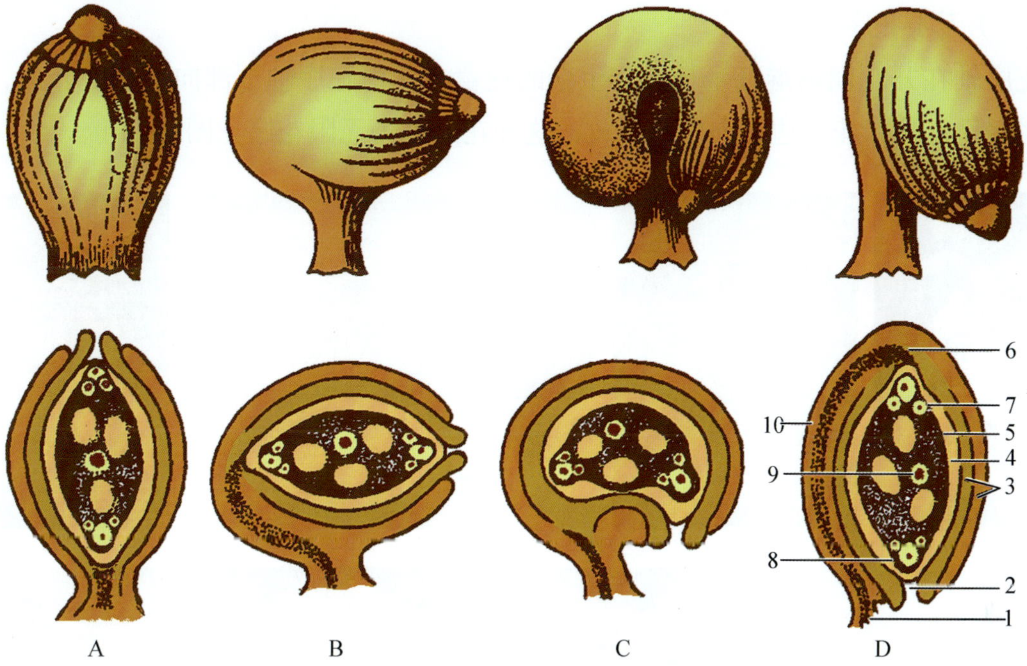

图 2-69　胚珠的构造及类型

A. 直生胚珠；B. 横生胚珠；C. 弯生胚珠；D. 倒生胚珠

1. 珠柄；2. 珠孔；3. 珠被；4. 珠心；5. 胚囊；6. 合点；7. 反足细胞；8. 卵细胞和助细胞；9. 极核细胞；10. 珠脊

3. 两性花、单性花和无性花　既有雄蕊又有雌蕊的花称为两性花；只有雄蕊或雌蕊的花称为单性花，其中只有雄蕊的花称为雄花，只有雌蕊的花称为雌花。若雄花和雌花生在同一植株上称为单性同株或雌雄同株，如南瓜、半夏；若雄花和雌花分别生在不同植株上称为单性异株或雌雄异株，如天南星、银杏。若同一植株既有单性花又有两性花称为杂性同株，如荔枝、龙眼；若单性花和两性花分别生于同种异株上称为杂性异株，如臭椿、葡萄。雄蕊和雌蕊均退化或发育不全的花称为无性花，如八仙花花序周围的花、小麦小穗顶端的花。

4. 辐射对称花、两侧对称花和不对称花　花被形状、大小相似，有 2 个以上对称面的花称为辐射对称花或整齐花，如呈十字形、管状、辐状、钟状、漏斗状、高脚碟状花冠的花。花被形态，大小有较大差异，仅有 1 个对称面的花称为两侧对称花或不整齐花，如呈蝶形、唇形、舌状花冠的花。无对称面的花称为不对称花，如败酱、缬草、美人蕉。

三、花　　序

花在花序轴上的排列方式称为花序。一朵花单独生于枝顶端或叶腋时，称为单生花；多朵花着生在花序轴上则形成花序。花序中的花称为小花，着生小花的茎轴称为花序轴，小花的花梗称为小花梗，支持整个花序的茎轴称为总花梗，小花梗、总花梗下面常有小型的变态叶，分别称为小苞片、总苞片，无叶的总花梗称为花葶。

根据花在花序轴上排列的方式和开放的顺序，花序分为无限花序和有限花序。

（一）无限花序

花序轴在开花期内继续生长，产生新的花蕾，花由花序轴下部向上依次开放，或花序轴膨大呈盘状，花由边缘向中心开放，这种花序称为无限花序（图 2-70）。

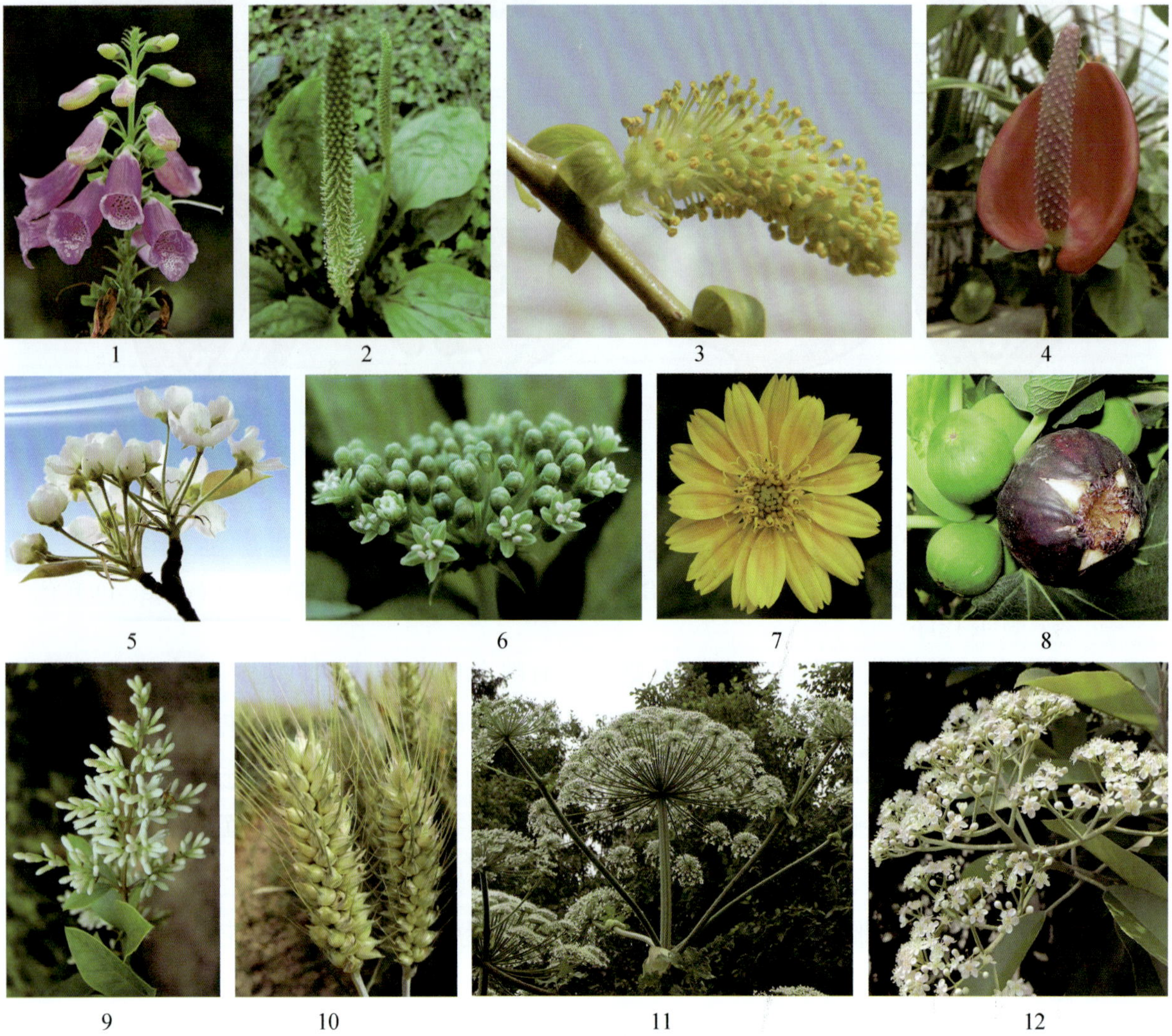

图 2-70 无限花序的类型

1. 总状花序（洋地黄）；2. 穗状花序（车前）；3. 柔荑花序（柳）；4. 肉穗花序（花烛）；5. 伞房花序（梨）；6. 伞形花序（人参）；7. 头状花序（蟛蜞菊）；8. 隐头花序（无花果）；9. 复总状花序（女贞）；10. 复穗状花序（小麦）；11. 复伞形花序（白芷）；12. 复伞房花序（石楠）

1. 总状花序　花序轴较长，其上着生许多花梗近等长的小花，如洋地黄、延胡索。

2. 穗状花序　花序轴细长，直立，其上着生许多无梗或近无梗的小花，如牛膝、车前。

3. 柔荑花序　花序轴细软下垂，其上着生许多无梗的单性小花，花后整个花序或连果脱落，如杨、柳。

4. 肉穗花序　花序轴肉质棒状，其上密生许多无梗的单性小花。天南星科植物的肉穗花序外面有一大型苞片，这种带苞片的肉穗花序，形如佛前点亮的酥油灯火焰，故称之为佛焰花序，其苞片称为佛焰苞，常形大而艳丽，如花烛、马蹄莲、半夏等天南星科植物。

5. 伞房花序　花序轴较短，其上着生花梗不等长的小花，下部花梗较长，向上渐短，小花几乎排列在同一平面上，如山楂、苹果、梨。

6. 伞形花序　花序轴极短，在总花梗顶端着生许多放射状排列、花梗近等长的小花，全形如张开的伞，如人参、刺五加、葱。

7. 头状花序　花序轴膨大为平坦或隆起的花序托，其上密生许多无梗小花而成一头状体，外围的苞片密集成总苞，如蟛蜞菊、向日葵、红花、菊花、蒲公英等菊科植物。

8. 隐头花序　花序轴肉质膨大而下陷呈囊状，其内壁着生许多无梗单性小花，如无花果、薜荔。

上述花序的花序轴都没有分枝，为单花序。如果花序轴有分枝，则为复花序。花序轴具分枝，每一分枝为一总状花序，下部分枝较长，上部分枝较短，整体呈圆锥状，称为复总状花序，又称圆锥花序，如南天竹、女贞。花序轴具分枝，每一分枝为一穗状花序，称为复穗状花序，如小麦、香附。花序轴顶端丛生数个长短相等的分枝，各分枝形成伞形花序，称为复伞形花序，如胡萝卜、柴胡、白芷等伞形科植物。花序轴上的分枝呈伞房状排列，而每一分枝又为伞房花序，称为复伞房花序，如花楸、石楠。

（二）有限花序

花序轴的顶端先开一朵花，花序轴不能继续向上生长产生新的花蕾，只能在顶花下方产生侧轴，侧轴又是顶花先开，这种花序称为有限花序，又称聚伞花序。根据侧轴数目，又分为以下几种类型（图2-71）。

1. 单歧聚伞花序　顶花下具单一侧轴的聚伞花序。若侧轴均向同一侧生出而呈螺旋状弯转，称为螺旋状聚伞花序，如紫草、聚合草；若侧轴左右交替生出，则称为蝎尾状聚伞花序，如射干、唐菖蒲。

2. 二歧聚伞花序　顶花下具两个对生或近对生侧轴的聚伞花序，如石竹、冬青、卫矛、大叶黄杨。

3. 多歧聚伞花序　顶花下具多个侧轴的聚伞花序。若花序轴下生有杯状总苞，则称为杯状聚伞花序，又称大戟花序，如甘遂、泽漆等大戟科大戟属植物。

4. 轮伞花序　聚伞花序生于对生叶的叶腋，呈轮状排列，如鼠尾草、益母草等唇形科植物。

此外，有的植物的花序既有无限花序又有有限花序的特征，称为混合花序，如丁香、七叶树的花序轴呈无限式，但生出的每一侧枝为有限的聚伞花序，称为聚伞圆锥花序。

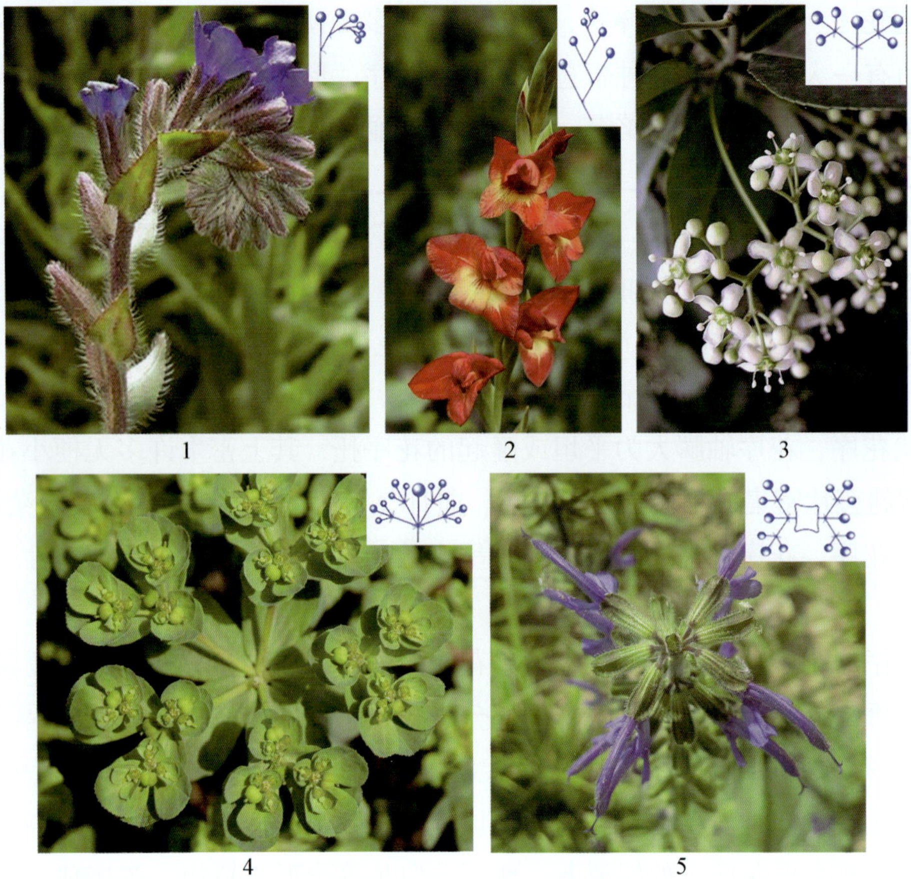

图 2-71 有限花序的类型

1. 螺旋状聚伞花序（聚合草）；2. 蝎尾状聚伞花序（唐菖蒲）；3. 二歧聚伞花序（大叶黄杨）；4. 多歧聚伞花序（泽漆）；5. 轮伞花序（鼠尾草）

第 7 节 果 实

果实是被子植物的花经传粉、受精后由子房或子房附近其他部分参加发育形成的生殖器官，这一器官为被子植物所特有。许多植物的果实可以入药，如山楂、枳壳、山茱萸等，药材中有许多称“子”者，如枸杞子、川楝子、五味子、金樱子、诃子、使君子、栀子、覆盆子、女贞子、牛蒡子等，其实都是果实。

一、果实的形成和组成

被子植物的花传粉后，由花发育到果实一般有如下关系（表 2-1）。

果实由果皮和种子构成。果皮通常分为外果皮、中果皮和内果皮三层，外果皮通常薄而柔韧，有的具有角质、蜡被、毛茸、翅、刺或瘤等；中果皮变化较大，肉果肥厚多汁，干果革质膜质；内果皮一般膜质或木质。有的三层果皮合生在一起，难以分辨。

二、果实的类型

依据来源，果实可分为单果、聚合果和聚花果三大类。

表 2-1　被子植物的发育过程

- 花
  - 花柄 → 果柄
  - 花托 → 果柄顶部或变为假果的外围部分
  - 花萼 → 脱落或宿存
  - 花冠 → 枯萎脱落
  - 雄蕊
    - 花药→花粉粒→花粉管
      - 营养核
      - 生殖核
        - 精子
        - 精子
      - （营养核、精子：传粉后枯萎脱落）
    - 花丝
  - 雌蕊
    - 柱头→枯萎脱落
    - 花柱→枯萎脱落
    - 子房
      - 胚珠
        - 胚囊
          - 卵细胞受精 → 胚
            - 胚芽
            - 胚轴
            - 胚根
            - 子叶
          - 极核细胞受精 → 胚乳
          - 反足细胞 → 消失
          - 助细胞 → 消失
        - 珠心→ 消失或形成胚乳
        - 珠被
          - 外珠被 → 外种皮
          - 内珠被 → 内种皮
          - （外种皮、内种皮：种皮）
        - 珠孔 → 种孔
        - 珠脊 → 种脊
        - 合点 → 合点
        - 珠柄 → 形成假种皮、种阜、种柄
        - （胚、胚乳、种皮、种孔、种脊、合点等：种子）
      - 胎座　种子着生的位置，有各种类型
      - 子房壁
        - 外层 → 外果皮
        - 中层 → 中果皮
        - 内层 → 内果皮
        - （外果皮、中果皮、内果皮：果皮）
      - （种子、果皮：果实）

（一）单果

单果是由单雌蕊或复雌蕊（合生心皮雌蕊）发育形成的果实。依据果皮质地分为肉果和干果。

1. 肉果　果皮肉质多浆，成熟时不开裂，常见以下几类（图 2-72）。

（1）浆果　由 1 或多心皮的子房发育而成，外果皮薄，膜质，中果皮和内果皮肉质多浆，内有 1 至多粒种子，如葡萄、枸杞子、忍冬、番茄。

（2）核果　多由单心皮的子房发育而成，外果皮薄，中果皮肉质，内果皮木质化成坚硬的果核，核内有 1 粒种子，如桃、李、杏、梅。有的核果由多心皮的子房发育而成，核内有多粒种子，如楝、橄榄。

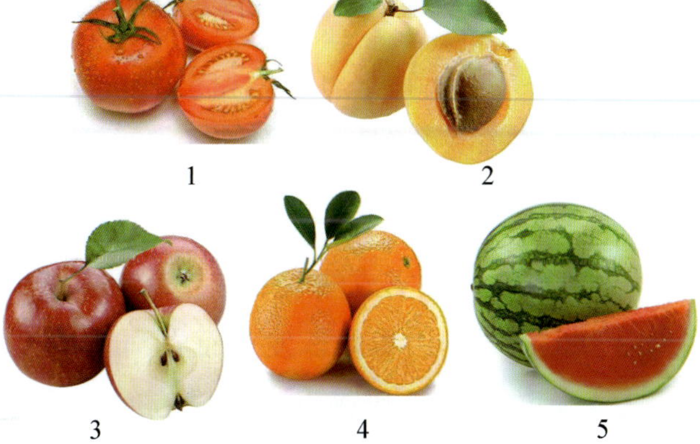

图 2-72　肉果类型

1. 浆果；2. 核果；3. 梨果；4. 柑果；5. 瓠果

（3）梨果　由 5 心皮合生的下位子

房与花托筒愈合发育而成，是一种假果。外果皮与中果皮界线不明显，肉质；内果皮质地坚韧，常分隔为5室，每室种子2粒。为蔷薇科苹果亚科植物所特有，如梨、山楂、枇杷、苹果。

（4）柑果　由多心皮合生、具中轴胎座的子房发育而成，外果皮较厚，革质，内含油室；中果皮与外果皮结合，界线不明显，呈白色海绵状，具有多分枝的维管束（如橘络）；内果皮膜质，分隔成多室，内壁生有许多肉质多汁的囊状毛（即可食部分），每室内含数粒种子。为芸香科柑橘属植物所特有，如橙、柚、柑、橘。

（5）瓠果　由3心皮合生、具侧膜胎座的下位子房与花托一起发育而成，是一种假果。花托与外果皮愈合，形成坚韧的果实外层，中果皮、内果皮及胎座均为肉质，内含种子多数。为葫芦科植物所特有，如西瓜、葫芦、瓜蒌。

2. 干果　成熟时果皮干燥，根据果皮开裂与否，分为裂果和不裂果两类（图2-73）。

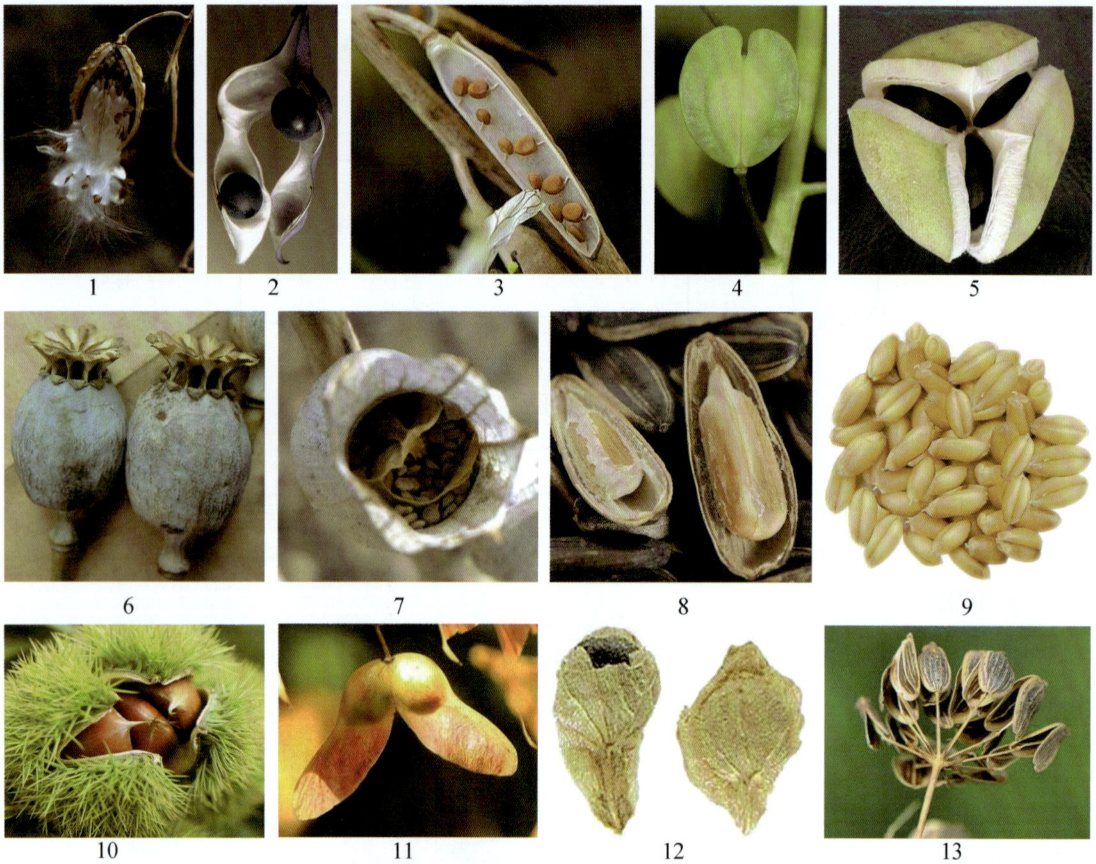

图2-73　干果类型

1. 蓇葖果；2. 荚果；3. 长角果；4. 短角果；5. 蒴果（纵裂）；6. 蒴果（孔裂）；7. 蒴果（盖裂）；8. 瘦果；9. 颖果；10. 坚果；11. 翅果；12. 胞果；13. 双悬果

（1）裂果　果实成熟后果皮自行开裂，根据心皮组成及开裂方式不同分为多种。

1）蓇葖果：由单雌蕊发育而成，成熟后沿腹缝线或背缝线一侧开裂，如淫羊藿。

2）荚果：由单雌蕊发育而成，成熟后沿腹缝线和背缝线两侧开裂，为豆科植物所特有，如绿豆、豌豆。也有些荚果在成熟后不开裂，如花生、皂荚；还有的荚果种子间具节或缢缩成念珠状，断裂或不断裂，如含羞草、槐。

3）角果：由 2 心皮合生雌蕊发育而成，在发育过程中，2 心皮边缘合生处内卷，形成隔膜，将果实隔成 2 室，此隔膜称为假隔膜，种子着生在假隔膜的两侧，果实成熟后沿两侧腹缝线开裂，果皮成两片脱落，假隔膜仍然留在果柄上。角果为十字花科植物所特有，分为长角果和短角果，长角果细长，如油菜、萝卜，短角果宽短或呈三角形，如荠菜、菘蓝、独行菜。

4）蒴果：由复雌蕊发育而成，子房 1 室至多室，每室含种子多数。果实成熟时开裂方式：①纵裂：沿心皮纵轴方向开裂，如苘麻、芝麻；②孔裂：顶端呈小孔状开裂，如罂粟、桔梗；③盖裂：果实中部或中上部呈环状横裂，上部果皮呈盖状脱落，如马齿苋、天仙子；④齿裂：顶端呈齿状开裂，如王不留行、瞿麦。

（2）不裂果（闭果）　果实成熟时不开裂或分离成几部分，种子包在果实中。常见以下几种。

1）瘦果：含单粒种子的果实，成熟时果皮与种皮易分离，如白头翁、荞麦。菊科植物的瘦果由下位子房与萼筒共同形成，称为连萼瘦果，也称菊果，如向日葵、蒲公英。

2）颖果：含单粒种子的果实，成熟时果皮与种皮愈合，不易分离。为禾本科植物所特有，如小麦、玉米。农业生产中常把颖果称为种子。

3）坚果：果皮坚硬，内含 1 粒种子，果皮与种皮易分离，成熟时常有由总苞发育成的壳斗包围或附着于基部，如板栗、榛子等壳斗科植物的果实。有的坚果特别小，无壳斗包围，称为小坚果，如益母草、薄荷。

4）翅果：果皮一端或周边向外延展成翅状，果实内含 1 粒种子，如槭、榆。

5）胞果：亦称囊果，果皮薄而膨胀，疏松地包围着种子，极易与种皮分离，如藜、地肤子。

6）双悬果：由 2 心皮合生雌蕊发育而成，成熟后心皮分离成 2 个分果，双双悬挂在心皮柄上端，心皮柄与果柄相连，每个分果内含 1 粒种子。为伞形科植物所特有，如小茴香、蛇床子。

（二）聚合果

聚合果是由离生心皮雌蕊发育形成的果实。每个心皮形成 1 个单果，许多单果聚生于同一个花托上。根据单果种类不同，又可分为聚合坚果（莲）、聚合蓇葖果（八角茴香）、聚合浆果（南五味子）、聚合瘦果（草莓）和聚合核果（悬钩子）。在蔷薇科蔷薇属中，许多骨质瘦果聚生在凹陷成壶形的花托中，这种聚合瘦果称为蔷薇果，如月季、金樱子（图 2-74）。

（三）聚花果（复果）

聚花果是由整个花序发育形成的果实。每朵小花长成一个小果，许多小果聚生在花序轴上，形成一个果实，成熟后花序轴基部脱落。如桑椹，其柔荑花序上有许多单性小花，开花后花被肥厚肉质，子房成熟为瘦果；凤梨（菠萝）是由肉质花序轴连同子房和苞片共同形成的果实；无花果是由隐头花序发育形成的复果（图 2-75）。

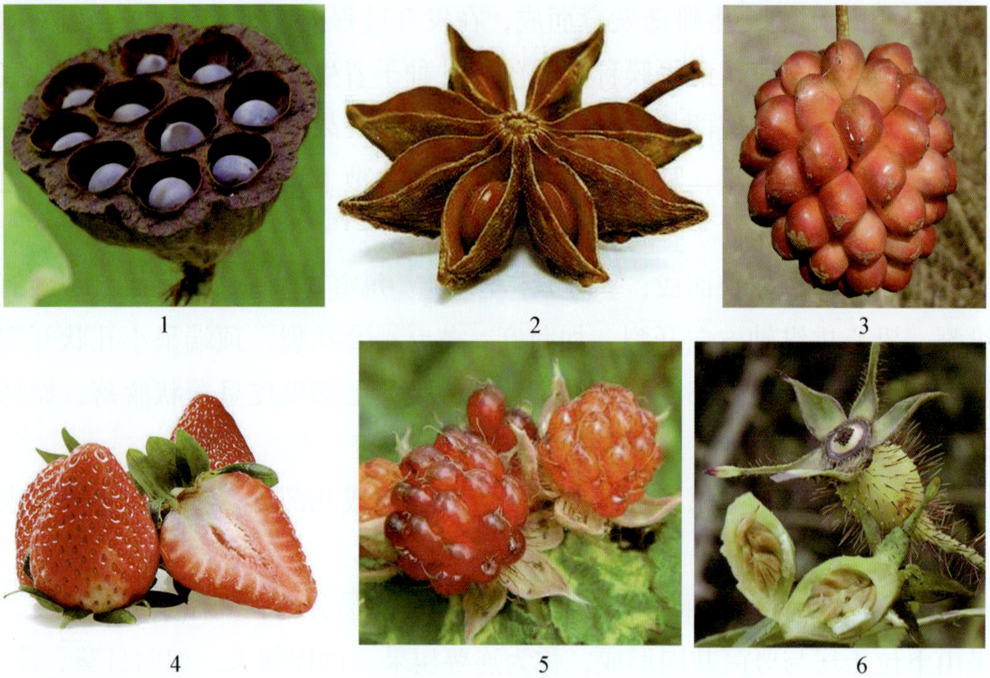

图 2-74 聚合果

1. 聚合坚果；2. 聚合蓇葖果；3. 聚合浆果；4. 聚合瘦果；5. 聚合核果；6. 聚合瘦果（蔷薇果）

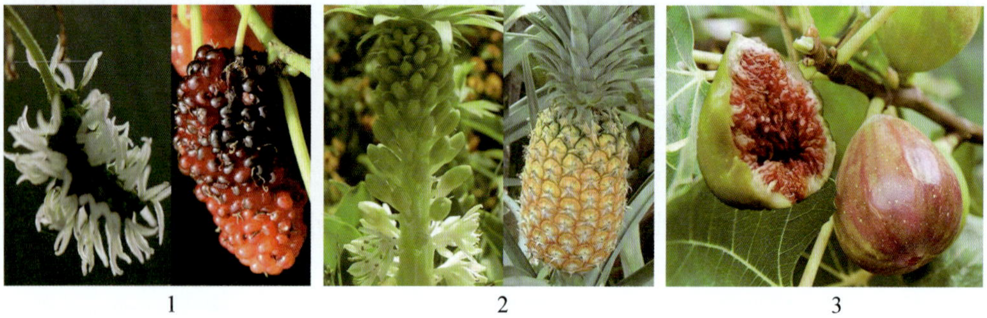

图 2-75 聚花果

1. 桑椹；2. 凤梨；3. 无花果

链 接 真果与假果

单纯由子房发育而成的果实称为真果，如桃、李。有些植物除子房外，花的其他部分，如花托、花被、花柱、花序轴等，也参与了果实的形成，这种果实称为假果，如苹果、南瓜、桑椹、无花果、凤梨（菠萝）等。假果的三层果皮不能与子房壁的三层组织完全对应。

第 8 节 种 子

种子是由胚珠受精后发育形成的结构，是种子植物特有的生殖器官。

一、种子的形态和组成

种子形态随物种而异，常呈圆形、椭圆形、肾形、卵形、圆锥形、多角形等，表面有的光滑，有的粗糙，有的具皱褶，有的具毛茸，有的具翅，有的具刺，大小差异悬殊，颜色丰富多彩。

种子通常由种皮、胚和胚乳三部分组成。

1. 种皮　由珠被发育而来。在种皮上常可见到下列结构。

（1）种脐　是种子成熟后从种柄或胎座上脱落留下的疤痕，常呈圆形或椭圆形。

（2）种孔　由胚珠上的珠孔发育形成，为种子萌发时吸收水分和胚根伸出的部位。

（3）合点　是种皮上维管束汇合之处，也是原来胚珠的合点。

（4）种脊　是种脐至合点之间的隆起线，内含维管束。倒生胚珠发育的种子种脊狭长突起，弯生或横生胚珠发育的种子种脊短，直生胚珠发育的种子无种脊。

（5）种阜　有些植物的种皮在珠孔处有一由珠被扩展形成的海绵状突起物，称为种阜。种子萌发时，可帮助吸收水分，如蓖麻、巴豆。

2. 胚　是种子中尚未发育的幼小植物体，由胚根、胚轴、胚芽和子叶四部分组成。胚根正对着种孔，将来发育成植物的主根。胚轴为连接胚根与胚芽的部分，将来成为根与茎的连接部分。子叶为胚吸收、贮藏养料的器官，在种子萌发后可变绿而进行光合作用。一般而言，单子叶植物具 1 枚子叶，双子叶植物具 2 枚子叶，裸子植物具多枚子叶。胚芽位于胚的顶端，将来发育成植物的主茎和叶。

3. 胚乳　是极核细胞和一个精子受精后发育而来的，位于胚的周围，呈白色，富含淀粉、蛋白质和脂肪，贮藏胚发育所需的养分。

二、种子的类型

根据胚乳的有无，将种子分为有胚乳种子和无胚乳种子。

1. 有胚乳种子　种子中有发达的胚乳，胚相对较小，子叶薄，如蓖麻、小麦（图 2-76）。

2. 无胚乳种子　种子中胚乳的养料在胚发育过程中被胚吸收并贮藏于子叶中，故胚乳不存在或仅残留一薄层，这类种子的子叶较肥厚，如菜豆、桃仁（图 2-77）。

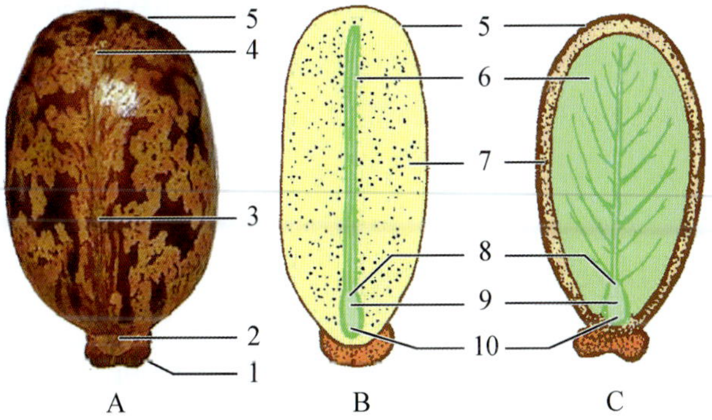

图 2-76　有胚乳种子（蓖麻种子）

A. 外形；B. 与子叶垂直面纵切；C. 与子叶平行面纵切
1. 种阜；2. 种脐；3. 种脊；4. 合点；5. 种皮；6. 子叶；7. 胚乳；8. 胚芽；9. 胚轴；10. 胚根

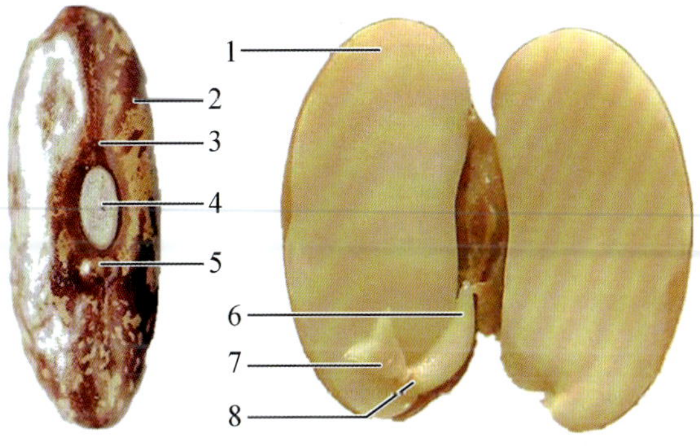

图 2-77　无胚乳种子（菜豆种子）

1. 子叶；2. 种皮；3. 合点；4. 种脐；5. 种孔；6. 胚根；7. 胚芽；8. 胚轴

第 9 节　药用植物分类概述

自然界有植物 50 多万种，如果不加以准确分类和统一命名，人们将很难认识和利用它们。植物分类就是把纷繁复杂的植物界分门别类一直鉴别到种，并按系统排列起来，以便于人们认识和利用植物。植物分类不仅要识别物种、鉴定名称，还要阐明物种之间的亲缘关系和分类系统，进而研究物种的起源、分布中心、演化过程和演化趋势。

一、植物分类的单位

植物分类设立了不同分类单位，又称为分类等级。分类等级的高低常以植物之间亲缘关系的远近、形态构造的相似程度等来确定。

植物界的分类单位从大到小主要有门（Division）、纲（Class）、目（Order）、科（Family）、属（Genus）和种（Species）。门是植物界中最大的分类单位，依次缩小。在各分类单位之间，有时因范围过大，还增设一些亚级单位，如亚门、亚纲、亚目、亚科、亚属、亚种。

种是生物分类的基本单位，是具有相同形态学、生理学特征和一定自然分布区的生物类群。种内个体间具有相同的遗传性状，故而能进行自然交配（传粉、受精），产生正常的后代（能育的后代）。种间则存在生殖隔离。

随着环境因素和遗传基因的变化，种内各居群会产生比较大的变异，出现了一些种下等级的划分，如亚种、变种、变型。

现以黄连为例，说明它在植物分类上的各级单位：

界……植物界 Regnum vegetabile
　门……被子植物门 Angiospermae
　　纲……双子叶植物纲 Dicotyledoneae
　　　目……毛茛目 Ranales
　　　　科……毛茛科 Ranunculaceae
　　　　　属……黄连属 *Coptis*
　　　　　　种……黄连 *Coptis chinensis* Franch.

二、植物的命名

世界上的植物种类繁多，各国的语言文字不同，因而植物的名称也就不同。不仅各国叫法不同，而且一国之内各地的叫法也不尽相同。同物异名、同名异物的混乱现象普遍存在，不利于相互交流，也给人类识别和利用植物资源带来困难。为此，1867 年国际植物学大会（International Botanical Congress，IBC）通过了《国际植物命名法规》（*International Code of Botanical Nomenclature*），给每一个植物分类群制定各国可以统一使用的科学名称，即学名（scientific name）。每一种植物只有一个合法的正确学名。

《国际植物命名法规》规定，植物学名必须用拉丁文或其他文字加以拉丁化来书写。种的名称采用瑞典植物学家林奈（Carl von Linné）1753 年倡导的“双名法”。“双名法”规定，每种植物的名称由两个拉丁词组成，第一个词是“属名”，第二个词是“种加词”，种加词起着标记某一植物种的作用。为了对该植物种负责和便于考察，以及表彰纪念命名人，通常在学名后面还需附加命名人的姓名或姓氏缩写。

属名是学名的主体，是名词，用单数第一格，首字母大写。种加词是形容词或者是名词的第二格，全部字母小写。定名人的每个词的首字母大写，用缩写时，加“.”。印刷体时，属名和种加词用斜体，定名人用正体。如：

人参 *Panax ginseng* C.A.Meyer

黄连 *Coptis chinensis* Franch.

罂粟 *Papaver somniferum* L.

上述植物种加词释义：*ginseng* 人参（音），*chinensis* 中国的，*somniferum* 催眠的。

链 接　林奈：给大自然和博物学带来秩序

林奈（Carl von Linné，1707—1778 年）瑞典博物学家，为近代生物分类学的奠基人。1735 年，他的《自然系统》为植物、动物和矿物设计了一个人为的分类体系；1753 年，他在《植物种志》中系统地表达双名法的命名规则，对植物进行统一命名。

Linné 把前人的动植物知识系统化，建立了人为分类体系和双名制命名法，而且鉴定并命名了数以万计的动、植物物种，结束了动植物分类、命名的混乱局面，给自然世界以及博物学研究带来了新秩序。

三、植物界的分门

人们通过观察，将整个植物界的各种类别按其大同之点归为若干门，将具有共同特征的门又归成更大的类群，如藻类植物、菌类植物等。通常将植物界分成下列 16 门和若干类群（表 2-2）。

藻类、菌类、地衣类、苔藓植物、蕨类植物用孢子进行繁殖，所以称为孢子植物，由于不开花、不结果，所以又称隐花植物。而裸子植物和被子植物是用种子进行繁殖，所以称为种子植物，由于开花，所以又称显花植物。藻类、菌类、地衣类的植物体在形态上没有根、茎、叶的分化，构造上一般无组织分化，生殖器官是单细胞，合子发育时离开母体，不形成胚，称为低等植物或无胚植物；苔藓植物门、蕨类植物门、裸子植物门和被子植物门的植物在形态上有根、茎、叶的分化，构造上有组织分化，生殖器官是多细胞，合子在母体内发育成胚，称为高等植物或有胚植物。蕨类植物门、裸子植物门和被子植物门，植物体内有维管系统，故又称为维管植物。

表 2-2 植物界分门别类

- 植物界
  - 孢子植物（隐花植物）
    - 藻类植物：蓝藻门、裸藻门、绿藻门、轮藻门、金藻门、甲藻门、红藻门、褐藻门
    - 菌类植物：细菌门、黏菌门、真菌门
    - 地衣门
    - 苔藓植物门
    - 蕨类植物门
  - 种子植物（显花植物）
    - 裸子植物门
    - 被子植物门

低等植物（无胚植物）：藻类植物、菌类植物、地衣门

颈卵器植物：苔藓植物门、蕨类植物门、裸子植物门

维管植物：蕨类植物门、裸子植物门、被子植物门

高等植物（有胚植物）：苔藓植物门、蕨类植物门、裸子植物门、被子植物门

四、植物分类检索表的编制和应用

植物分类检索表是鉴定植物种类的有效工具，它根据二歧分类法的原则编制，即根据植物形态特征（以花和果实的特征为主）进行比较，抓住重要的相同点和不同点对比排列而成的。应用检索表鉴定植物时，首先要搞清楚被鉴定植物的各部分特征，尤其是花的构造要仔细地解剖和观察，然后用分门、分纲、分目、分科、分属、分种检索表依次进行检索，直到正确鉴定出来为止。

常见的检索表有分门、分科、分属和分种检索表，某些植物种类较多的科，在科以下还有分亚科和分族检索表，如豆科、菊科。

检索表的编排形式有定距式、平行式和连续平行式 3 种，现以植物的分类为例，介绍定距式和平行式两种。

（一）定距检索表

将相对立的特征，编为同样号码，分开间隔在一定距离处，依次进行检索直到查出所要鉴定的对象为止。每低一项向右缩一字。

1. 植物体无根、茎、叶的分化，没有胚胎（低等植物）
  2. 植物体不为藻类和菌类所组成的共生体
    3. 植物体内有叶绿素或其他光合色素，为自养生活方式 ……………… 藻类植物
    3. 植物体内无叶绿素或其他光合色素，为异养生活方式 ……………… 菌类植物
  2. 植物体为藻类和菌类所组成的共生体 ……………… 地衣植物

1. 植物体有根、茎、叶的分化，有胚胎（高等植物）

4. 植物体有茎、叶而无真根 …………………………………………………………………… 苔藓植物

4. 植物体有茎、叶也有真根

5. 不产生种子，用孢子繁殖 ……………………………………………………………… 蕨类植物

5. 产生种子，用种子繁殖 ………………………………………………………………… 种子植物

（二）平行检索表

将相对立的特征，编为同样号码紧接并列，项号改变但不退格，而每一项之后还注明下一项依次查阅的号码或所需要鉴定的对象。

1. 植物体无根、茎、叶的分化，没有胚胎（低等植物） …………………………………………… 2.
1. 植物体有根、茎、叶的分化，有胚胎（高等植物） ……………………………………………… 4.
2. 植物体为藻类和菌类所组成的共生体 ……………………………………………………… 地衣植物
2. 植物体不为藻类和菌类所组成的共生体 …………………………………………………………… 3.
3. 植物体内有叶绿素或其他光合色素，为自养生活方式 ……………………………………… 藻类植物
3. 植物体内无叶绿素或其他光合色素，为异养生活方式 ……………………………………… 菌类植物
4. 植物体有茎、叶而无真根 ……………………………………………………………………… 苔藓植物
4. 植物体有茎、叶也有真根 ………………………………………………………………………… 5.
5. 不产生种子，用孢子繁殖 ……………………………………………………………………… 蕨类植物
5. 产生种子，用种子繁殖 ………………………………………………………………………… 种子植物

自 测 题

一、名词解释

1. 后含物　2. 维管束　3. 托叶　4. 苞片　5. 花被　6. 心皮　7. 复雌蕊　8. 边缘胎座　9. 坚果　10. 瘦果

二、填空题

1. 植物细胞是构成植物体的 ________ 和 ________ 的基本单位。
2. ________、________、________ 是植物细胞与动物细胞相区别的三大结构特征。
3. 根初生构造的三大特征是 ________、________、________。
4. 根的异常构造常见类型有 ________、________、________。
5. 茎的异常构造有 ________、________ 和 ________。
6. 侧生分生组织包括 ________ 和 ________。
7. 构成气孔的 2 个细胞称为 ________，在其周围的细胞，称为 ________。
8. 块根主要由 ________ 或 ________ 发育而成，在组成上不含 ________ 的部分，一株植物上常有 ________ 个块根。
9. ________ 是茎的主要形态特征，而根无 ________，且根上不长 ________，这是根和茎在外形上的主要区别。
10. 肉果常见类型有 ________、________、________、________、________。

三、选择题

【A 型题】

1. （　　）不是植物细胞所特有的细胞器。
   A. 细胞壁　B. 质体　C. 液泡　D. 叶绿体　E. 有色体
2. 细胞壁中增加了（　　）以外的其他物质均可称为细胞壁的特化。
   A. 纤维素　B. 木质素　C. 木栓质

D. 碳酸钙 E. 硅质

3.（ ）的细胞壁常呈黄褐色，不易透气，不易透水。

A. 木质化 B. 木栓化 C. 角质化
D. 黏液化 E. 矿质化

4. 加入间苯三酚试液和浓盐酸显红色的细胞壁特化类型是（ ）。

A. 木质化 B. 木栓化 C. 角质化
D. 矿质化 E. 黏液化

5. 成熟的（ ）不为死细胞。

A. 石细胞 B. 木纤维 C. 韧皮纤维
D. 导管 E. 筛管

6. 关于块根的叙述，错误的是（ ）。

A. 主要由定根发育而成
B. 上部没有芦头
C. 一株植物上常有多个块根
D. 根肥厚肉质
E. 通常由不定根发育形成

7. 我们吃的绿豆芽中“白白胖胖”的部分主要由种子的（ ）发育而来。

A. 胚根 B. 胚轴 C. 胚芽
D. 子叶 E. 胚乳

8. 种子萌发时最先突破种皮的是（ ）。

A. 胚根 B. 胚轴 C. 胚芽
D. 子叶 E. 以上都可以

9. 药材人参上面带有“芦头”和“芋”，那么人参的入药部位包含（ ）。

A. 主根 B. 侧根 C. 不定根
D. 根茎 E. 以上都含

10. 凯氏带位于根的（ ）。

A. 表皮 B. 内皮层 C. 中柱鞘
D. 维管柱 E. 木质部

11.（ ）比较坚固且不易腐烂，常积累较多的活性成分。

A. 早材 B. 晚材 C. 边材
D. 心材 E. 周皮

12. 下列除（ ）外，都属于变态叶。

A. 托叶 B. 鳞叶 C. 心皮
D. 苞片 E. 叶刺

13. 具有（ ）为何首乌、大黄等蓼科植物的主要特征。

A. 托叶翅 B. 托叶刺 C. 托叶卷须
D. 托叶鞘 E. 托叶耳

14. 菊科植物的头状花序基部有（ ）是菊科植物的主要特征之一。

A. 花萼 B. 花被 C. 花筒
D. 总苞 E. 鳞叶

15. 天南星科植物的肉穗花序外面常围有一片大型叶状体，是（ ）。

A. 花萼 B. 花被 C. 花瓣
D. 苞片 E. 托叶

16. 关于心皮的叙述，错误的是（ ）。

A. 雌蕊是由心皮构成的
B. 心皮是适应生殖的变态叶
C. 心皮是构成雌蕊的基本单位
D. 心皮又称花被
E. 子房由心皮包卷形成

17. 单雌蕊的胎座可能是（ ）。

A. 边缘胎座 B. 侧膜胎座
C. 中轴胎座 D. 中央胎座
E. 以上都可能

18. 裸花是指没有（ ）的花。

A. 花瓣 B. 花被 C. 雌蕊
D. 雄蕊 E. 子房

19. 关于荚果的叙述，错误的是（ ）。

A. 单雌蕊发育而成 B. 两侧开裂
C. 具有假隔膜 D. 种子常多数
E. 为豆科所特有

20. 关于核果的叙述，错误的是（ ）。

A. 外果皮薄 B. 中果皮肉质
C. 内果皮木质化 D. 果核是种皮
E. 种子 1 粒或多粒

【B 型题】

（1～4 题共用备选答案）

A. 鳞叶 B. 心皮 C. 托叶
D. 苞片 E. 叶刺

1. 叶柄基部的附属物称为（　　）。
2. 花或花序下面的叶称为（　　）。
3. 卷合成子房的叶片称为（　　）。
4. 不属于变态叶的是（　　）。

（5～9 题共用备选答案）

A. 单体雄蕊　B. 二体雄蕊　C. 聚药雄蕊
D. 二强雄蕊　E. 四强雄蕊

5.（　　）是锦葵科植物的识别特征。
6.（　　）是菊科植物的识别特征。
7.（　　）是唇形科植物的识别特征。
8.（　　）是十字花科植物的识别特征。
9.（　　）是豆科植物的识别特征。

（10～14 题共用备选答案）

A. 双悬果　B. 颖果　C. 角果
D. 瓠果　E. 荚果

10.（　　）为胡芦科植物所特有。
11.（　　）为豆科植物所特有。
12.（　　）为十字花科植物所特有。
13.（　　）为禾本科植物所特有。
14.（　　）为伞形科植物所特有。

（15～18 题共用备选答案）

A. 水装片　B. 醇装片
C. 甘油装片　D. 水合氯醛透化装片
E. 油装片

15. 观察淀粉粒常用（　　）。
16. 观察菊糖常用（　　）。
17. 观察石细胞常用（　　）。
18. 观察草酸钙晶体常用（　　）。

【X 型题】

1. 一般来说，根（　　）。
   A. 不发芽　B. 不长叶　C. 不开花
   D. 不结果　E. 没有节
2. 属于后含物的是（　　）。
   A. 淀粉粒　B. 白色体　C. 有色体
   D. 晶体　E. 钟乳体
3. 有色体可以使植物呈现（　　）。
   A. 黄色　B. 橙色　C. 橙红色
   D. 蓝色　E. 绿色
4. 细胞初生壁的主要成分是（　　）。
   A. 纤维素　B. 半纤维素　C. 果胶
   D. 木质素　E. 木栓质
5. 木栓化的细胞壁（　　）。
   A. 呈黄褐色　B. 不易透水
   C. 不易透气　D. 保护作用增强
   E. 质地较软
6. 下列哪种现象与胞间层果胶分解有关（　　）。
   A. 杏成熟后变软　B. 甜瓜存放后变软
   C. 玉米叶旱天卷曲　D. 农业上的沤麻工艺
   E. 绿叶变黄
7. 属于异常构造的是（　　）。
   A. 附加维管柱　B. 髓维管束
   C. 木间木栓　D. 同心环维管束
   E. 中柱鞘
8. 属于变态茎的是（　　）。
   A. 枝刺　B. 叶刺　C. 棘刺
   D. 皮刺　E. 以上都是
9.（　　）属于变态叶。
   A. 托叶　B. 叶卷须　C. 叶刺
   D. 叶状枝　E. 苞片
10. 属于聚合果的是（　　）。
   A. 大茴香　B. 小茴香　C. 草莓
   D. 蓝莓　E. 桑椹

四、问答题

1. 木质化的细胞壁有何特点？如何鉴别？
2. 叙述药材粉末鉴定中稀甘油装片的制作方法和适用范围。
3. 叙述药材粉末水合氯醛装片的制作方法及其原理。
4. 简述机械组织的分类。
5. 茎的异常构造类型主要有哪些？各举一例。

第3章 天然药物的采收、加工与贮藏

学习目标

1. 素质目标：培育道法自然意识，培养仁心济世能力。

2. 知识目标：掌握天然药物的采收原则和加工方法；熟悉贮藏中天然药物的变异现象；了解天然药物的贮藏保管方法。

3. 能力目标：能正确选择天然药物的采收时间；能在产地对天然药物进行初加工；能对天然药物库房进行科学养护。

一、天然药物的采收

（一）采收与品质的关系

天然药物的品质与其产地和采收季节、时间、方法等有着密切的关系。正如金代李杲在《用药法象》中所言："凡诸草、木、昆虫，产之有地；根、叶、花、实，采之有时。失其地，则性味少异；失其时，则气味不全。"这些宝贵经验，已被长期实践所证实。

天然药物的采收时机与药物化学成分的含量密切相关，通常以有效成分、毒性成分的含量及药材产量 3 项指标综合确定天然药物的最佳采收时间。例如，甘草在生长初期甘草甜素的含量为 6.5%，开花前期为 10.5%，开花盛期为 4.5%，生长末期为 3.5%，所以甘草在开花前期采收为宜。再如，5 年生牡丹皮含丹皮酚最高，但同 3 年生者含量差异并不显著，故以 3 年采收为宜。又如，照山白具有止咳化痰作用的黄酮类成分在 5、9、10 月份总含量最高，毒性成分梫木毒素的含量较低，故可确定此时为最佳采收期；在 6 ～ 8 月份产量最高，但总黄酮的含量较低，而梫木毒素含量却最高，故不宜在此时采收。

链 接 道地中药材和地理标志产品

《中华人民共和国中医药法》第二十三条明确指出，"前款所称道地中药材，是指经过中医临床长期应用优选出来的，产在特定地域，与其他地区所产同种中药材相比，品质和疗效更好，且质量稳定，具有较高知名度的中药材。"

《地理标志产品保护办法》中"第二条　本办法所称地理标志产品，是指产自特定地域，所具有的质量、声誉或者其他特性本质上取决于该产地的自然因素、人文因素的产品。"

（二）一般采收原则

根据天然药物有效成分在动、植物生长发育过程中的变化规律和不同药用部位的生长特点，结合传统的采药经验，天然药物的采收通常遵循以下原则。

1. 根及根茎类　一般在秋冬季节植物地上部分开始枯萎时及春初发芽前或刚露苗时采收，此时根或根茎中贮藏的营养物质最为丰富，通常有效成分含量也较高，如牛膝、党参、大黄等。有些天然药物由于植株枯萎较早，则在夏季采收，如太子参、延胡索、半夏等。

2. 茎木类　一般在秋、冬两季采收，如鸡血藤、大血藤等。有些木类天然药物全年可采，如沉香、降香、苏木等。

3. 皮类　树皮类多在春夏之交（清明至夏至）采收，此时树皮养分及液汁增多，形成层细胞分裂较快，容易剥离，如黄柏、厚朴、杜仲等。根皮多在秋季采收，通常在挖根后剥取，或趁鲜抽去木心，如牡丹皮、五加皮等。

4. 叶类　一般在植物光合作用最旺盛、开花前或果实未成熟前采收，如艾叶、大青叶、紫苏叶等。但桑叶在霜后采收。

5. 花类　一般不宜在花完全盛开后采收，开放过久几近衰败的花朵，不仅影响药材的颜色、气味，而且有效成分的含量也会显著减少。花类天然药物，在含苞待放时采收的有金银花、辛夷、槐米、丁香等，在初开时采收的有红花、洋金花等，在盛开时采收的有菊花、西红花。对于花期较长、花朵陆续开放的植物，应分批采摘，以保证质量。

6. 果实种子类　一般果实多在自然成熟或将近成熟时采收，如瓜蒌、山楂、栀子等；有的在成熟经霜后采摘为佳，如山茱萸经霜变红、川楝子经霜变黄；有的捡拾未成熟的幼果，如枳实、青皮等。种子应在完全成熟后采收，如牵牛子、决明子、白芥子等。

7. 全草类　多在植株充分生长、茎叶茂盛时采收，如青蒿、穿心莲等；有的在开花时采收，如益母草、荆芥等。茵陈则有两个采收时间，春季幼苗高 6 ～ 10cm 时采收（习称“绵茵陈”）或秋季花蕾长成至花初开时采割（称为“花茵陈”）。

8. 藻菌地衣类　采收情况不一，如昆布在夏、秋两季采捞，茯苓多于 7 ～ 9 月采挖，马勃应在夏、秋两季子实体成熟时及时采收，冬虫夏草在夏初子座出土、孢子未发散时挖，松萝全年均可采收。

9. 动物类　动物类天然药物的采收因种类不同而异，一般根据生长和活动季节捕捉。昆虫类，必须掌握其孵化发育活动季节，以卵鞘入药的如桑螵蛸，应在深秋至次春三月中旬前采收，过时则孵化成虫；以成虫入药的，均应在活动期捕捉；有翅昆虫在清晨露水未干时便于捕捉。两栖动物类，如中国林蛙（蛤士蟆）于秋末当其进入冬眠期时捕捉。鹿茸须在夏、秋两季适时锯取鹿茸，过时则骨化为角。

二、天然药物的产地加工

产地加工是指在产地对药材进行洁净、除去非药用部位、干燥等处理，是防止霉变虫蛀、便于储存运输、保障药材质量的重要手段。

（一）产地加工的目的

天然药物采收后，除少数鲜用外，大多数需进行产地加工。其目的在于：①保证药材质量；②便于临床用药调剂和有效成分的煎出；③利于运输、贮藏、保管；④消除或降低毒性、刺激性或其他副作用；⑤利于药材商品标准化。

（二）产地加工的方法

药材产地加工由来已久，许多本草著作对此都有详细记载，且加工方法在历代本草中得到继承和发展，历版《中国药典》对药材产地加工方法均有要求并持续更新。由于天然药物的品种繁多，来源不一，其形、色、气、味、质地及含有的物质不完全相同，因而在产地进行加工的要求也不一样。一般来说，都应达到体形完整、含水分适度、色泽好、香气散失少、不变味、有效物质破坏少等要求，才能确保用药质量。

1. 拣、洗　将采收的天然药物除去杂质或非药用部分。如牛膝去芦头、须根，牡丹皮去木心，白芍、桔梗、山药刮去外皮，香附、骨碎补去毛，桑叶去柄，辛夷去枝梗等。同时还需洗刷除去泥沙。具有芳香气味的天然药物一般不用水淘洗，如薄荷、细辛、木香、防风等，丹参、生地黄、紫草等洗则变质，也不可水洗。

2. 切　较大的根及根茎类、坚硬的茎木类和肉质的果实类天然药物，大多趁鲜切成块、片，以利于干燥，如大黄、土茯苓、乌药、鸡血藤、木瓜等。由于趁鲜切制在保留有效成分、缩短生产周期、节约生产成本等方面具有一定优势，近年来，产地趁鲜切制的药材品种日益增多。但是对于某些具挥发性成分或有效成分容易氧化的天然药物，则不宜提早切成薄片干燥，否则会降低药材质量，如川芎、当归、槟榔等。

3. 蒸、煮、烫　有些富含浆汁、淀粉或糖分的药材，用一般方法不易干燥，须先经蒸、煮或烫的处理，则易干燥。加热时间的长短及采取何种加热方法，视药材的性质而定。如白芍、明党参煮至透心，天麻、红参蒸透，红大戟、太子参置沸水中略烫等。药材经加热处理后，不仅容易干燥，有的便于刮皮抽心，如天门冬；有的能杀死虫卵，防止孵化，保持药效，如桑螵蛸、五倍子；有的熟制后能起滋润作用，如黄精、玉竹；有些花类蒸后可不散瓣，如杭菊花。

4. 发汗　有些药材在加工过程中为了促使变色，增强气味或减少刺激性，有利于干燥，常将药材堆积放置，使其发热、回潮，内部水分向外挥散，这种方法称为发汗，如茯苓、玄参、厚朴、杜仲等。

5. 干燥　干燥的目的是及时除去新鲜药材中的大量水分，避免发霉、虫蛀及有效成分分解，保证天然药物质量，利于贮藏。《中国药典》记载的药材产地加工的干燥方法有：①烘干、晒干、阴干均可的，用干燥；②不宜用较高温度烘干的，则用晒干或低温干燥（一般不超过60℃）；③烘干、晒干均不适宜的，用阴干或晾干；④少数药材需要短时间干燥，则用暴晒或及时干燥。

（1）晒干　利用阳光直接晒干，是一种最经济、简便的方法，多数天然药物均可用本法干燥。但需注意，含挥发油的天然药物如薄荷、当归，外表色泽或所含有效成分受日晒易变色、变质的天然药物如黄连、红花，在烈日下晒后易开裂的天然药物如郁金、厚朴，均不宜用本法干燥。

（2）烘干　利用人工加温的方法使天然药物干燥。一般以温度 50 ～ 60℃为宜，此温度对一般天然药物的成分无太大的破坏作用，同时抑制了酶的活性。对含维生素 C 的多汁果实类天然药物可用 70 ～ 90℃的温度以利快速干燥。对含挥发油或须保留酶的活性的天然药物，如薄荷、芥子等，不宜用烘干法。

（3）阴干　将天然药物放置或悬挂在通风干燥的地方，避免阳光直射，使水分在空气中自然蒸发而干燥。主要适用于含挥发性成分的花类、叶类及全草类天然药物，如薄荷、荆芥、苏叶、玫瑰花等。

某些天然药物不适合用上述方法干燥，可在装有石灰的干燥容器中进行干燥，如麝香等。有条件的地方还可采用远红外干燥机或微波干燥机进行干燥。

链 接　远红外和微波干燥技术

红外线是波长为 0.76 ～ 1000μm 范围的电磁波，一般将 25 ～ 500μm（或 1000μm）区域的红外线称为远红外线。远红外干燥的原理是电能转变为远红外线辐射出去，被干燥物体的分子吸收后，产生共振，导致物体发热，经过热扩散、蒸发现象或化学变化，最终达到干燥目的。

微波是指频率为 300MHz 至 300GHz、波长 1m 至 1mm 的高频电磁波。微波干燥实际上是一种感应加热和介质加热，药材中的水和脂肪等能不同程度地吸收微波能量，并把它转变成热能。

远红外和微波干燥技术的优点是干燥速度快，加热均匀，且能杀灭微生物和虫卵。

三、天然药物的贮藏

贮藏保管对天然药物的品质有直接影响，良好的贮存条件、合理的保管方法是保证天然药物品质的重要手段。如果贮藏不当，会发生多种变异现象，影响质量和疗效。

（一）贮藏中的变异现象

1. 虫蛀　指天然药物因生虫而被蛀蚀的现象。虫蛀是药物贮藏过程中最严重的变异现象之一。含淀粉、糖类、脂肪、蛋白质等成分的药物最易被虫蛀，一般易在饮片重叠空隙处或裂痕处以及碎屑中发生。被虫蛀的药物，受虫体及其排泄物的污染，内部组织遭到破坏，重量减轻，害虫在生活过程中能分泌出水分和热量，促使药物发热、发霉、变色、变味，致使药物失去部分或大部分有效成分，严重影响药物的质量，因而不堪药用。

2. 霉变　指天然药物沾染的霉菌孢子在适当的温度（25℃左右）、湿度（相对湿度在 85% 以上）、药材含水量（超过 15%）、适宜的环境（如阴暗不通风）和足够的营养条件下，萌发为菌丝，分泌酵素，溶蚀药材的内部组织，使之腐坏变质的现象。天然药物贮存的两大问题，一个是霉变，另一个是虫蛀，其中霉变危害更大。药物霉变时先出现许多白色毛状、线状、网状物或斑点，继而萌发黄色或绿色的菌丝，这些霉菌分泌酵素，溶蚀药物组织，使很多有机物分解，不仅使药物腐烂变质，而且有效成分也会遭到破坏，以致不能药用。有些霉菌能产生毒素，如黄曲霉菌产生的黄曲霉毒素，对肝脏有强烈的毒性。

3. 变色　指天然药物的色泽发生了变化。颜色的变化既影响药物的外观质量，又可造成药物内在质量的下降。若贮存保管不当，会导致某些药物的颜色由浅变深（由白色变为黄色），如白芷、泽泻、天花粉、山药等；或由深变浅，如黄芪、黄柏等；或由鲜艳变暗淡，如金银花、菊花、红花、蜡梅花等花类药物以及大青叶、荷叶、人参叶等叶类药物。

4. 气味散失　指天然药物受外界因素的影响或贮存日久，导致其固有气味变淡或散失的现象,也是药物质量受到严重影响的标志。气味散失多发生于含挥发油类成分的药物，如薄荷、荆芥、细辛、香薷、白芷、冰片等。由于贮存环境差，库内闷热，或贮存日久，芳香性成分渐渐挥发散失，致使有效成分不同程度地减少。

5. 泛油　又称走油，指天然药物中所含挥发油、油脂、糖类等成分，因受热或受潮而在其表面出现油状物质，或返软、发黏、颜色变浑，发出油败气味的现象。泛油是一种酸败变质现象，影响疗效，甚至可产生不良反应。含油质多的药物，常因受热温度过高使其内部油质溢出表面，造成泛油现象，如苦杏仁、桃仁、柏子仁、当归、炒酸枣仁等。含糖分多的药物，常因受潮造成返软发黏，出现泛油现象，如枸杞子、天冬、麦冬、玉竹、牛膝、黄精、熟地黄等。

6. 风化　指某些含结晶水的矿物类药物与干燥空气长时间接触，逐渐脱水而成为粉末状态的现象。风化了的药物由于失去了结晶水，成分结构发生了改变，其质量和药性也随之改变，如芒硝、硼砂等。

7. 潮解溶化　指固体药物吸收潮湿空气中的水分，并在湿热气候影响下，其外部慢慢溶化成液体状态的现象，如咸秋石、硇砂、青盐、芒硝等。

8. 粘连　指某些熔点比较低的固体树脂类药物及胶类药物，受热或受潮后黏结成块的现象，如乳香、没药、阿魏、芦荟、儿茶、阿胶、鹿角胶、黄明胶等。

9. 挥发　指某些含挥发油的药物，因受空气和温度的影响及贮存日久，使挥发油散失，失去油润，产生干枯或破裂的现象，如肉桂、沉香、厚朴等。

10. 腐烂　指某些新鲜药物因受温度和空气中微生物的影响，引起发热，使微生物繁殖和活动加快，出现腐烂的现象，如鲜地黄、鲜姜、鲜芦根、鲜石斛等。

11. 自燃　又称冲烧，指质地轻薄松散的植物类药材如红花、艾叶、甘松等，以及种子类药物如柏子仁等，由于本身干燥不适度，或在包装码垛前吸潮，在紧实状态中细胞代谢产生的热量不能散发，当温度积聚到67℃以上时，热量便能从垛中心一下冲出垛外，轻者冒烟，重者起火。

（二）贮藏保管方法

1. 传统方法

（1）清洁养护法　指保持天然药物处于良好的卫生环境。清洁养护是一切防治工作的基础，也是贯彻“以防为主，防治并举”保管方针的重要措施之一。

（2）防湿养护法　利用通风、吸湿、暴晒或烘烤等方法来改变库房的小气候，起到抑制霉菌和害虫活动的作用。

（3）密闭和密封贮存法 指将天然药物与外界（空气、温度、湿气、光线、微生物、害虫等）隔离，尽量减少外界因素对药物影响的贮存方法。①密闭贮存：是将容器密闭，以防止尘土及异物进入；此法不能完全隔绝空气，适用于不易发霉和泛油的一般性药物。②密封贮存：是将容器密封，以防止风化、吸潮、挥发或异物进入；此法能完全与外界环境隔离，贮存前必须严格检查药物是否干燥，含水量不能超过安全标准，并检查确实无虫蛀、霉变迹象，否则达不到密封贮存的目的。

（4）对抗同贮法 利用不同品种的天然药物所散发的特殊气味、吸潮性能或特有驱虫去霉化学成分，来防止另一种天然药物生虫、发霉、变色、泛油等现象的贮藏方法。如西红花与冬虫夏草同贮于低温干燥的地方，则冬虫夏草可久贮不坏。

链 接 常用的对抗同贮法

（1）花椒 辛辣气味可防止动物类药材腐烂变质和虫害。方法是将药材顺序放入木箱或桶内，同时在四角和上下放适量用纸或布包好的花椒，然后密闭置阴凉干燥处；也可将花椒直接撒在药材上，如蕲蛇、乌梢蛇、白花蛇、蛤蚧、海马、地龙、紫河车、鹿茸等常用此法。

（2）牡丹皮 所含牡丹酚和牡丹酚苷具特殊气味，能避虫。若与泽泻、山药等交互层层存放，可防虫害；同时，泽泻亦可使牡丹皮保持色泽不变。

（3）细辛 与参类药材如人参、党参、丹参、玄参、沙参、拳参、苦参、西洋参、三七参、太子参、明党参、竹节参等同贮，可借细辛之辛气防止参类药材被虫蛀。

（4）白矾 有一定防腐作用。将白矾与某些富含油脂的种子类或花类药材如桃仁、杏仁、柏子仁、郁李仁、白芥子、紫苏子、莱菔子、菊花、红花、金银花、款冬花、玫瑰花、月季花等同贮，可防止以上药材虫蛀、走油或变色变质。

2. 现代技术

（1）气调养护技术 系采用充氮或二氧化碳而降氧的方法，使害虫缺氧窒息而死。气调养护的气体指标是：氧含量在 8% 以下或二氧化碳含量在 20% 以上能有效防虫；含氧量在 2% 以下或二氧化碳含量在 35% 以上（温度 25 ～ 28℃，时间 15 天以上）能有效杀虫。

（2）气幕防潮技术 气幕又称气帘或气闸，是安装在库房门上，配合自动门以防止库内冷空气排出库外、库外热空气侵入库内的装置，从而起到防潮的作用。

（3）干燥技术 如远红外辐射干燥技术、微波干燥技术等。

（4）气体灭菌技术 ①环氧乙烷防霉技术。环氧乙烷对各种细菌、霉菌及昆虫、虫卵均有理想的杀灭作用，但环氧乙烷易燃易爆。②混合气体防霉技术。是由环氧乙烷与氟利昂按国际通用配方混合而成的气体，该技术克服了环氧乙烷易燃易爆、危险性大的缺点，具有灭菌效果可靠、安全、操作简便等优点。

（5）低温冷藏技术 采用低温（0℃以上，10℃以下）贮存天然药物，可以有效地防止天然药物的生虫、发霉、变色、泛油等变质现象的发生。该法主要用于贵重天然药物，特别容易霉蛀、变色又不宜烘、晒的天然药物，如人参、蛤士蟆油、菊花等。如利用低温杀虫，温度要在 –4℃以下。

（6）蒸汽加热技术　系利用蒸汽杀灭天然药物中霉菌、杂菌及害虫的方法。其中超高温瞬间灭菌法是将需灭菌物迅速加热到 150℃，经 2 ～ 4 秒瞬间完成灭菌。由于灭菌温度高，灭菌时间短，这样加热杀灭微生物的速度比药物成分发生反应的速度来得快，因此药效损失甚微。该法具有无残毒、成本低、成分损失少等优点。

此外，尚有除氧剂密封贮藏、核辐射灭菌等技术。

（三）毒性天然药物的保管

毒性药品系指毒性剧烈、治疗剂量与中毒剂量相近，使用不当会致人中毒或死亡的药品。国务院 1988 年颁布的《医疗用毒性药品管理办法》中规定的毒性中药品种有 28 种：砒石（红砒、白砒）、砒霜、水银、生马钱子、生川乌、生草乌、生附子、生白附子、生半夏、生南星、生巴豆、斑蝥、红娘虫、青娘虫、生甘遂、生狼毒、生藤黄、生千金子、闹羊花、生天仙子、雪上一枝蒿、红升丹、白降丹、蟾酥、洋金花、红粉、轻粉、雄黄。

对于毒性天然药物的保管，必须专人负责，划定仓间或仓位，专柜加锁保管，建立专用账册，记载收入、使用、消耗情况。

自　测　题

一、名词解释

1. 泛油　2. 风化　3. 自燃　4. 对抗同贮法
5. 毒性药品

二、填空题

1. 通常以________、________及________3 项指标综合确定天然药物的最佳采收期。
2. 根及根茎类药材一般在秋冬季节________时及春初________时采收。
3. 金银花、辛夷、槐米、丁香等天然药物在________时采收。
4. 利用人工加温的方法使天然药物干燥，一般以温度________为宜。
5. 贮藏的天然药物在紧实状态下，当内部温度积聚到________℃以上时，容易发生自燃。
6. 利用低温冷藏技术杀虫，温度要在________℃以下。
7. 天然药物寄生霉菌的适宜条件是温度________、相对湿度在________以上或药物含水量在________以上。

三、选择题

【A 型题】

1. 在初开时采收的天然药物是（　　）。
   A. 金银花　B. 菊花
   C. 红花　D. 西红花
   E. 辛夷
2. 绵茵陈的采收季节是（　　）。
   A. 春季　B. 夏季
   C. 秋季　D. 冬季
   E. 四季均可
3. 利用低温杀虫，温度要控制在（　　）℃以下。
   A. 25　B. 10
   C. 4　D. 0
   E. –4
4. 利用人工加温的方法使天然药物干燥，一般以温度（　　）为宜。
   A. 10 ～ 20℃　B. 30 ～ 40℃

C. 50 ～ 60℃　　D. 70 ～ 80℃
E. 90 ～ 100℃

5. 下列不属于毒性中药品种的是（　　）。
A. 斑蝥　　B. 红娘虫
C. 青娘虫　　D. 全蝎
E. 蟾酥

6. 气调养护法能有效防虫的氧含量在（　　）以下。
A. 8%　　B. 20%
C. 38%　　D. 58%
E. 80%

7. 气调养护法能有效防虫的 CO_2 含量在（　　）以上。
A. 1%　　B. 5%
C. 8%　　D. 10%
E. 20%

8. 采用低温冷藏技术贮藏天然药物的温度是（　　）。
A. 0℃以下　　B. 5℃以下
C. 0 ～ 10℃　　D. 0 ～ 15℃
E. 10℃

【B 型题】

（第 1 ～ 5 题备选答案）
A. 天麻　　B. 玄参
C. 丹参　　D. 当归
E. 桑叶

1. 产地加工时需要去柄的是（　　）。
2. 采收时不可水洗的是（　　）。
3. 采挖后需要蒸透干燥的是（　　）。
4. 不宜在产地趁鲜切薄片干燥的是（　　）。
5. 需要“发汗”干燥的是（　　）。

（第 6 ～ 10 题备选答案）
A. 枸杞子　　B. 山药
C. 滑石　　D. 芒硝
E. 艾叶

6. 贮藏不当可自燃的是（　　）。
7. 贮藏不当易泛油的是（　　）。
8. 贮藏不当易风化的是（　　）。
9. 贮藏不当易潮解的是（　　）。
10. 贮藏不当易变黄的是（　　）。

【X 型题】

1. 在盛开时采收的天然药物是（　　）。
A. 菊花　　B. 西红花
C. 红花　　D. 金银花
E. 洋金花

2. 在夏季采收的天然药物是（　　）。
A. 太子参　　B. 延胡索
C. 半夏　　D. 三七
E. 地黄

3. 天然药物进行产地加工的目的包括（　　）。
A. 保证药材质量　　B. 便于调剂
C. 利于贮藏保管　　D. 降低毒副作用
E. 利于药材商品标准化

4. 产地加工时不可水洗的天然药物是（　　）。
A. 桔梗　　B. 山药
C. 紫草　　D. 白芍
E. 生地黄

5. 下列属于贮藏保管不善导致的变异现象的是（　　）。
A. 虫蛀　　B. 破碎
C. 发霉　　D. 泛油
E. 自燃

6. 毒性天然药物的保管必须（　　）。
A. 专人负责　　B. 划定仓间
C. 专柜加锁　　D. 专用账册
E. 专时取用

7. 天然药物在（　　）条件下容易霉变。
A. 25℃左右
B. 空气湿度在 85% 以上
C. 药材含水量超过 15%
D. 不通风
E. 缺氧

四、问答题

1. 简述不同入药部位天然药物的采收时节。
2. 简述天然药物产地加工的目的和要求。
3. 因贮藏保管不善导致的变异现象有哪些？
4. 天然药物贮藏保管的现代技术有哪些？
5. 熟记 28 种毒性中药的名称。

第4章 中药炮制基础

学习目标

1. 素质目标：培育守正意识，培养传承创新能力。
2. 知识目标：掌握炒、炙法；熟悉其他中药炮制的方法；了解中药炮制的主要目的。
3. 能力目标：能炒或炙出合格的中药炮制品。

中药炮制是按照中医药理论，根据药材自身性质，以及调剂、制剂和临床应用的需要，所采取的一项独特的制药技术。对药材的处理，历史上有炮制、炮炙、修治、修事等称谓，现在统称为炮制，而“炮炙”则专指用火的炮制方法。

产地加工和中药炮制分别处在中药行业的不同阶段，两者的处理对象和结果不同。药用动植物经过产地加工，成为中药材；中药材经过炮制，成为中药饮片。但两者有时包含共同的工序，如净制、切制，所以习惯上合称为加工炮制。

链 接　古代炮制专著

约成书于5世纪的《雷公炮炙论》，是我国第一部炮制专著；明代缪希雍所撰《炮炙大法》是第二部炮制专著，首次提出“雷公炮制十七法”；清代张仲岩《修事指南》是第三部炮制专著，较系统地叙述了各种炮制方法，强调炮制在中医药学中的重要性“炮制不明，药性不确，则汤方无准而病症无验也”。

一、中药炮制的目的

中药品种繁多，炮制方法多样，其炮制的目的也是多方面的。往往一种炮制方法同时具有多种目的，或者同一种药物由于炮制方法不同，可以有多方面的作用，这些作用虽有主次之分，但彼此之间又有紧密的联系。中药炮制的目的可概括为以下几个方面。

（一）使药物达到规定的药用净度标准

中药材大多来源于自然界，在采收、运输、贮藏保管过程中，常混有泥沙杂质、霉败品、非药用部位或疗效不同的药用部位；在切制、炮炙过程中，常产生碎屑或残存辅料，这些情况都不利于保证用药剂量的准确。通过净制处理，可使其达到规定的药用净度标准。如黄柏应除去外部粗皮和内部木质部，巴戟天应除去木心，麸炒后应除去焦麦麸，砂烫后应筛去河砂，麻黄茎与根应分开分别药用等，以保证药物的洁净和配方剂量的准确。

（二）降低或消除药物的毒性或副作用

《中国药典》将毒性分为有大毒、有毒、有小毒3种类型。国务院发布的《医疗用毒性药品管理办法》收列了按毒性药品管理的毒性中药28种。这些药物虽有较好的疗效，但因有毒性，直接用于临床不安全。通过炮制可降低其毒性，以发挥其特有疗效并保证用药安全。如川乌、草乌生品有大毒，用蒸煮等法炮制至口尝微有麻舌感，即达到降低毒性便于内服的目的。再如苍耳子用清炒法、商陆用醋炙法、蕲蛇用净制法、吴茱萸用酒蒸法等，均可降低其原有的毒性。应当注意的是，有大毒的中药饮片，生品一般不得内服，炮制降毒后一般入丸散剂内服。炮制还可除去或降低药物的副作用，如厚朴生品辛辣峻烈，对咽喉有刺激性，姜炙后，则可消除其副作用；大黄生用泻下作用峻烈，易伤胃气，酒蒸后泻下作用缓和，能减轻腹痛等副作用；柏子仁具有宁心安神、润肠通便等作用，若用于宁心安神则需避免服后产生滑肠致泻的作用，去油制霜后可消除其副作用。

（三）增强疗效

中药除通过配伍来提高疗效外，炮制是达到这一目的的另一有效途径和手段。如种子类药物炒黄后，种皮爆裂，有效成分易于煎出，使药效增强；健脾消食类药物炒焦后产生焦香气味，增强消食健脾胃作用；止血类药物炒炭后，增强收敛止血作用。加辅料炒法，所用辅料大多能与药物产生协同作用而增强疗效。如麸炒能增强健脾胃作用，土炒能增强补脾止泻作用，醋炙能增强疏肝止痛作用，蜜炙能增强润肺止咳作用等。矿物类药物火煅后质变酥脆，易于粉碎和煎出成分而提高疗效。

（四）缓和或改变药物的性能

药物过偏的性能，会带来一定的副作用。如大寒伤阳，大热伤阴，过酸损齿伤筋，过苦伤胃耗液，过甘生湿助满，过辛损津耗气，过咸助痰湿等。为了适应不同病情和患者体质的需要，一方面可通过配伍的方法；另一方面可通过炮制的方法来改变或缓和药物偏盛的性味。如麻黄生品辛温发散，发汗力强，蜜炙后辛散作用缓和，发汗作用减弱，止咳平喘作用增强；生地黄味甘苦性寒，能清热凉血，蒸后的熟地黄味甘性微温，具有滋阴补血的功能；天南星经胆汁炮制后，药性由辛温转为苦凉，功能由燥湿化痰变为清热化痰。

（五）改变药物的作用部位和趋向

中医对疾病的部位通常以经络、脏腑来归纳，对药物作用趋向以升降浮沉来表示。

炮制能引药入经。如香附生品归肝、脾、三焦经，上行胸膈，外达肌表，醋炙后引药入肝，增强疏肝止痛作用。生小茴香入肝、肾、脾、胃经，能散寒止痛，理气和胃，盐炙后引药入肾，专行下焦，暖肾散寒，疗疝止痛。

炮制可改变药物的作用部位和趋向。如黄连生品性味苦寒，善清心火，酒炙后能引药上行，清上焦头目之火；黄柏生品性寒而沉降，酒炙后借酒升腾之力、引药上行，转降为升，清上焦湿热；知母能升能降，生品偏于升，长于泻肺胃之火，盐炙后偏于降，专于入肾，能增强滋阴降火的作用。

（六）便于调剂和制剂

药物切制成一定规格的饮片，便于调剂时称量和煎煮。如白芍、槟榔等质地致密坚实的药物切成薄片，大黄、白术等块大坚硬的药物切成厚片，黄柏、厚朴等皮类药物切成丝，益母草、薄荷等全草类药物切成段，自然铜、磁石等矿物类药物火煅醋淬后粉碎成粗粉等，均有利于配方时的称量、制剂时的粉碎和煎出有效成分。

（七）矫臭矫味，利于服用

动物类或其他具有腥臭味的药物，往往为病人所厌恶，难以口服或服后出现恶心、呕吐等不良反应，炮制能矫其腥臭味，以便于服用。如九香虫用炒黄法，僵蚕用麸炒法，鳖甲、龟甲用砂烫醋淬法，乌梢蛇、蕲蛇用酒炙法，五灵脂、乳香、没药用醋炙法，人中白、紫河车用水漂法等，都能达到矫臭矫味的目的。

（八）利于贮藏，保存药效

药物在加工炮制过程中都经过干燥处理，使其含水量降低，并能杀死霉菌，避免霉烂变质，有利于贮存。某些药物如桑螵蛸，蒸后还可杀死虫卵，防止孵化，达到利于贮存的目的。有效成分为苷类的药物，如黄芩、苦杏仁、芥子、槐花等，经加热处理能破坏酶，避免有效成分被酶解损失，以达到保存药效的目的。

（九）产生新的药物，扩大用药品种

中药经炮制后可产生新的药物、扩大药物的应用范围。如人头发不入药，但煅制成血余炭后，则为止血散瘀之良药；棕榈生品一般不入药，煅制成棕榈炭则有收涩止血功能；面粉、苦杏仁、赤小豆等 6 种药料发酵制得的六神曲，具有健脾和胃、消食调中的功能；大麦经发芽制成麦芽，具有消食、疏肝的作用。

某些药物又可通过炮制使一药多用。如黑豆生品具滋补肝肾、养血祛风、解毒的功能，经干馏制成的黑豆馏油，具有止痒、收敛的功能；经发酵制成的淡豆豉，具有解表、除烦的功能；经发芽制成的大豆黄卷，具有清热利湿、发汗解表的功能。

二、中药炮制的方法

中药炮制方法是在漫长的医疗实践中形成的，明代缪希雍在《炮炙大法》中对前人的炮制方法进行了归纳，书的卷首载有“按雷公炮炙法有十七，曰炮、曰爁、曰煿、曰炙、曰煨、曰炒、曰煅、曰炼、曰制、曰度、曰飞、曰伏、曰镑、曰搬、曰𣋟、曰曝、曰露是也，用者宜如法，各尽其宜”。《中国药典》的“炮制通则”依据中药炮制的工艺顺序分为净制、切制、炮炙和其他制法。

（一）净制

净制即净选加工。可根据具体情况，分别使用挑选、筛选、风选、水选、剪、切、刮、削、剔除、酶法、剥离、挤压、焯、刷、擦、火燎、烫、撞、碾串等方法，以达到净度要求。

净制的目的是除去药材中杂质和非药用部分，将药材按大小分类，以达到一定的药用净度标准，同时也便于进一步炮制或调剂、制剂。

（二）切制

饮片切制是中药炮制的工序之一，是将净选后的药物进行软化，切成一定规格的片、丝、块、段等。其目的是有利于有效成分煎出，提高煎药质量，利于炮制，利于调配

和贮存，利于制剂，便于鉴别。

1. 常用的水处理方法　切制时，除鲜切、干切外，均须进行软化处理。软化处理应按药材的大小、粗细、质地等分别处理。分别规定温度、水量、时间等条件，应少泡多润，防止有效成分流失。切制前的水处理有淋、淘洗、泡、漂、润、蒸、煮等方法。

（1）淋法　指用清水喷淋药材，适用于气味芳香、质地疏松的全草类、叶类、果皮类等有效成分易随水流失的药材，如薄荷、陈皮、甘草等。

（2）淘洗法　是用清水快速洗涤药材，适用于质地松软、水分易渗入及有效成分易溶于水的药材，如丹参、防风、细辛等。

（3）泡法　是将药材用清水泡一定时间，使其吸入适量水分而软化的方法，适用于质地坚硬，水分较难渗入的药材，如木香、姜黄、三棱等。

（4）漂法　是将药材用多量清水浸漂，并定时换水，多次漂洗的方法，适用于毒性药材、含盐量大的药材或具腥臭气味的药材，如附子、昆布、紫河车等。

（5）润法　是指保持湿润的外部环境，使已渍湿药材的外部水分徐徐渗入内部，使其柔软适宜切制的方法，适用于质地坚硬、短时间外部水分不易渗透组织内部，达到内外湿度一致，利于切制的药物，如三棱、槟榔、郁金等。

（6）蒸、煮法　有些药材需要采取蒸、煮等法使之软化。如木瓜用蒸法蒸透后趁热切片；鹿茸先刮去茸毛，加酒稍闷，然后置高压锅脐上喷气趁热切片，边蒸边切，这样既利于切制，又保证了质量。又如黄芩，应清蒸后趁热切片，其断面呈鲜黄色；若用冷水浸润后切片，断面变绿色，这样就发生了质变，降低了疗效。还有一些药材，如川乌、盐附子、天南星、熟地黄等，均需用酒蒸或加辅料煮后进行切片。

在大批量生产中，常采用真空加温润药法、减压冷浸法、回转式减压浸润罐、气相置换式润药箱等软化新技术、新设备。

2. 常见的饮片类型及规格　某种药材适宜切制成什么类型的饮片，取决于药材的自身性质特点（如质地、外部形态、内部组织结构等）和各种不同的需要（如炮制、调剂、制剂、鉴别等），并随不同地区用药习惯而异。常见的饮片类型和规格有以下几种。

（1）片　①极薄片为0.5mm以下，适宜质地致密、极坚实的药材，如羚羊角、鹿茸、苏木等。②薄片为1～2mm，适宜质地致密、坚实、切薄片不易破碎的药材，如白芍、乌药、三棱、天麻等。③厚片为2～4mm，适宜质地松泡、粉性或黏性大、切薄片易破碎的药材，如茯苓、山药、天花粉、泽泻、升麻、大黄等。斜片、直片均属于厚片的范畴。

（2）段　短段为5～10mm、长段为10～15mm，适宜全草类和形态细长、内含成分易于煎出的药材，如薄荷、荆芥。

（3）块　为8～12mm的方块。为方便炮制和煎煮，有些药材需切成不等的块状，如大黄、何首乌、干姜、六神曲、阿胶等。

（4）丝　细丝为2～3mm、宽丝为5～10mm，适宜皮类、叶类和较薄果皮药材。

切细丝的如黄柏、厚朴、桑白皮，切宽丝的如荷叶、枇杷叶。

其他不宜切制者，一般应捣碎或碾碎使用。切后应及时干燥，以保证质量。

（三）炮炙

1. 炒法　是指将净制或切制过的药物置炒制容器内，用不同火力加热并不断翻动，使之达到一定程度的炮制方法。炒制分为单炒（清炒）和加辅料炒。需炒制者应为干燥品，且大小分档；炒时火力应均匀，不断翻动。应掌握加热温度、炒制时间及程度要求。

（1）单炒（清炒）　①炒黄：取待炮炙品，置炒制容器内，用文火加热至规定程度时，取出，放凉。②炒焦：一般用中火炒至表面焦褐色，断面焦黄色为度，取出，放凉；炒焦时易燃者，可喷淋清水少许，再炒干。

炒黄的目的是增强疗效，缓和药性，矫臭矫味，利于保存。炒焦的目的是缓和药性，增强健脾消食作用。

（2）麸炒　先将炒制容器加热，至撒入麸皮即刻烟起，随即投入待炮炙品，迅速翻动，炒至表面呈黄色或深黄色时，取出，筛去麸皮，放凉。除另有规定外，每100kg待炮炙品，用麸皮10～15kg。

麸炒的目的是增强疗效，缓和药性，矫臭矫味。

（3）砂炒　取洁净河砂置炒制容器内，用武火加热至滑利状态时，投入待炮炙品，不断翻动，炒至表面鼓起、酥脆或至规定的程度时，取出，筛去河砂，放凉。除另有规定外，河砂以掩埋待炮炙品为度。如需醋淬时，筛去辅料后，趁热投入醋液中淬酥。

砂炒的目的是能使药物质地酥脆，易于煎出有效成分或便于制剂，可降低毒性，除去非药用部分。

（4）蛤粉炒　取碾细过筛后的净蛤粉，置锅内，用中火加热至翻动较滑利时，投入待炮炙品，翻炒至鼓起或成珠、内部疏松、外表呈黄色时，迅速取出，筛去蛤粉，放凉。除另有规定外，每100kg待炮炙品，用蛤粉30～50kg。

蛤粉炒的目的是降低药物黏腻之性，质地酥脆，矫臭矫味，增强某些药物化痰作用。

（5）滑石粉炒　取滑石粉置炒制容器内，用中火加热至灵活状态时，投入待炮炙品，翻炒至鼓起、酥脆、表面黄色或至规定程度时，迅速取出，筛去滑石粉，放凉。除另有规定外，每100kg待炮炙品，用滑石粉40～50kg。

滑石粉炒的目的是能使药物质地酥脆，便于粉碎和煎煮，降低毒性及矫臭矫味。

链 接　炒黄程度的经验判断方法

炒黄操作虽然简单，但许多药物色泽较深，炒制程度较难判定，可从以下几个方面来判断：①听爆声：大多种子类药物炒时有爆鸣声，当爆鸣声从无→强→减弱时，即达到炒制程度。若爆鸣声消失再出锅则程度太过。②对比看：炒前留少量生品，边炒边与生品对比，至鼓起、手捻易碎、颜色加深时，即达到炒制程度。③闻气味：炒制过程中嗅到较浓的香气或药物的固有气味时，即达到炒制程度。④观断面：两手掰断药物，断面基本不变色或呈淡黄色，即为程度适中。

2. 炙法　是待炮炙品与液体辅料共同拌润，并炒至一定程度的方法。

（1）酒炙　取待炮炙品，加黄酒拌匀，闷透，置炒制容器内，用文火炒至规定的程度时，取出，放凉。酒炙时，一般用黄酒。除另有规定外，每 100kg 待炮炙品，用黄酒 10 ～ 20kg。

酒炙的目的是改变药性，引药上行，增强活血通络作用，矫臭矫味。

（2）醋炙　取待炮炙品，加醋拌匀，闷透，置炒制容器内，炒至规定的程度时，取出，放凉。醋炙时，用米醋。除另有规定外，每 100kg 待炮炙品，用米醋 20kg。

醋炙的目的是引药入肝，增强活血止痛作用，降低毒性，矫臭矫味。

（3）盐炙　取待炮炙品，加盐水拌匀，闷透，置炒制容器内，以文火加热，炒至规定的程度时，取出，放凉。盐炙时，用食盐，应先加适量水溶解后，滤过，备用，除另有规定外，每 100kg 待炮炙品，用食盐 2kg。

盐炙的目的是引药入肾，增强疗效，矫臭矫味。

（4）姜炙　姜炙时，应先将生姜洗净，捣烂，加水适量，压榨取汁，姜渣再加水适量重复压榨一次，合并汁液，即为姜汁。姜汁与生姜的比例为 1 ∶ 1。取待炮炙品，加姜汁拌匀，置锅内，用文火炒至姜汁被吸尽，或至规定的程度时，取出，晾干。除另有规定外，每 100kg 待炮炙品，用生姜 10kg。

姜汁炙的目的是降低药物苦寒之性及毒性，增强温中止呕作用。

（5）蜜炙　蜜炙时，应先将炼蜜加适量沸水稀释后，加入待炮炙品中拌匀，闷透，置炒制容器内，用文火炒至规定程度时，取出，放凉。蜜炙时，用炼蜜。除另有规定外，每 100kg 待炮炙品，用炼蜜 25kg。

蜜炙的目的是增强润肺止咳和补中益气作用。

链 接　炼蜜

炼蜜的目的：除去杂质，破坏酶类，杀灭微生物，蒸发水分，增强黏性，久贮不坏。①生蜜 1 ∶ 1 加水，先武火后文火边熬边搅，至蜂蜜溶解后关火。把上面的泡沫撇掉，用筛子把杂质滤净。炼到这种程度的蜂蜜叫作嫩蜜。②继续小火熬，看见冒很多浅黄色小泡泡、手捻有黏性、手指分开时无长白丝出现时关火。炼到这种程度的蜂蜜叫作中蜜（炼蜜）。③继续小火熬，看到泡泡红棕色，用筷子蘸一点蜂蜜往上拉，拉出来的丝发白，蜂蜜滴水成珠（在水中不散开而沉底）。炼到这种程度的蜂蜜叫作老蜜。

嫩蜜适合直接食用，中蜜适合做蜜丸，老蜜适合一些特殊的中药。

（6）油炙　羊脂油炙时，先将羊脂油置锅内加热熔化后去渣，加入待炮炙品拌匀，用文火炒至油被吸尽，表面光亮时，摊开，放凉。

油炙的目的是增强温肾助阳作用。

3. 制炭　制炭时应存性，并防止灰化，更要避免复燃。

（1）炒炭　取待炮炙品，置热锅内，用武火炒至表面焦黑色、内部焦褐色或至规定程度时，喷淋清水少许，熄灭火星，取出，晾干。

（2）煅炭　取待炮炙品，置煅锅内，密封，加热至所需程度，放凉，取出。

制炭的目的是使药效增强或产生止血作用。

链接 制炭存性

制炭要求存性，存性即保存药物原有的性能。所谓制炭存性是指药物通过炒、煅至外表焦黑、内部焦黄或规定程度制成炭时，又须保持药材固有性能的炮制要求。在制炭时只能使其部分炭化，不应灰化，未炭化部分仍保存药物的固有性能的炮制要求。花、叶、草类药材制炭后，应仍可清晰地辨别其原形。

4. 煅　煅制时应注意煅透，使酥脆易碎。

（1）明煅　取待炮炙品，砸成小块，置适宜的容器内，煅至酥脆或红透时，取出，放凉，碾碎。含有结晶水的盐类药材，不要求煅红，但需使结晶水蒸发至尽，或全部形成蜂窝状的块状固体。

明煅的目的是改变药物原有性状使之更适合临床应用。

（2）煅淬　将待炮炙品煅至红透时，立即投入规定的液体辅料中，淬酥（若不酥，可反复煅淬至酥），取出，干燥，打碎或研粉。

煅淬的目的是使药材质地疏松，有效成分易于溶出，提高疗效。

5. 蒸　取待炮炙品，大小分档，加清水或液体辅料拌匀、润透，置适宜的蒸制容器内，用蒸汽加热至规定程度，取出，稍晾，拌回蒸液，再晾至六成干，切片或段，干燥。除另有规定外，一般每 100kg 待炮炙品，用水或规定的辅料 20 ～ 30kg。

蒸法的目的是改变药物性能，扩大用药范围，如熟地黄、蒸何首乌；保存药效，利于贮存，如蒸桑螵蛸；便于软化切片，如天麻。

6. 煮　取待炮炙品大小分档，加清水或规定的辅料共煮透，至切开内无白心时，取出，晾至六成干，切片，干燥。除另有规定外，一般每 100kg 待炮炙品，用水或规定的辅料 20 ～ 30kg。

煮法的目的是降低毒性，如煮川乌；改变药性，增强疗效，如甘草水煮远志；洁净药物，如豆腐煮珍珠。

7. 炖　取待炮炙品，加入液体辅料，置适宜的容器内，密闭，隔水或用蒸汽加热炖透，或炖至辅料完全被吸尽时，放凉，取出，晾至六成干，切片，干燥。除另有规定外，一般每 100kg 待炮炙品，用水或规定的辅料 20 ～ 30kg。

炖法的目的是改变药物性能，扩大用药范围，如炖何首乌、熟地黄。

8. 煨　取待炮炙品用面皮或湿纸包裹，或用吸油纸均匀地隔层分放，进行加热处理；或将其与麸皮同置炒制容器内，用文火炒至规定程度取出，放凉。除另有规定外，每 100kg 待炮炙品，用麸皮 50kg。

煨法的目的是除去部分挥发性及刺激性成分，降低药物副作用，缓和药性，增强药效。

（四）其他制法

1. 焯　取待炮制品投入沸水中，翻动片刻，捞出。有的种子类药材，焯至种皮由皱缩至舒展、易搓去时，捞出，放入冷水中，除去种皮，晒干。

焯法的目的是杀酶、保存药性、除去非药用部分，如焯桃仁、焯苦杏仁。

2. 制霜（去油成霜）　除另有规定外，取待炮制品碾碎如泥，经微热，压榨除去大部分油脂，含油量符合要求后，取残渣研制成符合规定的松散粉末。

制霜法可以消除或降低药材的毒性或副作用，如巴豆霜、柏子仁霜。

3. 水飞　取待炮制品，置容器内，加适量水共研成糊状，再加水，搅拌，倾出混悬液。残渣再按上法反复操作数次，合并混悬液，静置，分取沉淀，干燥，研散。

水飞的目的是使药物更加纯净和细腻，便于内服和外用；防止药物在研磨时粉末飞扬；除去可溶于水的毒性物质，如水飞朱砂、雄黄。

4. 发芽　取待炮制品，置容器内，加适量水浸泡后，取出，在适宜的湿度和温度下使其发芽至规定程度，晒干或低温干燥。注意避免带入油腻，以防烂芽。一般芽长不超过 1cm。

发芽法的目的是改变药物原有性能，产生新的功效，扩大用药品种，如麦芽、稻芽。

5. 发酵　取待炮制品加规定的辅料拌匀后，制成一定形状，置适宜的湿度和温度下，使微生物生长至其中酶含量达到规定程度，晒干或低温干燥。注意发酵过程中，发现有黄曲霉菌者，应禁用。

发酵法的目的是改变药物原有性能，产生新的治疗作用，扩大用药品种，如六神曲、淡豆豉。

自 测 题

一、名词解释

1. 中药炮制　2. 炮炙　3. 炙法

二、填空题

1. 为了适应不同病情和患者体质的需要，可通过 ________ 或 ________ 的方法来改变或缓和药物偏盛的性味。
2. 炮制能增强疗效，如 ________ 炒能增强健脾胃作用，________ 炒能增强补脾止泻作用，________ 炙能增强疏肝止痛作用，________ 炙能增强润肺止咳作用等。
3. 苦杏仁、芥子、槐花等经加热处理能破坏 ________，避免有效成分损失。
4. 炮制能引药入经，如 ________ 炙入肝，________ 炙入肾。
5. 《中国药典》将中药炮制分类为 ________。
6. 明代缪希雍的《________》载有雷公炮炙十七法。
7. 姜汁炙的目的是降低药物 ________，增强 ________ 作用。
8. 饮片切后应及时 ________，以保证质量。
9. 炒焦的目的是 ________，增强 ________ 作用。
10. 麸炒时，锅加热至 ________ 时投入待炮炙品。

三、选择题

【A 型题】

1. 黄芩、苦杏仁等加热处理，具有（　　）。
   A. 杀酶保肝作用　B. 缓和药性作用
   C. 减少毒性作用　D. 便于调剂作用
   E. 产生新作用
2. 下列炮制，除（　　）外，均能降低药物的毒性。
   A. 蒸煮川乌　B. 清炒苍耳　C. 醋炙商陆
   D. 砂烫鳖甲　E. 酒蒸吴茱萸
3. 切制陈皮软化处理适用（　　）。
   A. 淋法　B. 淘洗法　C. 泡法
   D. 漂法　E. 润法
4. 切制薄片的厚度为（　　）。
   A. 0.5mm 以下　B. 1mm 以下
   C. 1 ～ 2mm　D. 1 ～ 3mm

E. 3mm 以上

5. 白芍宜切为（　　）。

A. 极薄片　B. 薄片　C. 厚片

D. 直片　E. 斜片

6. 全草类适宜切制成（　　）。

A. 片　B. 段　C. 块

D. 细丝　E. 宽丝

7.（　　）能降低药物黏腻之性，增强化痰作用。

A. 炒麸　B. 砂炒　C. 蛤粉炒

D. 滑石粉炒　E. 土炒

8.（　　）能引药上行。

A. 醋炙　B. 酒炙　C. 盐炙

D. 蜜炙　E. 油炙

9.（　　）能引药入肝。

A. 醋炙　B. 酒炙　C. 盐炙

D. 蜜炙　E. 油炙

10.（　　）具有杀酶保苷的作用。

A. 制霜　B. 焯法　C. 水飞

D. 发芽　E. 发酵

【B 型题】

（1～5 题共用备选答案）

A. 淋法　B. 淘洗法　C. 泡法

D. 漂法　E. 润法

1. 三棱软化处理宜用（　　）。
2. 昆布软化处理宜用（　　）。
3. 槟榔软化处理宜用（　　）。
4. 甘草软化处理宜用（　　）。
5. 防风软化处理宜用（　　）。

（6～10 题共用备选答案）

A. 薄片　B. 厚片　C. 段

D. 块　E. 丝

6. 黄柏宜切成（　　）。
7. 天麻宜切成（　　）。
8. 泽泻宜切成（　　）。
9. 何首乌宜切成（　　）。
10. 荆芥宜切成（　　）。

【X 型题】

1. 下列炮制能矫臭矫味的是（　　）。

A. 麸炒山药　B. 麸炒僵蚕

C. 醋淬鳖甲　D. 醋炙没药

E. 酒炙蕲蛇

2. 通过炮制可以达到（　　）的目的。

A. 增强疗效　B. 减少毒性

C. 产生新的药效　D. 改变作用趋向

E. 矫臭矫味

3.（　　）可改变药物的作用部位和趋向。

A. 蜜炙甘草　B. 酒炙黄连

C. 醋炙延胡索　D. 盐炙知母

E. 油炙蛤蚧

4. 山药可切制为（　　）。

A. 极薄片　B. 薄片　C. 厚片

D. 直片　E. 斜片

5. 炒黄的目的是（　　）。

A. 增强疗效　B. 缓和药性　C. 矫臭矫味

D. 利于保存　E. 引药入肝

6.（　　）时，需将辅料加热至滑利灵活状态时投入药材。

A. 麸炒　B. 砂炒　C. 蛤粉炒

D. 滑石粉炒　E. 以上都是

7. 能增强活血止痛作用的是（　　）。

A. 醋炙　B. 酒炙　C. 盐炙

D. 蜜炙　E. 油炙

8.（　　）可以降低药材的毒性。

A. 制霜　B. 蒸煮　C. 水飞

D. 发芽　E. 发酵

9. 制炭注意事项有（　　）。

A. 应存性　B. 火不宜大　C. 防止灰化

D. 避免复燃　E. 趁热贮藏

10.（　　）能产生新的功效，扩大用药品种。

A. 制霜　B. 煅炭　C. 水飞

D. 发芽　E. 发酵

四、问答题

1. 简述炮炙和炮制的异同点。
2. 炙法所用液体辅料有哪些？
3. 水飞的目的有哪些？
4. 药材软化处理的方法有哪些？
5. 简述麸炒的操作方法。
6. 常见的饮片类型和规格有哪些？

第 5 章
天然药物鉴定基础

学习目标

1. 素质目标：培育药品安全意识，培养敬佑生命能力。

2. 知识目标：掌握天然药物鉴定的方法和内容；熟悉天然药物鉴定的依据和程序；了解天然药物常规检查的项目。

3. 能力目标：能通过观察性状特征鉴定常用天然药物的真伪优劣。

天然药物鉴定是在继承中医药学理论和实践的基础上，应用现代科学技术研究天然药物的来源、性状、显微特征、理化特性等方面的一项重要基础工作。天然药物鉴定的任务是鉴定药物品种的真伪和品质的优劣，保证药物安全有效。

第 1 节　天然药物鉴定的依据和一般程序

一、天然药物鉴定的依据

《中华人民共和国药品管理法》（2019 年修订）第二十八条规定，药品应当符合国家药品标准。经国务院药品监督管理部门核准的药品质量标准高于国家药品标准的，按照经核准的药品质量标准执行；没有国家药品标准的，应当符合经核准的药品质量标准。国务院药品监督管理部门颁布的《中华人民共和国药典》和药品标准为国家药品标准。国务院药品监督管理部门会同国务院卫生健康主管部门组织药典委员会，负责国家药品标准的制定和修订。国务院药品监督管理部门设置或者指定的药品检验机构负责标定国家药品标准品、对照品。

第四十四条规定，药品应当按照国家药品标准和经药品监督管理部门核准的生产工艺进行生产。生产、检验记录应当完整准确，不得编造。中药饮片应当按照国家药品标准炮制；国家药品标准没有规定的，应当按照省、自治区、直辖市人民政府药品监督管理部门制定的炮制规范炮制。省、自治区、直辖市人民政府药品监督管理部门制定的炮制规范应当报国务院药品监督管理部门备案。不符合国家药品标准或者不按照省、自治区、直辖市人民政府药品监督管理部门制定的炮制规范炮制的，不得出厂、销售。

《中华人民共和国标准化法》（2017 年修订）第二条规定，本法所称标准（含标准样品），是指农业、工业、服务业以及社会事业等领域需要统一的技术要求。标准包括国家标准、行业标准、地方标准和团体标准、企业标准。国家标准分为强制性标准、推荐性标准，行业标准、地方标准是推荐性标准。强制性标准必须执行。国家鼓励采用推荐性标准。

因此，天然药物鉴定的法定依据是国家药品标准和经国务院药品监督管理部门核准或备案的药品质量标准。

药典是一个国家记载药品标准、规格的法典。《中华人民共和国药典》简称《中国药典》，依据《中华人民共和国药品管理法》《中华人民共和国疫苗管理法》等有关法律法规制定和颁布实施。《中国药典》是国家为保证人民用药安全有效、质量可控而制定的技术规范，是药品生产、供应、使用单位、检验机构和监督管理部门共同遵循的法定依据。《中国药典》是国家药品标准的重要组成部分，是国家药品标准体系的核心。

2025 年版《中国药典》由一部、二部、三部、四部及其增补本组成。一部收载中药，二部收载化学药品，三部收载生物制品及相关通用技术要求，四部收载通用技术要求、指导原则和药用辅料。《中国药典》一经实施，其所载同品种或相关内容的历版药典标准或原国家药品标准即停止使用。本教材所称《中国药典》均指 2025 年版《中华人民共和国药典》。

链 接 药品管理法关于假药、劣药的界定

《中华人民共和国药品管理法》（2019 年修订）第九十八条规定 禁止生产（包括配制，下同）、销售、使用假药、劣药。

有下列情形之一的，为假药：①药品所含成分与国家药品标准规定的成分不符；②以非药品冒充药品或者以他种药品冒充此种药品；③变质的药品；④药品所标明的适应证或者功能主治超出规定范围。

有下列情形之一的，为劣药：①药品成分的含量不符合国家药品标准；②被污染的药品；③未标明或者更改有效期的药品；④未注明或者更改产品批号的药品；⑤超过有效期的药品；⑥擅自添加防腐剂、辅料的药品；⑦其他不符合药品标准的药品。

二、天然药物鉴定的一般程序

《中国药典》收载的药材和饮片取样法、药材和饮片检定通则、显微鉴别法、杂质检查法、水分测定法、灰分测定法、浸出物测定法、挥发油测定法、色谱法等，都是天然药物鉴定方法的依据。

（一）取样

药材和饮片取样法系指供检验用药材或饮片样品的取样方法。取样的代表性直接影响到检验结果的正确性，因此必须重视取样的各个环节，取样时均应符合下列有关规定。

1. 抽取样品前，应核对品名、产地、规格等级及包件式样，检查包装的完整性、清洁程度以及有无水迹、霉变或其他物质污染等情况，详细记录。凡有异常情况的包件，应单独检验并拍照。

2. 从同批药材和饮片包件中抽取供检验用样品的原则：①总包件数不足 5 件的，逐

件取样；② 5 ～ 99 件，随机抽 5 件取样；③ 100 ～ 1000 件，按 5% 比例取样；④超过 1000 件的，超过部分按 1% 比例取样；⑤贵重药材和饮片，不论包件多少均逐件取样。

3. 每一包件至少在 2 ～ 3 个不同部位各取样品 1 份；包件大的应从 10cm 以下的深处在不同部位分别抽取；对破碎的、粉末状的或大小在 1cm 以下的药材和饮片，可用采样器（探子）抽取样品；对包件较大或个体较大的药材，可根据实际情况抽取有代表性的样品。

每一包件的取样量：①一般药材和饮片抽取 100 ～ 500g；②粉末状药材和饮片抽取 25 ～ 50g；③贵重药材和饮片抽取 5 ～ 10g。

4. 将抽取的样品混匀，即为抽取样品总量。若抽取样品总量超过检验用量数倍时，可按四分法再取样，即将所有样品摊成正方形，依对角线划“×”，使其分为四等份，取用对角两份；再如上操作，反复数次，直至最后剩余量能满足供检验用样品量。

5. 最终抽取的供检验用样品量，一般不得少于检验所需用量的 3 倍，即 1/3 供实验室分析用，另 1/3 供复核用，其余 1/3 留样保存。

（二）常规检查

《中国药典》“药材和饮片检定通则”明确，“检查”系指对药材和饮片的纯净程度、可溶性物质、有害或有毒物质进行的限量检查，包括杂质检查、水分测定、灰分测定、浸出物测定、挥发油测定、有害物质检查等。

1. 杂质检查　药材和饮片中混存的杂质系指下列各类物质：①来源与规定相同，但其性状或药用部位与规定不符；②来源与规定不同的物质；③无机杂质，如砂石、泥块、尘土等。

检查方法：①取适量的供试品，摊开，用肉眼或借助放大镜（5 ～ 10 倍）观察，将杂质拣出；如其中有可以筛分的杂质，则通过适当的筛，将杂质分出。②将各类杂质分别称重，计算其在供试品中的含量（%）。《中国药典》规定饮片中药屑及杂质通常不得过 3%。

应当注意：①药材或饮片中混存的杂质如与正品相似，难以从外观鉴别时，可称取适量，进行显微、化学或物理鉴别试验，证明其为杂质后，计入杂质重量中。②个体大的药材或饮片，必要时可破开，检查有无虫蛀、霉烂或变质情况。③杂质检查所用的供试品量，除另有规定外，按药材和饮片取样法称取。

2. 水分测定　天然药物中含有过量的水分，不仅容易霉烂变质，导致有效成分分解，而且相对地减少了实际用量而达不到治疗目的。因此控制天然药物中水分的含量对保证天然药物质量具有重要意义。《中国药典》规定饮片水分通常不得过 13%，另外特别规定了某些饮片的水分限量，如牛黄不得过 9.0%、黄芩不得过 12.0% 等。

《中国药典》收录有费休氏法、烘干法、减压干燥法、甲苯法和气相色谱法 5 种水分测定方法。烘干法适用于不含或少含挥发性成分的药物，甲苯法适用于含挥发性成分的药物，减压干燥法适用于含有挥发性成分的贵重药物，费休氏法和气相色谱法适用范围较广。

3. 灰分测定　天然药物中的灰分，包括药材本身经过灰化后遗留的不挥发性无机盐，以及药材表面附着的不挥发性无机盐类，即总灰分。各种天然药物在无外来掺杂物时，总灰分应在一定范围以内，如果所测灰分值高于正常范围，表明药材有过量泥土、砂石等无机杂质。《中国药典》规定了天然药物总灰分的最高限量，如阿胶珠不得过 4.0%、西红花不得过 7.5%、安息香不得过 0.50% 等，它对保证天然药物的纯度具有重要意义。

有些天然药物的总灰分本身差异较大，特别是组织中含草酸钙结晶较多的品种，如大黄，测定总灰分有时不足以说明外来无机物的存在，还需要测定酸不溶性灰分，即不溶于 10% 盐酸中的灰分。因天然药物所含的无机盐类（包括钙盐）大多可溶于稀盐酸中而除去，而来自泥砂等的硅酸盐类则不溶解而残留，所以测定酸不溶性灰分能较准确表明天然药物中是否有泥砂等掺杂及其含量。《中国药典》收录有总灰分测定法和酸不溶性灰分测定法。

4. 浸出物测定　是指用水或其他适宜的溶剂对药材和饮片中可溶性物质进行的测定。对于有效成分尚不明确或尚无精确定量方法的天然药物，一般可根据已知成分的溶解性质，进行浸出物的测定。天然药物中的成分在水或其他适当溶剂中，在一定的条件下其浸出物的含量大致有一定的范围，因此，可以以浸出物的含量控制天然药物的质量。《中国药典》收录有水溶性浸出物测定法、醇溶性浸出物测定法和挥发性醚浸出物测定法。

5. 挥发油测定　利用天然药物中所含挥发性成分能与水蒸气同时馏出的性质，在挥发油测定器中进行测定，适用于含大量挥发油的天然药物。

6. 有害物质检查　天然药物大多源于自然环境下生长的植物、动物或矿物，其存在有害残留物质或污染物质的概率较高。天然药物中有害残留物或污染物的种类主要是残留农药、重金属和生物毒素等。《中国药典》收录有农药残留量测定，黄曲霉毒素测定，二氧化硫残留量测定，重金属及有害元素检查和其他有害物质检查等。

（1）农药残留量测定　《中国药典》采用气相色谱 - 串联质谱法和液相色谱 - 串联质谱法测定天然药物中农药残留量，规定药材及饮片（植物类）禁用农药不得检出（不得过报告限），《中国药典》给出了 47 种禁用农药的名称和报告限，同时也规定了相关药材及饮片品种的农药最大残留限量。

（2）黄曲霉毒素测定　黄曲霉毒素是由真菌黄曲霉和寄生曲霉产生的一类代谢产物，广泛存在于自然界中。天然药物如果贮存不当，容易被黄曲霉菌污染，因此药典对天然药物中黄曲霉毒素的限量作了严格的规定。《中国药典》采用高效液相色谱法和高效液相色谱 - 串联质谱法测定天然药物中的黄曲霉毒素，对一些天然药物的黄曲霉毒素含量作了限定，如酸枣仁每 1000g 含黄曲霉毒素 B_1 不得过 5μg，黄曲霉毒素 G_2、黄曲霉毒素 G_1、黄曲霉毒素 B_2 和黄曲霉毒素 B_1 总量不得过 10μg。

（3）二氧化硫残留量测定　我国药农有用微量硫黄熏制、烘干药材的传统，但是如果用量过大、反复熏蒸，就会造成二氧化硫残留在药材当中，对人体产生毒性。因此，《中国药典》对二氧化硫残留量作了限定，除另有规定（如毛山药和光山药不得过 400mg/kg，山药片不得过 10mg/kg）外，药材及饮片（矿物类除外）的二氧化硫残留量不得过 150mg/kg。《中国药典》采用酸碱滴定法、气相色谱法、离子色谱法分别作为第一法、第二法、第三法测定经硫黄熏蒸处理过的药材或饮片中二氧化硫的残留量，可根据具体品种情况选择适宜方法进行二氧化硫残留量测定。

（4）重金属及有害元素检查　主要是指铅、汞、镉、铜、银、铋、锑、锡、砷等，这些元素超过一定浓度对人体有害。《中国药典》在“中药有害残留物限量制定指导原则”中规定了重金属及有害元素一致性限量指导值：药材及饮片（植物类）铅不得过 5mg/kg，镉不得过 1mg/kg，砷不得过 2mg/kg，汞不得过 0.2mg/kg，铜不得过 20mg/kg。药典收录的铅、镉、砷、汞、铜测定法是原子吸收分光光度法和电感耦合等离子体质谱法；重金属检查法是硫代乙酰胺或硫化钠显色反应比色法；砷盐检查法是古蔡氏法和二乙基二硫代氨基甲酸银法。

（5）其他有害物质检查　有的天然药物因寄生于有毒植物而产生有害物质，也须加以检查。例如桑寄生若寄生在夹竹桃树上，会含有夹竹桃中的强心苷而具毒性。《中国药典》规定桑寄生须作强心苷检查，以保证用药的安全。

第 2 节　天然药物鉴定的方法

鉴定天然药物的方法主要有来源鉴定、性状鉴定、显微鉴定和理化鉴定等。不同方法各有其特点和适用对象，有时还需要几种方法配合使用。

一、来源鉴定

来源鉴定又称基原鉴定，就是应用植物、动物或矿物的分类学知识，对天然药物的来源进行鉴定，以保证其基原符合药品标准。以原植物鉴定为例，其步骤如下。

1. 观察植物形态　对具有较完整植物体的天然药物，应注意其根、茎、叶、花和果实等部位的观察，其中对繁殖器官（花、果实或孢子囊、子实体等）尤应仔细观察。在观察微小的特征，如短毛、腺点、小花时，可借助放大镜或解剖镜。同时注意对药用部位进行观察。在实际工作中常遇到不完整的检品，除少数鉴定特征十分突出的品种外，一般都要追究其原植物，包括深入到产地调查，采集实物，进行对照鉴定。

2. 核对文献　根据已观察到的形态特征核对文献。首先应查考植物分类方面的著作，如《中国高等植物检索表》《中国植物志》《中国高等植物图鉴》及有关的地区性植物志等；其次再查阅中药品种鉴定方面的著作，如《全国中草药汇编》《中药大辞典》《新编中药志》《中华本草》等。必要时还需核对原始文献，以便正确鉴定。原始文献，即指第一次发现该种（新种）植物的工作者，描述其特征，予以初次定名的文献。

3. 核对标本　当知道未知种是什么科属时，可以到有关标本室核对已定学名的标本。要得到正确的鉴定，必须要求标本室中已定学名的标本正确可靠。必要时应核对模式标本（发表新种时所描述的标本）。

二、性状鉴定

性状鉴定就是通过观察天然药物的性状来鉴定天然药物的真伪优劣。“性状”系指药材和饮片的形状、大小、表面（色泽与特征）、质地、断面（折断面或切断面）及气味等特征。性状的观察方法主要用感官来进行，如眼看、手摸、鼻闻、口尝、水试、火试等方法。性状鉴定的内容，一般包括以下几个方面。

1. 形状　指药材和饮片的外形。观察时一般无须预处理，如观察很皱缩的全草、叶或花类时，可先浸湿使软化后，展平，观察。观察某些果实、种子类时，如有必要可浸软后，取下果皮或种皮，以观察内部特征。

2. 大小　指药材和饮片的长短、粗细（直径）和厚薄。一般应测量较多的样品，可允许有少量高于或低于规定的数值。测量时应用毫米刻度尺。对细小的种子或果实类，可将每 10 粒种子紧密排成一行，测量后求其平均值。测量时应用毫米刻度尺。

3. 色泽　指在日光下药材和饮片的表面色泽（颜色及光泽度）。如用两种色调复合描述颜色时，以后一种色调为主，如黄棕色，即以棕色为主。

4. 特征　指药材和饮片表面的光滑、粗糙、皮孔、皱纹、附属物等外观特征。观察时，样品一般不作预处理。

5. 质地　指用手折断药材和饮片时的感官感觉，如软硬、坚韧、疏松、致密、黏性、粉性、纤维性、脆性等特征。

6. 断面　指在日光下药材和饮片的断面色泽（颜色及光泽度），以及断面特征。如折断面不易观察到纹理，可削平后进行观察。

7. 气味　指药材和饮片的嗅感与味感。嗅感可直接嗅闻，或在折断、破碎或搓揉时进行，必要时可用热水浸润后检查。味感可取少量直接口尝，或加热水浸泡后尝浸出液。有毒药材和饮片如需尝味时，应注意防止中毒。

需要强调的是，中药“性状”的“气味”与中药性能“四气五味”的“气味”，两者含义不同。“四气”指“寒、热、温、凉”4 种药性；“五味”指“辛、甘、酸、苦、咸”5 种药味，它是药物作用的高度概括，与药物的真实味道不尽一致。如铁皮石斛性状“气微，味淡”，性能“气微寒，味甘”。

8. 水试　有些天然药物在水中或遇水能产生特殊的现象，作为鉴别特征之一。如西红花用水泡后，水液染成黄色；秦皮用水浸泡，浸出液在日光下显碧蓝色荧光；熊胆粉末投入清水中，即在水面旋转并呈黄线下沉而不扩散。这些现象常与天然药物中所含有的化学成分有关。

9. 火试　有些天然药物用火烧之，能产生特殊的气味、颜色、烟雾、闪光和响声等现象，作为鉴别特征之一。如降香微有香气，点燃则香气浓烈，有油流出，烧后留有白灰；青黛灼烧，有紫红色烟雾发生；海金沙易点燃，发出爆鸣声及闪光。

以上所述，是天然药物性状鉴定的基本顺序和内容，在描述天然药物的性状或制定质量标准时，要全面仔细观察这几个方面，但对具体天然药物的各项取舍可以不同。

链 接　经验鉴别术语

经验鉴别术语是人们在中药材鉴定实践中总结提炼出来的词语，它概括了中药材的性状特征，形象生动，言简意赅。具有这些特征的药材，一般为正品真品，而伪品或混淆品则不具备这些特征。这些术语是前人智慧的结晶，具有较强的实践指导意义。如松贝的怀中抱月、党参的狮子盘头、三七的铜皮铁骨、何首乌的云锦花纹等。

三、显微鉴定

显微鉴定是利用显微镜，依据天然药物的组织、细胞或内含物的特征，对检品进行真实性鉴定的方法，适用于单凭性状不易鉴别的天然药物及含药物粉末的制剂的鉴定。鉴定时，根据检品特性，制备不同的显微制片，依法鉴别。

1. 横切片或纵切片制片　取供试品欲观察部位，经软化处理后，用徒手或滑走切片法，切成 10 ～ 20μm 的薄片，必要时可包埋后切片。选取平整的薄片置载玻片上，根据观察对象不同，滴加甘油醋酸试液、水合氯醛试液或其他试液 1 ～ 2 滴，盖上盖玻片。必要时滴加水合氯醛试液后，在酒精灯上加热透化，并滴加甘油乙醇试液或稀甘油，盖上盖玻片观察。

2. 粉末制片　供试品粉末过四号筛或五号筛，挑取少许置载玻片上，滴加甘油醋酸试液、水合氯醛试液或其他适宜的试液，盖上盖玻片。必要时，按上法加热透化。

3. 表面制片　鉴定叶、花、果实、种子、全草等天然药物，可取叶片、萼片、花冠、果皮、种皮制作表面片。将供试品湿润软化后，剪取欲观察部位约 $4mm^2$，一正一反置载玻片上，或撕取表皮，加适宜的试液或加热透化后，盖上盖玻片。

此外，还有解离组织制片、磨片制片、花粉粒与孢子制片、中成药制片等。

观察淀粉粒一般用甘油醋酸试液或蒸馏水装片，观察糊粉粒用甘油装片，观察菊糖可用乙醇装片或用水合氯醛液装片不加热立即观察。为了使细胞组织能观察清楚，需用水合氯醛液加热透化，在透化后滴加稀甘油少许以防止放冷后析出水合氯醛结晶。

为了确定细胞壁及细胞后含物的性质，可用适当的试液进行显微化学反应。如纤维素细胞壁遇氯化锌碘试液显蓝色，木质化细胞壁加间苯三酚和浓盐酸显红色，木栓化细胞壁加苏丹Ⅲ呈橘红色至红色，草酸钙晶体加入硫酸溶解并析出针状硫酸钙结晶等。

四、理化鉴定

理化鉴定系指用化学或物理的方法，对天然药物中所含某些化学成分进行的鉴别试验，以鉴定天然药物的真伪优劣的一种方法，包括物理、化学、光谱、色谱等鉴别方法。

（一）一般理化鉴别

1. 物理常数测定　物理常数包括相对密度、旋光度、折光率、硬度、黏稠度、沸点、熔点等，药材中掺有其他物质时，物理常数就会随之改变，这对于挥发油类、油脂类、树脂类、液体类、加工品类及提取物类天然药物的真实性和纯度的鉴定具有重要意义。

2. 显色反应　利用天然药物的化学成分能与特定的化学试剂产生特殊的颜色反应来鉴别天然药物的真伪。例如，茯苓粉末加碘化钾碘试液 1 滴，显深红色。

3. 沉淀反应　利用天然药物的化学成分能与特定的化学试剂产生特殊的沉淀反应来鉴别天然药物的真伪。例如，厚朴酸性乙醇提取液，加碘化钾试剂，生成橙红色沉淀。

4. 泡沫反应和溶血指数的测定　利用皂苷的水溶液振摇后能产生持久性的泡沫和溶解红细胞的性质，可测定含皂苷类成分天然药物的泡沫指数或溶血指数作为质量指标。例如，对远志的鉴别采用溶血试验，对猪牙皂的鉴别采用泡沫反应。

5. 微量升华　利用天然药物中所含的某些化学成分，在一定温度下能升华的性质，获得升华物，在显微镜下观察其形状、颜色及化学反应。例如，麻黄粉末微量升华，得细小针状或颗粒状结晶。

6. 显微化学反应　指在显微镜下进行观察的化学定性反应。例如，肉桂粉末加氯仿 2 ～ 3 滴，略浸渍，速加 2% 盐酸苯肼 1 滴，可见黄色针状或杆状结晶。

7. 荧光分析　是利用天然药物中所含的某些化学成分，在紫外线或日光下能产生一定颜色荧光的性质，来鉴别天然药物真伪。例如，延胡索药材断面或粉末置紫外线灯下观察，均有亮黄色荧光。

（二）光谱及色谱鉴别

1. 色谱法　又称层析法，是利用化学成分在流动相与固定相中的分配系数差异而使各组分分离，根据分离所得色谱图进行分析鉴定的一种方法。常用的方法有纸色谱法（PC）、薄层色谱（TLC）、气相色谱（GC）及高效液相色谱（HPLC）等。

2. 光谱法　是通过测定物质在特定波长处或一定波长范围内对光的吸收度而对该物质进行定性分析和定量分析的方法。所用仪器有紫外分光光度计、可见分光光度计、红外分光光度计和原子吸收分光光度计。

3. 色谱 - 光谱联用分析法　适用于天然药物化学成分的结构鉴定。常用方法有气相 - 质谱（GC-MS）、红外质谱（IR-MS）、高效液相 - 质谱（HPLC-MS）及质谱 - 质谱（MS-MS）等。

链 接　中药指纹图谱鉴定技术

中药指纹图谱是运用现代分析技术对中药信息以图形（图像）的方式进行表征并加以描述。因为这些图谱像人的指纹一样具有特征性，故而得名。按不同的测定手段进行分类，中药指纹图谱分为中药化学指纹图谱和中药生物指纹图谱。中药化学指纹图谱是指运用色谱、光谱等技术测定中药所含各种化学成分而建立的指纹图谱，能客观地揭示和反映样品真伪及质量，常用于中药及其复方制剂的质量研究。中药生物指纹图谱主要是测定中药的 DNA 图谱，由于每个物种基因的唯一性和遗传性，中药 DNA 指纹图谱可用于对中药的种属鉴定、动植物分类研究和品质研究。目前获得指纹图谱的主要手段是色谱法、波谱法、X- 射线衍射法和分子生物学法。

第 3 节　天然药物鉴定的内容

一、根类天然药物

根类天然药物包括药用为根或以根为主带有部分根茎的药材。根没有节、节间和叶，一般无芽。

（一）性状鉴别

根多为圆柱形或长圆锥形，有的肥大为块根，呈圆锥形或纺锤形等。双子叶植物根通常主根明显，常有分枝；少数根细长如须，集生于根茎上，如威灵仙、龙胆。根的表面常有纹理，有的可见皮孔，有的顶端有根茎或茎基，根茎俗称“芦头”，上有茎痕，如人参、党参。根的质地和断面因品种而异，有的质重坚实，有的体轻松泡；折断时或有粉尘散落（淀粉粒），或呈纤维性、角质样等。

观察根的横断面，应注意区分双子叶植物根和单子叶植物根。双子叶植物根通常有一圈形成层环纹，环内木质部范围较环外的皮部大，中央无髓部，自中心向外有放射状纹理，木部尤为明显，外表常有栓皮。单子叶植物根有一圈内皮层环纹，维管柱一般较皮部小，中央有髓部，自中心向外无放射状纹理，外表无木栓层，有的具较薄的栓化组织。另外，应注意根的断面组织中有无分泌组织散布，如伞形科植物当归、白芷等含有黄棕色油点。

（二）显微鉴别

根类天然药物的组织鉴别，第一，应根据维管束的类型、形成层的有无区分单子植物根叶和双子叶植物根。第二，应注意分泌组织及细胞后含物的有无及分布，如当归有油室，党参有乳管，人参有树脂道，麦冬有针晶，葛根有淀粉粒，桔梗有菊糖等。双子叶植物的分泌组织主要分布于韧皮部和皮层，而单子叶植物的分泌组织主要分布于皮层和髓部。第三，应注意保护组织的类型，以及有无韧皮纤维、木纤维、石细胞等厚壁组织，有无异常构造，有无髓部等。

根类天然药物的粉末鉴别，应重点观察韧皮纤维、木纤维、晶纤维、分隔纤维、石细胞等厚壁组织，草酸钙晶体、硅质块、淀粉粒、菊糖等细胞后含物，树脂道、乳汁管、分泌细胞等分泌组织，以及导管、木栓细胞等。

二、根茎类天然药物

根茎类天然药物是指以地下茎为主要药用部位的药材，包括根茎、块茎、球茎和鳞茎。

（一）性状鉴别

根茎类天然药物的性状鉴别重点是形状、表面和断面特征。依据形状和表面特征可以区分根茎、块茎、球茎和鳞茎。依据断面特征可以区分单子叶植物与双子叶植物的根茎，前者外表常有表皮或具较薄的栓化组织，内皮层环纹明显，皮层及中柱均有维管束小点散布，无形成层环，髓部不明显，如玉竹、黄精；后者常有木栓层，维管束环状排列，可见形成层环，中央有明显的髓部，如黄连、苍术。

（二）显微鉴别

根茎类天然药物的组织鉴别，首先应根据维管束的类型和排列形式，判断其为蕨类、单子叶或双子叶植物的根茎。其次应注意分泌组织、草酸钙晶体、厚壁组织的有无及分布，如苍术有油室，石菖蒲、干姜有油细胞，天南星、白及有含草酸钙针晶束的黏液细胞，苍术的木栓层中有石细胞带，味连的皮层和中柱鞘部位有石细胞，菊科、桔梗科植物根茎常含有菊糖，天麻含多糖类物质等，还应注意木栓层、根被等保护组织的形态和类型。

三、茎木类天然药物

茎木类天然药物主要指以木本植物的茎或茎的某部分入药的药材，分为茎类天然药物和木类天然药物。前者包括木本植物的茎藤，如川木通、海风藤、鸡血藤；茎枝，如桂枝、桑枝、桑寄生；茎刺，如皂角刺；茎髓，如通草、小通草、灯心草；以及带附属物的茎枝，如鬼箭羽、钩藤。后者指含有树脂的木材或木质茎的心材，如沉香、降香、檀香、苏木等。

（一）性状鉴定

1. 茎类天然药物　应注意其形状、大小、表面、颜色、粗细、质地、折断面及气、味等，带叶的茎枝，还应观察叶的特征。木质藤本植物的茎枝多呈圆柱形或扁圆柱形，多扭曲不直，粗细不一。表面多呈棕黄色灰棕色或灰褐色，少数具特殊颜色。表面粗糙，可见深浅不一的裂纹及皮孔，节膨大，具叶痕及枝痕。质地坚实，断面纤维状或裂片状，平整横切面木质部占大部分，呈放射状结构，有的导管小孔明显可见，如关木通、青风藤；有的可见特殊环纹，如鸡血藤。气味常可帮助鉴别，如海风藤味苦有辛辣感，而青风藤味苦无辛辣感。

2. 木类天然药物　多呈不规则块状、厚片状或长条状，常有刀削痕。颜色不一，如苏木呈黄红色至棕红色，降香呈紫红色或红褐色。质地常致密而重，沉水或半沉水，有的不沉水，如降香沉水，沉香沉水或半沉水，白木香不沉水。断面常有明显年轮。气味常因品种而异，如沉香气香特异，味苦，降香气香，味微苦；苏木则气微，味微涩。

（二）显微鉴别

1. 茎类天然药物的组织构造

（1）周皮或表皮　注意观察木栓细胞的形状、层数、增厚情况，落皮层有无等，幼嫩木质茎周皮尚不发达，常可见表皮组织。

（2）皮层　注意观察其存在与否及在横切面所占比例。木栓形成层如发生在皮层以内，则初生皮层就不存在，而由栓内层（次生皮层）所代替；木栓形成层如发生在皮层，则初生皮层部分存在，其外方常具有厚角组织或厚壁组织。

（3）韧皮部　由筛管、韧皮射线和韧皮薄壁组织组成，注意观察各种细胞的形态及排列情况，有无厚壁组织、分泌组织等。

（4）形成层　一般都呈环状，注意是否明显。

（5）木质部　观察导管、木薄壁细胞、木纤维及木射线细胞的形状和排列情况。木质藤本的导管孔径较大。

（6）髓部　大多由薄壁细胞构成，多具明显的细胞间隙，细胞壁有时可见单纹孔，有的髓周具厚壁细胞，散在或形成环髓纤维或环髓石细胞。

2. 木类天然药物的组织构造　在观察时，应分别做 3 个方向的切面，即横切面、径向纵切面与切向纵切面。

（1）导管　导管分子的形态、直径及长度、导管壁上纹孔的类型。

（2）木纤维　占木材的大部分，通常为单个狭长的厚壁细胞，细胞腔狭小，壁厚有斜裂隙状的单纹孔；少数细胞腔较宽。有些纤维胞腔中具有中隔，称为分隔纤维。

（3）木薄壁细胞　细胞壁有时增厚或有单纹孔，大多木质化。有时内含淀粉粒或草酸钙结晶。

此外，还应该观察药材的木射线细胞及其后含物。

四、皮类天然药物

皮类天然药物是指以植物的茎干、枝条和根的形成层以外的部分入药的药材。

（一）性状鉴别

主要观察其形状、外表面、内表面、质地、折断面、气味等特征。由于原植物、生长年限、取皮部位、采收加工方法和干燥程度不同，其性状特征也各有不同。

1. 形状　干皮多粗大而厚，呈长条状或板片状；枝皮则呈细条状或卷筒状；根皮多呈短片状或短小筒状。常用下列术语描述：①平坦：皮片呈板片状，较平整，如杜仲、黄柏。②弯曲：皮片向内表面横向弯曲，取自枝干或较小茎干的皮，易收缩而呈弯曲状。③反曲：皮片向外表面略弯曲，皮的外层在凹下的一面，如石榴根皮。④槽状：皮片向一面卷曲的程度较大，形成半管状，如合欢皮。⑤筒状：皮片向一面卷曲，以至两侧相接，形成管状，如牡丹皮。⑥单卷状：皮片向一面卷曲，以至两侧重叠，如肉桂（桂通）。⑦双卷筒状：皮片两侧各自向内卷成筒状，如厚朴（如意朴）。⑧复卷筒状：几个单卷或双卷状的皮片，相互重叠在一起，如锡兰肉桂。

2. 外表面　指皮的外侧，通常为木栓层，加工后的木栓层或多或少被刮去。常用下列术语描述：①平滑：外表面比较平滑，没有显著的突出物、皱纹或裂纹，如桦树皮。②鳞片状：因新的木栓形成层局部地发生，老的木栓层或落皮层呈片状剥离，故外表面呈片状开裂或剥离后留下片状疤痕，如地骨皮、香加皮。③皱纹：树皮在干燥时，通常横向收缩而形成纵皱纹，皱纹的粗细及形状常因树种而不同。④裂纹：由于树干的增粗，使老树皮外部的死亡组织开裂而产生纵裂纹或横裂纹。裂纹的形式也常因树种而异。

⑤皮孔：多数树皮可见皮孔，尤以枝皮为显著。皮孔的边缘略凸起，而中央略凹下。皮孔的形状、大小、排列、密度及颜色等也因树种而异。⑥附生物：干皮上常有斑片状的苔藓、地衣等附生物，它们的颜色常与木栓层表面的颜色不同。而根皮和被刮过的树皮则见不到。⑦刺和钉状物：少数枝、干皮上有刺，如红毛五加皮；或有钉状物，如海桐皮。

3. 内表面　皮的内表面色浅，一般比较平滑或有粗细不等的纵向皱纹，有的显网状纹理。含挥发油的皮类物材，内表面划之显油痕，如肉桂、厚朴等。

4. 折断面　皮类天然药物折断面的特征与其组织构造和排列方式有关，具有鉴别意义。常见下列类型：①平坦状：组织中富含薄壁细胞而无纤维束或石细胞群的皮，折断面较平坦，无显著突起物，如牡丹皮、白鲜皮。②颗粒状：组织中富含石细胞群的皮，折断面常呈颗粒状突起，如肉桂。③纤维状：组织中富含纤维的皮，折断面有纤维状或刺状物突起，如桑白皮、秦皮。④层片状：组织中纤维束与薄壁组织呈环带状间隔排列，形成明显的层片状，如苦楝皮、黄柏。⑤其他：有的在折断时有胶质丝状物相连，如杜仲；有的皮在折断时有粉尘出现，如白鲜皮；有的皮片断面外层较平坦或呈颗粒状，内层呈纤维状，如厚朴。

5. 气味　皮类天然药物有各自的独特气味。如香加皮和地骨皮，前者有特殊香气、味苦而有刺激感，后者气味均较微弱；肉桂与桂皮外形亦较相似，但肉桂味甜而微辛，桂皮则味辛辣而凉。

（二）显微鉴别

皮类天然药物的组织构造包括周皮、皮层和韧皮部三部分。

1. 周皮　包括木栓层、木栓形成层与栓内层。木栓层细胞扁平形，壁薄，栓化或木化，含黄棕色或红棕色物质。栓内层位于木栓形成层的内侧，细胞壁不栓化，不含有色物质。栓内层发达时，其内侧距木栓形成层较远的细胞多为不规则形，不易与皮层细胞区别。

2. 皮层　多为薄壁细胞，靠近周皮部分常分化成厚角组织。皮层中可见纤维、石细胞和各种分泌组织，如油细胞、乳管、黏液细胞等，并有细胞内含物，如淀粉粒和草酸钙结晶。

3. 韧皮部　包括韧皮部束和射线两部分。射线可分为髓射线、韧皮射线两种。髓射线较长，呈弯曲状，外侧渐宽成喇叭口状；韧皮射线较短。射线的宽度和形状在鉴别时较为重要。注意观察韧皮部中的纤维、石细胞有无存在，观察其形状、壁的厚度、纹孔、木化程度、存在形式和排列情况。注意有无分泌组织、淀粉粒及草酸钙结晶等。

皮类天然药物的粉末主要观察各种细胞的形状、长度及宽度、细胞壁的厚度、孔沟及层纹和后含物等，不含木质部的组织，如导管、木纤维等。这些特征在鉴定上具有实际意义。

五、叶类天然药物

叶类天然药物多用完整的已长成的干燥叶，也有只用嫩叶的，如苦竹叶。大多为单叶，仅少数是用复叶的小叶，如番泻叶。也有的用枝梢和叶，如侧柏叶。

（一）性状鉴别

叶类天然药物质地较薄，常皱缩卷曲或破碎。在性状观察时，可将叶片用水浸泡后展开，必要时可借助放大镜或对光透视。重点观察叶的类型和叶片的颜色、形状、大小、质地及其表面的毛茸、腺点等附属物特征。叶的气味，可直接嗅闻，也可在破碎、揉搓或热水浸泡后嗅闻与口尝。

（二）显微鉴别

叶类天然药物的显微鉴别主要观察叶表皮、叶肉及叶的中脉三部分的特征，同时应作叶片的上下表面透化制片或粉末制片观察。粉末鉴别时应注意以下特点：①表皮：细胞的形状、大小、垂周壁的弯曲程度、增厚情况、角质层厚度等。②气孔：类型、大小、保卫细胞等。③毛茸：腺毛头部及柄部细胞的形状、数目及排列情况等，非腺毛的细胞数目、形状、细胞壁的厚薄及疣状突起等。④厚壁组织：纤维常存在于叶脉碎片中，有的为晶纤维，如番泻叶，石细胞较少见。⑤分泌组织：有无及其类型。

六、花类天然药物

花类天然药物包括完整的花、花序或花的某一部分。有些药物是用完全开放的花，如洋金花、红花；有些则是用花蕾，如辛夷、槐米。当用花序作药物时有的是采摘未开放的花序，如头状花序款冬花；有的采摘的是已开放的花序，如菊花、旋覆花；夏枯草采收的是果穗。还有些药物只用花某部分，如莲须系雄蕊、玉米须系花柱、西红花系柱头、蒲黄系花粉粒。

花类天然药物经过采制、干燥，常干缩、破碎而改变形状，常见的有圆锥状、棒状、团簇状、丝状、粉末状等；颜色较新鲜时有所改变，气味较新鲜时淡一些。鉴别时，以整花入药者，注意观察花托、花萼、花瓣、雄蕊和雌蕊的数目及其着生位置、形状、颜色、被毛与否、气味等；以花序入药者，除观察单朵花外，需注意观察花序的类别、总苞片或苞片等。如花序或花很小，需将药材在水中浸泡后借助放大镜、解剖镜进行仔细观察。

七、果实类天然药物

果实类天然药物常采用完全成熟或将近成熟的果实，少数为幼果，如枳实。有的用整个果穗，如桑椹、夏枯草；有的用完整的果实，如枸杞子、女贞子；有的用果实的一部分或部分果皮或全部果皮，如陈皮、大腹皮、石榴皮；也有的用带有部分果皮的果梗，如甜瓜蒂、柿蒂是果实上的宿萼入药；橘络、丝瓜络仅以中果皮部分的维管束入药。

应注意观察果实形状、大小、颜色、顶端、基部、表面、质地、断面及气味等特征。有的果实带有附属物，如顶端有花柱基，下部有果梗或果梗脱落的痕迹，如枳实、香橼；有的带有宿存的花被，如地肤子。果实的表面大多干缩而有皱纹，果皮表面有的具光泽或具毛茸，有的可见凹下的油点，如陈皮、吴茱萸。有些伞形科植物的果实，表面具有隆起的肋线，如小茴香、蛇床子。有的果实具有纵直棱角，如使君子。如为完整的果实，观察外形后，还应观察内部的种子，注意其子房室数和胎座。有的果实具浓烈的香气，可作为鉴别依据。

八、种子类天然药物

种子类天然药物采用成熟种子入药，包括种皮和种仁。多用完整的种子，少数用种子的一部分，如肉豆蔻衣、龙眼肉是假种皮，绿豆衣、花生衣是种皮，肉豆蔻用除去种皮的种仁，莲子心用胚。还有的用种子的加工品，如大豆黄卷、淡豆豉。

重点观察种子的形状、大小、颜色、表面纹理、种脐、合点、种脊、质地、剖面及气、味等。种子的形状大多呈球形、类球形或扁球形，少数呈线形、纺锤形、心形、肾形、马蹄形等。种皮的表面常有各种纹理，如王不留行具颗粒状突起，蓖麻子带有色泽鲜艳的花纹；也有的具毛茸，如马钱子。少数种子表面除种脐、合点和种脊外，还有种阜存在，如巴豆、蓖麻子、千金子等。剥去种皮可见种仁，有的种子具发达的胚乳，如马钱子；无胚乳的种子，其子叶常特别肥厚，如杏仁。有的种子浸入水中具有黏性，如车前子、葶苈子。有些可取厚切片加化学试剂观察有无淀粉粒、糊粉粒、脂肪油或特殊成分。

九、全草类天然药物

全草类天然药物大多以草本植物的地上部分入药，如薄荷、藿香；有的带有根及根茎，如紫花地丁、蒲公英；有的以草质茎或肉质茎入药，如麻黄、肉苁蓉；有的带有花和果实，如荆芥、仙鹤草。需要注意的是，全草类天然药物主要是由草本植物的全株或地上的某些器官直接干燥而成的，因而性状鉴别尤为重要。全草类天然药物的鉴定，应综合观察其根、茎、叶、花、果实和种子的性状特征。其原植物的特征一般能反映该药材性状的特征，因此，此类天然药物的来源鉴定尤为必要。这类药物因采收加工、包装或运输而皱缩、破碎，如有完整的叶、花，可在水中浸泡展开后观察。

自 测 题

一、名词解释

1. 药典 2. 性状 3. 水试 4. 火试 5. 总灰分

二、填空题

1. 国务院药品监督管理部门颁布的________和________为国家药品标准。
2. 天然药物鉴定的法定依据是国务院药品监督管理部门颁布的________和________及其________的药品质量标准。
3. 药典是一个国家记载药品________、________的法典。
4. 国家药品标准体系的核心是________。
5. 黄棕色以________色为主。
6. 色泽是指在________光下药材和饮片的表面色泽。

7. 如果所测灰分值高于正常范围，表明药材有过量 ________ 杂质。
8. 天然药物中有害残留物或污染物的种类主要是 ________、________ 和 ________ 等。
9. 叶类天然药物的显微鉴别主要观察 ________、________ 及 ________ 三部分的特征。
10. 天然药物真实性鉴定包括 ________、________、________ 及 ________ 等。
11. 天然药物纯度检定是检查样品中 ________ 及其数量是否 ________ 规定的限度。
12. 天然药物品质优良度检定包括 ________、________ 含量的测定和 ________，以确定检品的 ________ 是否合乎规定。
13. 杂质包括天然药物原植（动）物的 ________、________ 和 ________。
14. 水分超过一定限度可引起天然药物 ________、________ 和 ________。
15. 从同批天然药物包件中抽取检定用样品的原则：天然药物总包件在 100 件以下的，取样 ________ 件；100～1000 件按 ________ 取样；超过 1000 件的，超过部分按 ________ 取样；不足 5 件的，________ 取样；对于贵重天然药物，不论包件多少均 ________ 取样。
16. 显微化学反应是在 ________ 下进行观察的化学定性反应，方法是将天然药物 ________、________ 或 ________ 少量，置于 ________ 上，滴加某种试液，加 ________，在 ________ 下观察反应结果。

三、选择题

【A 型题】

1. 制作透化装片时，为防止结晶，可在透化后滴加（　　）少许。
   A. 蒸馏水　B. 稀甘油　C. 稀醋酸
   D. 无水乙醇　E. 水合氯醛
2. 观察天然药物粉末中的后含物时，常用（　　）装片。
   A. 蒸馏水　B. 甘油　C. 乙醇
   D. 硝酸铬　E. 水合氯醛
3. 天然药物鉴定的取样量，一般不少于实验所需用量的（　　）。
   A. 2 倍　B. 3 倍　C. 4 倍
   D. 5 倍　E. 6 倍
4. 天然药物原植（动）物鉴定，是要确定其正确的（　　）。
   A. 药材名　B. 药材拉丁名
   C. 科属　D. 原植（动）物学名
   E. 商品名
5. 下列除（　　）外均属性状鉴定的内容。
   A. 水试　B. 火试　C. 荧光分析
   D. 气　E. 味
6. 显微观察常用的透化剂是（　　）。
   A. 蒸馏水　B. 稀甘油
   C. 甘油醋酸试液　D. 乙醇
   E. 水合氯醛
7. 在显微镜下观察菊糖应当用（　　）。
   A. 乙醇装片　B. 水合氯醛装片加热
   C. 甘油装片　D. 蒸馏水装片
   E. 苏丹Ⅲ试液装片
8. 下列除（　　）外均属理化鉴定方法。
   A. 荧光分析　B. 微量升华
   C. 显微化学反应　D. 物理常数测定
   E. 火试
9. 按照天然药物的取样原则，一批贵重天然药物 300 件，其取样件数是（　　）。
   A. 5 件　B. 8 件　C. 15 件
   D. 30 件　E. 300 件
10. 按照天然药物的取样原则，一批天然药物 1500 件，其取样件数是（　　）。
   A. 50 件　B. 55 件　C. 75 件
   D. 100 件　E. 150 件

【B 型题】

（1～5 题共用备选答案）

A. 含挥发性成分的药材
B. 含挥发性成分的贵重药材
C. 不含或少含挥发性成分的药材
D. 动物类药材

E. 大多数药材

1. 甲苯法测定水分适用于（　　）。

2. 烘干法测定水分适用于（　　）。

3. 减压干燥法测定水分适用于（　　）。

4. 费休氏法测定水分适用于（　　）。

5. 气相色谱法测定水分适用于（　　）。

（6 ～ 10 题共用备选答案）

A. 淀粉粒　B. 菊糖　C. 挥发油

D. 糊粉粒　E. 黏液

6. 加碘液呈暗黄色的为（　　）。

7. 加碘液显蓝紫色的为（　　）。

8. 加钌红试液显红色的为（　　）。

9. 加锇酸试液显黑色的为（　　）。

10. 加 25%α- 萘酚和浓硫酸显紫红色的为(　　)。

【X 型题】

1. 药典是（　　）共同遵循的法定依据。

A. 药品生产　B. 供应

C. 使用单位　D. 检验机构

E. 监督管理部门

2. 质地是指用手折断药材和饮片时的感官感觉，如（　　）。

A. 软硬　B. 疏松　C. 皱缩

D. 粉性　E. 脆性

3. 如需观察（　　）的完整形态，应用解离组织制片。

A. 纤维　B. 石细胞　C. 油细胞

D. 导管　E. 管胞

4. 表面制片多用于鉴定（　　）类天然药物。

A. 叶　B. 花　C. 果实

D. 种子　E. 全草

5. 天然药物鉴定的方法有（　　）。

A. 来源鉴定　B. 性状鉴定

C. 显微鉴定　D. 理化鉴定

E. 生物检定

6. 原植物鉴定的步骤有（　　）。

A. 观察植物形态　B. 核对文献

C. 核对标本　D. 请专家鉴定

E. 水试

7. 显微鉴定常用的显微标本片有（　　）。

A. 徒手切片　B. 石蜡切片

C. 粉末制片　D. 表面制片

E. 解离组织片

8.《中国药典》规定的水分测定方法有（　　）。

A. 红外线干燥法　B. 减压干燥法

C. 烘干法　D. 甲苯法

E. 气相色谱法

9. 药材取样法中每一包件的取样量一般为（　　）。

A. 一般药材 100 ～ 500g

B. 粉末状药材或饮片 25 ～ 50g

C. 粉末状药材或饮片 50 ～ 100g

D. 贵重药材 5 ～ 10g

E. 贵重药材 10 ～ 20g

四、问答题

1. 天然药物鉴定的目的和意义是什么？

2. 什么是性状鉴定？其内容包括哪几个方面？

3. 根及根茎类天然药物的性状鉴别内容主要有哪些?

4. 皮类天然药物的性状鉴别主要观察哪些特征?

5. 如何获知叶类天然药物的气味?

6. 鉴别花类天然药物时重点观察哪些内容?

7. 果实种子类天然药物的性状鉴别特征有哪些?

8. 对叶类天然药物进行显微鉴别时应注意哪些特点?

下篇 各 论

第 6 章 药用植物类群及植物类天然药物

学习目标

1. 素质目标：培育“标准”意识，培养药学服务能力。

2. 知识目标：掌握重点天然药物（带*者）的鉴定特征和炮制方法；熟悉常用天然药物的功能主治；了解常用天然药物的采收、加工、贮藏方法。

3. 能力目标：能综合运用四大鉴定方法对天然药物的真伪优劣作出鉴定；能指导合理使用天然药物；能合理采收、依法炮制、科学储存天然药物。

第 1 节 孢子植物类天然药物

一、孢子植物概述

在植物界，藻类、菌类、地衣植物门、苔藓植物门、蕨类植物门的植物都能产生孢子并用孢子进行有性生殖，因而称为孢子植物。孢子是无性生殖过程中产生的一种生殖细胞，孢子的产生不经过减数分裂，单个孢子即可发育成一个新的植物体。

（一）藻类植物

藻类植物（algae）是一类结构简单，没有根、茎、叶分化，具有光合色素，能进行自养生活的原始低等植物。藻体为单细胞或多细胞的群体、丝状体、叶状体、枝状体等，小的只有几微米，大的长达百米，如生长在太平洋中的巨藻。由于所含各种色素比例不同，藻体呈现不同的颜色。根据藻类植物细胞所含色素、贮藏物以及藻体的形态构造、繁殖方式、细胞壁成分等方面的差异，通常将藻类植物分为蓝藻门、裸藻门、绿藻门、轮藻门、金藻门、甲藻门、红藻门和褐藻门。

藻类植物约有 3 万种，广泛分布于世界各地，大多生活于水中，少数生活在潮湿的土壤、树皮、岩石或花盆壁上。

（二）菌类植物

菌类植物（fungi）没有根、茎、叶的分化，一般无光合色素，营养方式为异养，包括寄生、腐生和共生。菌类在地球的各个角落几乎都有分布，在空气、土壤、水中和生物体内外都有它们的踪迹。菌类在分类学上常分为细菌门、黏菌门和真菌门，真菌与药用关系较为密切。

真菌的细胞有细胞壁、细胞核，不含光合色素，也没有质体，是一种典型的真核异养性植物。除少数种类为单细胞外，绝大多数真菌是由多细胞菌丝构成的。组成一个菌体的全部菌丝称为菌丝体。在正常生长时期，菌丝体是疏松的。但在环境条件不良或繁殖的时候，菌丝相互紧密交织在一起形成各种不同的菌丝组织体。例如：①有的真菌的菌丝组成坚硬的核状体，称为菌核，小者如米粒（麦角），大者如篮球（茯苓）；②有的真菌在生殖时期，形成有一定结构和形状、能产生孢子的菌丝体，称为子实体，如蘑菇的子实体呈伞状，马勃的子实体呈球形；③有的真菌首先形成容纳子实体的褥座，称为子座；子座形成后，在子座上面形成子实体，如冬虫夏草从虫尸上长出的棒状物即为子座。

真菌门是植物界很大的一个类群，通常认为有 12 万～15 万种。我国有药用菌物 826 种。

链 接　植物的营养方式

植物的营养方式分为自养和异养两种。植物通过光合作用制造有机物来维持生活的营养方式，称为自养；某些植物不含光合色素，必须摄取现成的有机物来维持生活的营养方式，称为异养。异养包括寄生、腐生和共生。从活的动植物吸取养分的称为寄生；从死的动植物或无生命的有机物中吸取养分的称为腐生；从活的动植物体上吸取养分，同时又为该活体提供有利的生活条件，从而彼此间互相受益、互相依赖的称为共生。

（三）地衣植物门

地衣（lichen）是由真菌和藻类组成的共生复合体。在这个复合体中，主导部分是真菌，菌丝缠绕藻细胞，并从外面包围藻类，使藻类与外界隔绝。藻类是自养植物，真菌是异养植物。藻类光合作用制造的养料供给整个植物体，而菌类则吸收水、无机盐和二氧化碳，为藻类的光合作用提供原料，它们之间是共生。

根据形态，地衣可分为以下 3 种类型。

（1）壳状地衣　地衣体为呈各种颜色的壳状物，菌丝紧密附着于树干或石壁，很难剥离，如网衣、文字衣、茶渍衣等。

（2）叶状地衣　地衣体扁平呈叶片状，有背、腹性，以假根或脐固着在基物上，易剥离，如石耳、梅衣等。

（3）枝状地衣　地衣体直立，呈树枝状、柱状、丝状，仅基部附着在基质上，如松萝、雪茶等。

地衣的耐旱性和耐寒性很强，干旱时休眠，雨后即恢复生长。它们分布极为广泛，可以生长在瘠薄的峭壁、岩石、树皮或荒漠上。

（四）苔藓植物门

苔藓（bryophyte）是结构最简单的高等植物，植物体为扁平叶状体（苔）或具茎、叶的分化（藓），无真根，靠表皮突起的单细胞或多细胞形成的丝状物（假根）吸收和固着。植物体内无维管束，不可能长高。叶多数是由一层细胞组成，既能进行光合作用，又能直接吸收水分和养料。根据营养体的形态构造，传统上将苔藓植物分为苔纲和藓纲。

苔藓植物遍布于世界各地，多生于阴湿多水的地方，沙漠与海水中无，是植物从水生到陆生过渡形式的代表。

（五）蕨类植物门

蕨类植物（pteridophyte）有根、茎、叶的分化，是介于苔藓植物和裸子植物之间的一类高等植物；具有较为原始的维管系统，属于维管植物；但不开花，没有果实和种子，靠孢子繁殖后代，属于孢子植物。其生活史具有明显的世代交替，配子体和孢子体都能独立生活，并以孢子体占优势，精子有鞭毛，受精离不开水，多数适合生活在阴湿的环境中。

蕨类植物大都为土生、石生或附生，少数是水生或亚水生的，适于在林下、山野、沟谷、溪边、沼泽地等较阴湿的地方生长，常为森林中草本层的重要组成部分。在我国多数分布于西南地区和长江流域以南各省。

二、常用天然药物

昆布 Laminariae Thallus；Eckloniae Thallus

【来源】　为褐藻门海带科植物海带 *Laminaria japonica* Aresch. 或翅藻科植物昆布 *Ecklonia kurome* Okam. 的干燥叶状体。

【植物形态】

（1）海带　藻体褐色，类革质，单条，片状，不分枝。固着器为数次叉状分枝的假根组成。柄部较短，下部呈圆柱形，上部扁压。带片光滑，全缘，但具有波状褶皱。

（2）昆布　藻体褐色，类革质，分为固着器、柄和带片三部分，固着器呈分枝状，柄为圆柱形，上部叶状带片扁平，不规则羽状分裂，表面略有皱褶，边缘有粗锯齿（图 6-1）。

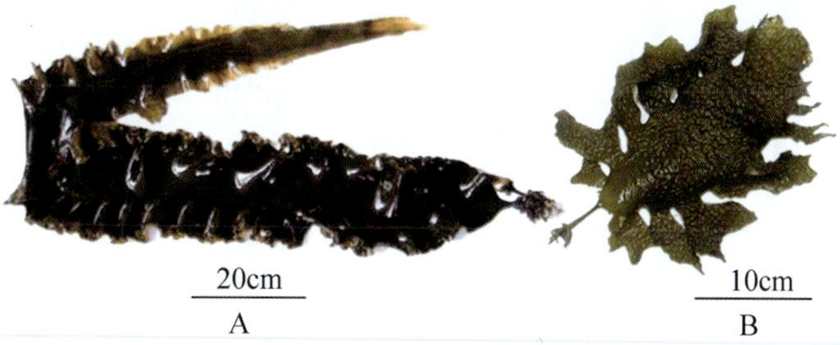

图 6-1　昆布基原植物

A. 海带；B. 昆布

【产地】　海带主产于山东、辽宁沿海；昆布主产于福建、浙江沿海。

【采制】　夏、秋两季采捞，晒干。

【性状鉴定】

（1）海带　卷曲折叠成团状，或缠结成把。全体呈黑褐色或绿褐色，表面附有白霜。用水浸软则膨胀成扁平长带状，长 50 ～ 150cm，宽 10 ～ 40cm，中部较厚，边缘较薄而呈波状。类革质，残存柄部扁圆柱状。气腥，味咸。

（2）昆布　卷曲皱缩成不规则团状。全体呈黑色，较薄。用水浸软则膨胀成扁平的叶状，长宽为 16 ～ 26cm，厚约 1.6mm；两侧呈羽状深裂，裂片呈长舌状，边缘有小齿或全缘。质柔滑。

本品体厚，以水浸泡即膨胀，表面黏滑，附着透明黏液质。手捻不分层者为海带，分层者为昆布。

【化学成分】 含多糖、氨基酸及碘、钾等。

【炮制】 除去杂质，漂净，稍晾，切宽丝，晒干。

本品为宽丝状，多卷折。表面黑褐色或绿褐色，类革质，较薄。质柔滑。气腥，味微咸。

【性味归经】 咸，寒。归肝、胃、肾经。

【功能主治】 消痰软坚散结，利水消肿。用于瘿瘤，瘰疬，睾丸肿痛，痰饮水肿。

【药理作用】 调节甲状腺激素水平，抗菌，抗病毒，抗肿瘤，抗氧化等。

【用法用量】 6 ～ 12g。（注：用法系指水煎内服。用量系指成人一日常用剂量。下同。）

【贮藏】 置干燥处。

冬虫夏草 *Cordyceps

【来源】 为麦角菌科真菌冬虫夏草菌 *Cordyceps sinensis*（BerK.）Sacc. 寄生在蝙蝠蛾科昆虫幼虫上的子座和幼虫尸体的干燥复合体。

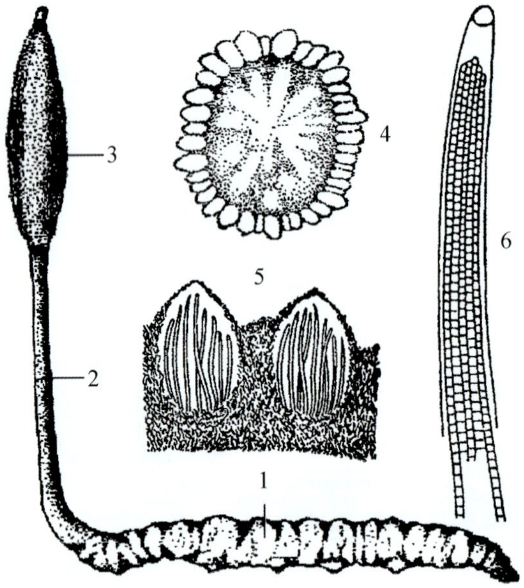

图 6-2 冬虫夏草结构

1. 幼虫尸体（菌核）；2. 子座；3. 子实体；4. 子实体横切面；5. 子囊壳；6. 子囊和子囊孢子

【植物形态】 冬虫夏草菌是寄生于蝙蝠蛾科昆虫幼虫上的子囊菌。这种菌夏秋侵入幼虫体内，染菌幼虫钻入土中越冬，菌在虫体内充分利用虫体营养繁衍菌丝，以至充满整个体腔，虫体内部组织被破坏，仅残留外皮，最后虫体内的菌丝体变成菌核。翌年入夏，菌核从幼虫头部脱裂线处长出棒状子座，钻出土外。子座棕褐色，上端膨大，形成子囊果，产生子囊孢子。孢子成熟后散出，又继续侵染健虫（图 6-2）。

【产地】 主产于四川、青海、西藏等地。

【采制】 夏初子座出土、孢子未发散时挖取，晒至六七成干，除去似纤维状的附着物及杂质，晒干或低温干燥。

【性状鉴定】 本品由虫体与从虫头部长出的真菌子座相连而成。虫体似蚕，长 3 ～ 5cm，直径 0.3 ～ 0.8cm；表面深黄色至黄棕色，有环纹 20 ～ 30 个，近头部的环纹较细；头部红棕色；足 8 对，中部 4 对较明显；质脆，易折断，断面略平坦，淡黄白色。子座细长圆柱形，长 4 ～ 7cm，直径约 0.3cm；表面深棕色至棕褐色，有细纵皱纹，上部稍膨大；质柔韧，断面类白色。气微腥，味微苦（图 6-3）。

以完整、虫体肥大、外表黄亮、断面色白、子座短者为佳。

【显微鉴定】 虫体横切面：呈不规则形，四周为虫体的躯壳，外被长短不一的锐刺毛和长绒毛；躯壳内有大量菌丝，其间有裂隙。

子座横切面：子囊壳近表面生，呈卵圆形至椭圆形，基部陷于子座内；中央充满菌丝，有裂隙。

【化学成分】 含腺苷、虫草酸、虫草素及多种微量元素等。

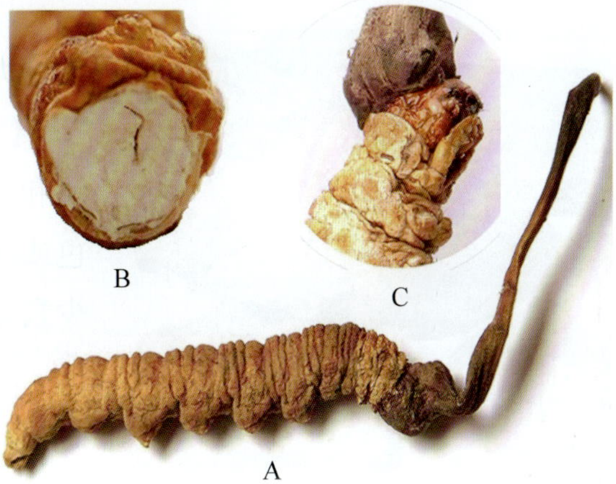

图 6-3 冬虫夏草
A. 冬虫夏草药材；B. 虫体横断面；C. 虫体头部

【性味归经】 甘，平。归肺、肾经。

【功能主治】 补肾益肺，止血化痰。用于肾虚精亏，阳痿遗精，腰膝酸痛，久咳虚喘，劳嗽咯血。

【药理作用】 保护肾功能，平喘，延缓衰老，降血糖，降血脂，降血压，抗肿瘤，有性激素样作用等。

【用法用量】 3 ～ 9g。

【注意】 久服宜慎。

【贮藏】 置阴凉干燥处，防蛀。

茯苓 *Poria

【来源】 为多孔菌科真菌茯苓 *Poria cocos*（Schw.）Wolf 的干燥菌核。

【植物形态】 菌核近球形、长椭圆形或不规则块状，鲜时柔软干后坚硬；表面粗糙，具皱纹或瘤状皱缩，灰棕色或黑褐色；内部白色或略带粉红色，颗粒状。子实体无柄，平伏于菌核表面，呈蜂窝状，白色。寄生于松属植物（赤松、马尾松、黄山松、云南松等）的根上。

【产地】 主产于湖北、安徽、云南、贵州等地。

【采制】 多于 7 ～ 9 月采挖，挖出后除去泥沙，堆置“发汗”后，摊开晾至表面干燥，再“发汗”，反复数次至现皱纹、内部水分大部散失后，阴干，称为“茯苓个”；或将鲜茯苓按不同部位切制，阴干，分别称为“茯苓块”和“茯苓片”。

【性状鉴定】 ①茯苓个：呈类球形、椭圆形、扁圆形或不规则团块，大小不一。外皮薄而粗糙，棕褐色至黑褐色，有明显的皱缩纹理。体重，质坚实，断面颗粒性，有的具裂隙，外层淡棕色，内部白色，少数淡红色，有的中间抱有松根。气微，味淡，嚼之粘牙。②茯苓块：为去皮后切制的茯苓，呈立方块状或方块状厚片，大小不一。白色（习称“白茯苓”）、淡红色或淡棕色（习称“赤茯苓”）。有的附有切断的一段松根（习称“茯神”）。③茯苓片：为去皮后切制的茯苓，呈不规则厚片，厚薄不一。白色、淡红色或淡棕色（图 6-4）。

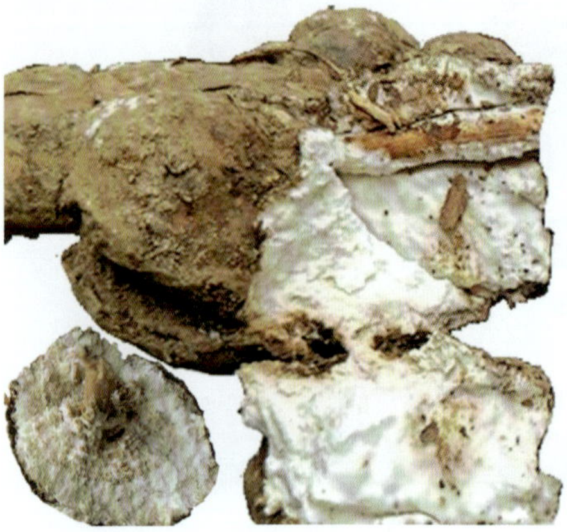

图 6-4 茯苓

以体重坚实、外皮色棕褐、无裂隙、断面细腻、粘牙力强者为佳。

【显微鉴定】 粉末：灰白色。不规则颗粒状团块和分枝状团块无色，遇水合氯醛液渐溶化。菌丝无色或淡棕色，细长，稍弯曲，有分枝，直径 3 ～ 8μm，少数至 16μm（图 6-5）。

【化学成分】 含多糖（β- 茯苓聚糖）和三萜类（茯苓酸、茯苓素、茯苓醇）等。

【理化鉴定】 取本品粉末少量，加碘化钾碘试液 1 滴，显深红色。

【炮制】 取整个茯苓，浸泡，洗净，润后稍蒸，及时削去外皮，切制成块或切厚片，晒干。

【性味归经】 甘、淡，平。归心、肺、脾、肾经。

【功能主治】 利水渗湿，健脾，宁心。用于水肿尿少，痰饮眩悸，脾虚食少，便溏泄泻，心神不安，惊悸失眠。

【药理作用】 利尿，改善肾功能，保肝，降血脂，降血糖，增强免疫功能，抗肿瘤等。

【用法用量】 10 ～ 15g。

【贮藏】 置干燥处，防潮。

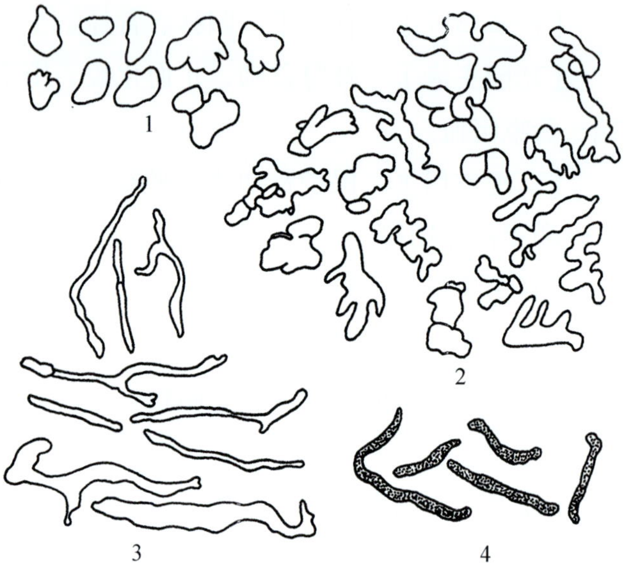

图 6-5 茯苓粉末

1. 颗粒状团块；2. 分枝状团块；3. 无色菌丝；4. 有色菌丝

附

茯苓皮 为加工茯苓片、茯苓块时削下的外皮，阴干。呈长条形或不规则块片，大小不一；外表面棕褐色至黑褐色，有疣状突起，内面淡棕色并常带有白色或淡红色的皮下部分；质较松软，略具弹性。气微、味淡，嚼之粘牙。能利水消肿；用于水肿，小便不利。

茯神 为附有松根的茯苓片或茯苓块。呈不规则的厚片或块，切面粉白色，松根切面呈棕黄色，有圈状纹理（年轮），无臭，味淡，嚼之粘牙。功效同茯苓，偏于安神。

案例

生产劣药案——性状不符合要求

违法事实：×× 中药饮片有限公司生产的茯神（批号 23070401）经 ×× 市市场监督检验检测中心检验不符合规定，不合格项目为【性状】[标准规定应为不规则的厚片或块，切面粉白色，松根切面呈棕黄色，有圈状纹理（年轮），无臭，味淡，嚼之粘牙。检验结果为饮片呈不规则的厚片或块，切面灰白色，松根切面棕黄色，有圈状纹理（年轮），无臭，味淡，嚼之粘牙，约20%；有的内嵌棕色根皮，味淡，嚼之粘牙，占比约 30%；另有呈不规则或类方形的片或块，白色或灰白色，有的具褐色外皮，气微，味淡，嚼之粘牙，约占比 50%。不符合规定]。

处罚内容：1. 没收不合格中药饮片茯神 1154kg；2. 没收违法所得 7444.08 元；3. 处违法生产、销售药品货值金额 75 630.00 元 1.1 倍的罚款（违法生产、批发的药品货值金额不足十万元的，按十万元计算）计 110 000.00 元；罚没款共计 117 444.08 元。

处罚依据：《中华人民共和国药品管理法》（2019 修订）第一百一十七条第一款。

绵马贯众 *Dryopteridis Crassirhizomatis Rhizoma

【来源】　为鳞毛蕨科植物粗茎鳞毛蕨 *Dryopteris crassirhizoma* Nakai 的干燥根茎和叶柄残基。

【植物形态】　多年生草本。根状茎直立粗壮，叶簇生，叶柄、叶轴连同根茎密生棕色大型鳞片，叶片二回羽裂，裂片紧密。侧脉羽状分叉，孢子囊群着生叶片背面上部 1/3 至 1/2 处。囊群盖肾圆形，棕色（图 6-6 A）。

【产地】　主产于东北。

【采制】　秋季采挖，削去叶柄，须根，除去泥沙，晒干。

【性状鉴定】　呈长倒卵形，略弯曲，上端钝圆或截形，下端较尖，有的纵剖为两半，长 7 ～ 20cm，直径 4 ～ 8cm。表面黄棕色至黑褐色，密被排列整齐的叶柄残基及鳞片，并有弯曲的须根。叶柄残基呈扁圆形，长 3 ～ 5cm，直径 0.5 ～ 1.0cm；表面有纵棱线，质硬而脆，断面略平坦，棕色，有黄白色维管束 5 ～ 13 个，环列；每个叶柄残基的外侧常有 3 条须根，鳞片条状披针形，全缘，常脱落。质坚硬，断面略平坦，深绿色至棕色，有黄白色维管束 5 ～ 13 个，环列，其外散有较多的叶迹维管束。气特异，味初淡而微涩，后渐苦、辛（图 6-6 B）。

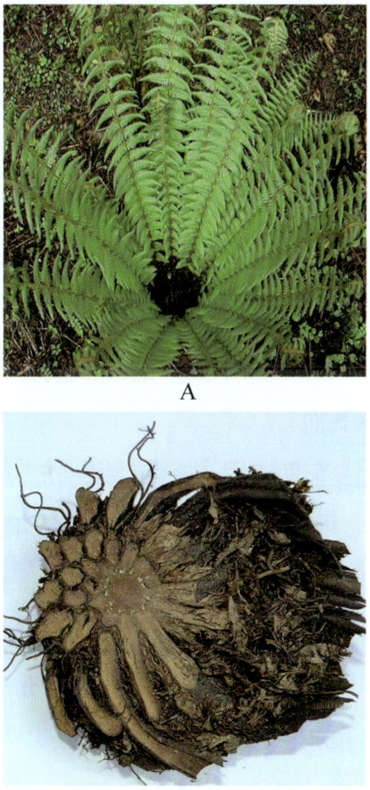

A

B

图 6-6　粗茎鳞毛蕨（A）；绵马贯众（B）

以个大、质坚实者为佳。

【显微鉴定】　叶柄基部横切面：表皮为一列外壁增厚的小形细胞，常脱落。下皮为十余列多角形厚壁细胞，棕色至褐色，基本组织细胞排列疏松，细胞间隙中有单细胞的间隙腺毛，头部呈球形或梨形，内含棕色分泌物；周韧维管束 5 ～ 13 个，环列，每个维管束周围有 1 列扁小的内皮层细胞，凯氏点明显，有油滴散在，其外有 1 ～ 2 列中柱鞘薄壁细胞，薄壁细胞中含棕色物和淀粉粒（图 6-7）。

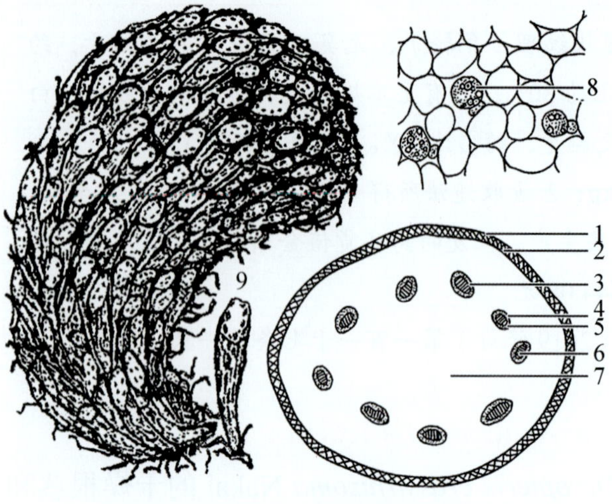

图 6-7　绵马贯众叶柄基部横切面

1. 表皮；2. 厚壁组织；3. 分体中柱；4. 内皮层；5. 韧皮部；6. 木质部；7. 基本组织；8. 间隙腺毛；9. 叶柄残基

【化学成分】　含间苯三酚类、黄酮类、萜类、甾体类、苯丙素类以及脂肪族类化合物等。

【炮制】

（1）绵马贯众　除去杂质，喷淋清水，洗净，润透，切厚片，干燥，筛去灰屑，即得。

本品呈不规则的厚片或碎块，根茎外表皮黄棕色至黑褐色，多被有叶柄残基，有的可见棕色鳞片，切面淡棕色至红棕色，有黄白色维管束小点，环状排列。气特异，味初淡而微涩，后渐苦、辛。

（2）绵马贯众炭　取绵马贯众片，照炒炭法炒至表面焦黑色，喷淋清水少许，熄灭火星，取出，晾干。

本品为不规则的厚片或碎片。表面焦黑色，内部焦褐色。味涩。

【性味归经】　苦，微寒；有小毒。归肝、胃经。绵马贯众炭，苦、涩，微寒；有小毒。归肝、胃经。

【功能主治】　清热解毒，驱虫；用于虫积腹痛，疮疡。绵马贯众炭收涩止血；用于崩漏下血。

【药理作用】　抗菌，抗病毒，抗肿瘤，抗氧化，止血，驱虫等。

【用法用量】　绵马贯众 4.5 ～ 9g。绵马贯众炭 5 ～ 10g。

【贮藏】　置通风干燥处。

附

紫萁贯众　为紫萁科植物紫萁 *Osmunda japonica* Thunb. 的干燥根茎和叶柄残基。略呈圆锥形或圆柱形，稍弯曲。根茎横生或斜生，下侧着生黑色而硬的细根；上侧密生叶柄残基，叶柄基部呈扁圆形，斜向上，表面棕色或棕黑色，切断面有“U”形筋脉纹（维管束），常与皮部分开。质硬，不易折断。气微，味甘、微涩。能清热解毒，止血，杀虫；用于疫毒感冒，热毒泻痢，痈疮肿毒，吐血，衄血，便血，崩漏，虫积腹痛。

狗脊 Cibotii Rhizoma

【来源】　为蚌壳蕨科植物金毛狗脊 *Cibotium barometz*（L.）J. Sm. 的干燥根茎。

【植物形态】　多年生树状草本，高达 2 ～ 3m。根状茎粗大，顶端连同叶柄基部，密被金黄色长柔毛，状同金毛狗。叶簇生，叶柄长，叶片三回羽状分裂，革质。侧脉单一或二叉分枝。孢子囊群生小脉顶端，每裂片 1 ～ 5 对，囊群盖两瓣，成熟时形似蚌壳。

【产地】 主产于福建、四川、广西、云南等地。

【采制】 秋、冬两季采挖，除去泥沙，干燥；或去硬根、叶柄及金黄色绒毛，切厚片，干燥，为“生狗脊片”；蒸后晒至六、七成干，切厚片，干燥，为“熟狗脊片”。

【性状鉴定】 ①狗脊个子：呈不规则的长块状，长 10 ～ 30cm，直径 2 ～ 10cm。表面深棕色，残留金黄色绒毛；上面有数个红棕色的木质叶柄，下面残存黑色细根。质坚硬，不易折断。无臭，味淡、微涩。以肥大、质坚实、无空心、表面有金黄色茸毛者为佳。②生狗脊片：呈不规则长条形或圆形，厚 1.5 ～ 5mm；切面浅棕色，较平滑，近边缘 1 ～ 4mm 处有 1 条棕黄色隆起的木质部环纹或条纹，边缘不整齐，偶有金黄色绒毛残留；质脆，易折断，有粉性。以厚薄均匀、坚实无毛、无空心者为佳。③熟狗脊片：呈黑棕色，质坚硬（图 6-8）。

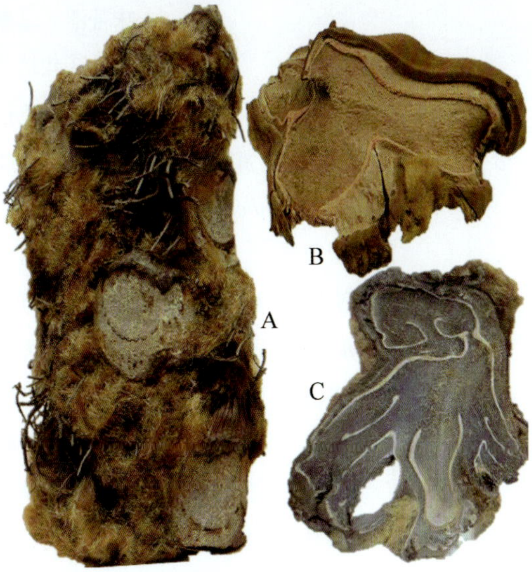

图 6-8　狗脊

A. 狗脊个子；B. 生狗脊片；C. 熟狗脊片

【化学成分】 根茎含原儿茶醛、原儿茶酸、绵马酚等；毛茸含鞣质及色素。

【炮制】 烫狗脊：取生狗脊片，照炒法用砂烫至鼓起，放凉后除去残存绒毛。

本品形如狗脊片，表面略鼓起。棕褐色。气微，味淡、微涩。

【性味归经】 苦、甘，温。归肝、肾经。

【功能主治】 祛风湿，补肝肾，强腰膝。用于风湿痹痛，腰膝酸软，下肢无力。

【药理作用】 抗炎，抗风湿，镇痛，保肝，抗氧化，抗肿瘤，抗菌等。

【用法用量】 6 ～ 12g。

【贮藏】 置通风干燥处，防潮。

表 6-1 为其他孢子植物类天然药物来源、性状特征及功能。

表 6-1　其他孢子植物类天然药物简表

名称	来源	性状特征	功能
海藻	为马尾藻科植物海蒿子 *Sargassum pallidum* 或羊栖菜 *S. fusiforme* 的干燥藻体。前者习称“大叶海藻”，后者习称“小叶海藻”	①大叶海藻：皱缩卷曲，黑褐色。主干呈圆柱状，具圆锥形突起，主枝自主干两侧生出，侧枝自主枝叶腋生出，具短小的刺状突起。气囊黑褐色，球形或卵圆形。质脆，潮润时柔软；水浸后膨胀，肉质，黏滑。气腥，味微咸。②小叶海藻：较小，分枝互生，无刺状突起。叶条形或细匙形，先端稍膨大，中空。气囊腋生，纺锤形或球形，囊柄较长。质较硬	消痰软坚散结，利水消肿

续表

名称	来源	性状特征	功能
灵芝	为多孔菌科真菌赤芝 *Ganoderma lucidum* 或紫芝 *G. sinense* 的干燥子实体	①赤芝：外形呈伞状，菌盖肾形、半圆形或近圆形。皮壳坚硬，黄褐色至红褐色，有光泽，具环状棱纹和辐射状皱纹，边缘薄而平截，常稍内卷。菌肉白色至淡棕色。菌柄圆柱形，侧生，少偏生，红褐色至紫褐色，光亮。孢子细小，黄褐色。气微香，味苦涩。②紫芝：皮壳紫黑色，有漆样光泽。菌肉锈褐色。味淡。③栽培品：子实体较粗壮、肥厚。皮壳外常被有大量粉尘样的黄褐色孢子	补气安神，止咳平喘
猪苓	为多孔菌科真菌猪苓 *Polyporus umbellatus* 的干燥菌核	本品呈条形、类圆形或扁块状，有的有分枝。表面为黑色、灰黑色或棕黑色，皱缩或有瘤状突起。体轻，质硬，断面类白色或黄白色，略呈颗粒状。气微，味淡	利水渗湿
雷丸	为白蘑科真菌雷丸 *Omphalia lapidescens* 的干燥菌核	本品为类球形或不规则团块。表面为黑褐色或棕褐色，有略隆起的不规则网状细纹。质坚实，不易破裂，断面不平坦，白色或浅灰黄色，常有黄白色大理石样纹理。气微，味微苦，嚼之有颗粒感，微带黏性，久嚼无渣。断面色褐呈角质样者，不可供药用	杀虫消积
马勃	为灰包科真菌脱皮马勃 *Lasiosphaera fenzlii*、大马勃 *Calvatia gigantea* 或紫色马勃 *C. lilacina* 的干燥子实体	①脱皮马勃：呈扁球形或类球形，无不孕基部。包被灰棕色至黄褐色，纸质，常破碎呈块片状，或已全部脱落，孢体为灰褐色或浅褐色，紧密，有弹性，用手撕之，内有灰褐色棉絮状的丝状物。触之则孢子呈尘土样飞扬，手捻有细腻感。臭似尘土，无味。②大马勃：不孕基部小或无。残留的包被由黄棕色的膜状外包被和较厚的灰黄色的内包被所组成，光滑，质硬而脆，成块脱落。孢体浅青褐色，手捻有润滑感。③紫色马勃：呈陀螺形，或已压扁呈扁圆形，不孕基部发达。包被薄，两层，紫褐色，粗皱，有圆形凹陷，外翻，上部常裂成小块或已部分脱落。孢体紫色	清肺利咽，止血
松萝	为松萝科植物松萝 *Usnea diffracta* 或长松萝 *U. longissima* 的干燥地衣体	①松萝：呈二叉状分枝；表面灰绿色或黄绿色，粗枝表面有明显的环状裂纹；质柔切，略有弹性，不易折断，断面可见中央有线状强韧的中轴；气微，味酸。②长松萝：呈丝状，主轴单一，不分枝，主枝两侧密生细短的侧枝，灰绿色，柔软	止咳平喘，活血通络，清热解毒
骨碎补	为水龙骨科植物槲蕨 *Drynaria fortunei* 的干燥根茎	呈扁平长条状，多弯曲，有分枝。表面密被深棕色至暗棕色的小鳞片，柔软如毛，经火燎者呈棕褐色或暗褐色，两侧及上表面均具突起或凹下的圆形叶痕，少数有叶柄残基和须根残留。体轻，质脆，易折断，断面红棕色，维管束呈黄色点状，排列成环。气微，味淡、微涩	疗伤止痛，补肾强骨；外用消风祛斑
海金沙	为海金沙科植物海金沙 *Lygodium japonicum* 的干燥成熟孢子	呈粉末状，棕黄色或浅棕黄色。体轻，手捻有光滑感，置手中易由指缝滑落。气微，味淡	清利湿热，通淋止痛

第 2 节 裸子植物类天然药物

一、裸子植物概述

裸子植物的心皮不包卷成密闭的子房，胚珠裸露，不形成果实，发育成的种子没有果皮包被，故称裸子植物（gymnospermae）。其主要特征如下。

1. 植物体（孢子体）发达　多为乔木、灌木，极少为亚灌木（如麻黄）或木质藤本（如买麻藤），无草本；多为常绿植物，极少为落叶性（如银杏、金钱松）。叶多针形、条形或鳞形，极少为扁平的阔叶。叶在长枝上呈螺旋状排列，在短枝上簇生枝顶。茎内维管束呈环状排列，有形成层和次生生长，木质部有管胞而稀具导管（如麻黄科、买麻藤科），韧皮部有筛胞而无筛管及伴胞。

2. 配子体极度退化　雄配子体为萌发后的花粉粒，雌配子体由胚囊和胚乳组成。配子体退化寄生在孢子体上。

3. 具颈卵器构造　大多数裸子植物具颈卵器，但其结构简单，产生于近珠孔端，埋藏于胚囊中，仅有 2 ～ 4 个颈壁细胞露在外面。颈卵器内有 1 个卵细胞和 1 个腹沟细胞，无颈沟细胞，比蕨类植物的颈卵器更为退化。

4. 具多胚现象　大多数裸子植物具多胚现象，这是由于 1 个雌配子体上的多个颈卵器的卵细胞同时受精，形成多胚，或者由 1 个受精卵发育成原胚，再分裂为几个胚而形成多胚。

5. 胚珠裸露，产生种子，不形成果实　花单性，无花被。雄蕊聚生成雄球花，雌蕊的心皮呈叶片状而不包卷成密闭的子房，丛生或聚生成雌球花，胚珠裸生于心皮的边缘，受精后发育成的种子无果皮包被。由于不形成果实，种子裸露在外，所以称为裸子植物，这是裸子植物和被子植物的主要区别。

二、常用天然药物

白果 Ginkgo Semen

【来源】　为银杏科植物银杏 *Ginkgo biloba* L. 的干燥成熟种子。

【植物形态】　落叶乔木，有长枝和短枝。单叶，扇形，具柄，常具波状缺刻。球花单性异株；雄球花成柔荑花序状；雌球花极为简化，有长柄，柄端生两个杯状心皮，又称珠托，其上各裸生 1 个直立胚珠，常只 1 个发育。种子核果状，外种皮肉质，成熟时橙黄色；中种皮白色，骨质；内种皮棕红色，纸质；胚乳丰富；子叶 2 枚。

【产地】　全国各地广为栽培。

【采制】　秋季种子成熟时采收，除去肉质外种皮，洗净，稍蒸或略煮后，烘干。

【性状鉴定】　略呈椭圆形，一端稍尖，另一端钝。表面黄白色或淡棕黄色，平滑，具 2 ～ 3 条棱线。中种皮（壳）骨质，坚硬。内种皮膜质，种仁宽卵球形或椭圆形，一端淡棕色，另一端金黄色，横断面外层黄色，胶质样，内层淡黄色或淡绿色，粉性，中间有空隙。气微，味甘、微苦（图 6-9）。

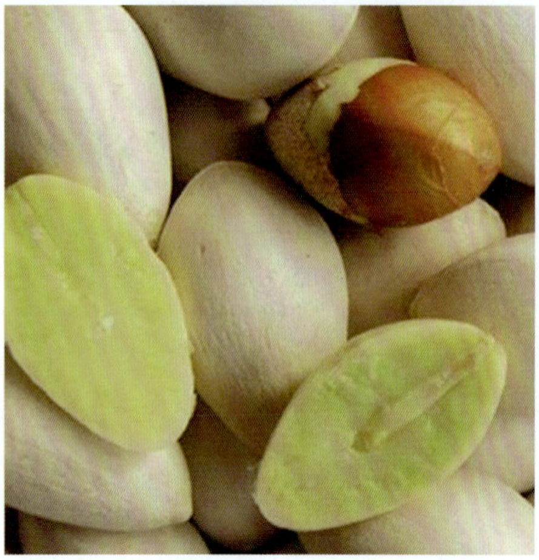

图 6-9 白果

以粒饱满、色黄白、油性大而不泛油、无杂质者为佳。

【化学成分】 含银杏内酯、槲皮素、芦丁、白果素、银杏素、白果酸、白果酚、银杏醇、钙、磷、铁、胡萝卜素等。

【炮制】

（1）白果仁 取白果，除去杂质及硬壳，用时捣碎。

本品种仁呈宽卵球形或椭圆形，有残留膜质内种皮，一端淡棕色，另一端金黄色。质地较硬。横断面胶质样，外层黄色，内层淡黄色，粉性，中间有空隙。气微，味甘、微苦。

（2）炒白果仁 取净白果仁，照清炒法炒至有香气，用时捣碎。

本品形如白果仁，色泽加深，略有焦斑，横断面胶质样，外层黄色，内层淡黄色，粉性，中间有空隙。有香气，味甘、微苦。

【性味归经】 甘、苦、涩，平；有毒。归肺、肾经。

【功能主治】 敛肺定喘，止带缩尿。用于痰多喘咳，带下白浊，遗尿尿频。

【药理作用】 抗氧化，抗炎，神经保护，抗肿瘤，抗菌等。

【用法用量】 5 ～ 10g。

【注意】 生食有毒。

【贮藏】 置通风干燥处。

附

银杏叶 为银杏的干燥叶。秋季叶尚绿时采收，及时干燥。银杏叶制剂，如片、胶囊、滴丸具有活血、化瘀、通络作用，用于瘀血阻络引起的胸痹心痛、中风、半身不遂、舌强语謇；冠心病稳定型心绞痛、脑梗死见上述证候者。

链接 捡拾银杏叶，泡茶喝治病？

金秋时节，常见人们捡拾落在地上的金黄色银杏叶，声称“泡茶喝可以治疗心脑血管疾病”。这是真的吗？

银杏叶主要含有黄酮类、萜类内酯、酚酸类等 170 多种化学成分。这些成分中，既含有益成分，又含有毒成分。其中黄酮类和萜类内酯对心脑血管疾病有一定的疗效，而银杏酚酸则具有较强的致敏性、免疫毒性和致突变细胞毒性。

黄酮类和萜类内酯不溶于水，需要用特殊方法提取，制成制剂才可使用；而有毒的酚酸类溶于水，直接用银杏叶泡茶，溶出的是这些毒性成分。

因此，未经过处理的银杏叶不能直接拿来泡茶喝。

麻黄 *Ephedrae Herba

【来源】 为麻黄科植物草麻黄 *Ephedra sinica* Stapf、中麻黄 *E. intermedia* Schrenk et C. A. Mey. 或木贼麻黄 *E. equisetina* Bge. 的干燥草质茎。

【植物形态】

（1）草麻黄　草本状小灌木，高 30 ～ 40cm。木质茎短，常似根状茎，匍匐地上或横卧土中；草质茎绿色，小枝对生或轮生，节明显，节间长 2 ～ 6cm。叶鳞片状，膜质，基部鞘状，下部 1/3 ～ 2/3 合生，上部 2 裂，裂片锐三角形，常向外反曲。雄球花常聚集成复穗状，生于枝端，具苞片 4 对；雌球花单生枝顶，有苞片 4 ～ 5 对，最上 1 对苞片各有 1 雌花，珠被（孔）管直立，成熟时苞片增厚成肉质，红色，浆果状，内有种子 2 枚（图 6-10）。

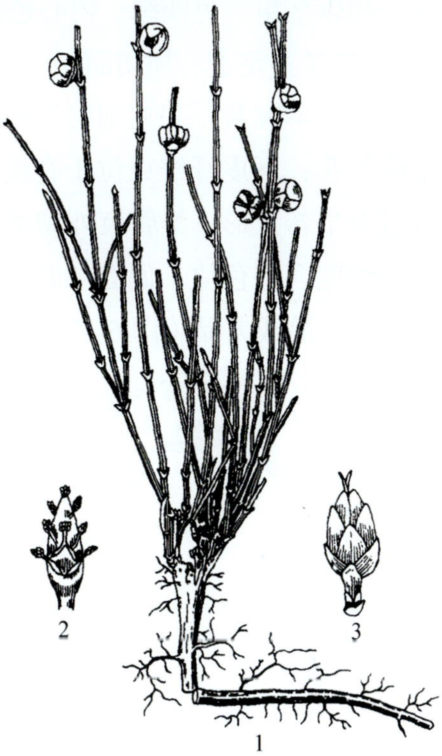

图 6-10　草麻黄

1. 雌株；2. 雄球花；3. 雌球花

（2）木贼麻黄　直立小灌木，高达 1m；节间细而较短，长 1 ～ 2.5cm；雌球花常两个对生于节上，珠被管弯曲；种子通常 1 枚；本种生物碱的含量较其他种类为高。

（3）中麻黄　直立小灌木，高达 1m 以上，节间长 3 ～ 6cm，叶裂片通常 3 片；雌球花珠被管长达 3mm，常呈螺旋状弯曲，种子通常 3 枚。

【产地】 主产于东北、华北、西北地区。

【采制】 秋季采割绿色的草质茎，晒干。

【性状鉴定】

（1）草麻黄　呈细长圆柱形，少分枝，直径 1 ～ 2mm。有的带少量棕色木质茎。表面淡绿色至黄绿色，有细纵脊线，触之微有粗糙感。节明显，节间长 2 ～ 6cm。节上有膜质鳞叶，长 3 ～ 4mm；裂片 2（稀 3），锐三角形，先端灰白色，反曲，基部联合成筒状，红棕色。体轻，质脆，易折断，断面略呈纤维性，周边绿黄色，髓部红棕色（习称“玫瑰心”），近圆形。气微香，味涩、微苦（图 6-11）。

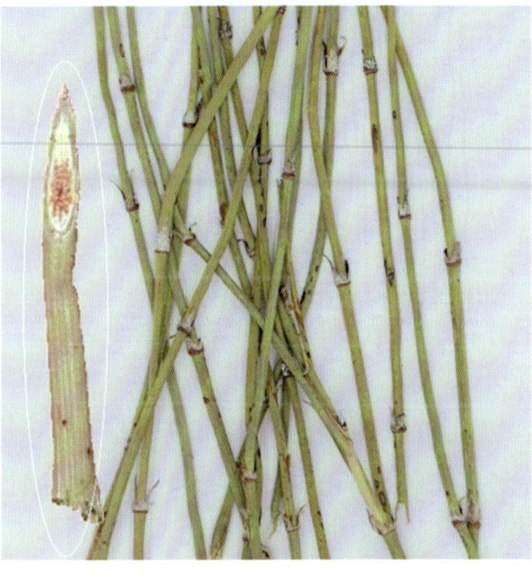

图 6-11　麻黄（草麻黄）

（2）中麻黄　多分枝，直径 1.5 ～ 3mm，有粗糙感。节上膜质鳞叶长 2 ～ 3mm，裂片 3（稀 2），先端锐尖。断面髓部呈三角状圆形。

（3）木贼麻黄　较多分枝，直径 1 ～ 1.5mm，无粗糙感。节间长 1.5 ～ 3cm。膜质鳞叶长 1 ～ 2mm；

裂片 2（稀 3），上部为短三角形，灰白色，先端多不反曲，基部棕红色至棕黑色。

均以茎粗、色淡绿、内心色红棕、手拉不脱节、味苦涩者为佳。

【显微鉴定】 横切面：

（1）草麻黄　表皮细胞外被厚的角质层；脊线较密，有蜡质疣状突起，两脊线间有下陷气孔；下皮纤维束位于脊线处，壁厚，非木化；皮层较宽，纤维成束散在；中柱鞘纤维束呈新月形；维管束外韧型，8 ～ 10 个；形成层环类圆形；木质部呈三角状；髓部薄壁细胞含棕色块；偶有环髓纤维；表皮细胞外壁、皮层薄壁细胞及纤维均有多数微小草酸钙砂晶或方晶（图 6-12）。

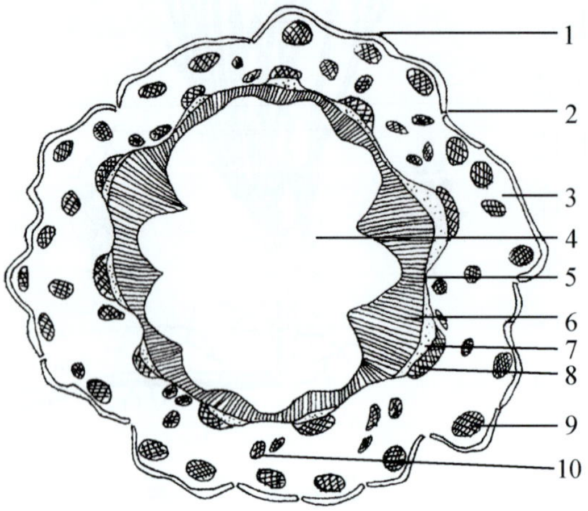

图 6-12　草麻黄茎横切面简图

1. 表皮；2. 气孔；3. 皮层；4. 髓；5. 形成层；6. 木质部；7. 韧皮部；8. 中柱鞘纤维；9. 下皮纤维；10. 皮层纤维

（2）中麻黄　维管束 12 ～ 15 个；形成层环类三角形；环髓纤维成束或单个散在。

（3）木贼麻黄　维管束 8 ～ 10 个；形成层环类圆形；无环髓纤维。

草麻黄粉末：黄棕色或黄绿色。表皮细胞类长方形，外壁布满草酸钙砂晶，气孔特异内陷，保卫细胞侧面观呈电话听筒状或哑铃形。角质层呈不规则条状或类球形突起。皮层纤维细长，壁极厚，壁上布满砂晶。螺纹、具缘纹孔导管直径 10 ～ 15μm，导管分子斜面相接，接合面有多数穿孔，称为麻黄式穿孔板。薄壁细胞中常见红棕色块状物（图 6-13）。

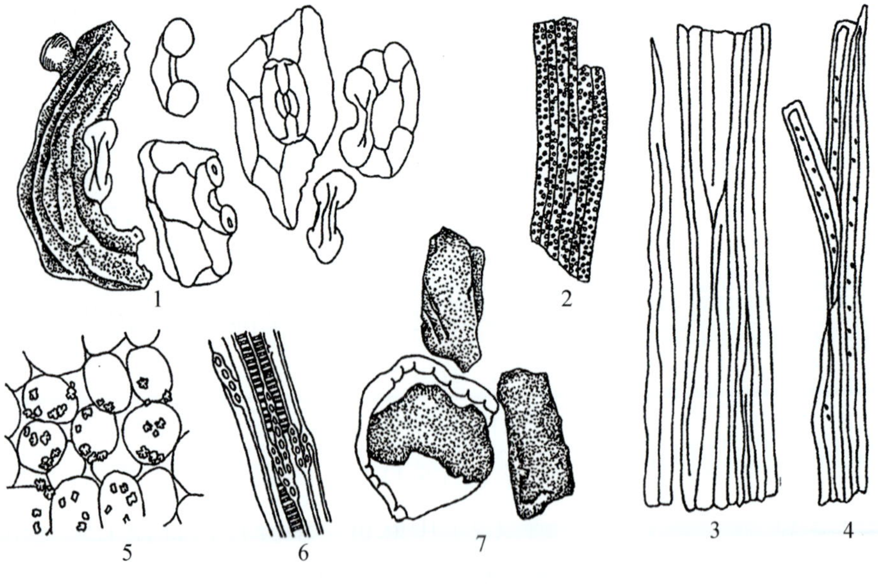

图 6-13　草麻黄粉末

1. 表皮细胞、气孔及角质层；2. 纤维上附小晶体；3. 韧皮纤维；4. 木纤维；5. 皮层薄壁细胞；6. 导管；7. 棕色块

【化学成分】 含生物碱、黄酮、挥发油、多糖及酚酸等。生物碱主要存在于麻黄草

质茎的髓部，主为左旋麻黄碱（占总生物碱的 80% ～ 85%），其次为伪麻黄碱。

【理化鉴定】　粉末微量升华，得细小针状或颗粒状结晶。

【炮制】

（1）麻黄　除去木质茎、残根及杂质，切段。

本品呈圆柱形的段。表面为淡黄绿色至黄绿色，粗糙，有细纵脊线，节上有细小鳞叶。切面中心显红黄色。气微香，味涩、微苦。

（2）蜜麻黄　取麻黄段，照蜜炙法炒至不粘手。每 100kg 麻黄，用炼蜜 20kg。

本品形如麻黄段。表面深黄色，微有光泽，略具黏性。有蜜香气，味甜。

【性味归经】　辛、微苦，温。归肺、膀胱经。

【功能主治】　发汗散寒，宣肺平喘，利水消肿；用于风寒感冒，胸闷喘咳，风水浮肿。蜜麻黄润肺止咳；多用于表证已解，气喘咳嗽。

【药理作用】　抗病原微生物，解热抗炎镇痛，利尿及拟肾上腺素样作用（平喘、缓解鼻塞、兴奋心脏、升高血压）等。

【用法用量】　2 ～ 10g。

【贮藏】　置通风干燥处。防潮。

附

麻黄根　为草麻黄或中麻黄的干燥根和根茎。根呈圆柱形，略弯曲；表面为红棕色或灰棕色，有纵皱纹和支根痕；外皮粗糙，易呈片状剥落。根茎具节，表面有横长突起的皮孔；体轻，质硬而脆，断面皮部黄白色，木部淡黄色或黄色，射线放射状，中心有髓。气微，味微苦。能固表止汗；用于自汗，盗汗。

链接　麻黄的管理规定

从麻黄中提取麻黄碱类制毒物品能够制造冰毒，麻黄草已成为目前国内加工制造冰毒的主要原料。国家食品药品监督管理总局办公厅在 2013 年下发的《关于进一步加强麻黄草药品生产经营管理的通知》中规定，中药材专业市场不得经营麻黄草类药材。各级食品药品监管部门要进一步加强药品生产经营企业麻黄草经营、使用的监督检查，发现药品生产经营过程中违反规定采挖、销售、收购、使用麻黄草的，要按照有关法律法规严肃查处。涉嫌构成犯罪的，一律移送公安机关予以严惩。

表 6-2 为其他裸子植物类天然药物来源、性状特征及功能。

表 6-2　其他裸子植物类天然药物简表

名称	来源	性状特征	功能
松花粉	为松科植物马尾松 *Pinus massoniana*、油松 *P. tabulieformis* 或同属数种植物的干燥花粉	为淡黄色的细粉。体轻，易飞扬，手捻有滑润感。气微，味淡	收敛止血，燥湿敛疮

续表

名称	来源	性状特征	功能
土荆皮	为松科植物金钱松 *Pseudolarix amabilis* 的干燥根皮或近根树皮	①根皮：呈不规则的长条状，扭曲而稍卷。外表面为灰黄色，粗糙，有皱纹和灰白色横向皮孔样突起，粗皮常呈鳞片状剥落，剥落处红棕色；内表面黄棕色至红棕色，平坦，有细致的纵向纹理质韧，折断面呈裂片状，可层层剥离。气微，味苦而涩。②树皮：呈板片状，粗皮较厚。外表面龟裂状，内表面较粗糙	杀虫，疗癣，止痒
柏子仁	为柏科植物侧柏 *Platycladus orientalis* 的干燥成熟种仁	呈长卵形或长椭圆形。表面为黄白色或淡黄棕色，外包膜质内种皮，顶端略尖，有深褐色的小点，基部钝圆。质软，富油性。气微香，味淡	养心安神，润肠通便，止汗
榧子	为红豆杉科植物榧 *Torreya grandis* 的干燥成熟种子	呈卵圆形或长卵圆形。表面灰黄色或淡黄棕色，有纵皱纹，一端钝圆，可见椭圆形的种脐，另一端稍尖。种皮质硬。种仁表面皱缩，外胚乳灰褐色，膜质；内胚乳黄白色，肥大，富油性。气微，味微甜而涩	杀虫消积，润肺止咳，润燥通便

第 3 节　被子植物类天然药物

一、被子植物概述

被子植物是现代植物界中进化程度最高、种类最多、分布最广、生长最繁盛的一个类群。现知被子植物门（Angiospermae）共 1 万多属，20 多万种，占植物界的一半。我国有 2 700 多属，约 3 万种，其中已知药用种类约 9 000 种，是药用植物最多的类群。与裸子植物相比，被子植物具有以下特征。

1. 植物体（孢子体）高度发达　有乔木、灌木、藤本和草本。器官更加完善、复杂，产生了具有高度特化的、真正的花，对环境的适应有水生、陆生，营养方式包括自养和异养。

2. 具独特的双受精现象　被子植物生殖时，一个精子与卵结合发育成胚，另一个精子与两个极核结合形成三倍体的胚乳。所以，不仅胚融合了双亲的遗传物质，而且胚乳也具有双亲的特性，这与裸子植物的胚乳直接由雌配子体发育而来不同。双受精现象使新植物个体内矛盾增大，因而具有更强的生命力。

3. 胚珠包被，形成果实　雌蕊的心皮包卷成密闭的子房，胚珠包藏其中，得到很好的保护。经受精作用后，子房形成果实，种子又包被在果皮之内，故称被子植物。果实的形成不仅使种子受到特殊保护，抵御外界不良环境伤害的能力增强，而且有利于种子的散布。

4. 高度发达的输导组织　被子植物输导组织中的木质部出现了导管，韧皮部出现了筛管和伴胞，提高了水分和营养物质的运输能力。

二、被子植物分类和常用天然药物

本教材采用恩格勒分类系统，该系统将被子植物门分为 2 纲 62 目 344 科。其中 2 纲为双子叶植物纲（Dicotyledoneae）和单子叶植物纲（Monocotyledoneae），它们的主要区别特征见表 6-3。

表 6-3　双子叶植物纲和单子叶植物纲的主要区别

项目	双子叶植物纲	单子叶植物纲
根	直根系	须根系
茎	维管束呈环状排列，有形成层	维管束呈星散排列，无形成层
叶	具网状叶脉	具平行脉或弧形叶脉
花	各部分基数为 4 或 5	各部分基数为 3
	花粉粒具 3 个萌发孔	花粉粒具单个萌发孔
胚	具 2 片子叶	具 1 片子叶

以上区别点不是绝对的，有少数例外，如双子叶植物纲中的毛茛科、车前科、菊科等有须根系植物；胡椒科、睡莲科、毛茛科、石竹科等有维管束星散排列的植物；樟科、木兰科、小檗科、毛茛科有 3 基数的花；睡莲科、毛茛科、小檗科、罂粟科、伞形科等有 1 片子叶的现象。单子叶植物纲中的天南星科、百合科、薯蓣科等有网状脉；眼子菜科、百合科、百部科等有 4 基数的花。

双子叶植物纲

双子叶植物纲分为两个亚纲：离瓣花亚纲又称原始花被亚纲，是被子植物中比较原始的类群；合瓣花亚纲又称后生花被亚纲，是被子植物中较进化的类群。

离瓣花亚纲（Choripetalae）

离瓣花亚纲花无被、单被或重被，花瓣分离，雄蕊和花冠离生，胚珠多具一层珠被。

（一）马兜铃科（Aristolochiaceae）

①识别要点：草本或藤本，单被，花被下部常合生成花被管，顶端 3 裂或向一侧伸展，子房下位或半下位，中轴胎座，蒴果，瓣裂。②显微特征：茎的髓射线宽而长，使维管束互相分离。

马兜铃科植物的特征性化学成分是马兜铃酸。长期或大量服用含马兜铃酸的天然药物可造成蓄积中毒，而导致肾衰竭，使用时应特别注意控制用量。如来源于马兜铃科的青木香、马兜铃、天仙藤、关木通、广防己等天然药物已被取消药用标准。

细辛 Asari Radix et Rhizoma

【来源】　为马兜铃科植物北细辛 *Asarum heterotropoides* Fr. Schmidt var. *mandshuricum*

（Maxim.）Kitag.、汉城细辛 *A. sieboldii* Miq.var. *seoulense* Nakai 或华细辛 *A. sieboldii* Miq. 的干燥根和根茎。前两种习称“辽细辛”。

链接　细辛的入药部位和用量

细辛3种原植物的花、果及叶中均含有马兜铃酸，长期大量服用有导致肾衰竭的风险，应防止混入药材。为检查是否有花、果、叶的混入，可采用HPLC方法检测细辛药材，不得检出马兜铃酸（不得超过0.001%）。

2005年版以前的《中国药典》收载细辛的药用部位均为“全草”，由于地上部分含有马兜铃酸，并考虑到我国古代一直仅用“根”的历史，2005年版起《中国药典》收载细辛的药用部位改为“根和根茎”。

关于细辛毒性，《本草别说》记载“细辛，若单用末，不可过半钱匕”，此为“细辛不过钱”的最原始说法，即用散剂不可超过1g。已知毒性成分是黄樟醚，具有致癌性。

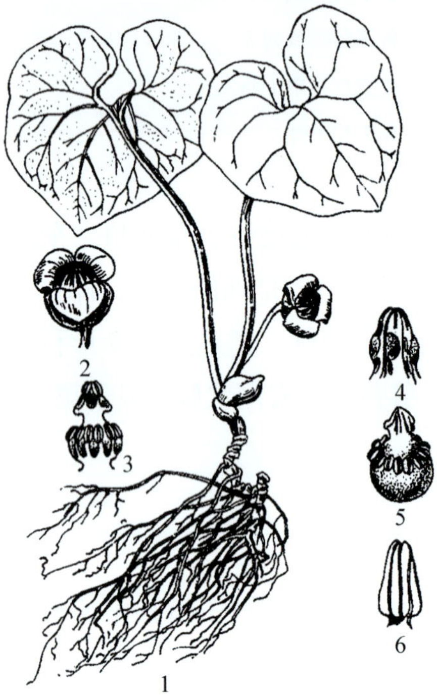

图6-14　北细辛

1.全株；2.花；3.雄蕊及雌蕊；4.柱头；5.去花被的花；6.雄蕊

【植物形态】

（1）北细辛　多年生草本。根状茎横走，具有多数细长肉质的根，气味辛香浓烈。叶基生，常2枚；叶片心形或近肾形，全缘，上表皮脉上有短毛，下表皮被毛较密；长叶柄。单花腋生；紫色花被管壶形或半球形，顶端3裂，裂片向外反折；雄蕊12，着生于子房中下部；子房半下位，花柱6。浆果状蒴果，半球形（图6-14）。

（2）华细辛　叶片心形，先端渐尖，叶下表皮无毛或被疏毛；花被裂片斜伸或平展。

（3）汉城细辛　与华细辛相似，区别在于本变种叶柄有毛，叶下面通常密生较长的毛。

【产地】　北细辛和汉城细辛主产于东北；华细辛主产于河南、陕西等地。

【采制】　夏季果熟期或初秋采挖，除净地上部分和泥沙，阴干。

【性状鉴定】

（1）北细辛　常卷曲成团。根茎横生呈不规则圆柱状，具短分枝，长1～10cm，直径0.2～0.4cm；表面灰棕色，粗糙，有环形的节，节间长0.2～0.3cm，分枝顶端有碗状的茎痕。根细长，密生节上，长10～20cm，直径0.1cm；表面灰黄色，平滑或具纵皱纹；有须根和须根痕；质脆，易折断，断面平坦，为黄白色或白色。气辛香，味辛辣、麻舌（图6-15）。

（2）汉城细辛　根茎直径0.1～0.5cm，节间长0.1～1cm。

（3）华细辛　根茎长5～20cm，直径0.1～0.2cm，节间长0.2～1cm。气味较弱。

均以根灰黄、干燥、味辛辣而麻舌者为佳。

【化学成分】　含挥发油和木脂素类。挥发油主要成分为甲基丁香酚、细辛醚等；木脂素类主要为细辛脂素和芝麻脂素。

【炮制】　除去杂质，喷淋清水，稍润，切段，阴干。

本品呈不规则的段。根茎呈不规则圆形，外表皮灰棕色，有时可见环形的节。根细，表面灰黄色，平滑或具纵皱纹。切面为黄白色或白色。气辛香，味辛辣、麻舌。

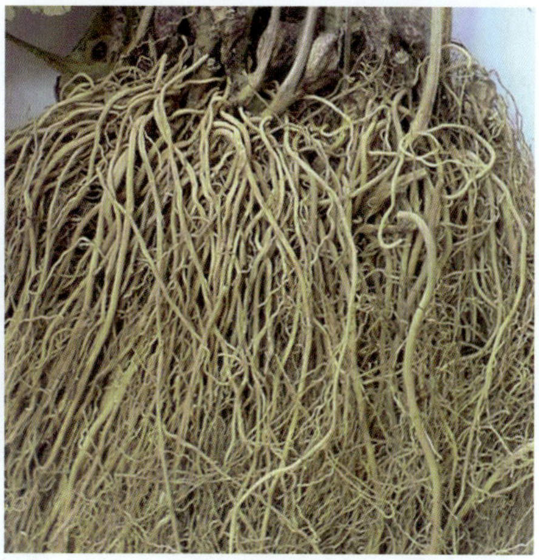

图 6-15　北细辛

【性味归经】　辛，温。归心、肺、肾经。

【功能主治】　解表散寒，祛风止痛，通窍，温肺化饮。用于风寒感冒，头痛，牙痛，鼻塞流涕，鼻鼽，鼻渊，风湿痹痛，痰饮喘咳。

【药理作用】　抗菌，抗病毒，抗炎解热，镇痛，镇静，抗过敏，平喘，祛痰等。

【用法用量】　1 ～ 3g。散剂每次服 0.5 ～ 1g。外用适量。

【注意】　不宜与藜芦同用。

【贮藏】　置阴凉干燥处。

链接　十八反歌诀

本草明言十八反，半蒌贝蔹及攻乌；
藻戟遂芫俱战草，诸参辛芍叛藜芦。

（二）蓼科 *（Polygonaceae）

①识别要点：草本，节膨大，有膜质托叶鞘，花单被，子房上位，瘦果包于宿存花被内。②显微特征：常含草酸钙簇晶，根和根茎常有异型维管束。

大黄 *Rhei Radix et Rhizoma

【来源】　为蓼科植物掌叶大黄 *Rheum palmatum* L.、唐古特大黄 *R. tanguticum* Maxim.ex Balf. 或药用大黄 *R. officinale* Baill. 的干燥根和根茎。

【植物形态】

（1）掌叶大黄　多年生高大草本。根和根茎粗大，断面黄色。基生叶有长柄，掌状半裂；茎生叶较小；托叶鞘长筒状。大型圆锥花序顶生，花小，紫红色，花被片 6，雄蕊 9，花柱 3。瘦果具 3 棱翅。

（2）唐古特大黄　基生叶掌状深裂，裂片又羽状深裂。

（3）药用大黄　基生叶掌状浅裂，边缘有粗锯齿（图 6-16）。

【产地】　掌叶大黄主产于甘肃、青海、四川及西藏，多为栽培，产量占大黄的大部分；唐古特大黄主产于甘肃、青海、西藏及四川，野生或栽培，这两者习称“北大黄”。药用大黄主产于四川、湖北、贵州、陕西及云南，习称“南大黄”，栽培或野生，产量较少。

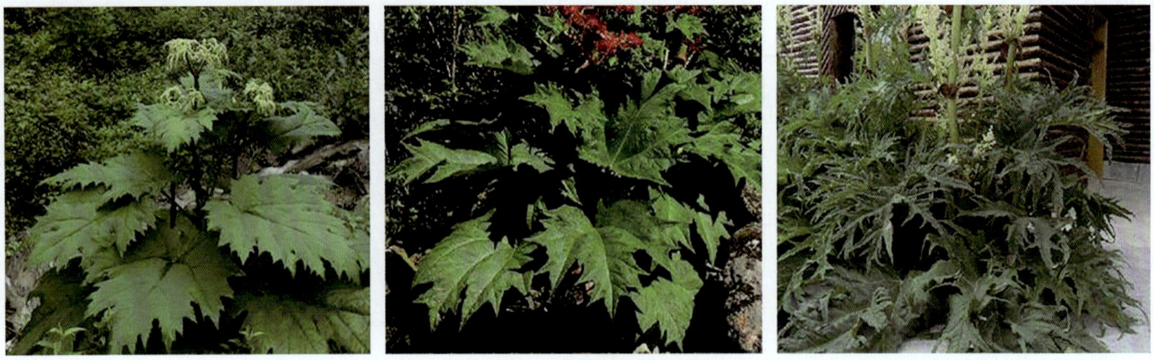

1　　2　　3

图 6-16　大黄基原植物

1. 药用大黄；2. 掌叶大黄；3. 唐古特大黄

【采制】　秋末茎叶枯萎或次春发芽前采挖，除去细根，刮去外皮，切瓣或段，绳穿成串干燥或直接干燥。

【性状鉴定】　呈类圆柱形、圆锥形、卵圆形或不规则块状，长 3 ～ 17cm，直径 3 ～ 10cm。除尽外皮者表面为黄棕色至红棕色，有的可见类白色网状纹理，习称“锦纹”（系类白色薄壁组织与红棕色射线交织形成），残留的外皮棕褐色，多具绳孔及粗皱纹。质坚实，有的中心稍松软，断面淡红棕色或黄棕色，显颗粒性；根茎髓部宽广，有“星点”（髓异常维管束）环列或散在；根木部发达，具放射状纹理，形成层环明显，无髓部和星点。气清香，味苦而微涩，嚼之粘牙，有沙粒感，唾液被染成黄色（图 6-17）。

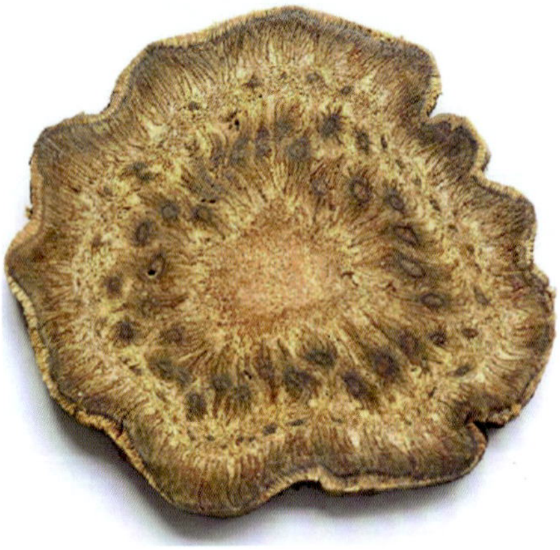

图 6-17　大黄

以个大、质坚实、气清香、味苦而微涩者为佳。

【显微鉴定】　横切面：①根木栓层和栓内层大多已除去。韧皮部筛管群明显；薄壁组织发达。形成层成环。木质部射线较密，宽 2 ～ 4 列细胞，内含棕色物；导管非木化，常 1 至数个相聚，稀疏排列。薄壁细胞含草酸钙簇晶，并含多数淀粉粒。②根茎髓部宽广，其中常见黏液腔，内有红棕色物；异型维管束散在，形成层成环，木质部位于形成层外方，韧皮部位于形成层内方，射线呈星状射出。

粉末：黄棕色。草酸钙簇晶直径 20 ～ 160μm，有的至 190μm。具缘纹孔导管、网纹导管、螺纹导管及环纹导管非木化。淀粉粒甚多，单粒类球形或多角形，直径 3 ～ 45μm，脐点星状；复粒由 2 ～ 8 分粒组成（图 6-18）。

【化学成分】　含蒽醌衍生物类成分，有游离状态和结合状态的蒽醌衍生物。游离蒽醌衍生物有大黄酸、大黄素、大黄酚、芦荟大黄素、大黄素甲醚等，为大黄抗菌主要成分。结合性蒽醌衍生物为游离蒽醌类的葡萄糖苷或双蒽酮苷，是大黄泻下的主要成分，其中以双蒽酮苷作用最强。双蒽酮苷为番泻苷 A、B、C、D。另外，大黄尚含鞣质类物质约 5%，为收敛成分，其中有没食子酰葡萄糖、没食子酸、*d*-儿茶素等。

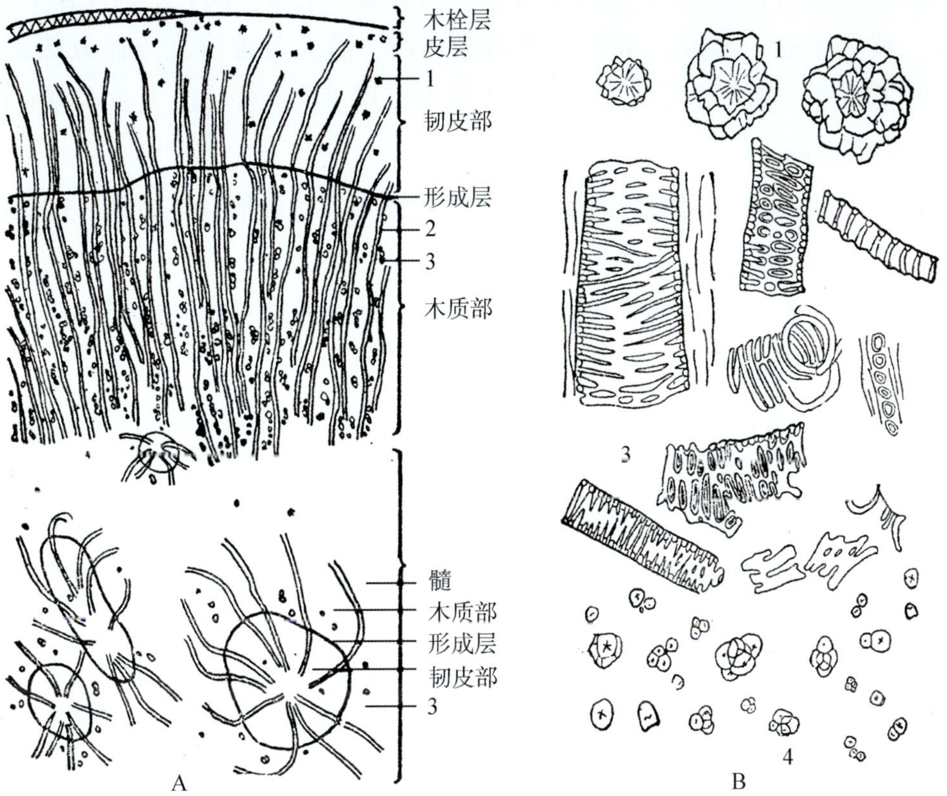

图 6-18　大黄显微图

A. 大黄（根茎）横切面简图；B. 掌叶大黄（根茎）粉末图

1. 草酸钙簇晶；2. 射线；3. 导管；4. 淀粉粒

【理化鉴定】　①本品新断面或粉末遇碱液显红色。②取本品粉末少许，进行微量升华，可见黄色菱状针晶，高温则得羽状结晶，结晶遇氢氧化钠（钾）试液或氨水，溶解并显红色（羟基蒽醌类反应）。③大黄新鲜断面或粉末或稀乙醇浸出液点于滤纸上，在紫外线下观察，可见棕色荧光，不得显亮蓝紫色荧光（检查土大黄苷）。

【炮制】

（1）大黄　除去杂质，洗净，润透，切厚片或块，晾干。

本品呈不规则类圆形厚片或块，大小不等。外表皮为黄棕色或棕褐色，有纵皱纹及疙瘩状隆起。切面黄棕色至淡红棕色，较平坦，有明显散在或排列成环的星点，有空隙。

（2）酒大黄　取净大黄片，照酒炙法炒干。

本品形如大黄片，表面深棕黄色，有的可见焦斑。微有酒香气。

（3）熟大黄　取净大黄块，照酒炖或酒蒸法炖或蒸至内外均呈黑色。

本品呈不规则的块片，表面黑色，断面中间隐约可见放射状纹理，质坚硬，气微香。

（4）大黄炭 取净大黄片，照炒炭法炒至表面焦黑色、内部焦褐色。

本品形如大黄片，表面焦黑色，内部深棕色或焦褐色，具焦香气。

【性味归经】 苦，寒。归脾、胃、大肠、肝、心包经。

【功能主治】 泻下攻积，清热泻火，凉血解毒，逐瘀通经，利湿退黄。用于实热积滞便秘，血热吐衄，目赤咽肿，痈肿疔疮，肠痈腹痛，瘀血经闭，产后瘀阻，跌打损伤，湿热痢疾，黄疸尿赤，淋证，水肿；外治烧烫伤。酒大黄善清上焦血分热毒，用于目赤咽肿、齿龈肿痛。熟大黄泻下力缓、泻火解毒，用于火毒疮疡。大黄炭凉血化瘀止血，用于血热有瘀出血证。

【药理作用】 泻下，利尿，抗炎，抗菌，抗病毒，抗肿瘤，抗溃疡，抗氧化，保肝，利胆，降血脂，止血等。

【用法用量】 3～15g；用于泻下不宜久煎。外用适量，研末敷于患处。

【注意】 孕妇及月经期、哺乳期慎用。

【贮藏】 置通风干燥处，防蛀。

链接 掌叶组大黄和波叶组大黄

大黄属植物分为掌叶组、波叶组等6组。掌叶组大黄叶浅裂、半裂到深裂，如药用大黄、掌叶大黄、唐古特大黄；波叶组大黄叶全缘，具强或弱稀极弱皱波，如藏边大黄、华北大黄、河套大黄、波叶大黄、天山大黄等。

大黄中结合性蒽醌衍生物具有泻下作用。掌叶组大黄普遍含有蒽醌类衍生物，有较好的泻下作用，主要用于实热便秘。波叶组大黄不含蒽醌类衍生物，含有大量鞣质，主要用于收敛止血；若用于便秘及实热证，非但难以达到治疗目的，反致闭门留寇而引起不良反应。因此，在使用时应注意鉴别。波叶组大黄的根和根茎在部分地区以“土大黄”入药，有时混入大黄商品中。土大黄含有土大黄苷，几乎无泻下作用，在紫外灯下显亮紫色荧光；除藏边大黄外，其他类型大黄均无星点。

何首乌 *Polygoni Multiflori Radix

【来源】 为蓼科植物何首乌 *Polygonum multiflorum* Thunb. 的干燥块根。

【植物形态】 多年生缠绕草本。块根肥厚呈长椭圆形或不规则块状，外表为暗褐色，断面显云锦状花纹。叶卵状心形，有长柄，托叶鞘短筒状，两面光滑。大型圆锥花序，分枝较多；花小，白色，花被片5；雄蕊8。瘦果具3棱。

【产地】 主产于河南、湖北等地。

【采制】 秋、冬两季叶枯萎时采挖，削去两端，洗净，个大的切成块，干燥。

【性状鉴定】 呈团块状或不规则纺锤形。表面红棕色或红褐色，皱缩不平，有浅沟，并有横长皮孔样突起和细根痕。体重，质坚实，不易折断，断面浅黄棕色或浅红棕色，显粉性，皮部有4～11个类圆形异型维管束环列，形成“云锦花纹”，中央木部较大，有的呈木心。气微，味微苦而甘涩（图6-19）。

以个大、质坚实而重、红褐色、断面云锦花纹清晰、粉性足者为佳。

【显微鉴定】 横切面：木栓层为数列细胞，充满棕色物。韧皮部较宽，散有类圆形异型维管束 4 ～ 11 个，为外韧型，导管稀少。根的中央形成层成环；木质部导管较少，周围有管胞和少数木纤维。薄壁细胞含草酸钙簇晶和淀粉粒（图 6-20）。

粉末：黄棕色。淀粉粒单粒类圆形，直径 4 ～ 50μm，脐点人字形、星状或三叉状，大粒者隐约可见层纹；复粒由 2 ～ 9 分粒组成。草酸钙簇晶直径 10 ～ 80（160）μm，偶见簇晶与较大的方形结晶合生。棕色细胞类圆形或椭圆形，壁稍厚，胞腔内充满淡黄棕色、棕色或红棕色物质，并含淀粉粒。具缘纹孔导管直径 17 ～ 178μm。棕色块散在，形状、大小及颜色深浅不一。

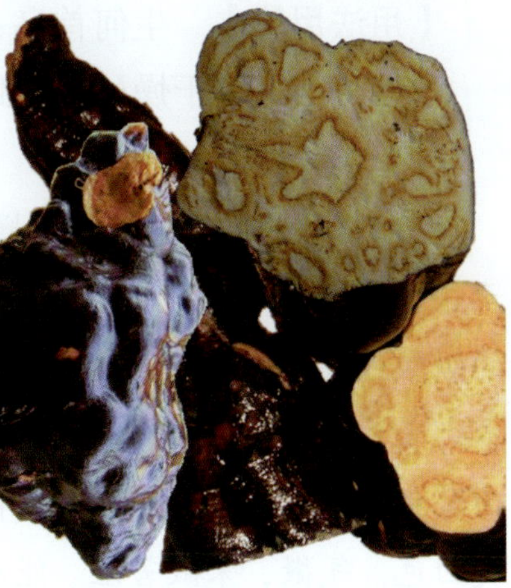

图 6-19　何首乌

【化学成分】 含蒽醌类、卵磷脂、芪类、微量元素等。

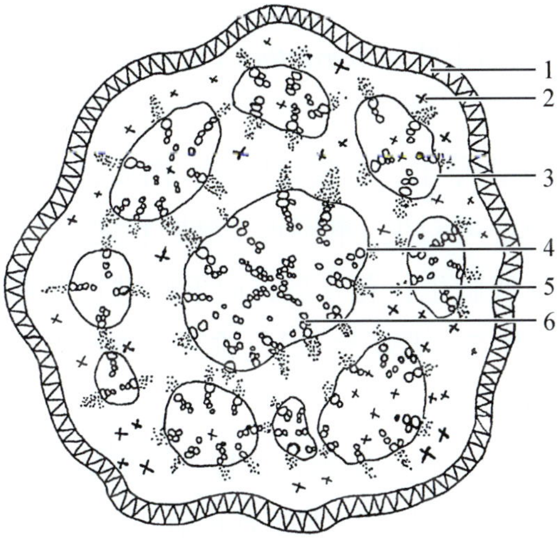

图 6-20　何首乌横切面简图

1. 木栓层；2. 草酸钙簇晶；3. 异型维管束；4. 形成层；5. 韧皮部；6. 木质部

【炮制】

（1）生何首乌　除去杂质，洗净，稍浸，润透，切厚片或块，干燥。

本品呈不规则的厚片或块。外表皮红棕色或红褐色，皱缩不平，有浅沟，并有横长皮孔样突起及细根痕。切面为浅黄棕色或浅红棕色，显粉性；横切面有的皮部可见云锦状花纹，中央木部较大，有的呈木心。气微，味微苦而甘涩。

（2）制何首乌　取何首乌片或块，照炖法用黑豆汁拌匀，置非铁质的适宜容器内，炖至汁液吸尽；或照蒸法，清蒸或用黑豆汁拌匀后蒸，蒸至内外均呈棕褐色，或晒至半干，切片，干燥。每 100kg 何首乌片（块），用黑豆 10kg。

本品呈不规则皱缩状的块片，厚约 1cm。表面为黑褐色或棕褐色，凹凸不平。质坚硬，断面角质样，棕褐色或黑色。气微，味微甘而苦涩。

【性味归经】 苦、甘、涩，微温。归肝、心、肾经。

【功能主治】 生何首乌：解毒，消痈，截疟，润肠通便；用于疮痈，瘰疬，风疹瘙痒，久疟体虚，肠燥便秘。制何首乌：补肝肾，益精血，乌须发，强筋骨，化浊降脂；用于血虚萎黄，眩晕耳鸣，须发早白，腰膝酸软，肢体麻木，崩漏带下，高脂血症。

【药理作用】 制何首乌：增强免疫，益智，神经保护，促进蛋白质合成，降血糖，改善脂质代谢，强心，扩张冠状动脉，促进造血功能，延缓衰老，改善骨质疏松，保肝，镇痛等。

【用法用量】 生何首乌：3～6g。制何首乌：6～12g。

【贮藏】 置干燥处，防蛀。

附

首乌藤 为何首乌的干燥藤茎。秋、冬两季采割，除去残叶，捆成把或趁鲜切段，干燥。呈长圆柱形，稍扭曲，具分枝，长短不一。表面紫红色或紫褐色，粗糙，具扭曲的纵皱纹，节部略膨大，有侧枝痕，外皮菲薄，可剥离。质脆，易折断，断面皮部紫红色，木部黄白色或淡棕色，导管孔明显，髓部疏松，类白色。切段者呈圆柱形的段。外表面为紫红色或紫褐色，切面皮部紫红色，木部黄白色或淡棕色，导管孔明显，髓部疏松，类白色。气微，味微苦涩。能养血安神，祛风通络；用于失眠多梦，血虚身痛，风湿痹痛，皮肤瘙痒。

（三）苋科（Amaranthaceae）

①识别要点：草本，叶对生，花被片3～5，雄蕊常与花被片同数对生，胞果。②显微特征：根中有同心环状异型维管束，含草酸钙晶体，如砂晶、簇晶、针晶等。

牛膝 * Achyranthis Bidentatae Radix

【来源】 为苋科植物牛膝 *Achyranthes bidentata* Bl. 的干燥根。

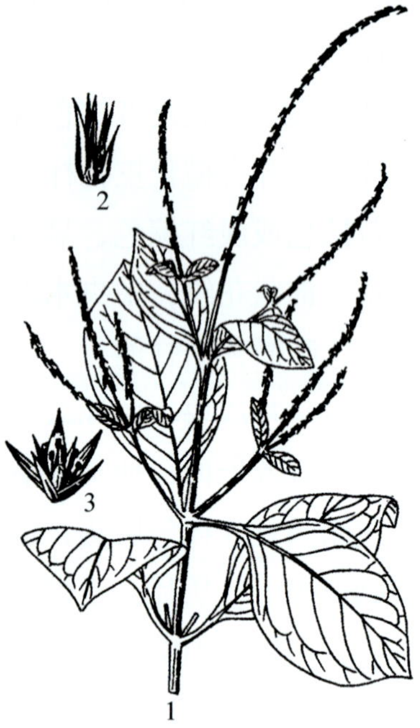

图 6-21 牛膝

1. 花枝；2. 花和苞片；3. 剖开的花

【植物形态】 多年生草本。根长圆柱形，肉质，土黄色。茎四棱方形，节膨大。叶对生，椭圆形至椭圆状披针形，全缘。穗状花序，顶生或腋生；花开后，向下倾贴近花序梗；小苞片刺状；花被片5；雄蕊5，退化雄蕊顶端齿形或浅波状；胞果呈长圆形（图6-21）。

【产地】 主产于河南武陟、沁阳，习称“怀牛膝”，为“四大怀药”之一。河北、山东等地亦有栽培。

【采制】 冬季茎叶枯萎时采挖，除去须根和泥沙，捆成小把，晒至干皱后，将顶端切齐，晒干。

【性状鉴定】 呈细长圆柱形，挺直或稍弯曲，长15～70cm，直径0.4～1cm。表面灰黄色或淡棕色，有微扭曲的细纵皱纹、排列稀疏的侧根痕和横长皮孔样的突起。质硬脆，易折断，受潮后变软，断面平坦，淡棕色，略呈角质样而油润，中心维管束木质部较大，黄白色，其外周散有多数黄白色点状维管束，断续排列成2～4轮。气微，味微甜而稍苦涩（图6-22）。

以根长、肉肥、皮细、黄白色者为佳。

【显微鉴定】 横切面：木栓层为数列扁平细胞，切向延伸。栓内层较窄。异型维管束外韧型，断续排列成2～4轮，最外轮的维管束较小，有的仅1至数个导管，束间形成层连接成环，向内维管束较大；木质部主要由导管及小的木纤维组成，根中心木质部集成2～3群。薄壁细胞含有草酸钙砂晶（图6-23）。

【化学成分】 含皂苷、β-脱皮甾酮和牛膝甾酮等，皂苷水解可得齐墩果酸。

【炮制】

（1）牛膝 除去杂质，洗净，润透，除去残留芦头，切段，干燥。

本品呈圆柱形的段。外表皮为灰黄色或淡棕色，有微细的纵皱纹及横长皮孔。质硬脆，易折断，受潮变软。切面平坦，淡棕色或棕色，略呈角质样而油润，中心维管束木部较大，黄白色，其外围散有多数黄白色点状维管束，断续排列成2～4轮。气微，味微甜而稍苦涩。

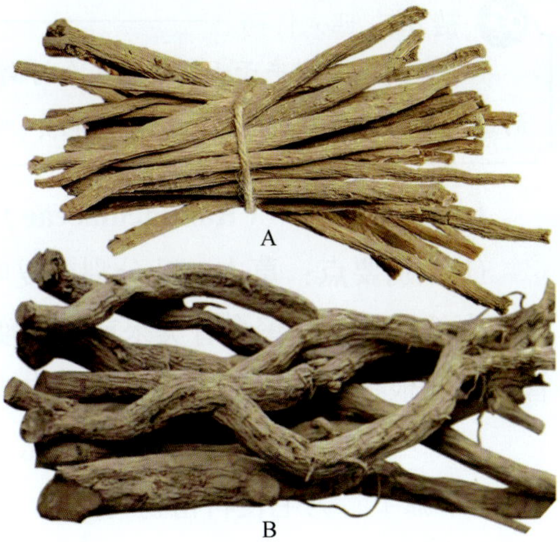

图6-22 牛膝（A）与川牛膝（B）

（2）酒牛膝 取净牛膝段，照酒炙法炒干。

本品形如牛膝段，表面色略深，偶见焦斑。微有酒香气。

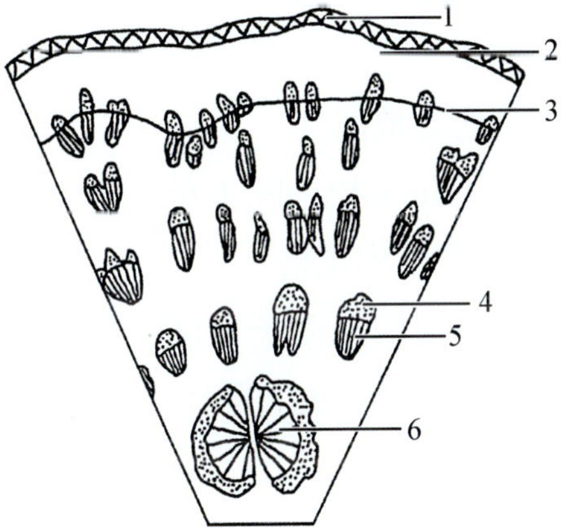

图6-23 牛膝横切面简图

1. 木栓层；2. 栓内层；3. 形成层；4. 韧皮部；5. 木质部；6. 次生维管束

【性味归经】 苦、甘、酸，平。归肝、肾经。

【功能主治】 逐瘀通经，补肝肾，强筋骨，利尿通淋，引血下行。用于经闭，痛经，腰膝酸痛，筋骨无力，淋证，水肿，头痛，眩晕，牙痛，口疮，吐血，衄血。

【药理作用】 抗炎镇痛，改善血液微循环，抗凝血，降血脂，降血糖，降血压，抗骨质疏松，神经保护，调节免疫，抗肿瘤等。

【用法用量】 5～12g。

【注意】 孕妇慎用。

【贮藏】 置阴凉干燥处，防潮。

附

川牛膝 为苋科植物川牛膝 *Cyathula officinalis* Kuan 的干燥根。呈近圆柱形，微扭曲，向下略细或有少数分枝，长30～60cm，直径0.5～3cm。表面为黄棕色或灰褐色，具纵皱纹、支根痕和多数横长的皮孔样突起。质韧，不易折断，断面为浅黄色或棕黄色，维管束点状，排列成数轮同心环。横切面异型维管束断续排列成4～11轮。气微，味甜。能逐瘀通经，通利关节，利尿通淋；用于经闭癥瘕，胞衣不下，跌仆损伤，风湿痹痛，足痿筋挛，尿血，血淋。

链 接 四大怀药

"怀药"是指产于古怀庆府（今河南省沁阳市）武陟、温县、沁阳、孟州、博爱、修武等地的道地药材。其中的牛膝、山药、地黄、菊花被誉为"四大怀药"。

（四）毛茛科 *（Ranunculaceae）

①识别要点：草本，叶分裂或复叶，花两性，雄蕊和雌蕊多数，离生，螺旋状排列在膨大的花托上，聚合蓇葖果或聚合瘦果。②显微特征：维管束常具有"V"形排列的导管；根和根茎中有皮层厚壁细胞；内皮层明显等。

附子 * Aconm Lateralls Radix Praeparaia

【来源】 为毛茛科植物乌头 *Aconitum carmichaelii* Debx. 的子根的加工品。

【植物形态】 多年生草本。母根（主根）倒圆锥形，似乌鸦头，周围常生数个子根（是具有膨大不定根的更新芽）。叶五角形，3 全裂，中央裂片宽菱形近羽状分裂，侧生裂片不等 2 深裂。总状花序，密生反曲柔毛；萼片 5，蓝紫色，上萼片高盔状；花瓣 2，有长爪；雄蕊多数；心皮 3 ～ 5，离生。聚合蓇葖果（图 6-24）。

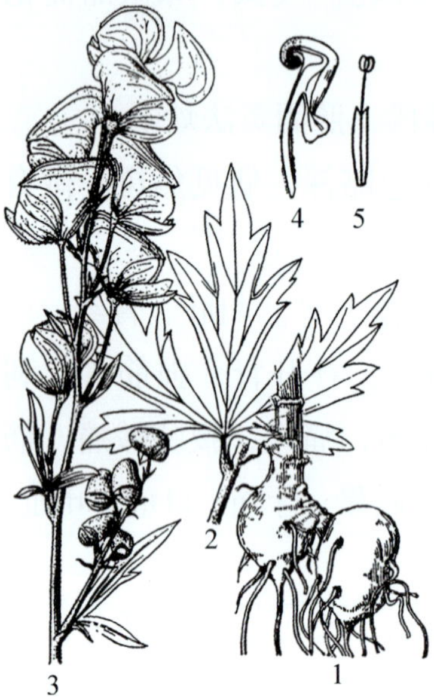

图 6-24 乌头

1. 块根；2. 茎中部叶；3. 花序；4. 花瓣；5. 雄蕊

【产地】 主产于四川、陕西等地。

【采制】 6 月下旬至 8 月上旬采挖，除去母根、须根及泥沙，习称"泥附子"，加工成下列规格。

（1）盐附子 选择个大、均匀的泥附子，洗净，浸入胆巴的水溶液中过夜，再加食盐，继续浸泡，每日取出晾晒，并逐渐延长晾晒时间，直至附子表面出现大量结晶盐粒（盐霜）、体质变硬为止。

（2）黑顺片 取泥附子，按大小分别洗净，浸入胆巴的水溶液中数日，连同浸液煮至透心，捞出，水漂，纵切成厚约 0.5cm 的片，再用水浸漂，用调色液使附片染成浓茶色，取出，蒸至出现油面、光泽后，烘至半干，再晒干或继续烘干。

（3）白附片 选择大小均匀的泥附子，洗净，浸入胆巴的水溶液中数日，连同浸液煮至透心，捞出，剥去外皮，纵切成厚约 0.3cm 的片，用水浸漂，取出，蒸透，晒干。

【性状鉴定】

（1）盐附子 呈圆锥形，长 4 ～ 7cm，直径 3 ～ 5cm。表面为灰黑色，被盐霜，顶端有凹陷的芽痕，周围有瘤状突起的支根或支根痕。体重，横切面为灰褐色，可见充满盐霜的小空隙和多角形形成层环纹，环纹内侧导管束排列不整齐。气微，味咸而麻，刺舌。

（2）黑顺片 为纵切片，上宽下窄，长 1.7 ～ 5cm，宽 0.9 ～ 3cm，厚 0.2 ～ 0.5cm。外皮黑褐色，切面暗黄色，油润具光泽，半透明状，并有纵向导管束。质硬而脆，断面角质样。气微，味淡。

（3）白附片　无外皮，黄白色，半透明，厚约 0.3cm（图 6-25）。

盐附子以个大、坚实、灰黑色、表面起盐霜者为佳。黑顺片以片大、厚薄均匀、表面油润光泽者为佳。白附片以片大、色白、半透明者为佳。

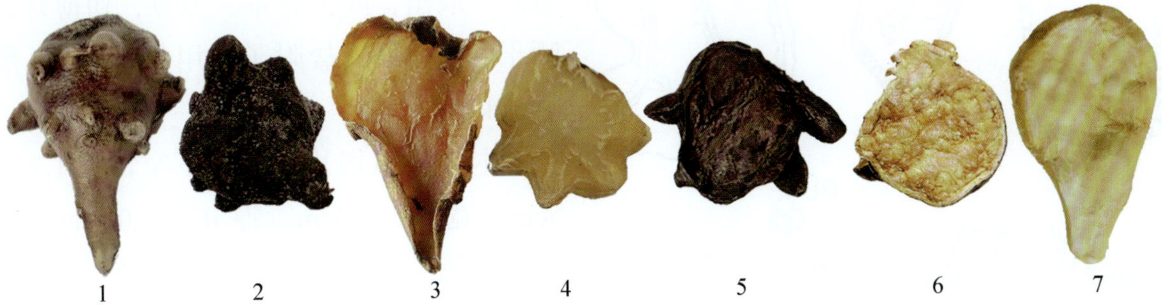

图 6-25　附子

1. 泥附子；2. 盐附子；3. 黑顺片；4. 白附片；5. 淡附片；6. 炮附片；7. 炮附片（去皮）

【显微鉴定】　盐附子横切面：后生皮层为黄色的木栓化细胞。皮层薄壁细胞横向延长，有石细胞单个或 3 ～ 5 个成群。内皮层明显。韧皮部宽广，有小型筛管群散在。形成层环呈多角形，木质部位于形成层内侧，以角隅处较发达，导管略呈“V”形或放射状排列。有时可见 1 至数个根迹维管束。中央髓部为薄壁细胞，含淀粉粒（图 6-26）。

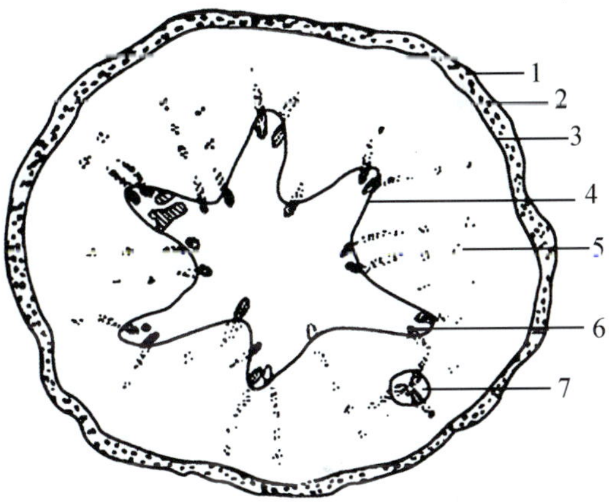

图 6-26　盐附子横切面简图

1. 后生皮层；2. 石细胞；3. 内皮层；4. 形成层；5. 筛管群；6. 木质部；7. 根迹维管束

粉末：黄白色。石细胞较多，呈长方形或类方形，腔大壁薄，直径 53 ～ 125μm。导管主要为具缘纹孔及网纹导管，直径 20 ～ 48μm。后生皮层碎片，表面观呈多角形，垂周壁不均匀增厚，有的呈瘤状突入细胞腔，胞腔内含棕色物。淀粉粒极多，单粒类圆形、圆多角形或长圆形，复粒多由 2 ～ 7 分粒组成（图 6-27）。

【化学成分】　含多种生物碱。剧毒的双酯型生物碱：乌头碱、中乌头碱及次乌头碱。单酯型生物碱：苯甲酰乌头胺、苯甲酰中乌头胺和苯甲酰次乌头胺，为加工过程中双酯型生物碱的水解产物，其毒性仅为乌头碱的 1/200。醇胺型生物碱：乌头胺、中乌头胺和次乌头胺，为继续水解产物，生成毒性更小的不带酯键的醇胺类生物碱，其毒性仅为乌头碱的 1/2000。

【理化鉴定】　取本品粉末，加亚铁氰化钾颗粒少许，再加甲酸 1 滴，产生绿色（检查乌头碱）。

【炮制】

（1）附片（黑顺片、白附片）　直接入药。

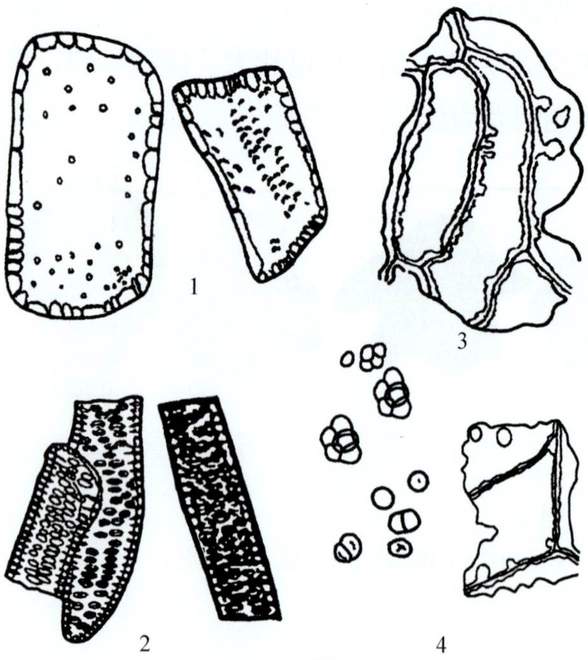

图 6-27　附子粉末

1. 石细胞；2. 导管；3. 后生皮层；4. 淀粉粒

（2）淡附片　取盐附子，用清水浸漂，每日换水 2～3 次，至盐分漂尽，与甘草、黑豆加水共煮透心，至切开后口尝无麻舌感时，取出，除去甘草、黑豆，切薄片，晒干。每 100kg 盐附子，用甘草 5kg、黑豆 10kg。

本品呈纵切片，上宽下窄，长 1.7～5cm，宽 0.9～3cm，厚 0.2～0.5cm。外皮为褐色。切面为褐色，半透明，有纵向导管束。质硬，断面为角质样。气微，味淡，口尝无麻舌感。

（3）炮附片　取附片，照烫法用砂烫至鼓起并微变色。

本品形如黑顺片或白附片，表面鼓起黄棕色，质松脆。气微，味淡。

【性味归经】　辛、甘，大热；有毒。归心、肾、脾经。

【功能主治】　回阳救逆，补火助阳，散寒止痛。用于亡阳虚脱，肢冷脉微，心阳不足，胸痹心痛，虚寒吐泻，脘腹冷痛，肾阳虚衰，阳痿宫冷，阴寒水肿，阳虚外感，寒湿痹痛。

【药理作用】　强心，降压，抗休克，抗血栓形成，抗缺氧，抗心肌缺血，抗缓慢性心律失常，镇痛，抗炎，抗溃疡，抗腹泻等。

【用法用量】　3～15g，先煎，久煎。

【注意】　孕妇慎用；不宜与半夏、瓜蒌、瓜蒌子、瓜蒌皮、天花粉、川贝母、浙贝母、平贝母、伊贝母、湖北贝母、白蔹、白及同用。

【贮藏】　盐附子密闭，置阴凉干燥处；黑顺片及白附片置干燥处，防潮。

附

川乌　为乌头的干燥母根。6 月下旬至 8 月上旬采挖，除去子根、须根及泥沙，晒干。呈不规则的圆锥形，稍弯曲，顶端常有残茎，中部多向一侧膨大，长 2～7.5cm，直径 1.2～2.5cm。表面为棕褐色或灰棕色，皱缩，有小瘤状侧根及子根脱离后的痕迹。质坚实，断面为类白色或浅灰黄色，形成层环纹呈多角形。气微，味辛辣、麻舌。有大毒，一般炮制后用。能祛风除湿，温经止痛；用于风寒湿痹，关节疼痛，心腹冷痛，寒疝作痛及麻醉止痛。生品内服宜慎。孕妇禁用。

白附子　为天南星科植物独角莲 *Typhonium giganteum* Engl. 的干燥块茎。秋季采挖，除去须根和外皮，晒干。呈椭圆形或卵圆形，长 2～5cm，直径 1～3cm。表面白色至黄白色，略粗糙，有环纹及须根痕，顶端有茎痕或芽痕。质坚硬，断面白色，粉性。气微，味淡、麻辣刺舌。有毒。能祛风痰，定惊搐，解毒散结，止痛。用于中风痰壅，口眼㖞斜，语言謇涩，惊风癫痫，破伤风，痰厥头痛，偏正头痛，瘰疬痰核，毒蛇咬伤。

链 接　附子炮制减毒机制

生附子有毒，炮制后降低毒性，保证了用药安全。炮制减毒的主要机制是：毒性剧烈的双酯型二萜生物碱（乌头碱、新乌头碱、次乌头碱等）在加工炮制过程中水解成单酯型二萜生物碱（苯甲酰乌头碱、苯甲酰新乌头碱、苯甲酰次乌头碱等），这类成分的毒性显著降低，仅为双酯型二萜类生物碱的 1/1000 ～ 1/100；可再进一步水解生成醇胺型二萜生物碱，如乌头胺、新乌头胺和次乌头胺，几乎无毒性。其次，在炮制过程中浸、泡、漂、煮等使各种类型的生物碱均被破坏和流失。

黄连 *Coptidis Rhizoma

【来源】　为毛茛科植物黄连 *Coptis chinensis* Franch.、三角叶黄连 *C. deltoidea* C.Y.Cheng et Hsiao 或云连 *C. teeta* Wall. 的干燥根茎。以上三种分别习称“味连”“雅连”“云连”。

【植物形态】

（1）黄连　多年生草本。根状茎常分枝成簇，生多数须根，黄色。叶基生，3 全裂，中央裂片具柄，各裂片再作羽状深裂，边缘具锐锯齿。聚伞花序，花 3 ～ 8 朵，黄绿色；萼片 5，狭卵形，花瓣条状披针形，中央有蜜腺；雄蕊多数；心皮 8 ～ 12，离生。蓇葖果具柄。

（2）三角叶黄连　与黄连相似，但本种的根状茎不分枝或少分枝，叶的一回裂片的深裂片彼此邻接。

（3）云连　根状茎分枝少而细，叶的羽状深裂片彼此疏离，花瓣匙形，先端钝圆（图 6-28）。

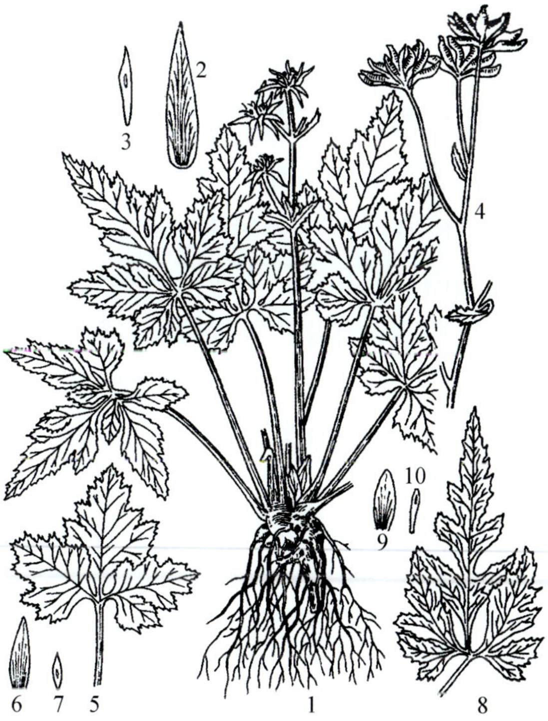

图 6-28　黄连基原植物

1. 黄连的着花植株；2. 黄连的萼片；3. 黄连的花瓣；4. 黄连的蓇葖果；5. 三角叶黄连的叶片；6. 三角叶黄连的萼片；7. 三角叶黄连的花瓣；8. 云南黄连的叶片；9. 云南黄连的萼片；10. 云南黄连的花瓣

【产地】　黄连主产于四川、重庆、湖北等地。三角叶黄连特产于四川峨眉及洪雅一带，常栽培。云连分布于云南、西藏等地。

【采制】　秋季采挖，除去须根和泥沙，干燥，撞去残留须根。

【性状鉴定】

（1）味连　多集聚成簇，常弯曲，形如鸡爪，单枝根茎长 3 ～ 6cm，直径 0.3 ～ 0.8cm。表面灰黄色或黄褐色，粗糙，有不规则结节状隆起、须根及须根残基，有的节间表面平滑如茎秆，习称“过桥”。上部多残留褐色鳞叶，顶端常留有残余的茎或叶柄。质硬，

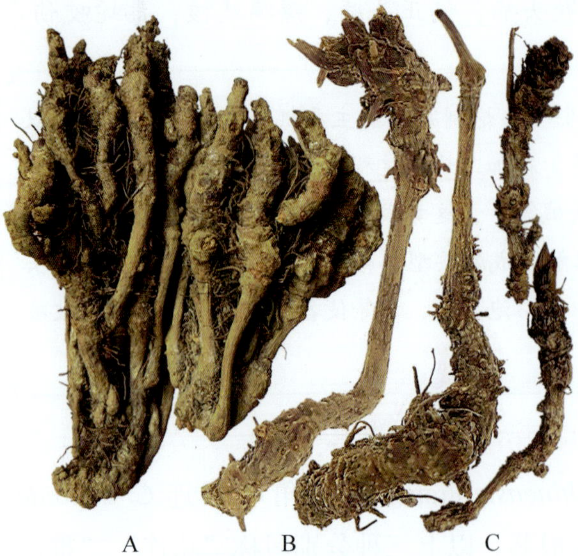

图 6-29 黄连

A. 味连；B. 雅连；C. 云连

断面不整齐，皮部橙红色或暗棕色，木部鲜黄色或橙黄色，呈放射状排列，髓部有的中空。气微，味极苦。

（2）雅连　多为单枝，略呈圆柱形，微弯曲，长 4 ～ 8cm，直径 0.5 ～ 1cm。“过桥”较长。顶端有少许残茎。

（3）云连　弯曲呈钩状，多为单枝，较细小，多弯曲，拘挛，形如蝎尾（图 6-29）。

均以粗壮、坚实、断面皮部橙红色，木部鲜黄色或橙黄色者为佳。

【显微鉴定】　横切面：

（1）味连　木栓层为数列细胞，其外有表皮，常脱落。皮层较宽，石细胞单个或成群散在。中柱鞘纤维成束或伴有少数石细胞，均显黄色。维管束外韧型，环列。木质部黄色，均木化，木纤维较发达。髓部均为薄壁细胞，无石细胞（图 6-30）。

（2）雅连　髓部有石细胞。

（3）云连　皮层、中柱鞘及髓部均无石细胞。

粉末：味连粉末为黄棕色或黄色，味极苦。石细胞黄色，类多角形或类圆形，直径 25 ～ 64μm，壁厚，壁孔明显。鳞叶表皮细胞长方形，壁微波状弯曲，或作连珠状增厚。中柱鞘纤维鲜黄色，呈纺锤形或梭形，壁厚。木纤维鲜黄色，较细长，壁较薄。导管为网纹或孔纹。木薄壁细胞类长方形或不规则形，壁稍厚，有纹孔。淀粉粒多细小（图 6-31）。

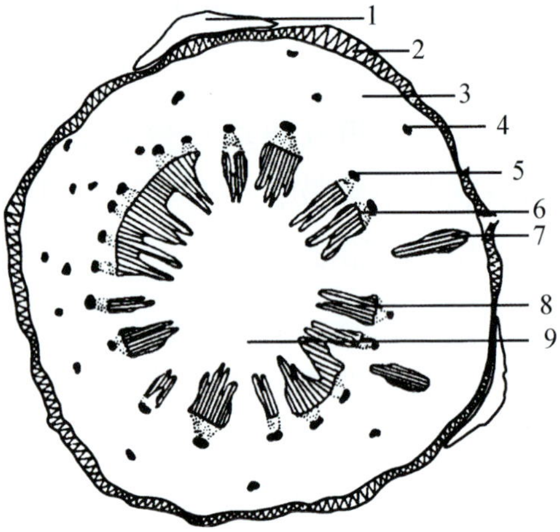

图 6-30 黄连（味连）根茎横切面简图

1. 鳞叶组织；2. 木栓层；3. 皮层；4. 石细胞；5. 中柱鞘纤维；6. 韧皮部；7. 根迹维管束；8. 木质部；9. 髓部

【化学成分】　含多种生物碱，主要是小檗碱（黄连素），其次有黄连碱、巴马汀、药根碱、表小檗碱等。

【理化鉴定】　①黄连药材横断面在紫外线灯下观察，显金黄色荧光，木质部尤为明显。②取黄连粉末或切片置于载玻片上，滴加 95% 乙醇 1 ～ 2 滴及 30% 硝酸 1 滴，镜检，有黄色针状或针簇状结晶析出，加热结晶显红色并消失（小檗碱盐酸盐或硝酸盐）。

【炮制】

（1）黄连片　除去杂质，润透后切薄片，晾干，或用时捣碎。

本品呈不规则的薄片。外表皮灰黄色或黄褐色，粗糙，有细小的须根。切面或碎断面鲜黄色或红黄色，具放射状纹理，气微，味极苦。

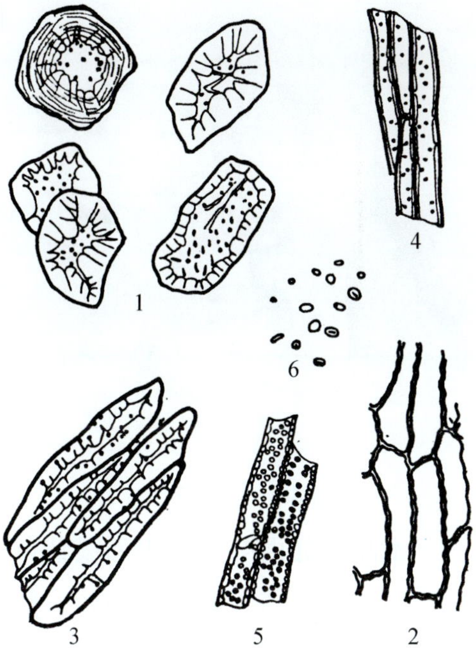

图 6-31　黄连（味连）粉末

1. 石细胞；2. 鳞叶细胞；3. 中柱鞘纤维；4. 木纤维；5. 导管；6. 淀粉粒

（2）酒黄连　取净黄连，照酒炙法炒干。每100kg 黄连，用黄酒 12.5kg。

本品形如黄连片，色泽加深。略有酒香气。

（3）姜黄连　取净黄连，照姜汁炙法炒干。每100kg 黄连，用生姜 12.5kg。

本品形如黄连片，表面为棕黄色。有姜的辛辣味。

（4）萸黄连　取吴茱萸加适量水煎煮，煎液与净黄连拌匀，待液吸尽，炒干。每 100kg 黄连，用吴茱萸 10kg。

本品形如黄连片，表面为棕黄色。有吴茱萸的辛辣香气。

【性味归经】　苦，寒。归心、脾、胃、肝、胆、大肠经。

【功能主治】　清热燥湿，泻火解毒。用于湿热痞满，呕吐吞酸，泻痢，黄疸，高热神昏，心火亢盛，心烦不寐，心悸不宁，血热吐衄，目赤，牙痛，消渴，痈肿疔疮；外治湿疹，湿疮，耳道流脓。酒黄连善清上焦火热。用于目赤，口疮。姜黄连清胃和胃止呕。用于寒热互结，湿热中阻，痞满呕吐。萸黄连疏肝和胃止呕。用于肝胃不和，呕吐吞酸。

【药理作用】　抗病原微生物，抗毒素，抗炎，抗腹泻，抗肿瘤，降血糖，保护心血管，降压，抗血小板聚集，抗消化性溃疡等。

【用法用量】　2 ～ 5g。外用适量。

【贮藏】　置通风干燥处。

白芍 Paeoniae Radix Alba

【来源】　为毛茛科植物芍药 *Paeonia lactiflora* Pall. 的干燥根。

【植物形态】　多年生草本。根粗壮，圆柱形。二回三出复叶，小叶狭卵形，叶缘具骨质细乳突。花为白色、粉红色或红色，顶生或腋生；花盘肉质，仅包裹心皮基部。聚合蓇葖果，呈卵形，先端钩状外弯曲。

【产地】　主产于浙江（杭白芍）、安徽（亳白芍）、四川（川白芍），贵州、山东等地亦产，均系栽培。

【采制】　夏、秋两季采挖，洗净，除去头尾和细根，置沸水中煮后除去外皮或去皮后再煮，晒干。

【性状鉴定】　呈圆柱形，平直或稍弯曲，两端平截，长 5 ～ 18cm，直径 1 ～ 2.5cm。表面类白色或淡棕红色，光洁或有纵皱纹及细根痕，偶有残存的棕褐色外皮。质坚实，不易折断，断面较平坦，类白色或微带棕红色，形成层环明显，射线放射状。气微，味

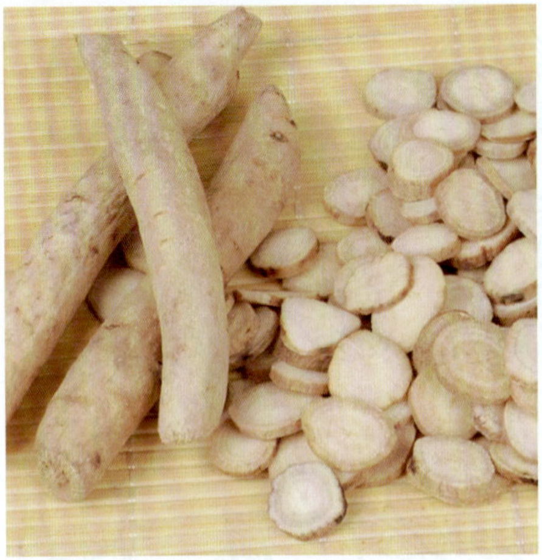

图 6-32 白芍

微苦、酸（图 6-32）。

以根粗、坚实、无白心或裂隙者为佳。

【化学成分】 主含芍药苷，加工后含量显著减少，约在 1% 以下。芍药苷为解痉的有效成分。

【炮制】

（1）白芍 洗净，润透，切薄片，干燥。

本品多呈类圆形的薄片。表面为淡棕红色或类白色。切面微带棕红色或类白色，形成层环明显，可见稍隆起的筋脉纹呈放射状排列。气微，味微苦、酸。

（2）炒白芍 取净白芍片，照清炒法炒至微黄色。本品形如白芍片，表面微黄色或淡棕黄色，有的可见焦斑。气微香。

（3）酒白芍 取净白芍片，照酒炙法炒至微黄色。

本品形如白芍片，表面微黄色或淡棕黄色，有的可见焦斑。微有酒香气。

【性味归经】 苦、酸，微寒。归肝、脾经。

【功能主治】 养血调经，敛阴止汗，柔肝止痛，平抑肝阳。用于血虚萎黄，月经不调，自汗，盗汗，胁痛，腹痛，四肢挛痛，头痛眩晕。

【药理作用】 调节免疫，扩张冠状动脉，镇痛，镇静，保肝，益智等。

【用法用量】 6 ～ 15g。

【注意】 不宜与藜芦同用。

【贮藏】 置干燥处，防蛀。

附

赤芍 为芍药或川赤芍的干燥根。多系野生。春、秋两季采挖，除去根茎、须根及泥沙，晒干。呈圆柱形，稍弯曲，长 5 ～ 40cm，直径 0.5 ～ 3cm。表面为棕褐色，粗糙，有纵沟和皱纹，并有须根痕和横长的皮孔样突起，有的外皮易脱落。质硬而脆，易折断，断面为粉白色或粉红色，皮部窄，木部放射状纹理明显，有的有裂隙。气微香，味微苦、酸涩。能清热凉血，散瘀止痛；用于热入营血，温毒发斑，吐血衄血，目赤肿痛，肝郁胁痛，经闭痛经，癥瘕腹痛，跌仆损伤，痈肿疮疡。

链接 浙八味

“浙八味”属浙江地区道地药材，包括白芍、白术、浙贝母、杭白菊、延胡索、玄参、笕麦冬、温郁金这八味中药材。

牡丹皮 Moutan Cortex

【来源】 为毛茛科植物牡丹 *Paeonia suffruticosa* Andr. 的干燥根皮。

【植物形态】 落叶小灌木。一至二回羽状复叶。花单生枝顶；萼片 5；花瓣 10 ～ 15，多为白色；花盘革质紫红色，全包心皮；心皮 5 ～ 8，密生白色柔毛。聚合蓇蓇葖果，呈纺锤形。种子卵形或卵圆形，黑色。

【产地】 主产于安徽铜陵凤凰山及南陵丫山。全国各地多有栽培。

【采制】 秋季采挖根部，除去细根和泥沙，剥取根皮，晒干或刮去粗皮，除去木心，晒干。前者习称连丹皮，后者习称刮丹皮。

【性状鉴定】

（1）连丹皮　呈筒状或半筒状，有纵剖开的裂缝，略向内卷曲或张开，长 5 ～ 20cm，直径 0.5 ～ 1.2cm，厚 0.1 ～ 0.4cm。外表面灰褐色或黄褐色，有多数横长皮孔样突起和细根痕，栓皮脱落处粉红色；内表面淡灰黄色或浅棕色，有明显的细纵纹，常见发亮的结晶。质硬而脆，易折断，断面较平坦，淡粉红色，粉性。气芳香，味微苦而涩。

（2）刮丹皮　外表面有刮刀削痕，外表面红棕色或淡灰黄色，有时可见灰褐色斑点状残存外皮（图 6-33）。

以条粗长、皮厚、无木心、断面白色、粉性足、结晶多、香气浓郁者为佳。

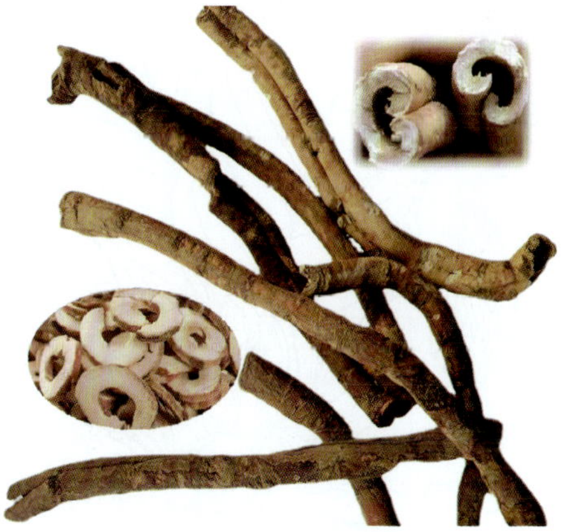
图 6-33　牡丹皮

【化学成分】 含酚类化合物如丹皮酚、牡丹酚苷、牡丹酚原苷，萜类化合物如芍药苷以及挥发油、苯甲酸及植物甾醇等。

【理化鉴定】 取本品粉末作微量升华，升华物在显微镜下呈长柱形、针状、羽状结晶，于结晶上滴加三氯化铁醇溶液，则结晶溶解显暗紫红色（检查丹皮酚）。

【炮制】 迅速洗净，润后切薄片，晒干。

本品呈圆形或卷曲形的薄片。连丹皮外表面为灰褐色或黄褐色，栓皮脱落处为粉红色；刮丹皮外表面为红棕色或淡灰黄色。内表面有时可见发亮的结晶。切面为淡粉红色，粉性。气芳香，味微苦而涩。

【性味归经】 苦、辛，微寒。归心、肝、肾经。

【功能主治】 清热凉血，活血化瘀。用于热入营血，温毒发斑，吐血衄血，夜热早凉，无汗骨蒸，经闭痛经，跌仆伤痛，痈肿疮毒。

【药理作用】 抗病原微生物，抗炎，解热，镇痛，调节免疫，抗过敏，降血糖，抗缺血再灌注损伤，降血脂，抗动脉粥样硬化，抗心律失常，改善微循环，保肝，抑制中枢等。

【用法用量】 6 ～ 12g。

【注意】 孕妇慎用。

【贮藏】 置阴凉干燥处。

（五）木兰科 *（Magnoliaceae）

①识别要点：木本，有香气；单叶互生，具环状托叶痕；花单生，雌、雄蕊均常

为多数，离生，螺旋状排列在延长的花托上；蓇葖果。②显微特征：常有油细胞、石细胞和草酸钙方晶。

厚朴 * Magnoliae Officinalis Cortex

【来源】 为木兰科植物厚朴 *Magnolia officinalis* Rehd. et Wils. 或凹叶厚朴 *M. officinalis* Rehd. et Wils. var. *biloba* Rehd. et Wils. 的干燥干皮、根皮及枝皮。

【植物形态】

（1）厚朴　落叶乔木。树皮厚，棕褐色，枝粗壮，幼枝淡黄色，有绢状毛，顶芽大型。叶互生，集生于小枝顶端；叶片大，革质，倒卵形或倒卵状椭圆形，先端圆，背面被有白色粉状物。花与叶同时开放，单生枝顶，白色，芳香；花被片 9 ～ 12 或更多；雄蕊多数；雌蕊心皮多数，离生，子房上位。聚合蓇葖果呈长椭圆状卵形，木质。

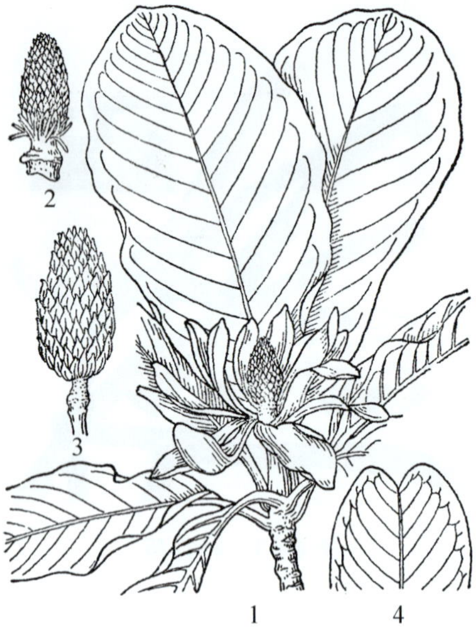

图 6-34　厚朴基原植物

1. 花枝；2. 雄蕊群和雌蕊群；3. 果实；4. 凹叶厚朴叶

（2）凹叶厚朴　叶先端凹缺，成 2 钝圆的浅裂片，但幼苗叶先端钝圆，并不凹缺；聚合果基部较窄（图 6-34）。

【产地】 厚朴分布于长江流域和陕西、甘肃南部等地。凹叶厚朴分布于福建、浙江、安徽、江西和湖南等地。

【采制】 4 ～ 6 月剥取，根皮和枝皮直接阴干；干皮置沸水中微煮后，堆置阴湿处，“发汗”至内表面变紫褐色或棕褐色时，蒸软，取出，卷成筒状，干燥。

【性状鉴定】

（1）干皮　呈卷筒状或双卷筒状，长 30 ～ 35cm，厚 0.2 ～ 0.7cm，习称“筒朴”；近根部的干皮一端展开如喇叭口，长 13 ～ 25cm，厚 0.3 ～ 0.8cm，习称“靴筒朴”。外表面为灰棕色或灰褐色，粗糙，有时呈鳞片状，较易剥落，有明显椭圆形皮孔和纵皱纹，刮去粗皮者显黄棕色。内表面紫棕色或深紫褐色，较平滑，具细密纵纹，划之显油痕。质坚硬，不易折断，断面颗粒性，外层灰棕色，内层紫褐色或棕色，有油性，有的可见多数小亮星。气香，味辛辣、微苦（图 6-35）。

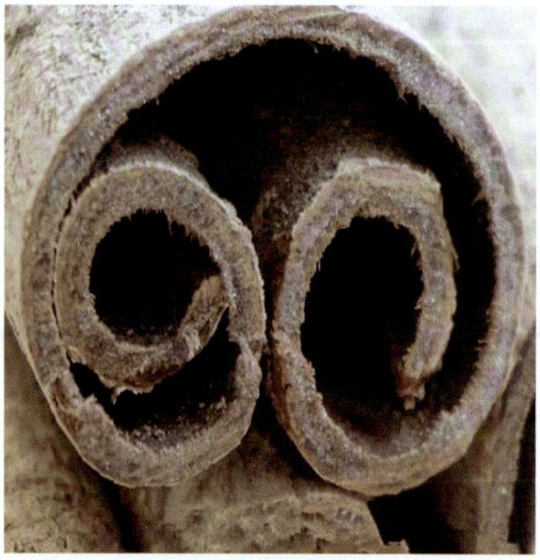

图 6-35　厚朴

（2）根皮（根朴）　呈单筒状或不规则块片；有的弯曲似鸡肠，习称“鸡肠朴”。质硬，较易折断，断面纤维性。

（3）枝皮（枝朴）　呈单筒状，长 10 ～ 20cm，厚 0.1 ～ 0.2cm。质脆，易折断，断面纤维性。

以皮厚、肉细、油性足、内表面紫棕色且有发亮结晶物、香气浓者为佳。

【显微鉴定】　横切面：木栓层为 10 余列细胞；有的可见落皮层。皮层外侧有石细胞环带，内侧散有多数油细胞和石细胞群。韧皮部射线宽 1 ～ 3 列细胞；纤维多数个成束；亦有油细胞散在（图 6-36）。

粉末：棕色。纤维甚多，直径 15 ～ 32μm，壁甚厚，有的呈波浪形或一边呈锯齿状，木化，孔沟不明显。石细胞类方形、椭圆形、卵圆形或不规则分枝状，直径 11 ～ 65μm，有时可见层纹，呈不规则分枝者一般较大，长可至 326μm。油细胞椭圆形或类圆形，直径 50 ～ 100μm，含黄棕色油状物（图 6-37）。

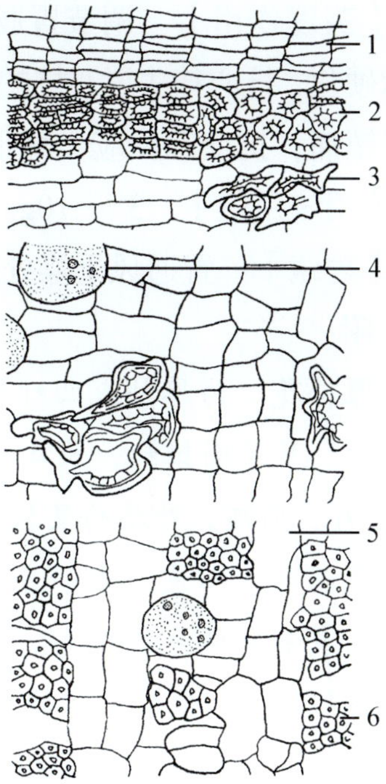

图 6-36　厚朴（干皮）横切面

1. 木栓层；2. 石细胞环带；3. 异型石细胞；4. 油细胞；5. 韧皮射线；6. 韧皮纤维

【化学成分】　含厚朴酚、和厚朴酚等木质素类，桉叶油醇及其异构体、聚伞花素等挥发油，厚朴碱、柳叶木兰碱、木兰箭毒碱等生物碱。

【理化鉴定】　本品酸性乙醇提取液，加碘化钾试剂，生成橙红色沉淀；加硅钨酸试剂，生成白色沉淀（检查生物碱）。

【炮制】

（1）厚朴　有粗皮者刮去粗皮，洗净，润透，切丝，干燥。无粗皮者直接洗净，润透，切丝，干燥。

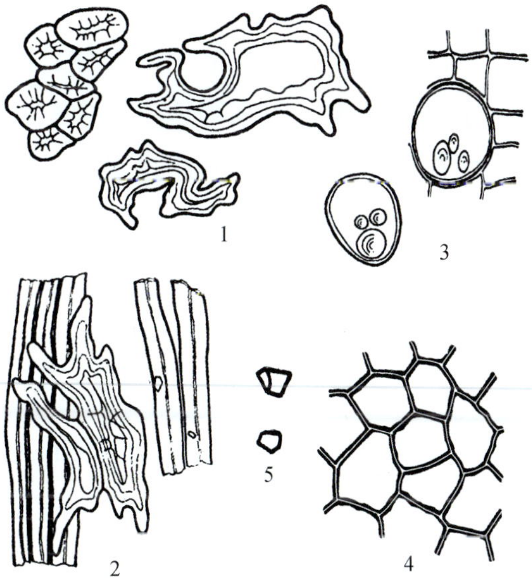

图 6-37　厚朴粉末

1. 石细胞；2. 纤维；3. 油细胞；4. 木栓细胞；5. 草酸钙方晶

本品呈弯曲的丝条状或单、双卷筒状。外表面为灰棕色或灰褐色，有时可见椭圆形皮孔或纵皱纹。刮去粗皮者显黄棕色，内表面紫棕色或深紫褐色，较平滑，具细密纵纹，划之显油痕。切面颗粒性，有油性，有的可见小亮星。气香，味辛辣、微苦。

（2）姜厚朴　取厚朴丝，照姜汁炙法炒干。

本品形如厚朴丝，表面为灰褐色，偶见焦斑。略有姜辣气。

【性味归经】　苦、辛，温。归脾、胃、肺、大肠经。

【功能主治】　燥湿消痰，下气除满。用于湿滞伤中，脘痞吐泻，食积气滞，腹胀便秘，痰饮喘咳。

【药理作用】 调节胃肠运动，助消化，抗溃疡，止泻，保护肠黏膜；抗氧化，抗动脉硬化，抗心律失常；抗帕金森病，抗抑郁，抗癫痫，抗阿尔茨海默病；抗病原微生物，抗炎镇痛；抗变态反应，舒张支气管平滑肌等。

【用法用量】 3～10g。

【贮藏】 置通风干燥处。

附

厚朴花 为厚朴或凹叶厚朴的干燥花蕾。春季花未开放时采摘，稍蒸后，晒干或低温干燥。呈长圆锥形，长4～7cm，基部直径1.5～2.5cm，为红棕色至棕褐色。花被多为12片，肉质，外层的呈长方倒卵形，内层的呈匙形。雄蕊多数，花药条形，淡黄棕色，花丝宽而短。心皮多数，分离，螺旋状排列于圆锥形的花托上。花梗长0.5～2cm，具稀疏的灰黄色绒毛或无毛。质脆，易破碎。气香，味淡。能芳香化湿，理气宽中；用于脾胃湿阻气滞，胸脘痞闷胀满，纳谷不香。

五味子 *Schisandrae Chinensis Fructus

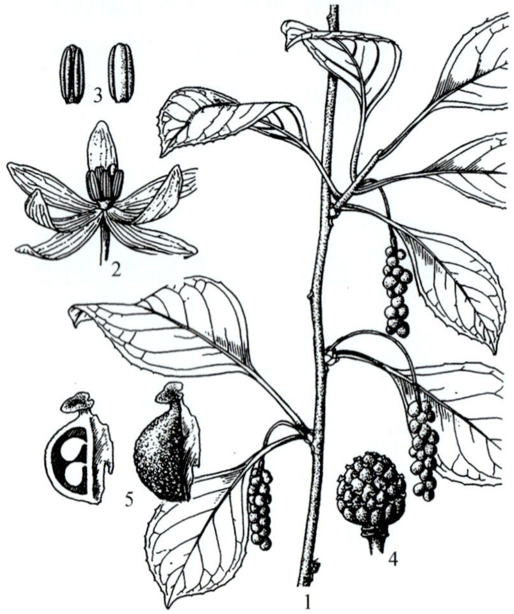

图 6-38 五味子基原植物

1. 果枝；2. 雄花；3. 雄蕊；4. 雌蕊群；5. 雌蕊纵切

【来源】 为木兰科植物五味子 *Schisandra chinensis*(Turcz.)Baill.的干燥成熟果实。习称“北五味子”。

【植物形态】 落叶木质藤本。叶互生，近膜质，阔椭圆形或倒卵形，边缘生有腺齿。花单性异株；花被片6～9，乳白色或粉红色；雄花雄蕊5；雌花心皮17～40，离生。聚合浆果穗状，红色（图6-38）。

【产地】 主产于辽宁、黑龙江、吉林、内蒙古、河北、宁夏、甘肃、山东等地。其中东北是五味子最集中地区，以辽宁产品质量最佳，有辽五味之称。

【采制】 秋季果实成熟时采摘，晒干或蒸后晒干，除去果梗和杂质。

【性状鉴定】 呈不规则的球形或扁球形，直径5～8mm。表面红色、紫红色或暗红色，皱缩，显油润；有的表面呈黑红色或出现白霜。果肉柔软，种子1～2，肾形，表面为棕黄色，有光泽，种皮薄而脆。果肉气微，味酸；种子破碎后，有香气，味辛、微苦（图6-39）。

以粒大、果皮紫红、肉厚、柔润者为佳。

【显微鉴定】 横切面：外果皮为1列方形或长方形细胞，壁稍厚，外被角质层，散有油细胞；中果皮薄壁细胞 10 余列，含淀粉粒，散有小型外韧维管束；内果皮为 1 列小方形薄壁细胞。种皮最外层为 1 列径向延长的石细胞，壁厚，纹孔和孔沟细密；其下为数列类圆形、三角形或多角形石细胞，纹孔较大；石细胞层下为数列薄壁细胞，种脊部位有维管束；油细胞层为 1 列长方形细胞，含棕黄色油滴；再下为 3 ～ 5 列小形细胞；种皮内表皮为 1 列小细胞，壁稍厚，胚乳细胞含脂肪油滴及糊粉粒（图 6-40）。

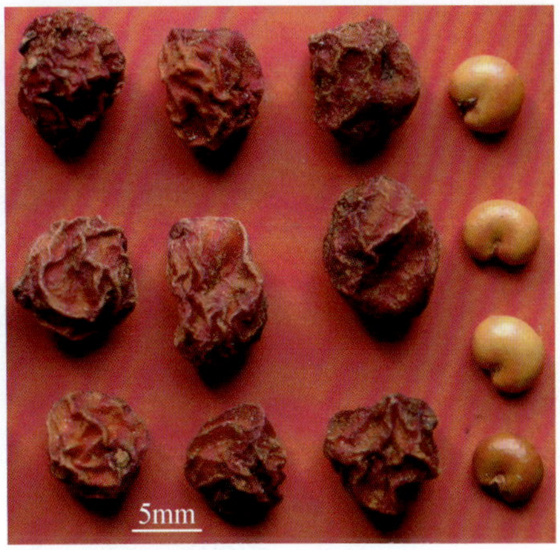

图 6-39　五味子

粉末：暗紫色。种皮表皮石细胞表面观呈多角形或长多角形，直径 18 ～ 50μm，壁厚，孔沟极细密，胞腔内含深棕色物。种皮内层石细胞呈多角形、类圆形或不规则形，直径约至 83μm，壁稍厚，纹孔较大。果皮表皮细胞表面观类多角形，垂周壁略呈连珠状增厚，表面有角质线纹；表皮中散有油细胞。中果皮细胞皱缩，含暗棕色物，并含淀粉粒（图 6-41）。

【化学成分】　含木质素类，包括五味子醇甲、五味子醇乙、五味子甲素、五味子乙素、五味子丙素、五味子酚等。还含有多糖类、三萜类等。

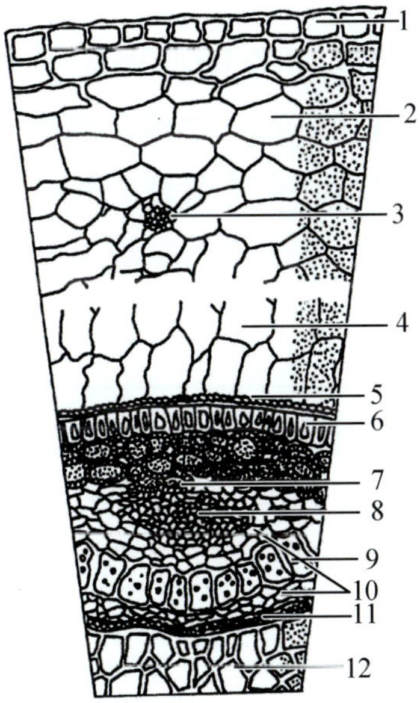

图 6-40　五味子横切面

1. 外果皮；2. 中果皮；3. 维管束；4. 中果皮薄壁组织；5. 内果皮；6. 种皮外层石细胞；7. 种皮内层石细胞；8. 种脊维管束；9. 油细胞；10. 薄壁细胞；11. 种皮内表皮细胞；12. 胚乳细胞

【炮制】

（1）五味子　除去杂质。用时捣碎。

（2）醋五味子　取净五味子，照醋蒸法蒸至黑色。用时捣碎。

本品形如五味子，表面乌黑色，油润，稍有光泽。有醋香气。

【性味归经】　酸、甘，温。归肺、心、肾经。

【功能主治】　收敛固涩，益气生津，补肾宁心。用于久咳虚喘，梦遗滑精，遗尿尿频，久泻不止，自汗盗汗，津伤口渴，内热消渴，心悸失眠。

【药理作用】　收敛，镇咳，保肝，改善学习记忆能力，抗心肌缺血，扩张血管，抗血小板聚集，调节免疫，中枢抑制，抗氧化，抗衰老，抗菌等。

【用法用量】　2 ～ 6g。

【贮藏】　置通风干燥处，防霉。

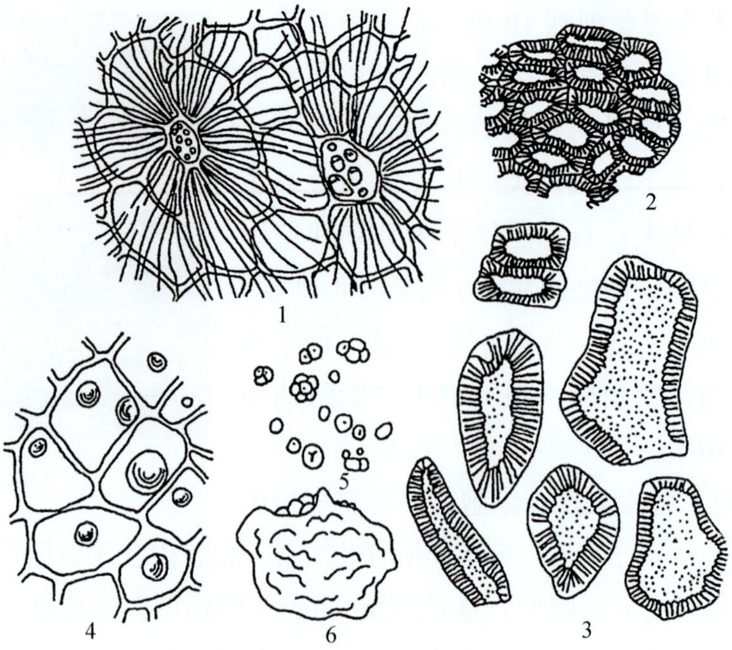

图 6-41 五味子粉末

1. 果皮表皮细胞；2. 种皮表皮石细胞；3. 种皮内层石细胞；4. 胚乳细胞；5. 淀粉粒；6. 中果皮碎片

附

南五味子 为木兰科植物华中五味子 *Schisandra sphenanthera* Rehd.et Wils. 的干燥成熟果实。呈球形或扁球形，直径 4 ～ 6mm。表面为棕红色至暗棕色，干瘪，皱缩，果肉常紧贴于种子上。种子 1 ～ 2，肾形，表面棕黄色，有光泽，种皮薄而脆。果肉气微，味微酸。能收敛固涩，益气生津，补肾宁心；用于久咳虚喘，梦遗滑精，遗尿尿频，久泻不止，自汗盗汗，津伤口渴，内热消渴，心悸失眠。

链 接 关药

关药指山海关以北或指关外（东北三省及内蒙古部分地区）所产的道地药材。著名关药有人参、鹿茸、防风、细辛、五味子、龙胆、哈蟆油等。

（六）樟科（Lauraceae）

①识别要点：常绿木本，有香气；单叶互生，羽状脉或三出脉；花单被，3 基数，花药瓣裂，第三轮雄蕊花药外向；核果。②显微特征：具油细胞，叶下表皮通常呈乳头状突起，在茎维管柱鞘部位常有由纤维状石细胞组成的环。

肉桂 *Cinnamomi Cortex

【来源】 为樟科植物肉桂 *Cinnamomum cassia* Presl 的干燥树皮。

【植物形态】 常绿乔木，全株有香气。叶较大，近对生，离基三出脉。圆锥花序；花小，黄绿色，花被片 6，雄蕊 9，排成 3 轮，花药 4 室，瓣裂，第三轮外向，花丝基部具 2 腺体，最内的 1 轮退化；子房上位，1 室，1 胚珠。浆果状核果（图 6-42）。

【产地】　主产于广东、广西、云南等地，福建、中国台湾等热带及亚热带地区亦产，多栽培。

【采制】　多于秋季剥取，阴干。

链接　肉桂的商品规格

肉桂为樟科植物肉桂的干皮及枝皮。一般于 8 ～ 10 月，选择桂树，按一定阔度剥取树皮，加工成不同的规格，主要有下列几种：

（1）官桂　剥取栽培 5 ～ 6 年的幼树干皮和粗枝皮，晒 1 ～ 2 天后，卷成圆筒状，阴干。

（2）企边桂　剥取 10 余年生的干皮，两端削齐，夹在木制的凸凹板内，晒干。

（3）板桂　剥取老年桂树的干皮，在离地 30cm 处作环状割口，将皮剥离，夹在桂夹内晒至九成干时取出，纵横堆叠，加压，约 1 个月后即完全干燥。

（4）桂碎　为桂皮加工过程中的碎块。

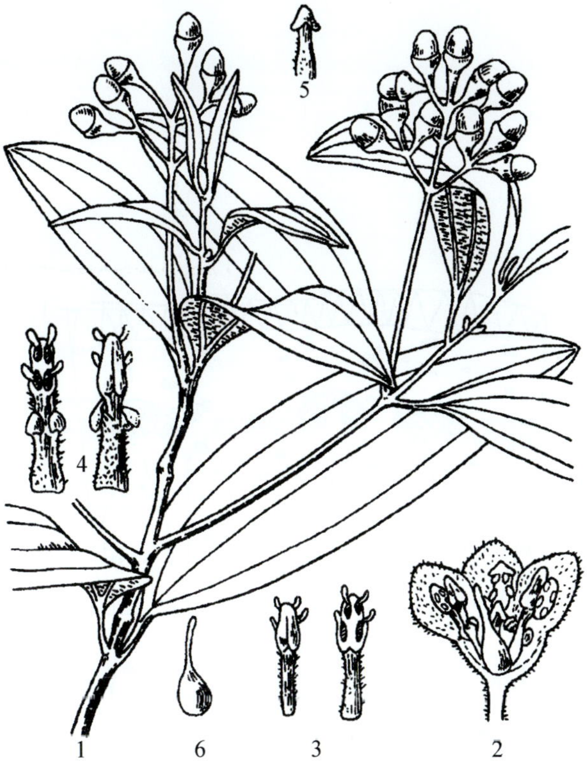

图 6-42　肉桂基原植物

1. 果枝；2. 花纵剖面；3. 第一、二轮雄蕊；4. 第三轮雄蕊；5. 第四轮退化雄蕊；6. 雌蕊

【性状鉴定】　呈槽状或卷筒状，长 30 ～ 40cm，宽或直径 3 ～ 10cm，厚 0.2 ～ 0.8cm。外表面灰棕色，稍粗糙，有不规则的细皱纹和横向突起的皮孔，有的可见灰白色的斑纹；内表面红棕色，略平坦，有细纵纹，划之显油痕。质硬而脆，易折断，断面不平坦，外层棕色而较粗糙，内层红棕色而油润，两层间有 1 条黄棕色的线纹。气香浓烈，味甜、辣（图 6-43）。

以不破碎、体重、外皮细、肉厚、断面色紫、油性大、香气浓厚、味甜辣，嚼之渣少者为佳。

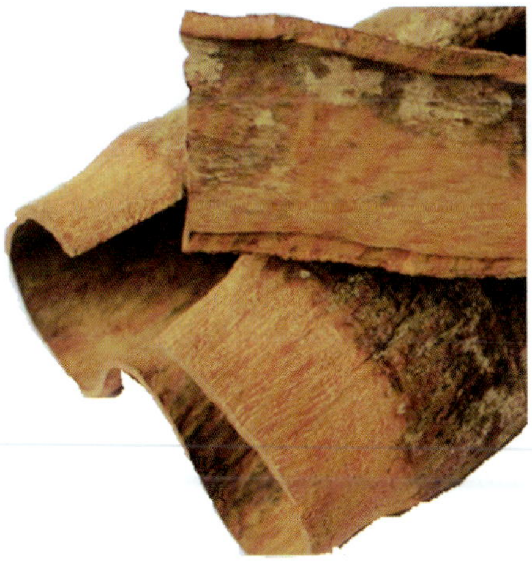

图 6-43　肉桂

【显微鉴定】　横切面：木栓细胞数列，最内层细胞外壁增厚，木化。皮层散有石细胞和分泌细胞。中柱鞘部位有石细胞群，断续排列成环，外侧伴有纤维束，石细胞通常外壁较薄。韧皮部射线宽 1 ～ 2 列细胞，含细小草酸钙针晶；纤维常 2 ～ 3 个成束；油细胞随处可见。薄壁细胞含淀粉粒（图 6-44）。

粉末：红棕色。纤维大多单个散在，长梭形，长 195 ～ 920μm，直径约至 50μm，壁厚，木化，纹孔不明显。石细胞为类方形或类圆形，直径 32 ～ 88μm，壁厚，有的一面菲薄。油细胞为类圆形或长圆形，直径 45 ～ 108μm。草酸钙针晶细小，散在于射线细胞中。木栓细胞为多角形，含红棕色物（图 6-45）。

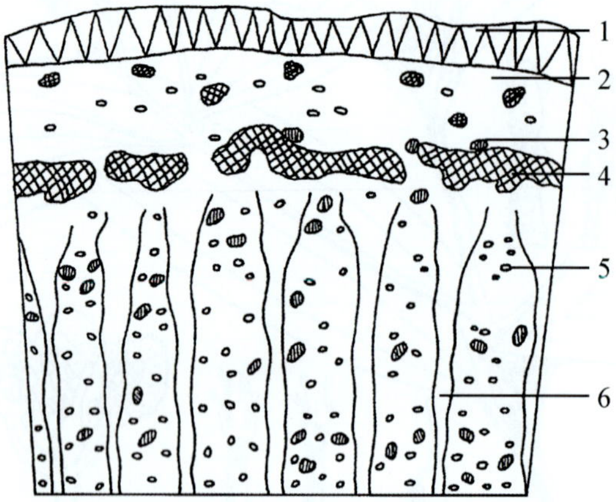

图 6-44 肉桂（树皮）横切面简图

1. 木栓层；2. 皮层；3. 纤维束；4. 石细胞群；5. 分泌细胞；6. 射线

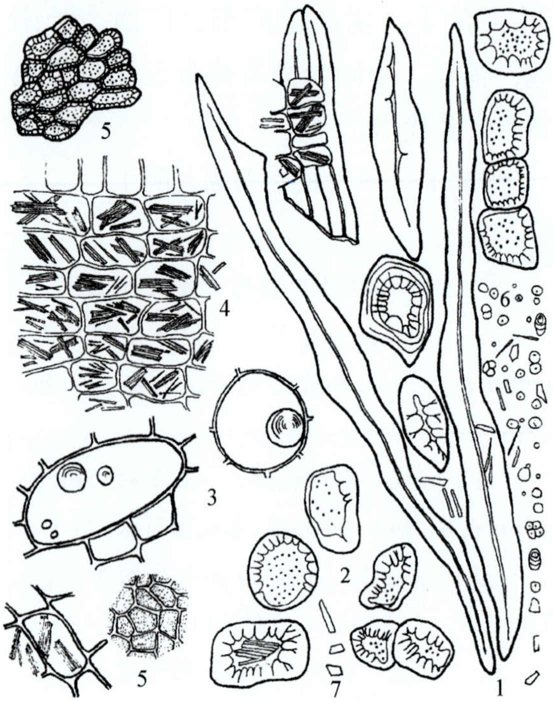

图 6-45 肉桂粉末

1. 纤维；2. 石细胞；3. 油细胞；4. 草酸钙针晶；5. 木栓细胞；6. 淀粉粒；7. 草酸钙结晶

【化学成分】 主含挥发油，其主要成分为桂皮醛。

【理化鉴定】 ①取粉末少许，加氯仿振摇后，吸取氯仿液 2 滴于载玻片上，待干，再滴加 10% 的盐酸苯肼液 1 滴，加盖玻片镜检，可见桂皮醛苯腙的杆状结晶（检查桂皮醛）。②取肉桂挥发油少许，滴加异羟肟酸铁试剂，显橙色（检查内酯类）。

【炮制】 除去杂质及粗皮。用时捣碎。

【性味归经】 辛、甘，大热。归肾、脾、心、肝经。

【功能主治】 补火助阳，引火归元，散寒止痛，温通经脉。用于阳痿宫冷，腰膝冷痛，肾虚作喘，虚阳上浮，眩晕目赤，心腹冷痛，虚寒吐泻，寒疝腹痛，痛经闭经。

【药理作用】 强心，扩张血管，降血压，抗心律失常；抗溃疡，调节胃肠运动；促进消化液分泌；抗炎镇痛，抗血栓，抗菌；促肾上腺皮质功能等。

【用法用量】 1 ～ 5g。

【注意】 有出血倾向者及孕妇慎用；不宜与赤石脂同用。

【贮藏】 置阴凉干燥处。

附

桂枝 为肉桂的干燥嫩枝。春、夏两季采收，除去叶，晒干，或切片晒干。呈长圆柱形，多分枝，长 30 ～ 75cm，粗端直径 0.3 ～ lcm。表面为红棕色至棕色，有纵棱线、细皱纹及小疙瘩状的叶痕、枝痕和芽痕，皮孔点状。质硬而脆，易折断。切片厚 2 ～ 4mm，切面皮部为红棕色，木部黄白色至浅黄棕色，髓部略呈方形。有特异香气，味甜、微辛，皮部味较浓。能发汗解肌，温通经脉，助阳化气，平冲降气；用于风寒感冒，脘腹冷痛，血寒经闭，关节痹痛，痰饮，水肿，心悸，奔豚。

链接　十九畏歌诀

硫黄原是火中精，朴硝一见便相争；
水银莫与砒霜见，狼毒最怕密陀僧；
巴豆性烈最为上，偏与牵牛不顺情；
丁香莫与郁金见，牙硝难合京三棱；
川乌草乌不顺犀，人参最怕五灵脂；
官桂善能调冷气，若逢石脂便相欺；
大凡修合看顺逆，炮爁炙煿莫相依。

（七）罂粟科（Papaveraceae）

①识别要点：草本，多含乳汁，萼早落，雄蕊多数离生或 6 枚成 2 束，侧膜胎座，蒴果孔裂或瓣裂。②显微特征：常具有节乳汁管或分泌细胞。

延胡索（元胡）Corydalis Rhizoma

【来源】　为罂粟科植物延胡索 *Corydalis yanhusuo* W.T.Wang 的干燥块茎。

【植物形态】　多年生草本。块茎扁球形。叶二回三出全裂，二回裂片近无柄或具短柄，常 2 ～ 3 深裂，末回裂片披针形。总状花序顶生，苞片全缘或有少数细齿；萼片 2，花开放时早落；花冠两侧对称，花瓣 4，紫红色，上面 1 瓣基部具长距；雄蕊 6，花丝联合成 2 束；子房由 2 心皮组成，侧膜胎座。蒴果条形（图 6-46）。

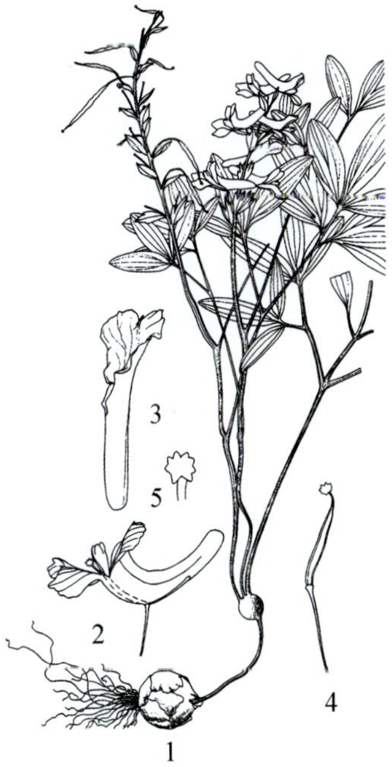

图 6-46　延胡索基原植物

1. 植株；2. 花；3. 上花瓣；4. 雌蕊；5. 柱头

【产地】　主产于浙江，亦分布河北、山东、江苏等地。

【采制】　夏初茎叶枯萎时采挖，除去须根，洗净，置沸水中煮或蒸至恰无白心时，取出，晒干。

【性状鉴定】　呈不规则的扁球形，直径 0.5 ～ 1.5cm。表面为黄色或黄褐色，有不规则网状皱纹。顶端有略凹陷的茎痕，底部常有疙瘩状凸起。质硬而脆，断面为黄色，角质样，有蜡样光泽。气微，味苦（图 6-47）。

以个大、饱满、质坚实、断面色黄、味苦者为佳。

【化学成分】　含多种生物碱，主要有延胡索甲素、去氢延胡索甲素、延胡索乙素、延胡索丙素、延胡索丁素、延胡索戊素等。延胡索乙素为主要镇痛、镇静成分。

【理化鉴定】　药材断面或粉末置紫外线灯下观察，均有亮黄色荧光。

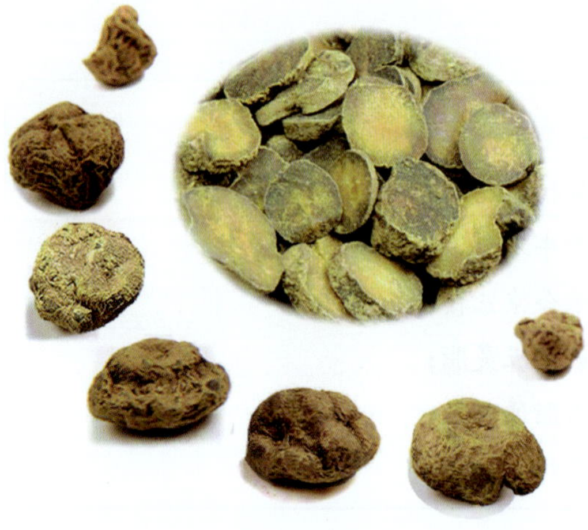

图 6-47　延胡索

【炮制】

(1)延胡索　除去杂质,洗净,润透,切厚片,干燥；或用时捣碎。

本品呈不规则的圆形厚片或扁球形。外表皮黄色或黄褐色，有不规则细皱纹。切面或断面为黄色，角质样，具蜡样光泽。气微，味苦。

(2)醋延胡索　取净延胡索,照醋炙法炒干,或照醋煮法煮至醋吸尽，切厚片或用时捣碎。

本品形如延胡索或片，表面和切面黄褐色，质较硬。微具醋香气。

【性味归经】　辛、苦，温。归肝、脾经。

【功能主治】　活血，行气，止痛。用于胸胁、脘腹疼痛，胸痹心痛，闭经痛经，产后瘀阻，跌仆肿痛。

【药理作用】　镇痛,镇静催眠,抗心肌缺血,抗心律失常,抗脑缺血,抑制胃酸分泌等。

【用法用量】　3 ～ 10g；研末吞服，一次 1.5 ～ 3g。

【贮藏】　置干燥处，防蛀。

（八）十字花科 *（Cruciferae）

①识别要点：草本，十字形花冠，四强雄蕊，侧膜胎座，具假隔膜，角果。②显微特征：常含分泌细胞，毛茸为单细胞非腺毛，气孔轴式为不等式。

板蓝根 Isatidis Radix

【来源】　为十字花科植物菘蓝 *Isatis indigotica* Fort. 的干燥根。

【植物形态】　一至二年生草本。主根圆柱形，灰黄色。全株灰绿色。基生叶有柄，呈长圆状椭圆形；茎生叶较小，长圆状披针形，先端钝，基部垂耳圆形，半抱茎，全缘或有不明显锯齿。圆锥花序；花黄色，花梗细，下垂。短角果扁平，顶端钝圆或截形，边缘有翅，紫色，内含 1 粒种子（图 6-48）。

【产地】　主产于河北、江苏，安徽、河南、浙江、江西等地亦有栽培。

【采制】　秋季采挖，除去泥沙，晒干。

【性状鉴定】　呈圆柱形，稍扭曲，长 10 ～ 20cm，直径 0.5 ～ 1cm。表面为淡灰黄色或淡棕黄色，有纵皱纹、横长皮孔样突起及支根

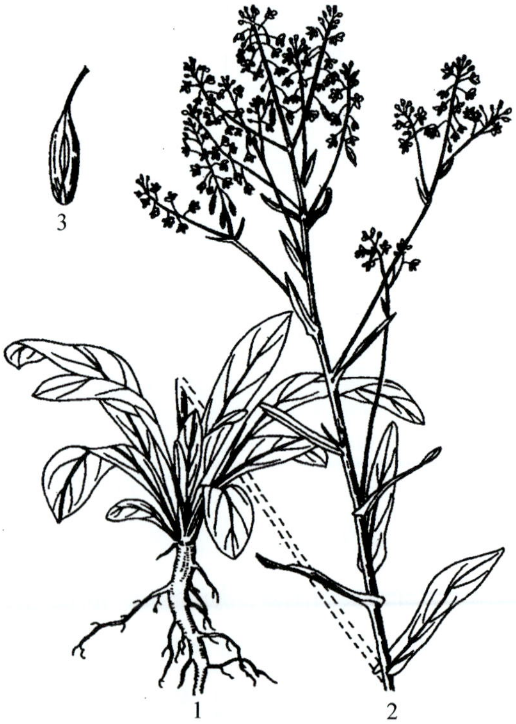

图 6-48　菘蓝

1. 根和基生叶；2. 花果枝；3. 果实

痕。根头略膨大，可见暗绿色或暗棕色轮状排列的叶柄残基和密集的疣状突起。体实，质略软，断面皮部为黄白色，木部为黄色，习称“金井玉栏”。气微，味微甜后苦涩（图 6-49）。

以条长、粗大、体实者为佳。

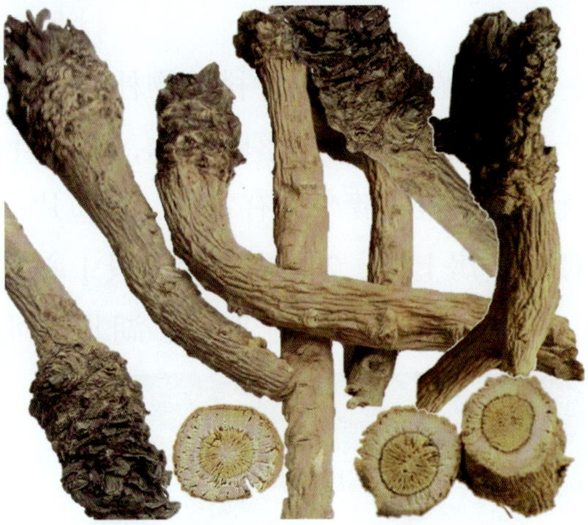

图 6-49　板蓝根

【化学成分】　含（*R*, *S*）- 告依春（为抗病毒成分）、芥子苷、靛蓝、靛玉红、腺苷及多种氨基酸。

【理化鉴定】　取本品水煎液，置紫外线灯（365nm）下观察，显蓝色荧光。

【性味归经】　苦，寒。归心、胃经。

【功能主治】　清热解毒，凉血利咽。用于温疫时毒，发热咽痛，温毒发斑，痄腮，烂喉丹痧，大头瘟疫，丹毒，痈肿。

【药理作用】　抗病原微生物，抗细菌毒素，抗炎，解热，调节免疫，抗血小板聚集，抗氧化等。

【用法用量】　9 ～ 15g。

【贮藏】　置干燥处，防霉，防蛀。

附

大青叶　为菘蓝的干燥叶。多皱缩卷曲，有的破碎。完整叶片展平后呈长椭圆形至长圆状倒披针形，长 5 ～ 20cm，宽 2 ～ 6cm；上表面暗灰绿色，有的可见色较深稍突起的小点；先端钝，全缘或微波状，基部狭窄下延至叶柄呈翼状；叶柄长 4 ～ 10cm，为淡棕黄色。质脆。气微，味微酸、苦、涩。能清热解毒，凉血消斑；用于温病高热，神昏，发斑发疹，痄腮，喉痹，丹毒，痈肿。

南板蓝根　为爵床科植物马蓝 *Baphicacanthus cusia*（Nees）Bremek. 的干燥根茎和根。根茎呈类圆形，多弯曲，有分枝，长 10 ～ 30cm，直径 0.1 ～ 1cm。表面灰棕色，具细纵纹；节膨大，节上长有细根或茎残基；外皮易剥落，呈蓝灰色。质硬而脆，易折断，断面不平坦，皮部为蓝灰色，木部为灰蓝色至淡黄褐色，中央有髓。根粗细不一，弯曲有分枝，细根细长而柔韧。气微，味淡。能清热解毒，凉血消斑；用于温疫时毒，发热咽痛，温毒发斑，丹毒。

青黛　为爵床科植物马蓝、蓼科植物蓼蓝或十字花科植物菘蓝的叶或茎叶经加工制得的干燥粉末、团块或颗粒。呈深蓝色的粉末，体轻，易飞扬；或呈不规则多孔性的团块、颗粒，用手搓捻即成细末。微有草腥气，味淡。能清热解毒，凉血消斑，泻火定惊；用于温毒发斑，血热吐衄，胸痛咳血，口疮，痄腮，喉痹，小儿惊痫。

（九）杜仲科（Eucommiaceae）

本科 1 属，1 种，是我国特产植物，分布在长江中游各省，各地有栽培。

杜仲 Eucommiae Cortex

【来源】 为杜仲科植物杜仲 *Eucommia ulmoides* Oliv. 的干燥树皮。

【植物形态】 落叶乔木，枝、叶折断后有银白色胶丝相连。叶互生。花单性异株；无花被；雄花簇生，有花梗，具苞片；雄蕊 5 ～ 10，常为 8；雌花单生于小枝下部，具短梗；子房上位，2 心皮合生，只 1 心皮发育。翅果，扁平，长椭圆形；1 粒种子。

【产地】 主产于四川、湖北、河南、贵州、云南等地。

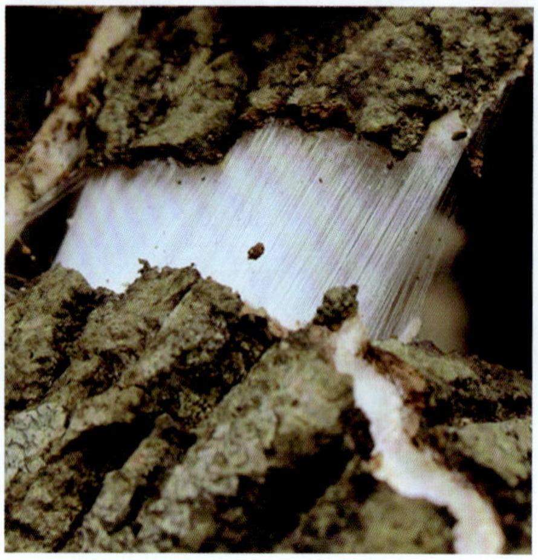

图 6-50 杜仲

【采制】 4 ～ 6 月剥取，刮去粗皮，堆置“发汗”至内皮呈紫褐色，晒干。

【性状鉴定】 呈板片状或两边稍向内卷，大小不一，厚 3 ～ 7mm。外表面淡棕色或灰褐色，有明显的皱纹或纵裂槽纹，有的树皮较薄，未去粗皮，可见明显的皮孔。内表面暗紫色，光滑。质脆，易折断，断面有细密、银白色、富弹性的橡胶丝相连。气微，味稍苦（图 6-50）。

以皮厚、块大、去净粗皮、内表面暗紫色、断面丝多者为佳。

【化学成分】 含松脂醇二葡萄糖苷、杜仲胶、桃叶珊瑚苷等。杜仲皮折断后可见银白色的杜仲胶，为一种硬质橡胶。

【炮制】

（1）杜仲 刮去残留粗皮，洗净，切块或丝，干燥。

本品呈小方块或丝状。外表面为淡棕色或灰褐色，有明显的皱纹。内表面暗紫色，光滑。断面有细密、银白色、富弹性的橡胶丝相连。气微，味稍苦。

（2）盐杜仲 取杜仲块或丝，照盐炙法炒至断丝、表面呈焦黑色。

本品形如杜仲块或丝，表面为黑褐色，内表面为褐色，折断时胶丝弹性较差。味微咸。

【性味归经】 甘，温。归肝、肾经。

【功能主治】 补肝肾，强筋骨，安胎。用于肝肾不足，腰膝酸痛，筋骨无力，头晕目眩，妊娠漏血，胎动不安。

【药理作用】 降血压，降血脂，降血糖，预防骨质疏松，抗肿瘤，抗菌，抗病毒，抗炎，抗氧化，肝保护等。

【用法用量】 6 ～ 10g。

【贮藏】 置通风干燥处。

（十）蔷薇科 *（Rosaceae）

①识别要点：叶互生，有托叶。花两性，5 基数，轮状排列，通常具杯状、盘状或壶状的托杯（花筒），周位花。②显微特征：多具单细胞非腺毛、草酸钙簇晶和方晶，气孔轴式多为不定式。

本科根据花托、托杯、雌蕊心皮数、子房位置和果实类型分为 4 个亚科。

链接 亚科检索表

1. 果实开裂，蓇葖果或蒴果；心皮 1～5，常离生；多无托叶 ………… 绣线菊亚科 Spiraooideae
1. 果实不开裂；有托叶
  2. 子房上位，稀下位
    3. 心皮常多数，聚合瘦果或聚合小核果；萼宿存 ……………………… 蔷薇亚科 Rosoideae
    3. 心皮 1；核果；萼常脱落 …………………………………………………… 梅亚科 Prunnideae
  2. 子房下位，心皮 2～5，多少连合并与萼筒结合；梨果 …………………… 苹果亚科 Maloideae

苦杏仁 *Armeniacae Semen Amarum

【来源】 为蔷薇科植物山杏 *Prunus armeniaca* L. var. *ansu* Maxim.、西伯利亚杏 *P. sibirica* L.、东北杏 *P. mandshurica*(Maxim.)Koehne 或杏 *P. armeniaca* L. 的干燥成熟种子。

【植物形态】

（1）杏 落叶乔木，叶互生，具长柄，基部具有 1～6 个腺点，叶片宽卵形或近圆形，边缘具细锯齿。花先叶开放，单生于小枝顶端，无柄或具极短的柄；花萼圆筒状，基部疏被短柔毛，萼片 5，卵圆形或椭圆形；花瓣 5，白色或粉红色，具 3～5 条紫红色的脉纹；雄蕊多数；子房密被短柔毛，柱头头状。核果呈心状卵圆形。

（2）山杏 与杏相似，主要区别为本种植物的叶较小，叶片宽椭圆形至宽卵形，花常 2 朵，粉红色；果实较小，近球形，红色，外被短柔毛，果肉较薄，果核具网纹，有薄而锐的边缘。

（3）西伯利亚杏 小乔木；果实成熟时开裂。

（4）东北杏 果肉稍肉质或干燥，味酸或苦涩。

【产地】 我国北方大部分地区均产，以内蒙古、吉林、辽宁、河北、山西、陕西产量最大。

【采制】 夏季采收成熟果实，除去果肉和核壳，取出种子，晒干。

【性状鉴定】 呈扁心形，长 1～1.9cm，宽 0.8～1.5cm，厚 0.5～0.8cm。表面为黄棕色至深棕色，一端尖，另一端钝圆，肥厚，左右不对称，尖端一侧有短线形种脐，圆端合点处向上具多数深棕色的脉纹。种皮薄，子叶 2，乳白色，富油性。气微，味苦（图 6-51）。

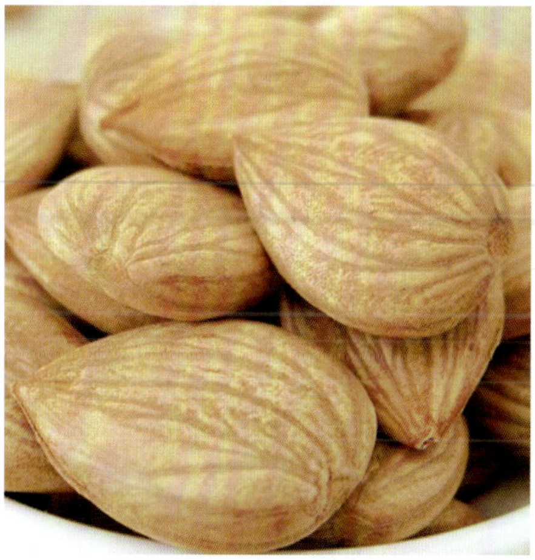
图 6-51 苦杏仁

水试：苦杏仁与水共研即产生苯甲醛的特殊香气。

以颗粒圆满、完整、味苦者为佳。

【显微鉴定】 种皮表面观：种皮石细胞单个散在或数个相连，黄棕色至棕色，表面观类多角形、类长圆形或贝壳形，直径 25 ～ 150μm。种皮外表皮细胞浅橙黄色至棕黄色，常与种皮石细胞相连，类圆形或多边形，壁常皱缩。

【化学成分】 含苦杏仁苷、苦杏仁酶、脂肪油等。苦杏仁苷水解后产生氢氰酸、苯甲醛和葡萄糖。

【理化鉴定】 取本品数粒，捣碎，置试管中，加水数滴使其湿润，试管中悬挂 1 条在碳酸钠溶液中湿润的三硝基苯酚试纸条，用软木塞塞紧，置温水浴中，10 分钟后，试纸显砖红色。

【炮制】

（1）苦杏仁 用时捣碎。

（2）焯苦杏仁 取净苦杏仁，照焯法去皮。用时捣碎。

本品呈扁心形。表面为乳白色或黄白色，一端尖，另一端钝圆，肥厚，左右不对称，富油性。有特异的香气，味苦。

（3）炒苦杏仁 取焯苦杏仁，照清炒法炒至黄色。用时捣碎。

本品形如焯苦杏仁，表面黄色至棕黄色，微带焦斑。有香气，味苦。

【性味归经】 苦，微温；有小毒。归肺、大肠经。

【功能主治】 降气止咳平喘，润肠通便。用于咳嗽气喘，胸满痰多，肠燥便秘。

【药理作用】 镇咳，平喘，祛痰，抗炎，泻下等。

【用法用量】 5 ～ 10g，生品入煎剂后下。

【注意】 内服不宜过量，以免中毒。

【贮藏】 置阴凉干燥处，防蛀。

链 接 春满杏林的典故来源

董奉以精良医术和高尚医德修养著名于世，与华佗、张仲景齐名，被誉为“建安三神医”。《三国志·士燮传》称：“燮尝病死，已三日，仙人董奉以一丸药与服……食顷，即开目动手，颜色渐复，半日能起坐，四日复能语，遂复常。”董奉后隐居庐山，为人治病不取报酬。只要求重病者治愈后，栽种杏树五株；轻病者病愈后，于其居处，栽杏树一株。如此数年，其房前屋后杏树郁然成林。每年春天杏花开放时一片花海，夏秋则硕果累累，但求货杏者，以谷为酬，所得谷除为自己食用外，全接济贫困。由此，世人以“杏林”誉医，用“杏林春暖”“春满杏林”表彰医学家术精德尚，典故即源于此。

桃仁 Persicae Semen

【来源】 为蔷薇科植物桃 *Prunus persica*（L.）Batsch 或山桃 *P. davidiana*（Carr.）Franch. 的干燥成熟种子。

【产地】 主产于河北、山西、陕西、甘肃、山东、河南、四川、云南等地。

【采制】 果实成熟后采收，除去果肉和核壳，取出种子，晒干。

【性状鉴定】

（1）桃仁 呈扁长卵形，长 1.2 ～ 1.8cm，宽 0.8 ～ 1.2cm，厚 0.2 ～ 0.4cm。表面为黄棕色至红棕色，密布颗粒状突起。一端尖，中部膨大，另一端钝圆稍偏斜，边缘较薄。

尖端侧有短线形种脐，圆端有颜色略深不甚明显的合点，自合点处散出多数纵向维管束。种皮薄，子叶 2，类白色，富油性。气微，味微苦（图 6-52）。

（2）山桃仁　呈类卵圆形，较小而肥厚，长约 0.9cm，宽约 0.7cm，厚约 0.5cm。

均以颗粒饱满、均匀、完整者为佳。

【化学成分】　含苦杏仁苷，含量约为苦杏仁的 1/2，并含苦杏仁酶和多量脂肪油等。

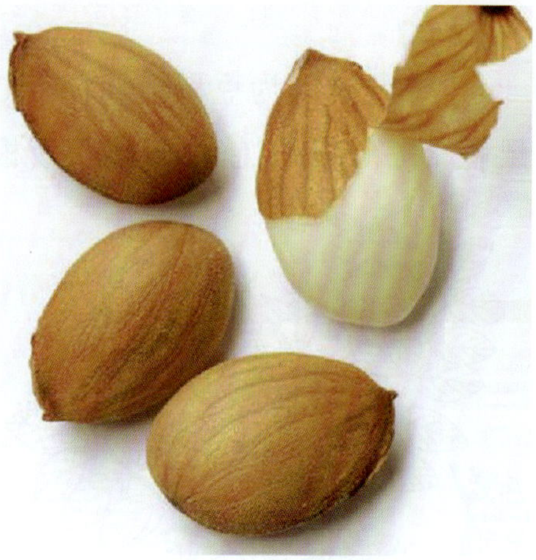

图 6-52　桃仁

【炮制】

（1）桃仁　除去杂质。用时捣碎。

（2）焯桃仁　取净桃仁，照焯法去皮。用时捣碎。

焯桃仁扁长卵形，长 1.2 ～ 1.8cm，宽 0.8 ～ 1.2cm，厚 0.2 ～ 0.4cm。表面浅黄白色，一端尖，中部膨大，另一端钝圆稍偏斜，边缘较薄。子叶 2，富油性。气微香，味微苦。

焯山桃仁呈类卵圆形，较小而肥厚，长约 1cm，宽约 0.7cm，厚约 0.5cm。

（3）炒桃仁　取焯桃仁，照清炒法炒至黄色。用时捣碎。

炒桃仁形如焯桃仁，表面黄色至棕黄色，可见焦斑。

炒山桃仁形如焯山桃仁，2 枚子叶多分离。

【性味归经】　苦、甘，平。归心、肝、大肠经。

【功能主治】　活血祛瘀，润肠通便，止咳平喘。用于闭经痛经，癥瘕痞块，肺痈肠痈，跌仆损伤，肠燥便秘，咳嗽气喘。

【药理作用】　心脑血管保护，抑制动脉粥样硬化，神经保护，抗炎，抗肿瘤，兴奋子宫，润肠缓泻等。

【用法用量】　5 ～ 10g。

【注意】　孕妇慎用。

【贮藏】　置阴凉干燥处，防蛀。

（十一）豆科 *（Leguminosae，Fabaceae）

①识别要点：常有根瘤；多为复叶，有托叶，叶枕发达；单心皮雌蕊，荚果。②显微特征：含草酸钙方晶。

豆科分为含羞草亚科、云实亚科和蝶形花亚科。

链接　亚科检索表

1. 花辐射对称；花瓣镊合状排列；雄蕊多数或定数（4 ～ 10）…………含羞草亚科 Mimosoideae

1. 花两侧对称；花瓣覆瓦状排列；雄蕊一般 10 枚

　2. 花冠假蝶形，旗瓣位于最内方，雄蕊分离不为二体 ………………… 云实亚科 Caesalpinioideae

　2. 花冠蝶形，旗瓣位于最外方，雄蕊 10，通常为二体………………… 蝶形花亚科 Papilionoideae

豆科是种子植物第三大科，仅次于菊科和兰科。分布全国。

甘草 *Glycyrrhizae Radix et Rhizoma

【来源】 为豆科植物甘草 *Glycyrrhiza uralensis* Fisch.、胀果甘草 *G. inflata* Bat. 或光果甘草 *G. glabra* L. 的干燥根及根茎。

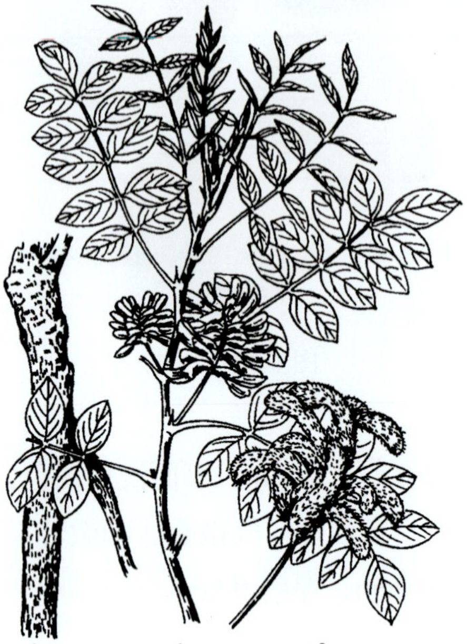

图 6-53 甘草基原植物

1. 花枝；2. 果序；3. 根

【植物形态】

（1）甘草 多年生草本。根状茎圆柱状，多横走；主根粗长，外皮红棕色或暗棕色。全株被白色短毛及刺毛状腺体。羽状复叶，小叶 7 ~ 17 片，呈卵形或宽卵形。总状花序腋生；花冠蓝紫色；雄蕊 10，二体。荚果镰刀状或环状弯曲，密被刺状腺毛及短毛（图 6-53）。

（2）胀果甘草 小叶 3 ~ 7 片，上面有黄棕色腺点，下面有涂胶状光泽。荚果短小而直，膨胀，无毛。

（3）光果甘草 植物体密被淡黄棕色腺点和腺鳞，无腺毛。小叶较多，常为 19 片，长椭圆形。花序穗状，较叶短。荚果扁长圆形，无毛。

【产地】 甘草主分布于东北、华北、西北，生于向阳干燥的钙质草原及河岸沙质土上。胀果甘草主产于新疆。光果甘草分布于新疆、青海、甘肃。

【采制】 春、秋两季采挖，除去须根，晒干。亦有将外面红棕色栓皮刮去，切成长段晒干者，称为“粉甘草”。

【性状鉴定】

（1）甘草 根呈圆柱形，长 25 ~ 100cm，直径 0.6 ~ 3.5cm。外皮松紧不一。表面为红棕色或灰棕色，具显著的纵皱纹、沟纹、皮孔及稀疏的细根痕。质坚实，断面略显纤维性，黄白色，粉性，形成层环明显，有放射状射线纹理及裂隙。根茎呈圆柱形，有芽痕，断面中部有髓。气微，味极甜而特殊（图 6-54）。

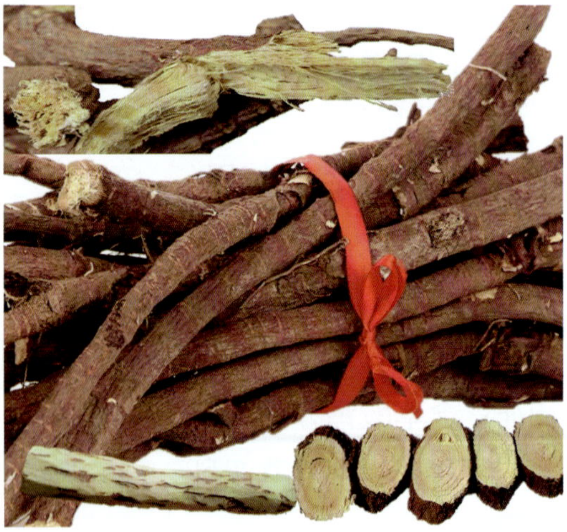
图 6-54 甘草

（2）胀果甘草 根和根茎木质粗壮，有的分枝，外皮粗糙，多为灰棕色或灰褐色。质坚硬，木质纤维多，粉性小。根茎不定芽多而粗大。

（3）光果甘草 根和根茎质地较坚实，有的分枝，外皮不粗糙，多为灰棕色，皮孔细而不明显。

均以外皮细紧、色红棕、质坚实、体重、断面黄白色、粉性足、味甜者为佳。

【显微鉴定】 根横切面：木栓层为数列棕色细胞。栓内层较窄。韧皮部射线宽广，多弯曲，常现裂隙；纤维多成束，非木化或微木化，与韧皮薄壁细胞及筛管群相间排列，纤维束周围薄壁细胞常含草酸钙方晶，形成晶纤维。筛管群多颓废作条状。束内形成层明显。木质部射线宽 3 ～ 5 列细胞；导管较多，直径约至 160μm；木纤维成束，周围薄壁细胞亦含草酸钙方晶。根中心无髓；根茎中心有髓（图 6-55）。

粉末：淡棕黄色。纤维成束，直径 8 ～ 14μm，壁厚，微木化，周围薄壁细胞含草酸钙方晶，形成晶纤维。草酸钙方晶多见。具缘纹孔导管较大，稀有网纹导管。木栓细胞红棕色，多角形，微木化（图 6-56）。

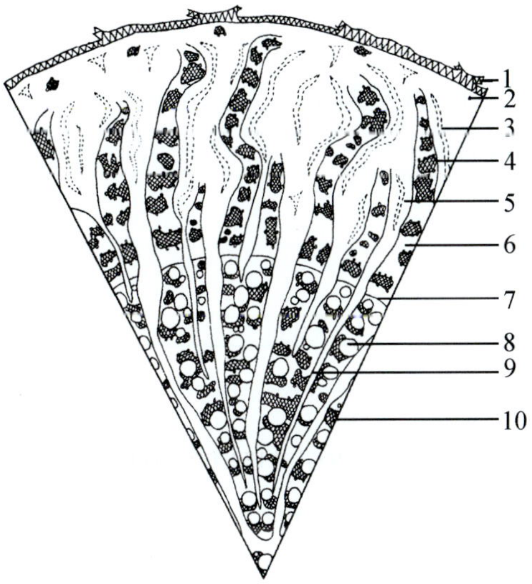

图 6-55　甘草（甘草根）横切面简图

1. 木栓层；2. 草酸钙方晶；3. 裂隙；4. 韧皮纤维束；5. 韧皮射线；6. 韧皮部；7. 形成层；8. 导管；9. 木纤维；10. 木纤维束

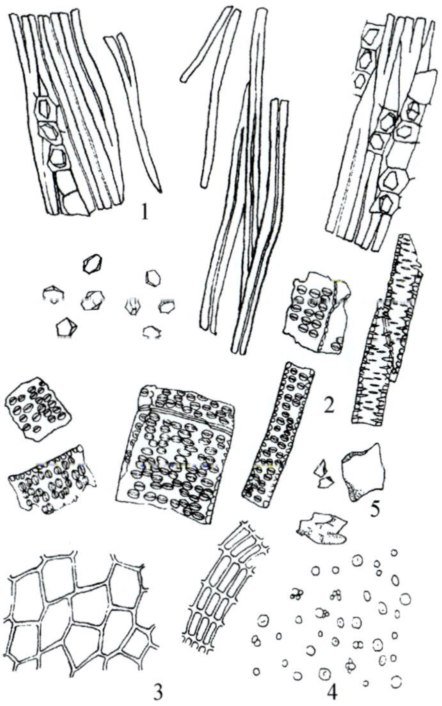

图 6-56　甘草（甘草）粉末

1. 纤维与草酸钙方晶；2. 导管；3. 木栓细胞；4. 淀粉粒；5. 色素块

【化学成分】　含甘草皂苷（甘草酸的钾、钙盐，是甘草的甜味成分，甘草酸水解得二分子葡萄糖醛酸和一分子甘草次酸）、甘草苷、甘草苷元、异甘草苷元等。

【理化鉴定】　取粉末少量，置白瓷板上，加 80% 硫酸溶液数滴，显黄色，渐转为橙黄色（甘草皂苷反应）。

【炮制】

（1）甘草　除去杂质，洗净，润透，切厚片，干燥。

本品呈类圆形或椭圆形的厚片。外表皮为红棕色或灰棕色，具纵皱纹。切面略显纤维性，中心黄白色，有明显放射状纹理及形成层环。质坚实，具粉性。气微，味甜而特殊。

（2）炙甘草　取甘草片，照蜜炙法炒至黄色至深黄色，不粘手时取出，晾凉。

本品呈类圆形或椭圆形切片。外表皮为红棕色或灰棕色，微有光泽。切面为黄色至深黄色，形成层环明显，射线放射状。略有黏性。具焦香气，味甜。

【性味归经】 甘，平。归心、肺、脾、胃经。

【功能主治】 甘草补脾益气，清热解毒，祛痰止咳，缓急止痛，调和诸药；用于脾胃虚弱，倦怠乏力，心悸气短，咳嗽痰多，脘腹、四肢挛急疼痛，痈肿疮毒，缓解药物毒性、烈性。炙甘草补脾和胃，益气复脉；用于脾胃虚弱、倦怠乏力、心动悸、脉结代。

【药理作用】 抗炎，抗菌，抗病毒；镇咳，祛痰；抗溃疡，保肝，解毒；肾上腺皮质激素样作用；抗过敏及增强免疫等。

【用法用量】 2～10g。

【注意】 不宜与海藻、京大戟、红大戟、甘遂、芫花同用。

【贮藏】 置通风干燥处，防蛀。

链接 甘草商品规格划分

根据甘草根和根茎加工后的部位，将甘草药材分为“条草”“毛草”“草节”“疙瘩头”4个规格；在规格项下，根据长度范围及口径、尾径范围进行等级划分。

条草：甘草斩头去尾，单枝直条，长25～100cm。

毛草：甘草顶端直径小于0.6cm的小甘草。

草节：条草加工中剩余的甘草短节，长25cm以下。

疙瘩头：加工甘草时砍下的根头。

黄芪* Astragali Radix

【来源】 为豆科植物蒙古黄芪 *Astragalus membranaceus*（Fisch.）Bge. var. *mongholicus*（Bge.）Hsiao 或膜荚黄芪 *A. membranaceus*（Fisch.）Bge. 的干燥根。

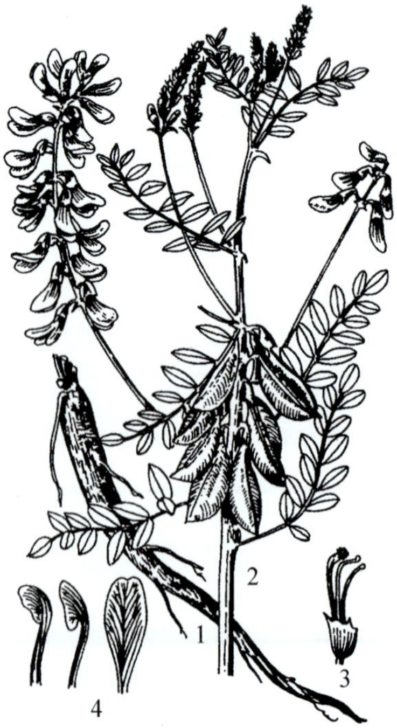

图6-57 膜荚黄芪

1. 根；2. 花果枝；3. 花萼、雄蕊、雌蕊；4. 花瓣一部分

【植物形态】

（1）膜荚黄芪 多年生草本。主根粗长，圆柱形。羽状复叶，小叶9～25枚，呈椭圆形或长卵圆形，两面被白色长柔毛。总状花序腋生；花黄白色；雄蕊10，二体；子房被柔毛。荚果膜质，膨胀，卵状矩圆形，具长柄，被黑色短柔毛（图6-57）。

（2）蒙古黄芪 小叶12～18对，宽椭圆形，下面密生短柔毛。子房及荚果无毛。

【产地】 主产于山西、甘肃、黑龙江及内蒙古，多为栽培。

【采制】 春、秋两季采挖，除去须根和根头，晒干。

【性状鉴定】 呈圆柱形，有的有分枝，上端较粗，长30～90cm，直径1～3.5cm。表面为淡棕黄色或淡棕褐色，有不整齐的纵皱纹或纵沟。质硬而韧，不易折断，断面纤维性强，并显粉性；皮部黄白色，木部淡黄色，习称“金井玉栏”，又称“金盏银盘”；有放射状纹理和裂隙，习称“菊花心”；老根中心偶呈枯朽状，黑褐色或呈空洞。气微，味微甜，嚼之微有豆腥味（图 6-58）。

以条粗长、皱纹少、质坚而绵、断面色黄白、粉性足、味甜者为佳。

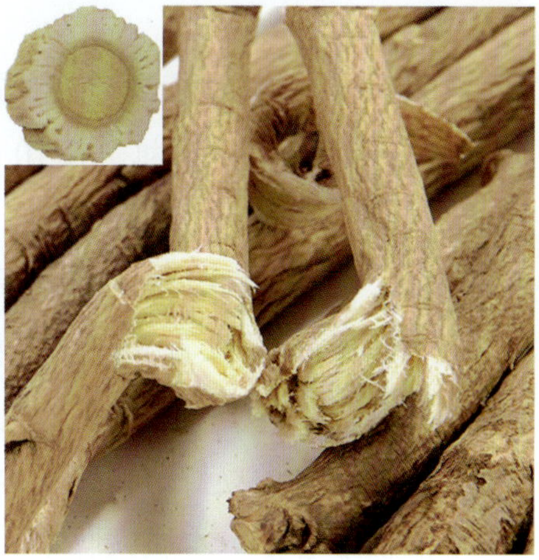

图 6-58　黄芪

【显微鉴定】　横切面：木栓细胞多列；栓内层为 3 ～ 5 列厚角细胞。韧皮部射线外侧常弯曲，有裂隙；纤维成束，壁厚，木化或微木化，与筛管群交互排列；近栓内层处有时可见石细胞。形成层成环。木质部导管单个散在或 2 ～ 3 个相聚；导管间有木纤维；射线中有时可见单个或 2 ～ 4 个成群的石细胞。薄壁细胞含淀粉粒。

粉末：黄白色。纤维成束或散离，直径 8 ～ 30μm，壁厚，表面有纵裂纹，初生壁常与次生壁分离，两端常断裂成须状，或较平截。具缘纹孔导管无色或橙黄色，具缘纹孔排列紧密。石细胞少见，呈圆形、长圆形或形状不规则，壁较厚。木栓细胞表面观类多角形或类方形，垂周壁薄，有的细胞壁波状弯曲。淀粉粒单粒类圆形、椭圆形或类肾形；复粒由 2 ～ 4 分粒组成。

【化学成分】　含黄芪甲苷、毛蕊异黄酮苷、黄芪多糖、槲皮素、微量元素等。

【炮制】

（1）黄芪　除去杂质，大小分开，洗净，润透，切厚片，干燥。

本品呈类圆形或椭圆形的厚片，外表皮黄白色至淡棕褐色，可见纵皱纹或纵沟。切面皮部为黄白色，木部为淡黄色，有放射状纹理及裂隙，有的中心偶有枯朽状，黑褐色或呈空洞。气微，味微甜，嚼之有豆腥味。

（2）炙黄芪　取黄芪片，照蜜炙法炒至不粘手。

本品形如黄芪，外表皮淡棕黄色或淡棕褐色，略有光泽。具蜜香气，味甜，略带黏性，嚼之微有豆腥味。

【性味归经】　甘，微温。归肺、脾经。

【功能主治】　补气升阳，固表止汗，利水消肿，生津养血，行滞通痹，托毒排脓，敛疮生肌。用于气虚乏力，食少便溏，中气下陷，久泻脱肛，便血崩漏，表虚自汗，气虚水肿，内热消渴，血虚萎黄，半身不遂，痹痛麻木，痈疽难溃，久溃不敛。炙黄芪益气补中，用于气虚乏力，食少便溏。

【药理作用】　正性肌力，心肌保护；调节消化系统功能；扩张血管，促进造血功能，改善糖尿病症状；利尿，抗骨质疏松，调节免疫，延缓衰老等。

【用法用量】　9 ～ 30g。

【贮藏】　置通风干燥处，防潮，防蛀。

附

红芪 为豆科植物多序岩黄芪 *Hedysarum polybotrys* Hand. -Mazz. 的干燥根。呈圆柱形，少有分枝，上端略粗，长 10 ～ 50cm，直径 0.6 ～ 2cm。表面为灰红棕色，有纵皱纹、横长皮孔样突起及少数支根痕，外皮易脱落，剥落处淡黄色。质硬而韧，不易折断，断面纤维性，并显粉性，皮部为黄白色，木部为淡黄棕色，射线放射状，形成层环浅棕色。气微，味微甜，嚼之有豆腥味。功能主治与黄芪类同。

鸡血藤 Spatholobi Caulis

【来源】 为豆科植物密花豆 *Spatholobus suberectus* Dunn 的干燥藤茎。

【植物形态】 木质大藤本。老茎扁圆柱形，砍断后有红色汁液流出，横断面呈数圈偏心环。三出复叶。圆锥花序，花白色。荚果舌形，有黄色茸毛，顶端有种子 1 粒。

【产地】 主产于广东、广西、云南等地。

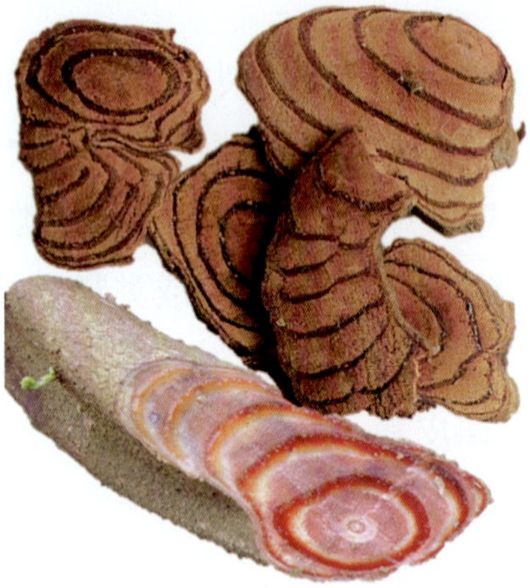
图 6-59 鸡血藤

【采制】 秋、冬两季采收，除去枝叶，切片，晒干。

【性状鉴定】 为椭圆形、长矩圆形或不规则的斜切片，厚 0.3 ～ 1cm。栓皮灰棕色，有的可见灰白色斑，栓皮脱落处显红棕色。质坚硬。切面木部红棕色或棕色，导管孔多数；韧皮部有树脂状分泌物呈红棕色至黑棕色，与木部相间排列呈数个同心性椭圆形环或偏心性半圆形环；髓部偏向一侧。气微，味涩（图 6-59）。

以树脂状分泌物多者为佳。

【化学成分】 含大豆黄素、芒柄花素、四羟基查耳酮等多种黄酮类成分。

【性味归经】 苦、甘，温。归肝、肾经。

【功能主治】 活血补血，调经止痛，舒筋活络。用于月经不调，痛经，闭经，风湿痹痛，麻木瘫痪，血虚萎黄。

【药理作用】 增加冠状动脉血流量，扩血管，抑制血小板聚集，抗血栓形成，加强子宫收缩，利尿，降压等。

【用法用量】 9 ～ 15g。

【贮藏】 置通风干燥处，防霉，防蛀。

番泻叶 Sennae Folium

【来源】 为豆科植物狭叶番泻 *Cassia angustifolia* Vahl 或尖叶番泻 *C. acutifolia* Delile 的干燥小叶。

【植物形态】

（1）狭叶番泻 矮小灌木，偶数羽状复叶，小叶 4 ～ 8 对，小叶片卵状披针形至线状披针形，先端急尖，且有锐刺，基部稍不对称。总状花序。荚果扁平长方形。种子 6 ～ 8 枚（图 6-60）。

（2）尖叶番泻　与上种相似，但小叶 4～5 对，小叶多为长卵形，先端急尖或有棘尖，叶基不对称，叶背面灰绿色。

【产地】　分布于非洲和埃及，我国南方有引种。

【采制】　狭叶番泻叶在开花前摘取叶片，阴干，分级，用水压机打包。尖叶番泻叶在 7～8 月果实将成熟时剪取枝条，摘下叶片，晒干，按全叶、碎叶分别包装。

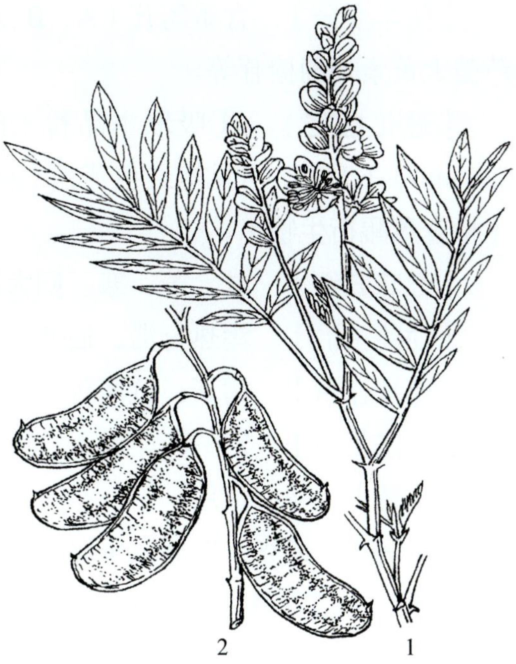

图 6-60　狭叶番泻

1. 花枝；2. 荚果

【性状鉴定】

（1）狭叶番泻　呈长卵形或卵状披针形，长 1.5～5cm，宽 0.4～2cm，叶端急尖，叶基稍不对称，全缘。上表面为黄绿色，下表面为浅黄绿色，无毛或近无毛，叶脉稍隆起。革质。气微弱而特异，味微苦，稍有黏性。

（2）尖叶番泻　呈披针形或长卵形，略卷曲，叶端短尖或微突，叶基不对称，两面均有细短毛茸。

以叶片大而完整、色绿、梗少，无黄叶、碎叶及杂质者为佳。

【显微鉴定】　粉末：淡绿色或黄绿色。晶纤维多，草酸钙方晶直径 12～15μm。非腺毛单细胞，长 100～350μm，直径 12～25μm，壁厚，有疣状突起。草酸钙簇晶存在于叶肉薄壁细胞中，直径 9～20μm。上下表皮细胞表面观呈多角形，垂周壁平直；上下表皮均有气孔，主要为平轴式，副卫细胞大多为 2 个，也有的为 3 个（图 6-61）。

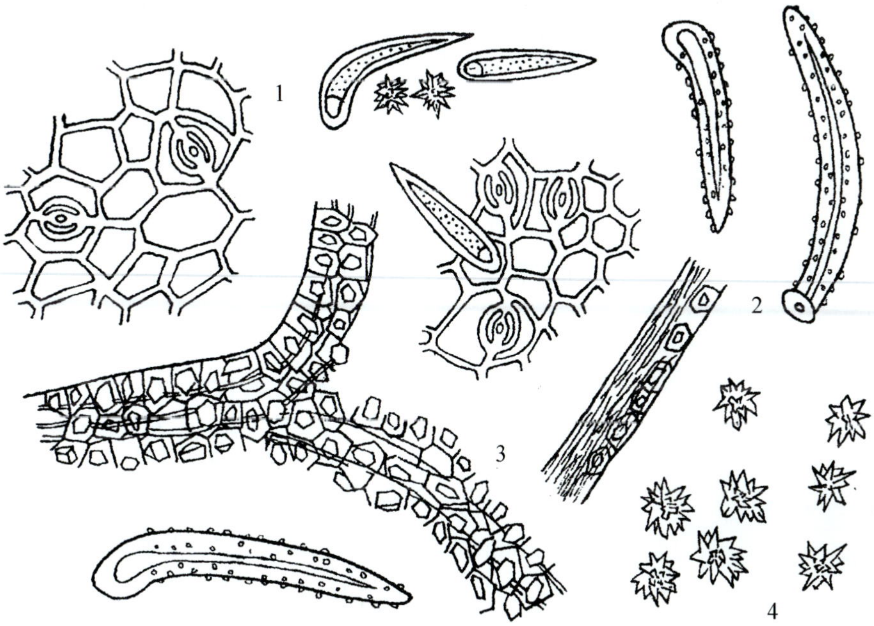

图 6-61　番泻叶粉末

1. 表皮细胞及平轴式气孔；2. 非腺毛；3. 晶鞘纤维；4. 草酸钙簇晶

【化学成分】 含番泻苷（A、B、C、D）、芦荟大黄素双蒽酮苷、大黄酸葡萄糖苷、芦荟大黄素葡萄糖苷等。

【理化鉴定】 ①吸取本品粉末的稀醇浸出液，滴于滤纸上，晾干，置紫外线灯（365nm）下观察，可见棕红色荧光（蒽醌类反应）。②本品粉末，加氢氧化钠溶液显红色（检查蒽醌衍生物）。

【性味归经】 甘、苦，寒。归大肠经。

【功能主治】 泻热行滞，通便，利水。用于热结积滞，便秘腹痛，水肿胀满。

【药理作用】 泻下，抗菌等。

【用法用量】 2～6g，后下，或开水泡服。

【注意】 孕妇慎用。

【贮藏】 避光，置通风干燥处。

（十二）芸香科（Rutaceae）

①识别要点：多复叶或单身复叶，有透明油腺点，子房上位，具下位花盘；外轮雄蕊与花瓣对生。②显微特征：含油室，果皮中常有橙皮苷结晶，草酸钙方晶、棱晶、簇晶较多。

黄柏 *Phellodendri Chinensis Cortex

【来源】 为芸香科植物黄皮树 *Phellodendron chinense* Schneid. 的干燥树皮。习称“川黄柏”。

【植物形态】 乔木。树皮外层暗灰棕色，内层深黄色，有黏性。小枝通常暗红棕色或紫棕色。小叶 7～15 片，通常两侧不对称，密被长柔毛。花单性，雌雄异株，雄花有雄蕊 5～6，长于花瓣。果轴及果枝粗大，常密被短毛；浆果状核果球形，密集成团，熟后呈紫黑色。

【产地】 主产于四川、贵州等地，陕西、湖北、云南、湖南等地亦产。

【采制】 剥取树皮后，除去粗皮，晒干。

【性状鉴定】 呈板片状或浅槽状，长宽不一，厚 1～6mm。外表面黄褐色或黄棕色，平坦或具纵沟纹，有的可见皮孔痕及残存的灰褐色粗皮；内表面暗黄色或淡棕色，具细密的纵棱纹。体轻，质硬，断面纤维性，呈裂片状分层，深黄色。气微，味极苦，嚼之有黏性（图 6-62）。

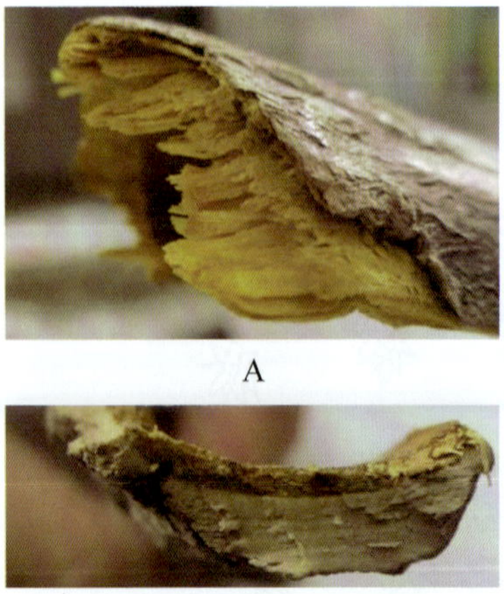

A

B

图 6-62 黄柏（A）与关黄柏（B）

以皮厚、断面色黄者为佳。

【显微鉴定】 粉末：鲜黄色。纤维鲜黄色，直径 16～38μm，常成束，周围细胞含草酸钙方晶，形成晶纤维；含晶细胞壁木化增厚。石细胞鲜黄色，类圆形或纺锤形，直径 35～128μm，有的呈分枝状，枝端锐尖，壁厚，层纹明显；有的可见大型纤维状的石细胞，长可达

900μm。草酸钙方晶众多（图 6-63）。

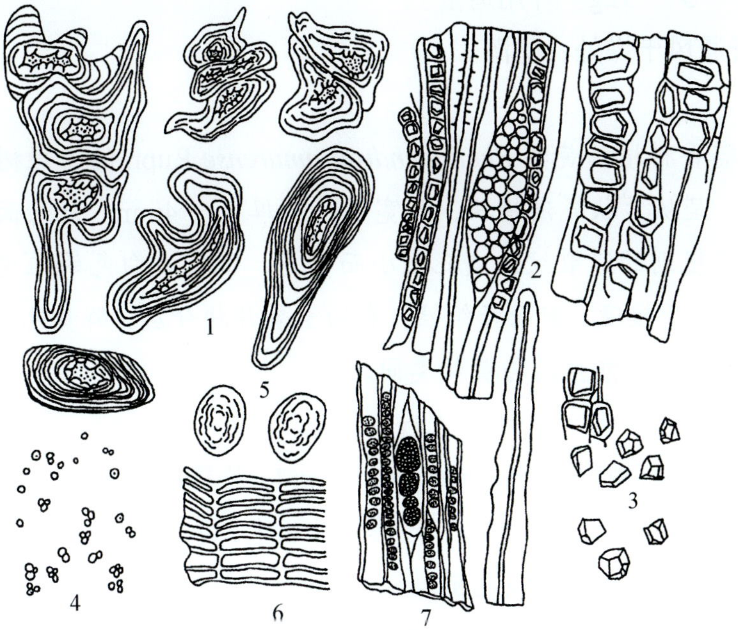

图 6-63　黄柏粉末

1. 石细胞；2. 纤维及晶纤维；3. 草酸钙方晶；4. 淀粉粒；5. 黏液细胞；6. 木栓细胞；7. 筛管

【化学成分】　含小檗碱、黄柏碱、黄柏酮、黄柏内酯等。

【理化鉴定】　①取本品粉末约 1g，加乙醚 10ml，振摇后滤过，滤液挥干，残渣加冰醋酸 1ml 使溶解，再加硫酸 1 滴，放置，溶液显紫棕色（黄柏酮反应）。②取本品粉末约 1g，加乙醇 10ml，振摇数分钟，滤过。滤液蒸去乙醇，加硫酸 1ml，沿管壁加氯气饱和的水溶液（临时配制）1ml，在两液交界面显红色环（小檗碱反应）。③取本品粉末加入少量水中搅拌时，液体因黏液之故而成胶状。

【炮制】

（1）黄柏　除去杂质，喷淋清水，润透，切丝，干燥。

本品呈丝条状或卷曲。外表面黄褐色或黄棕色。内表面暗黄色或淡棕色，具纵棱纹。切面纤维性，呈裂片状分层，深黄色。气微，味极苦，嚼之有黏性。

（2）盐黄柏　取黄柏丝，照盐水炙法炒干。

本品形如黄柏丝，表面深黄色，偶有焦斑。味极苦，微咸。

（3）黄柏炭　取黄柏丝，照炒炭法炒至表面焦黑色。

本品形如黄柏丝，表面焦黑色，内部深褐色或棕黑色。体轻，质脆，易折断。味苦涩。

【性味归经】　苦，寒。归肾、膀胱经。

【功能主治】　清热燥湿，泻火除蒸，解毒疗疮。用于湿热泻痢，黄疸尿赤，带下阴痒，热淋涩痛，脚气痿躄，骨蒸劳热，盗汗，遗精，疮疡肿毒，湿疹湿疮。盐黄柏滋阴降火。用于阴虚火旺，盗汗骨蒸。

【药理作用】　抗病原微生物，抗炎，解热，调节免疫功能，降血压，抗溃疡，抗痛风，抗变态反应等。

【用法用量】 3～12g。外用适量。

【贮藏】 置通风干燥处，防潮。

附

关黄柏 为芸香科植物黄檗 *Phellodendron amurense* Rupr. 的干燥树皮。剥取树皮，除去粗皮，晒干。呈板片状或浅槽状，长宽不一，厚 2～4mm。外表面黄绿色或淡棕黄色，较平坦，有不规则的纵裂纹，皮孔痕小而少见，偶有灰白色的粗皮残留；内表面黄色或黄棕色。体轻，质较硬，断面纤维性，有的呈裂片状分层，鲜黄色或黄绿色。气微，味极苦，嚼之有黏性。功能主治与黄柏类同。

枳壳 Aurantii Fructus

【来源】 为芸香科植物酸橙 *Citrus aurantium* L. 及其栽培变种的干燥未成熟果实。

【植物形态】 常绿小乔木，小枝三棱形，叶互生，革质，叶柄有明显叶翼，花白色，芳香。柑果近球形，橙黄色，果皮粗糙。

【产地】 产于江西、四川、湖南、浙江等地。

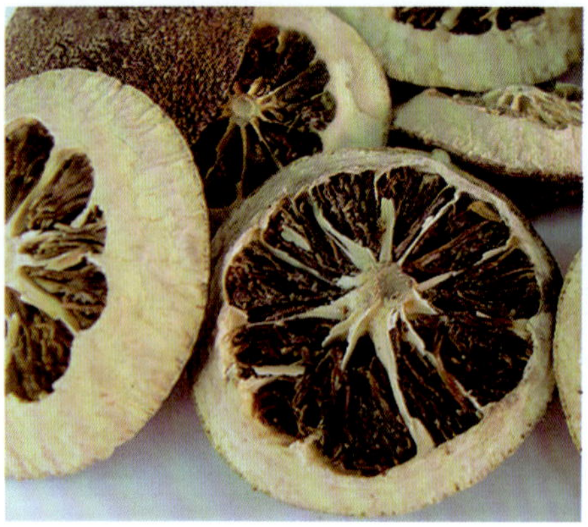
图 6-64 枳壳

【采制】 7 月果皮尚绿时采收，自中部横切为两半，晒干或低温干燥。

【性状鉴定】 呈半球形，直径 3～5cm。外果皮棕褐色至褐色，有颗粒状突起，突起的顶端有凹点状油室；有明显的花柱残迹或果梗痕。切面中果皮黄白色，光滑而稍隆起，厚 0.4～1.3cm，边缘散有 1～2 列油室，瓤囊 7～12 瓣，少数至 15 瓣，汁囊干缩呈棕色至棕褐色，内藏种子。质坚硬，不易折断。气清香，味苦、微酸（图 6-64）。

以外果皮色绿褐、果肉厚、质坚硬、香气浓者为佳。

【化学成分】 含挥发油和黄酮类成分。油中主要为 *d*- 柠檬烯、*d*- 芳樟醇等；黄酮类主要为柚皮苷、新橙皮苷等。

【炮制】

（1）枳壳 除去杂质，洗净，润透，切薄片，干燥后筛去碎落的瓤核。

本品呈不规则弧状条形薄片。切面外果皮棕褐色至褐色，中果皮黄白色至黄棕色，近外缘有 1～2 列点状油室，内侧有的有少量紫褐色瓤囊。

（2）麸炒枳壳 取枳壳片，照麸炒法炒至色变深。

本品形如枳壳片，色较深，偶有焦斑。

【性味归经】 苦、辛、酸，微寒。归脾、胃经。

【功能主治】 理气宽中，行滞消胀。用于胸胁气滞，胀满疼痛，食积不化，痰饮内停，脏器下垂。

【药理作用】 调节胃肠及子宫平滑肌，抗溃疡；镇咳，祛痰，抗菌等。

【用法用量】 3 ～ 10g。

【注意】 孕妇慎用。

【贮藏】 置阴凉干燥处，防蛀。

附

枳实 为芸香科植物酸橙 *Citrus aurantium* L. 及其栽培变种或甜橙 *C. sinensis* Osbeck 的干燥幼果。5 ～ 6 月收集自落的果实，除去杂质，自中部横切为两半，晒干或低温干燥，较小者直接晒干或低温干燥。呈半球形，少数为球形，直径 0.5 ～ 2.5cm。外果皮黑绿色或棕褐色，具颗粒状突起和皱纹，有明显的花柱残迹或果梗痕。切面中果皮略隆起，厚 0.3 ～ 1.2cm，黄白色或黄褐色，边缘有 1 ～ 2 列油室，瓤囊棕褐色。质坚硬。气清香，味苦、微酸。能破气消积，化痰散痞。用于积滞内停，痞满胀痛，泻痢后重，大便不通，痰滞气阻，胸痹，结胸，脏器下垂。

陈皮 Citri Reticulatae Pericarpium

【来源】 为芸香科植物橘 *Citrus reticulata* Blanco 及其栽培变种的干燥成熟果皮。

【植物形态】 常绿小乔木或灌木，常具枝刺。叶互生，革质，披针形或椭圆形，单身复叶，叶翼不明显。萼片 5；花瓣 5，白色或带紫红色；雄蕊 15 ～ 30，花丝常 3 ～ 5 个连合成组。心皮 7 ～ 15。柑果扁球形，橙黄色或橙红色，囊瓣 7 ～ 12，种子卵圆形。

【产地】 药材分为“陈皮”和“广陈皮”。陈皮主产于福建、重庆、浙江（主产于温州）、江西、湖南等地；广陈皮主产于广东，以新会产者为最优。

【采制】 采摘成熟果实，剥取果皮，晒干或低温干燥。

【性状鉴定】

（1）陈皮 常剥成数瓣，基部相连，有的呈不规则的片状，厚 1 ～ 4mm。外表面为橙红色或红棕色，有细皱纹和凹下的点状油室；内表面为浅黄白色，粗糙，附黄白色或黄棕色筋络状维管束。质稍硬而脆。气香，味辛、苦（图 6-65）。

（2）广陈皮 常 3 瓣相连，形状整齐，厚度均匀，约 1mm。外表面橙黄色至棕褐色，点状油室较大，对光照视，透明清晰。质较柔软。

均以外表面油润、质柔软、气味浓者为佳。

【化学成分】 含挥发油、橙皮苷、橘皮素等。

【炮制】 除去杂质，喷淋水，润透，切丝，干燥。

（1）陈皮 本品呈不规则的条状或丝状。外表面为橙红色或红棕色，有细皱纹和凹下的点状油室。内表面为浅黄白色，粗糙，附黄白色或黄棕色筋络状维管束。气香，味辛、苦。

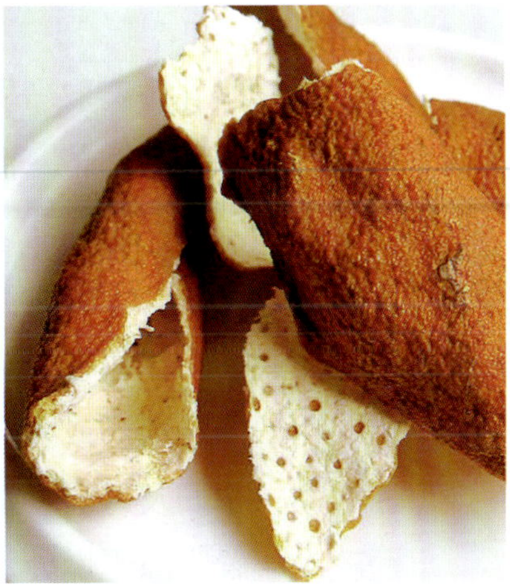

图 6-65 陈皮

（2）广陈皮 本品呈不规则的条状或丝状。外表面橙黄色或黄绿色，点状油室较大，对光照视，透明清晰；

内表面黄白色至黄棕色，附黄白色筋络状维管束。年久陈者外表面黄棕色至棕褐色，点状油室颜色较深；内表面呈黄棕色至棕褐色，有的筋络状维管束已脱落。香气特异，味微辛、微甜或微苦。

【性味归经】 苦、辛，温。归肺、脾经。

【功能主治】 理气健脾，燥湿化痰。用于脘腹胀满，食少吐泻，咳嗽痰多。

【药理作用】 调节胃肠运动，促进胃液分泌，保肝利胆，祛痰，平喘，抗炎等。

【用法用量】 3～10g。

【贮藏】 置阴凉干燥处，防霉，防蛀。

（十三）橄榄科（Burseraceae）

乳香 Olibanum

【来源】 为橄榄科植物乳香树 *Boswellia carterii* Birdw. 及同属植物 *B. bhaw-dajiana* Birdw. 树皮渗出的树脂，分为索马里乳香和埃塞俄比亚乳香，每种乳香又分为乳香珠和原乳香。

【产地】 主产于红海沿岸的索马里、埃塞俄比亚等地。

【采制】 将树干的皮部由下向上顺序切伤，开一条狭沟，使树脂由伤口渗出，数天后凝成固体硬块，即可采取。

【性状鉴定】 呈长卵形滴乳状、类圆形颗粒或粘合成大小不等的不规则块状物。大者长达2cm（乳香珠）或5cm（原乳香）。表面为黄白色，半透明，被有黄白色粉末，久存则颜色加深。质脆，破碎面有玻璃样或蜡样光泽（图6-66）。具特异香气，味微苦。嚼之粘牙，唾液成为乳状。加水研磨成白色或黄白色乳状液。遇热软化，烧之微有香气（但不应有松香气），显油性，冒黑烟，并遗留黑色残渣。

以色淡黄、颗粒状、半透明、有光泽、气芳香、无杂质者为佳。

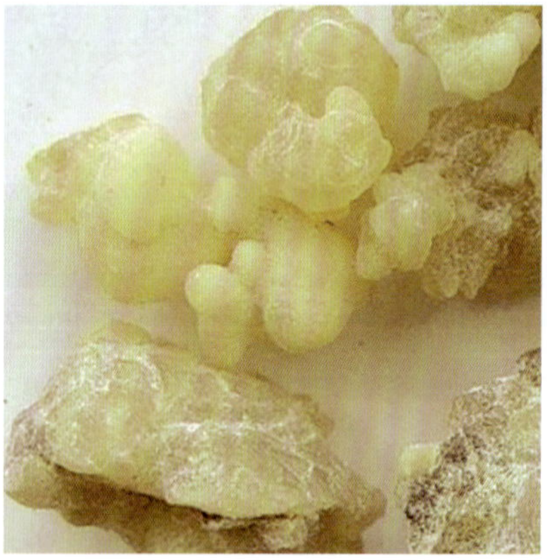

图6-66 乳香

【化学成分】 含树脂、树胶和挥发油。

【炮制】 醋乳香：取净乳香，照醋炙法炒至表面光亮。每100kg乳香，用醋5kg。

【性味归经】 辛、苦，温。归心、肝、脾经。

【功能主治】 活血定痛，消肿生肌。用于胸痹心痛，胃脘疼痛，痛经经闭，产后瘀阻，癥瘕腹痛，风湿痹痛，筋脉拘挛，跌打损伤，痈肿疮疡。

【药理作用】 扩血管，镇痛，降低血管通透性等。

【用法用量】 煎汤或入丸、散剂，3～5g；外用适量，研末调敷。

【注意】 孕妇及胃弱者慎用。

【贮藏】 置阴凉干燥处。

没药 Myrrha

【来源】　为橄榄科植物地丁树 *Commiphora myrrha* Engl. 或哈地丁树 *C. molmol* Engl. 的干燥树脂，分为天然没药和胶质没药。

【产地】　索马里、埃塞俄比亚及阿拉伯半岛南部及印度等地。以索马里产者为最佳。

【采制】　本品多由树皮的裂缝处自然渗出；或将树皮割破，使油胶树脂从伤口渗出。初呈黄白色的液体，接触空气后逐渐凝固而成红棕色硬块。采得后去净树皮及杂质，置干燥通风处保存。

【性状鉴定】

（1）天然没药　呈不规则颗粒性团块，大小不等，大者直径长达 6cm 以上。表面为黄棕色或红棕色，近半透明，部分呈棕黑色，被有黄色粉尘。质坚脆，破碎面不整齐，无光泽。有特异香气，味苦而微辛（图 6-67）。

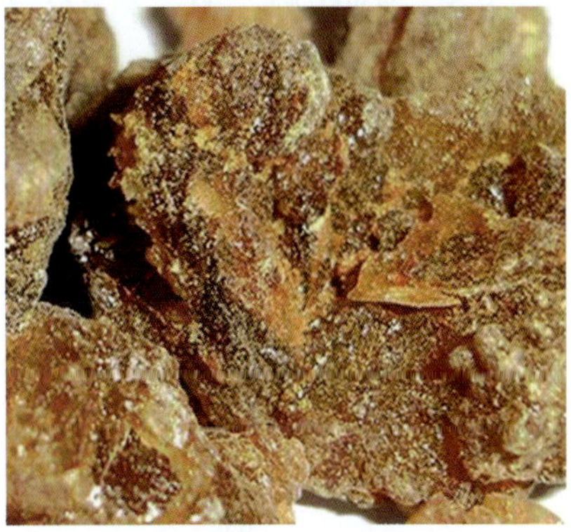

图 6-67　没药

（2）胶质没药　呈不规则块状和颗粒，多黏结成大小不等的团块，大者直径长达 6cm 以上，表面棕黄色至棕褐色，不透明，质坚实或疏松，有特异香气，味苦。嚼之粘牙，有黏性。

本品加水研磨形成黄棕色乳状液。

以块大、色红棕、半透明、微粘手、香气浓、味苦、杂质少者为佳。

【化学成分】　含树脂、树胶和挥发油等。

【理化鉴定】　①取本品粉末 0.1g，加乙醚 3ml，振摇，滤过，滤液置蒸发皿中，挥尽乙醚，残留的黄色液体滴加硝酸，显褐紫色。②取本品粉末少量，加香草醛试液数滴，天然没药立即显红色，继而变为红紫色，胶质没药立即显紫红色，继而变为蓝紫色。

【炮制】　醋没药：取净没药，照醋炙法，炒至表面光亮。每 100kg 没药，用醋 5kg。

本品呈不规则小块状或类圆形颗粒状，表面为棕褐色或黑褐色，有光泽。具特异香气，略有醋香气，味苦而微辛。

【性味归经】　辛、苦，平。归心、肝、脾经。

【功能主治】　散瘀定痛，消肿生肌。用于胸痹心痛，胃脘疼痛，痛经经闭，产后瘀阻，癥瘕腹痛，风湿痹痛，跌打损伤，痈肿疮疡。

【药理作用】　扩血管，镇痛，抗炎等。

【用法用量】　3～5g，炮制去油，多入丸、散剂用。

【注意】　孕妇及胃弱者慎用。

【贮藏】　置阴凉干燥处。

（十四）远志科（Polygalaceae）

识别要点：单叶全缘；花两性，两侧对称；萼片 5，其中 2 片常为花瓣状；花瓣不等大，下面1片呈龙骨状，花丝合生成一鞘。

远志 Polygalae Radix

【来源】 为远志科植物远志 *Polygala tenuifolia* Willd. 或卵叶远志 *P. sibirica* L. 的干燥根。

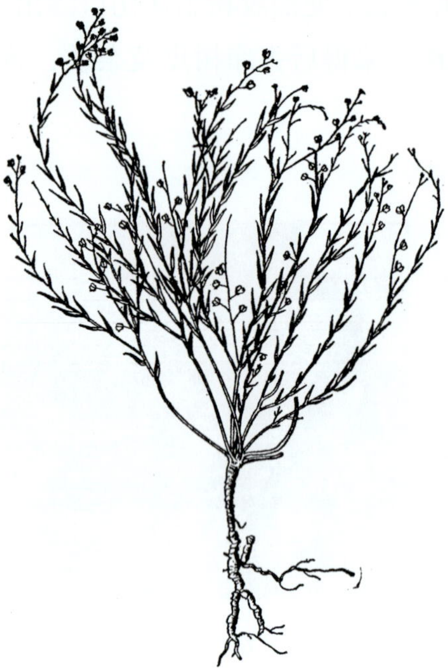

图 6-68 远志基原植物

【植物形态】

（1）远志 多年生草本。根圆柱形，弯曲，肥厚。茎丛生，纤细，上部多分枝。叶互生，条形至狭条形，全缘。总状花序；花蓝紫色；萼片5，外轮3片较小，内轮2片花瓣状；花瓣3，中央1瓣呈龙骨状，顶端裂成鸡冠状。雄蕊8，花丝愈合成鞘并包围雌蕊。蒴果扁卵形，边缘有狭翅（图 6-68）。

（2）卵叶远志 和远志极似，主要区别是本种的叶椭圆形至矩圆形，果实周围有短睫毛。

【产地】 主产于山西、陕西、吉林、河南等地。

【采制】 春、秋两季采挖，除去须根和泥沙，晒干或抽去木心晒干。

【性状鉴定】 呈圆柱形，略弯曲，长2～30cm，直径0.2～1cm。表面为灰黄色至灰棕色，有较密并深陷的横皱纹、纵皱纹及裂纹，老根的横皱纹较密更深陷，略呈结节状。质硬而脆，易折断，断面皮部棕黄色，木部黄白色，皮部易与木部剥离，抽去木心者中空。气微，味苦、微辛，嚼之有刺喉感（图 6-69）。

以根粗、肉厚、皮细者为佳。

【化学成分】 含三萜皂苷类成分，如远志皂苷A～G及细叶远志皂苷，皂苷以皮部含量最多。尚含𠮿酮类成分，如远志𠮿酮Ⅰ、Ⅱ、Ⅲ等。

【理化鉴定】 本品水溶液强力振摇，产生持续性泡沫，10分钟内不消失。

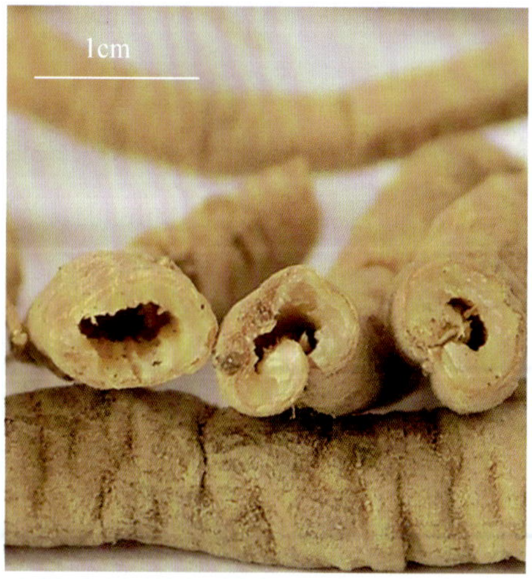

图 6-69 远志

【炮制】

（1）远志 取抽去木心者，除去杂质，略洗，润透，切段，干燥。

本品呈圆筒形的段。外表皮为灰黄色至灰棕色，有横皱纹。切面为棕黄色。气微，味苦、微辛，嚼之有刺喉感。

（2）制远志 取甘草，加适量水煎汤，去渣，加入净远志，用文火煮至汤吸尽，取出，干燥。每100kg远志，用甘草6kg。

本品形如远志段，表面为黄棕色。味微甜。

【性味归经】　苦、辛，温。归心、肾、肺经。

【功能主治】　安神益智，交通心肾，祛痰，消肿。用于心肾不交引起的失眠多梦、健忘惊悸、神志恍惚，咳痰不爽，疮疡肿毒，乳房肿痛。

【药理作用】　改善认知障碍，提高学习记忆能力，抗衰老，保护神经元，抗癫痫，抗抑郁，抗肿瘤，抑制炎症反应，修复软骨损伤及保护肝细胞等。

【用法用量】　3 ～ 10g。

【贮藏】　置通风干燥处。

（十五）鼠李科（Rhamnaceae）

①识别要点：木本，单叶互生；雄蕊与花瓣对生；花盘肉质；常为核果。②显微特征：含草酸钙小簇晶和方晶。

酸枣仁 Ziziphi Spinose Semen

【来源】　为鼠李科植物酸枣 *Ziziphus jujuba* Mill.var. *spinosa*（Bunge）Hu ex H.F.Chou 的干燥成熟种子。

【植物形态】　落叶小乔木或灌木。小枝有 2 个托叶刺，长刺粗直，短刺钩状。叶卵形，基出 3 脉。聚伞花序腋生；花小，黄绿色。核果熟时深红色；核两端锐尖。

【产地】　主产于河北、陕西、辽宁、河南等地。

【采制】　秋末冬初采收成熟果实，除去果肉和核壳，收集种子，晒干。

【性状鉴定】　呈扁圆形或扁椭圆形，长 5 ～ 9mm，宽 5 ～ 7mm，厚约 3mm。表面为紫红色或紫褐色，平滑有光泽，有的有裂纹。有的两面均呈圆隆状突起；有的一面较平坦，中间有 1 条隆起的纵线纹；另一面稍突起。一端凹陷，可见线形种脐；另一端有细小突起的合点。种皮较脆，胚乳白色，子叶 2，浅黄色，富油性。气微，味淡（图 6-70）。

以粒大、饱满、完整、有光泽、外皮红棕色、无核壳者为佳。

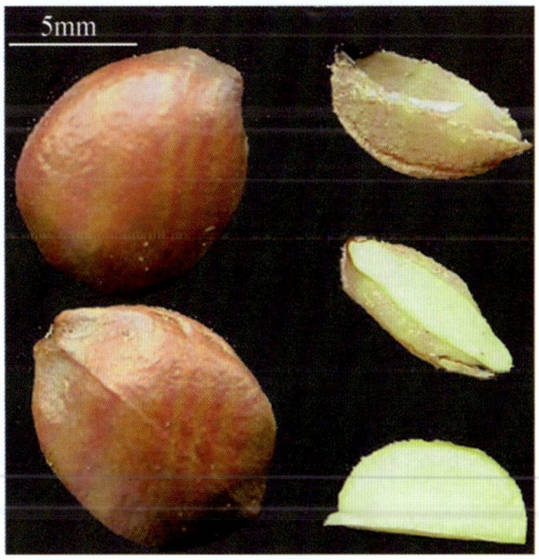

图 6-70　酸枣仁

【化学成分】　含酸枣仁皂苷 A、酸枣仁皂苷 B、斯皮诺素、白桦脂酸、白桦脂醇等。

【炮制】　炒酸枣仁：取净酸枣仁，照清炒法炒至鼓起，色微变深。用时捣碎。

本品形如酸枣仁。表面深紫红色或紫褐色，微鼓起，微具焦斑。略有焦香气，味淡。

【性味归经】　味甘、酸，平。归肝、胆、心经。

【功能主治】　养心补肝，宁心安神，敛汗，生津。用于虚烦不眠，惊悸多梦，体虚多汗，津伤口渴。

【药理作用】　镇静催眠，抗焦虑，抗抑郁，抗惊厥，抗心肌缺血，抗心律失常，抗动脉粥样硬化，脑保护，增强免疫，降血脂等。

【用法用量】 10 ～ 15g。

【贮藏】 置阴凉干燥处，防蛀。

附

当前市场酸枣仁药材存在产地混杂情况。市场上常见的酸枣仁为鼠李科植物滇刺枣 *Ziziphus mauritiana* Lam. 成熟种子，淡黄色至黄棕色，多产于我国云南和缅甸，属于云南省地方习用品种，收载于《云南省药材标准》2005 年版。

（十六）瑞香科（Thymelaeaceae）

识别要点：灌木或乔木，茎韧皮纤维发达，不易折断。花萼管状，4 ～ 5 裂，呈花瓣状；花瓣缺或退化成鳞片状；雄蕊常与花萼裂片同数或为其 2 倍，通常着生于萼管的喉部。

沉香 Aquilariae Lignum Resinatum

【来源】 为瑞香科植物白木香（土沉香）*Aquilaria sinensis*（Lour.）Gilg 含有树脂的木材。

【植物形态】 常绿乔木。叶互生，革质，叶片卵形或倒卵形至长圆形，全缘。伞形花序顶生或腋生，被灰色柔毛；花黄绿色，芳香；花瓣鳞片状，有毛。蒴果木质。

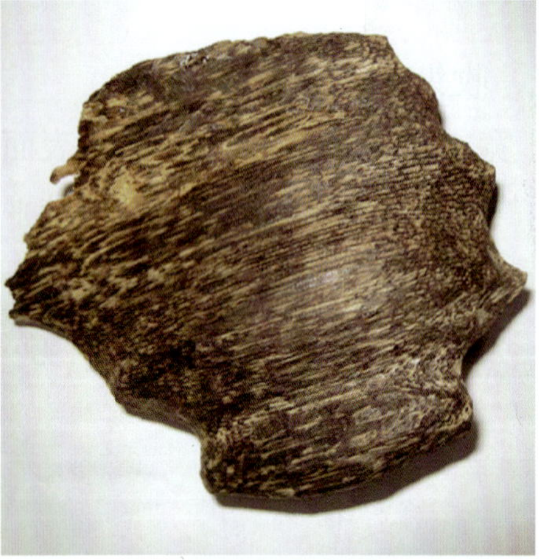

图 6-71 沉香

【产地】 主产于广东、海南、广西、福建等地。

【采制】 全年均可采收，割取含树脂的木材，除去不含树脂的部分，阴干。

【性状鉴定】 呈不规则块、片状或盔帽状，有的为小碎块。表面凹凸不平，有刀痕，偶有孔洞，可见黑褐色树脂与黄白色木部相间的斑纹，孔洞及凹窝表面多呈朽木状。质较坚实，断面刺状。气芳香，味苦（图 6-71）。

以质坚沉重、香浓油足、色紫黑者为佳。

【化学成分】 主含挥发油及树脂。挥发油中含白木香酸、白木香醛及沉香螺萜醇等。尚含色酮类成分及三萜类成分。

【理化鉴定】 取醇溶性浸出物，进行微量升华，得黄褐色油状物，香气浓郁；于油状物上加盐酸 1 滴与香草醛少量，再滴加乙醇 1 ～ 2 滴，渐显樱红色，放置后颜色加深（检查萜类成分）。

【炮制】 除去枯废白木，劈成小块。用时捣碎或研成细粉。

本品呈不规则片状、长条形或类方形小碎块状，长 0.3 ～ 7.0cm，宽 0.2 ～ 5.5cm。表面凹凸不平，有的有刀痕，偶有孔洞，可见黑褐色树脂与黄白色木部相间的斑纹。质较坚实，刀切面平整，折断面刺状。气芳香，味苦。

【性味归经】 辛、苦，微温。归脾、胃、肾经。

【功能主治】　行气止痛，温中止呕，纳气平喘。用于胸腹胀闷疼痛，胃寒呕吐呃逆，肾虚气逆喘急。

【药理作用】　镇痛镇静，抗菌，抗肿瘤，抑制乙酰胆碱酯酶等。

【用法用量】　1～5g，后下。

【贮藏】　密闭，置阴凉干燥处。

附

进口沉香　为瑞香科植物沉香 *Aquilaria agallocha* Roxb. 含有树脂的心材。主产于印度尼西亚、马来西亚、越南、印度等国。呈圆柱状、棒状或条块状；表面为黄棕色或灰黑色，有刀痕，密布断续棕黑色的树脂纵纹及斑块；质坚硬而重，能沉水或半沉水；气味较浓；燃之发浓烟，香气强烈。挥发油主要为苄基丙酮、对甲氧基苄基丙酮、倍半萜烯醇、沉香螺萜醇、沉香萜醇等。

链接　沉香结香机制

我国民间早就知道不是所有的白木香树都能结香，据古书记载，处于自然山林中的白木香树“有香者百无一二”。只有通过自然因素（雷劈、风吹倒或虫蛀等）或人为因素（砍伤或砍倒等），白木香树才会在伤口处形成树脂，白色木材慢慢转化为黄褐色或黑褐色，形成沉香。

沉香的形成可能是由于树干损伤后被一种或数种真菌侵入寄生，在真菌体内酶的作用下，使木薄壁细胞贮存的淀粉发生系列变化，形成香脂，经多年沉积而得。沉香形成的原因，创伤是其主要作用，而真菌感染为第二作用。伤害或真菌侵染均是作为激发因子诱导白木香产生防御反应，产生具有抑菌活性的防御物质（药材沉香的主要化学成分），这些防御物质与细胞其他组分复合形成的侵填体堵塞了次生木质部的导管和维管束，以抵御外界物理、化学伤害或真菌侵染对白木香的进一步损伤。

（十七）桃金娘科（Myrtaceae）

识别要点：常绿木本。单叶全缘对生，有透明油腺点。花萼或花瓣常连成帽状体，雄蕊在花蕾时向内弯或折曲，子房下位。

丁香 Caryophylli Flos

【来源】　为桃金娘科植物丁香 *Eugenia caryophyllata* Thunb. 的干燥花蕾。

【植物形态】　常绿乔木。叶对生，革质，呈卵状长圆形。花浓香，成顶生聚伞花序，萼片 4，花瓣 4，雄蕊多数，子房下位，2 室。浆果红棕色。

【产地】　主产于坦桑尼亚、马来西亚、印度尼西亚等地。现我国海南及广东亦有栽培。

【采制】　当花蕾由绿色转红时采摘，晒干。

【性状鉴定】　略呈研棒状，长 1～2cm。花冠圆球形，直径 0.3～0.5cm，花瓣 4，复瓦状抱合，为棕褐色或褐黄色，花瓣内为雄蕊和花柱，搓碎后可见众多黄色细粒状的花药。萼筒圆柱状，略扁，有的稍弯曲，长 0.7～1.4cm，直径 0.3～0.6cm，为红棕色或棕褐色，上部有 4 枚三角状的萼片，十字状分开。质坚实，富油性。气芳香浓烈，味

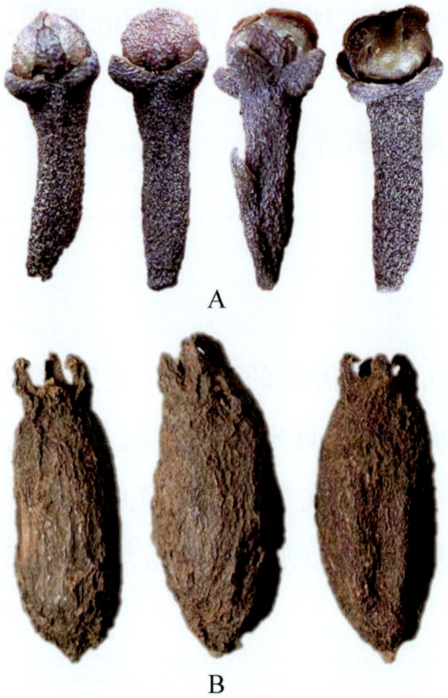

图 6-72　丁香（A）与母丁香（B）

辛辣、有麻舌感（图 6-72）。将丁香投入水中，则萼管垂直下沉（与已去油的丁香区别）。

以粗壮长大、红棕色、饱满、完整、油性足、气味浓烈者为佳。

【显微鉴定】　粉末：暗红棕色。纤维梭形，顶端钝圆，壁较厚。花粉粒众多，极面观三角形，赤道表面观双凸镜形，具 3 副合沟。草酸钙簇晶众多，直径 4 ～ 26μm，存在于较小的薄壁细胞中。油室多破碎，分泌细胞界线不清，含黄色油状物。

【化学成分】　含挥发油，主要为丁香酚、*β*-丁香烯、乙酰基丁香酚等。

【性味归经】　辛，温。归脾、胃、肺、肾经。

【功能主治】　温中降逆，补肾助阳。用于脾胃虚寒，呃逆呕吐，食少吐泻，心腹冷痛，肾虚阳痿。

【药理作用】　促进胃液分泌，缓解腹部气胀，镇吐，抗溃疡，抗炎镇痛，抗菌等。

【用法用量】　1 ～ 3g，内服或研末外敷。

【注意】　不宜与郁金同用。

【贮藏】　置阴凉干燥处。

附

母丁香　为丁香的干燥近成熟果实。果将熟时采摘，晒干。呈卵圆形或长椭圆形，长 1.5 ～ 3cm，直径 0.5 ～ 1cm。表面黄棕色或褐棕色，有细皱纹；顶端有 4 个宿存萼片向内弯曲成钩状；基部有果梗痕；果皮与种仁可剥离，种仁由两片子叶合抱而成，为棕色或暗棕色，显油性，中央具一明显的纵沟；内有胚，呈细杆状。质较硬，难折断。气香，味麻辣。功能主治与丁香类同。

（十八）五加科 *（Araliaceae）

识别要点：伞形花序，5 基数花，子房下位，上位花盘；浆果或核果。显微特征：根和茎的皮层、韧皮部、髓部常具有分泌道。

人参 *Ginseng Radix et Rhizoma

【来源】　为五加科植物人参 *Panax ginseng* C.A.Mey. 的干燥根和根茎。栽培的俗称“园参”；播种在山林野生状态下自然生长的称为“林下山参”，习称“籽海”。

【植物形态】　多年生草本。主根圆柱形或纺锤形，上部有环纹，下面常有分枝及细根，细根上有小疣状突起（珍珠点），顶端根状茎结节状（芦头），上有茎痕（芦碗），其上常生有不定根（艼）。茎单一，掌状复叶轮生茎端，一年生者具 1 枚 3 小叶的复叶，二年生者具 1 枚 5 小叶的复叶，以后逐年增加 1 枚 5 小叶复叶，最多可达 6 枚复叶；小叶椭圆形，中央的一片较大，上面脉上疏生刚毛，下面无毛。伞形花序单个顶生；花小，为淡黄绿色；萼片、花瓣、雄蕊均为5数；子房下位，2室，花柱2。浆果状核果，红色扁球形（图6-73）。

【产地】 主产于吉林、辽宁、黑龙江。

【采制】 多于秋季采挖，洗净，晒干或烘干的称为“生晒参”；栽培品经蒸制后干燥的称为“红参”。

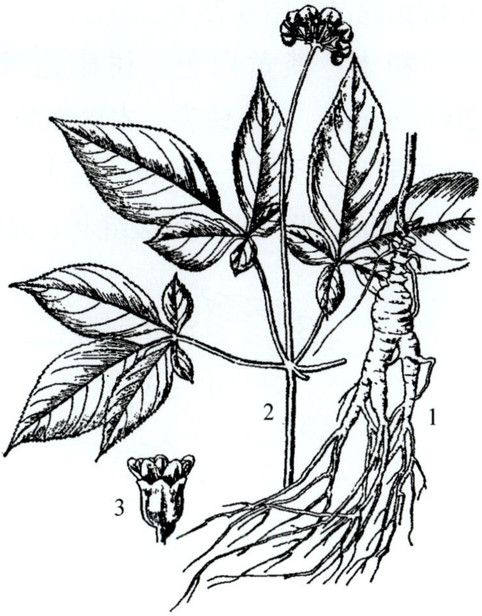

图 6-73 人参基原植物

1. 根及根茎；2. 着果的植株；3. 花

【性状鉴定】

（1）生晒参 主根呈纺锤形或圆柱形，长3～15cm，直径1～2cm。表面为灰黄色，上部或全体有疏浅断续的粗横纹及明显的纵皱，下部有支根2～3条，并着生多数细长的须根，须根上常有不明显的细小疣状突出。根茎（芦头）长1～4cm，直径0.3～1.5cm，多拘挛而弯曲，具不定根（艼）和稀疏的凹窝状茎痕（芦碗）。质较硬，断面淡黄白色，显粉性，形成层环纹棕黄色，皮部有黄棕色的点状树脂道及放射状裂隙。香气特异，味微苦、甘（图6-74）。

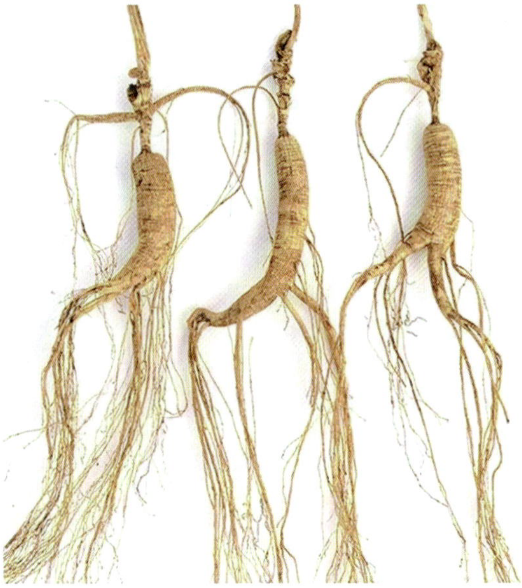

图 6-74 人参

（2）林下山参 主根多与根茎近等长或较短，呈圆柱形、菱角形或人字形，长1～6cm。表面为灰黄色，具纵皱纹，上部或中下部有环纹，支根多为2～3条，须根少而细长，清晰不乱，有较明显的疣状突起。根茎细长，少数粗短，中上部具稀疏或密集而深陷的茎痕。不定根较细，多下垂。

（3）红参 主根呈纺锤形、圆柱形或扁方柱形，长3～10cm，直径1～2cm。表面半透明，红棕色，偶有不透明的暗黄褐色斑块，具纵沟、皱纹及细根痕；上部有时具断续的不明显环纹；下部有2～3条扭曲交叉的支根，并带弯曲的须根或仅具须根残迹。根茎（芦头）长1～2cm，上有数个凹窝状茎痕（芦碗），有的带有1～2条完整或折断的不定根（艼）。质硬而脆，断面平坦，角质样。气微香而特异，味甘、微苦。

均以条粗、质硬、完整者为佳。

【显微鉴定】 横切面：木栓层为数列细胞。栓内层窄。韧皮部外侧有裂隙，内侧薄壁细胞排列较紧密，有树脂道散在，内含黄色分泌物。形成层成环。木质部射线宽广，导管单个散在或数个相聚，断续排列成放射状，导管旁偶有非木化的纤维。薄壁细胞含草酸钙簇晶（图 6-75）。

粉末：淡黄白色。树脂道碎片易见，含黄色块状分泌物。草酸钙簇晶直径 20 ～ 68μm，棱角锐尖。木栓细胞表面观类方形或多角形，壁细波状弯曲。网纹导管和梯纹导管直径 10 ～ 56μm。淀粉粒甚多，单粒类球形、半圆形或不规则多角形，直径 4 ～ 20μm，脐点点状或裂缝状；复粒由 2 ～ 6 分粒组成（图 6-76）。

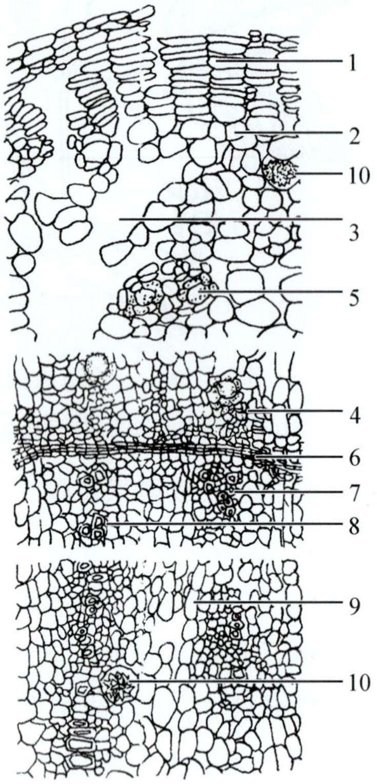

图 6-75 人参横切面

1. 木栓层；2. 皮层；3. 裂隙；4. 韧皮部；5. 树脂道；6. 形成层；7. 木质部；8. 导管；9. 射线；10. 草酸钙簇晶

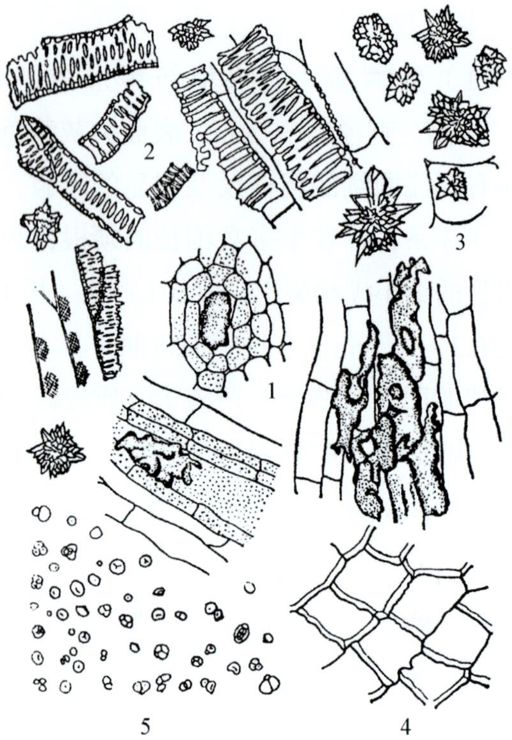

图 6-76 人参粉末

1. 树脂道；2. 导管；3. 草酸钙簇晶；4. 木栓化细胞；5. 淀粉粒

【化学成分】 含人参皂苷类、多糖类、挥发油类及多种氨基酸等成分。

【理化鉴定】 取粉末 0.5g，加乙醇 5ml，振摇 5 分钟，滤过。滤液置蒸发皿中蒸干，滴加三氯化锑的氯仿饱和溶液，蒸干后显紫色（甾萜类反应）。

【炮制】

（1）人参片 润透，切薄片，干燥，或用时粉碎、捣碎。

本品呈圆形或类圆形薄片。外表皮灰黄色。切面淡黄白色或类白色，显粉性，形成层环纹棕黄色，皮部有黄棕色的点状树脂道及放射性裂隙。体轻，质脆。香气特异，味微苦、甘。

（2）红参片 润透，切薄片，干燥；或用时捣碎。

本品呈类圆形或椭圆形薄片。外表皮为红棕色，半透明。切面平坦，角质样。质硬而脆。气微香而特异，味甘、微苦。

【性味归经】 甘、微苦，微温。归脾、肺、心、肾经。

【功能主治】　大补元气，复脉固脱，补脾益肺，生津养血，安神益智。用于体虚欲脱，肢冷脉微，脾虚食少，肺虚喘咳，津伤口渴，内热消渴，气血亏虚，久病虚羸，惊悸失眠，阳痿宫冷。红参性温，大补元气，复脉固脱，益气摄血；用于体虚欲脱，肢冷脉微，气不摄血，崩漏下血。

【药理作用】　调节机体免疫功能，调节内分泌功能，改善物质代谢，抗应激，抗衰老；强心，舒张血管，调节血压，抗休克，保护心肌，抗心律失常；降血糖，降血脂，促进造血功能；益智，神经保护等。

【用法用量】　3～9g，另煎兑服；也可研粉吞服，一次 2g，一日 2 次。

【注意】　不宜与藜芦、五灵脂同用。

【贮藏】　置阴凉干燥处，密闭保存，防蛀。

附

西洋参　又称“花旗参”，为西洋参 *Panax quinquefolium* L. 的干燥根。主产于美国北部和加拿大，我国有引种。植物形态与人参相似，其总花梗较叶短。药材呈纺锤形、圆柱形或圆锥形，长 3～12cm，直径 0.8～2cm。表面为浅黄褐色或黄白色，可见横向环纹和线形皮孔状突起，并有细密浅纵皱纹和须根痕。主根中下部有一至数条侧根，多已折断。有的上端有根茎（芦头），环节明显，茎痕（芦碗）圆形或半圆形，具不定根（艼）或已折断。体重，质坚实，不易折断，断面平坦，浅黄白色，略显粉性，皮部可见黄棕色点状树脂道，形成层环纹棕黄色，木部略呈放射状纹理。气微而特异，味微苦、甘。西洋参性凉，味甘、微苦；能补气养阴，清热生津；用于气虚阴亏，虚热烦倦，咳喘痰血，内热消渴，口燥咽干。

三七 Notoginseng Radix et Rhizoma

【来源】　为五加科植物三七 *Panax notoginseng* (Burk.) F.H.Chen 的干燥根和根茎。

【植物形态】　多年生草本。主根呈倒圆锥形或圆柱形，常有瘤状突起的分枝。掌状复叶，3～6 枚轮生于茎顶；小叶 3～7 枚，常 5 枚，中央 1 枚较大，长椭圆形至卵状长椭圆形，两面脉上密生刚毛。伞形花序顶生；花萼、花瓣、雄蕊 5 数；子房下位，2～3 室。浆果状核果，熟时红色（图 6-77）。

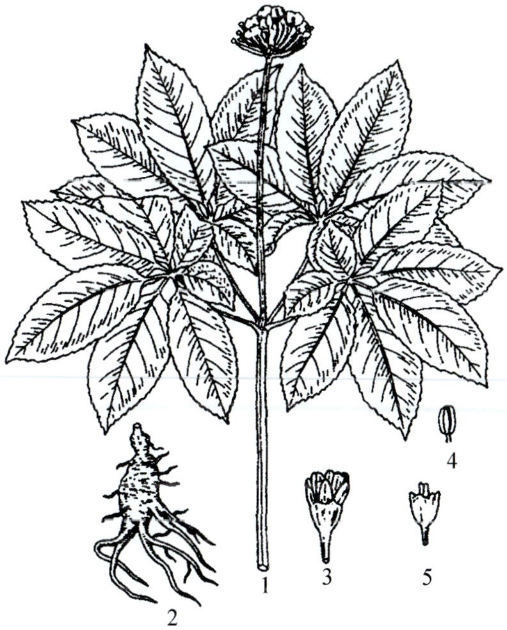

图 6-77　三七基原植物

1. 着果的植株；2. 根茎及根；3. 花；4. 雄蕊；5. 去花瓣及雄蕊后的花，示花柱及花萼

【产地】　主产于云南、广西。

【采制】　秋、冬两季采挖，洗净，分开主根、支根及根茎，干燥。支根习称“筋条”，根茎习称“剪口”。在开花前采挖或打掉花蕾未经结籽采挖的三七，根较饱满，体重色好，产量、质量

均佳，习称“春七”；在经开花结籽后采挖的三七，根较松泡，质次之，习称“冬七”。

【性状鉴定】 主根：呈类圆锥形或圆柱形，长1～6cm，直径1～4cm。表面为灰褐色（习称“铁皮”）或灰黄色（习称“铜皮”），有断续的纵皱纹和支根痕。顶端有茎痕，周围有瘤状突起（习称“狮子头”）。体重，质坚实（习称“铜皮铁骨”），断面为灰绿色、黄绿色（习称“铁骨”）或灰白色，木部微呈放射状排列（习称“菊花心”）。气微，味苦回甜（图6-78）。

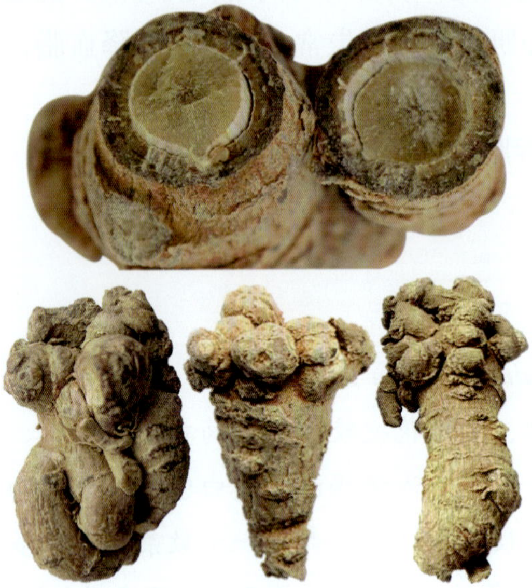

图6-78 三七

筋条：呈圆柱形或圆锥形，长2～6cm，上端直径约0.8cm，下端直径约0.3cm。

剪口：呈不规则的皱缩块状或条状，表面有数个明显的茎痕及环纹，断面中心灰绿色或白色，边缘深绿色或灰色。

以个大、质重、体坚、表面光滑、断面灰绿色或黄绿色者为佳。

【化学成分】 含皂苷类、多种氨基酸、多糖及挥发油类成分。氨基酸中的三七素（田七氨酸）是三七止血的活性成分。

【炮制】

（1）三七 除去杂质，用时捣碎或研成细粉。

（2）三七粉 取三七，除去杂质，洗净，干燥，粉碎成细粉。

本品为灰黄色的粉末。气微，味苦回甜。

【性味归经】 甘、微苦，温。归肝、胃经。

【功能主治】 散瘀止血，消肿定痛。用于咯血，吐血，衄血，便血，崩漏，外伤出血，胸腹刺痛，跌仆肿痛。

【药理作用】 止血，抗血栓形成，促进造血；抗心肌缺血，抗脑缺血；抗炎，镇痛等。

【用法用量】 3～9g；研粉吞服，一次1～3g。外用适量。

【注意】 孕妇慎用。

【贮藏】 置阴凉干燥处，防蛀。

链接 三七商品规格等级

三七的商品分为主根（春七、冬七）、筋条、剪口3个规格。主根按个头大小分等级，常以“头”计。“头”的含义是每500g三七的个体数。如春七的等级分为20头、30头、40头、60头、80头、120头、无数头（每500g 120～300头以内）、等外（每500g 300个以上）。

（十九）伞形科 *（Umbelliferae）

①识别要点：芳香草本；有鞘状叶柄；复伞形花序，花5基数，子房下位，2室，具上位花盘（花柱基）；双悬果。②显微特征：根和茎内具有分泌道，偶见草酸钙晶体。

小茴香 *Foeniculi Fructus

【来源】　为伞形科植物茴香 *Foeniculum vulgare* Mill. 的干燥成熟果实。

【植物形态】　多年生草本，有强烈香气。茎直立，有棱，上部分枝。茎生叶互生，叶片三至四回羽状分裂，最终裂片线形至丝状，叶柄基部呈鞘状，抱茎。复伞形花序顶生或侧生；无总苞及小总苞。双悬果卵状长椭圆形，黄绿色，每分果有5条隆起的纵棱。

【产地】　我国各地均有栽培，原产于欧洲。

【采制】　秋季果实初熟时采割植株，晒干，打下果实，除去杂质。

【性状鉴定】　小茴香为双悬果，呈圆柱形，有的稍弯曲，长4～8mm，直径1.5～2.5mm。表面为黄绿色或淡黄色，两端略尖，顶端残留有黄棕色突起的柱基，基部有时有细小的果梗。分果呈长椭圆形，背面有纵棱5条，接合面平坦而较宽。横切面略呈五边形，背面的四边约等长。有特异香气，味微甜、辛。

以果实饱满、色黄绿、气味浓者为佳。

【显微鉴定】　分果横切面：外果皮为1列扁平细胞，外被角质层。中果皮纵棱处有维管束，其周围有多数木化网纹细胞；背面纵棱间各有大的椭圆形棕色油管1个，接合面有油管2个，共6个。内果皮为1列扁平薄壁细胞，细胞长短不一。种皮细胞扁长，含棕色物。胚乳细胞多角形，含多数糊粉粒，每个糊粉粒中含有细小草酸钙簇晶（图6-79）。

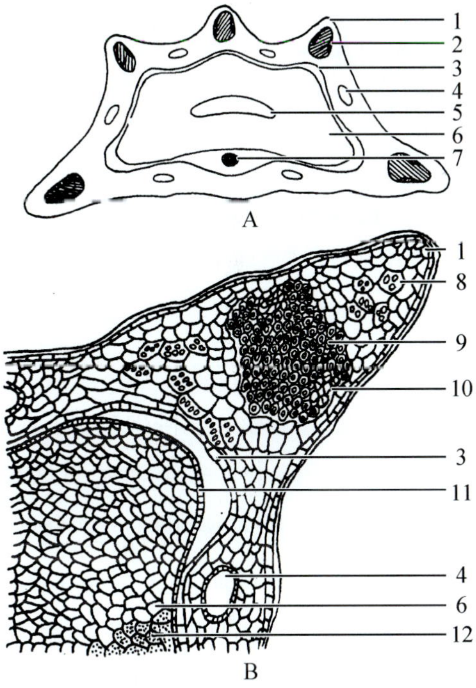

图6-79　小茴香（分果）横切面

A. 简图；B. 详图

1. 外果皮；2. 维管束；3. 内果皮；4. 油管；5. 胚；6. 内胚乳；7. 种脊维管束；8. 网纹细胞；9. 木质部；10. 韧皮部；11. 种皮；12. 糊粉粒

粉末：绿黄色或黄棕色。网纹细胞类长方形或类长圆形，棕色，壁颇厚，木化，壁孔呈卵圆形，网状排列；油管显黄棕色至深红棕色，常已破碎，分泌细胞呈扁平多角形；嵌状细胞为内果皮细胞，5～8个狭长细胞为1组，以其长轴相互作不规则嵌列；内胚乳细胞多角形，无色，壁颇厚，含多数直径约10μm的糊粉粒，每一糊粉粒中含细小簇晶1个，直径约7μm（图6-80）。

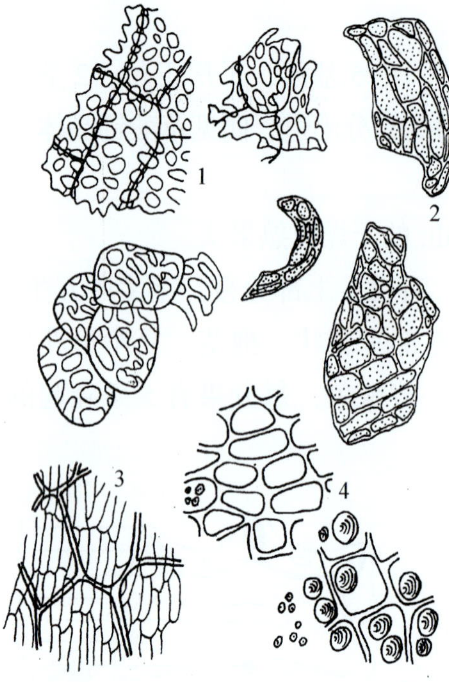

图 6-80 小茴香粉末图
1. 网纹细胞；2. 油管碎片；3. 镶嵌状细胞；4. 内胚乳细胞

【化学成分】 含挥发油、脂肪酸、甾醇、糖苷、三萜、鞣质、氨基酸等。油中主要成分为反式茴香醚、茴香酮、茴香醛、甲基胡椒酚等。

【炮制】 盐小茴香：取净小茴香，照盐水炙法炒至微黄色。

本品形如小茴香，微鼓起，色泽加深，偶有焦斑。味微咸。

【性味归经】 辛，温。归肝、肾、脾、胃经。

【功能主治】 散寒止痛，理气和胃。用于寒疝腹痛，睾丸偏坠，痛经，少腹冷痛，脘腹胀痛，食少吐泻。盐小茴香暖肾散寒止痛。用于寒疝腹痛，睾丸偏坠，经寒腹痛。

【药理作用】 改善消化功能，镇吐，抗溃疡，抗炎镇痛，祛痰平喘，抗菌等。

【用法用量】 3 ～ 6g。

【贮藏】 置阴凉干燥处。

当归 *Angelicae Sinensis Radix

【来源】 为伞形科植物当归 *Angelica sinensis*（Oliv.）Diels 的干燥根。

【植物形态】 多年生大型草本。根粗短，具香气。叶三出式羽状分裂或羽状全裂，最终裂片为卵形或狭卵形。复伞形花序，花绿白色。双悬果椭圆形，背向压扁，每分果有 5 条果棱，侧棱延展成宽翅（图 6-81）。

【产地】 主要栽培于甘肃东南部，以岷县最多，其次为云南、四川、陕西、湖北等地。

【采制】 秋末采挖，除去须根和泥沙，待水分稍蒸发后，捆成小把，上棚，用烟火慢慢熏干；或晾晒，或低温烘干。

【性状鉴定】 略呈圆柱形，下部有支根 3 ～ 5 条或更多，长 15 ～ 25cm。表面浅棕色至棕褐色，具纵皱纹和横长皮孔样突起。根头（归头）直径 1.5 ～ 4cm，具环纹，上端圆钝，或具数个明显突出的根茎痕，有紫色或黄绿色的茎和叶鞘的残基；主根（归身）表面凹凸不平；支根（归尾）直径 0.3 ～ 1cm，上粗下细，多扭曲，有少数须根痕。质柔韧，断面黄白色或淡黄棕色，皮部厚，有裂隙和多数棕色点状分泌腔，木部色较淡，形成层环黄

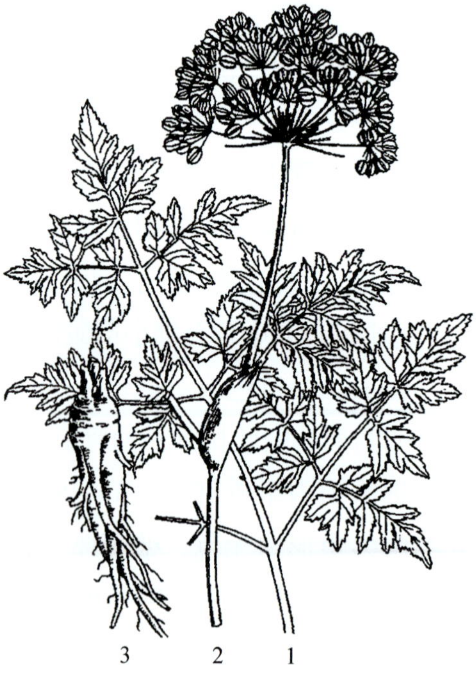

图 6-81 当归基原植物
1. 叶；2. 果枝；3. 根

棕色。有浓郁的香气，味甘、辛、微苦（图 6-82）。

以主根粗长、油润、外皮色黄棕、断面色黄白、气味浓郁者为佳。柴性大、干枯无油或断面呈绿褐色者不可供药用。

【显微鉴定】 横切面：木栓层为数列细胞。栓内层窄，有少数油室。韧皮部宽广，多裂隙，油室和油管类圆形，直径 25 ～ 160μm，外侧较大，向内渐小，周围分泌细胞 6 ～ 9 个。形成层成环。木质部射线宽 3 ～ 5 列细胞；导管单个散在或 2 ～ 3 个相聚，呈放射状排列；薄壁细胞含淀粉粒。

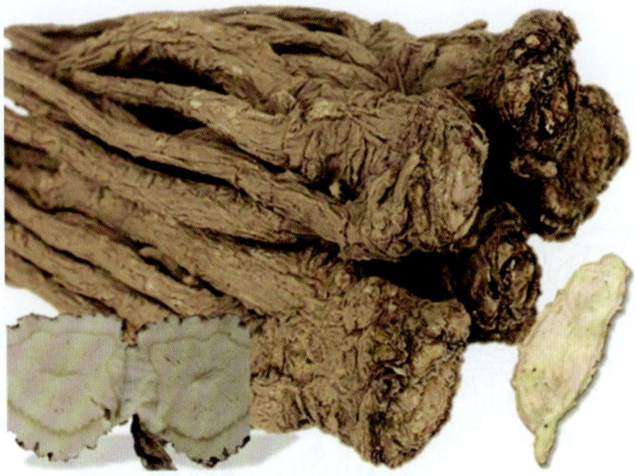

图 6-82 当归

粉末：淡黄棕色。韧皮薄壁细胞纺锤形，壁略厚，表面有极微细的斜向交错纹理，有时可见菲薄的横隔。梯纹导管和网纹导管多见，直径约至 80μm。有时可见油室碎片。

【化学成分】 含挥发油（如藁本内酯、正丁烯酞内酯，有特殊香气，为解痉活性成分）。尚含水溶性成分阿魏酸、烟酸、丁二酸、棕榈酸、尿嘧啶等，其中阿魏酸有抑制血小板聚集的作用。

【炮制】

（1）当归 除去杂质，洗净，润透，切薄片，晒干或低温干燥。

本品呈类圆形、椭圆形或不规则薄片。外表皮为浅棕色至棕褐色。切面浅棕黄色或黄白色，平坦，有裂隙，中间有浅棕色的形成层环，并有多数棕色的油点，香气浓郁，味甘、辛、微苦。

（2）酒当归 取净当归片，照酒炙法炒干。

本品形如当归片。切面为深黄色或浅棕黄色，略有焦斑。香气浓郁，并略有酒香气。

【性味归经】 甘、辛，温。归肝、心、脾经。

【功能主治】 补血活血，调经止痛，润肠通便。用于血虚萎黄，眩晕心悸，月经不调，经闭痛经，虚寒腹痛，风湿痹痛，跌仆损伤，痈疽疮疡，肠燥便秘。酒当归活血通经。用于闭经痛经，风湿痹痛，跌仆损伤。

【药理作用】 促进造血功能，改善血液流变学，抗血栓，扩血管，降血压，抗心肌缺血；抑制子宫平滑肌收缩，调节生殖内分泌激素，抗炎；调节胃肠平滑肌，保护胃肠黏膜等。

【用法用量】 6 ～ 12g。

【贮藏】 置阴凉干燥处，防潮，防蛀。

白芷 Angelicae Dahuricae Radix

【来源】 为伞形科植物白芷 *Angelica dahurica*（Fisch.ex Hoffm.）Benth.et Hook.f. 或杭白芷 *A. dahurica*（Fisch.ex Hoffm.）Benth.et Hook. f. var. *formosana*（Boiss.）Shan et Yuan 的干燥根。

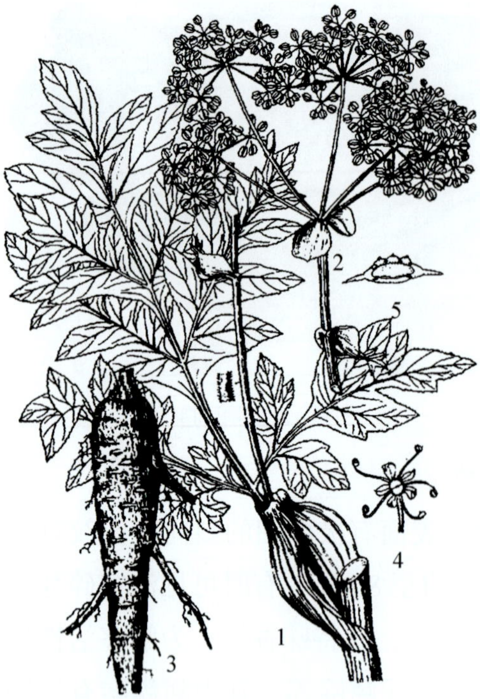

图 6-83 白芷基原植物

1. 茎、叶；2. 果枝；3. 根；4. 花；5. 分果横切面

【植物形态】 多年生草本，高 1 ~ 2m。根圆锥形；茎粗壮中空，常带紫色，近花序处有短毛。基生叶有长柄，基部叶鞘紫色，叶片二至三回三出式羽状分裂，最终裂片呈长圆形、卵圆形或披针形，边缘有不规则的白色骨质粗锯齿，基部沿叶轴下延成翅状；茎上部叶有显著膨大的囊状鞘。复伞形花序，花白色。双悬果椭圆形（图 6-83）。

【产地】 产于河南长葛、禹县者习称“禹白芷”，产于河北安国者习称“祁白芷”。杭白芷产于浙江、福建、四川等地。

【采制】 夏、秋间叶黄时采挖，除去须根和泥沙，晒干或低温干燥。

【性状鉴定】 呈长圆锥形，长 10 ~ 25cm，直径 1.5 ~ 2.5cm。表面为灰棕色或黄棕色，根头部钝四棱形或近圆形，具纵皱纹、支根痕及皮孔样的横向突起，有的排列成四纵行。顶端有凹陷的茎痕。质坚实，断面白色或灰白色，粉性，形成层环棕色，近方形或近圆形，皮部散有多数棕色油点。气芳香，味辛、微苦（图 6-84）。

以条粗壮、体重、粉性足、香气浓郁者为佳。

【化学成分】 含欧前胡素、珊瑚菜素、花椒毒素等香豆精衍生物以及挥发油。

【炮制】 除去杂质，大小分开，略浸，润透，切厚片，干燥。

本品呈类圆形的厚片。外表皮灰棕色或黄棕色。切面白色或灰白色，具粉性，形成层环棕色，近方形或近圆形，皮部散有多数棕色油点。气芳香，味辛、微苦。

【性味归经】 辛，温。归胃、大肠、肺经。

【功能主治】 解表散寒，祛风止痛，宣通鼻窍，燥湿止带，消肿排脓。用于感冒头痛，眉棱骨痛，鼻塞流涕，鼻鼽，鼻渊，牙痛，带下，疮疡肿痛。

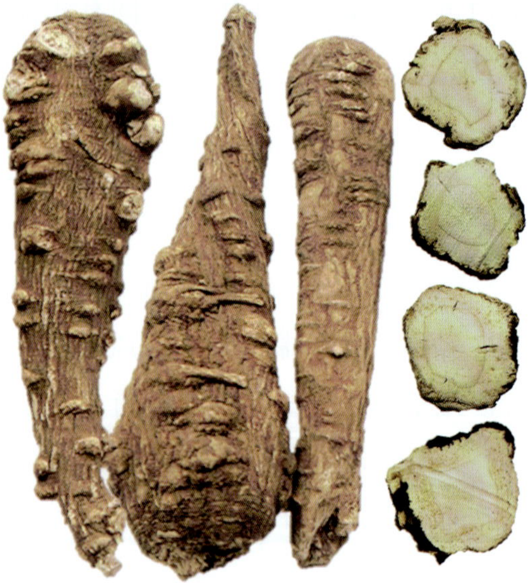

图 6-84 白芷

【药理作用】 抗菌，抗炎，解热，解痉，镇痛，抗过敏等。

【用法用量】 3 ~ 10g。

【贮藏】 置阴凉干燥处，防蛀。

柴胡 Bupleuri Radix

【来源】　为伞形科植物柴胡 *Bupleurum chinense* DC. 或狭叶柴胡 *B. scorzonerifolium* Willd. 的干燥根。按性状不同，分别习称“北柴胡”和“南柴胡”。

【植物形态】

（1）柴胡　多年生草本。主根粗大而坚硬。茎多丛生，上部多分枝，略呈“之”字形弯曲。基生叶早枯，茎中部叶倒披针形至广线状披针形，全缘，宽 6 ～ 18mm，平行脉 7 ～ 9 条。复伞形花序，花黄色。双悬果呈宽椭圆形（图 6-85）。

（2）狭叶柴胡　与柴胡的主要区别是，根较细，多不分枝，红棕色或黑棕色；茎生叶条形或条状披针形，宽 2 ～ 6mm，平行脉 3 ～ 5 条。

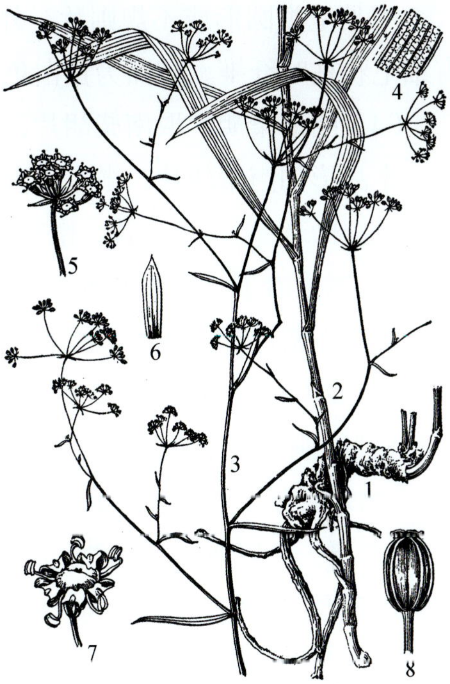

图 6-85　柴胡基原植物

1. 植株下部；2. 植株中部；3. 植株上部；4. 叶；5. 小伞形花序；6. 小总苞片；7. 花；8. 果实

【产地】　北柴胡主产于河北、河南、辽宁、湖北等地；南柴胡主产于湖北、四川、安徽、黑龙江等地。

【采制】　春、秋两季采挖，除去茎叶和泥沙，干燥。

【性状鉴定】

（1）北柴胡　呈圆柱形或长圆锥形，长 6 ～ 15cm，直径 0.3 ～ 0.8cm。根头膨大，顶端残留 3 ～ 15 个茎基或短纤维状叶基，下部分枝。表面为黑褐色或浅棕色，具纵皱纹、支根痕及皮孔。质硬而韧，不易折断，断面显纤维性，皮部浅棕色，木部黄白色。气微香，味微苦。

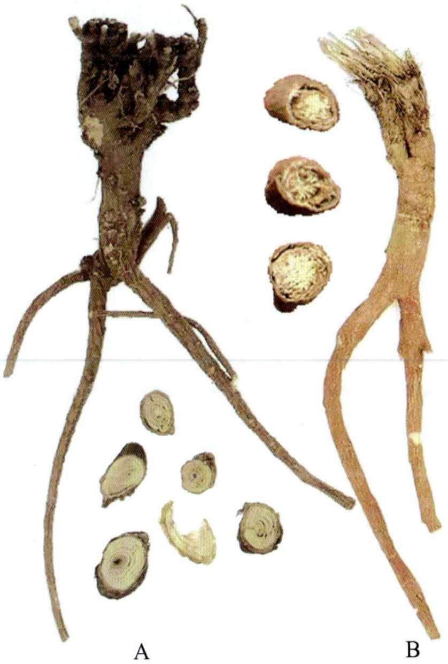

图 6-86　柴胡

A. 北柴胡；B. 南柴胡

（2）南柴胡　根较细，呈圆锥形，顶端有多数细毛状枯叶纤维，下部多不分枝或稍分枝。表面为红棕色或黑棕色，靠近根头处多具细密环纹。质稍软，易折断，断面略平坦，不显纤维性。具败油气（图 6-86）。

均以条粗长、须根少者为佳。

【化学成分】　含柴胡皂苷、挥发油、香豆素、脂肪酸等成分。

【炮制】

（1）北柴胡　除去杂质和残茎，洗净，润透，切厚片，干燥。

本品呈不规则厚片。外表皮为黑褐色或浅棕色，具纵皱纹和支根痕。切面为淡黄白色，纤维性。质硬。

气微香，味微苦。

（2）醋北柴胡　取北柴胡片，照醋炙法炒干。

本品形如北柴胡片，表面淡棕黄色，微有醋香气，味微苦。

（3）南柴胡　除去杂质，洗净，润透，切厚片，干燥。

本品呈类圆形或不规则片。外表皮红棕色或黑褐色。有时可见根头处具细密环纹或有细毛状枯叶纤维。切面为黄白色，平坦。具败油气。

（4）醋南柴胡　取南柴胡片，照醋炙法炒干。

本品形如南柴胡片，微有醋香气。

【性味归经】　辛、苦，微寒。归肝、胆、肺经。

【功能主治】　疏散退热，疏肝解郁，升举阳气。用于感冒发热，寒热往来，胸胁胀痛，月经不调，子宫脱垂，脱肛。

【药理作用】　抗病毒，抗内毒素，抗炎，解热，镇痛，镇静，抗癫痫，提高免疫，保肝利胆，降血脂，抗抑郁，兴奋子宫，调节胃肠运动等。

【用法用量】　3～10g。

【贮藏】　置通风干燥处，防蛀。

【注意】　大叶柴胡 *Bupleurum longiradiatum* Turcz. 的干燥根茎，表面密生环节，有毒，不可当柴胡用。

川芎 Chuanxiong Rhizoma

【来源】　为伞形科植物川芎 *Ligusticum chuanxiong* Hort. 的干燥根茎。

【植物形态】　多年生草本。根状茎呈不规则的结节状拳形团块，黄棕色，有浓香气。地上茎丛生，茎基部的节膨大成盘状（苓子），生有芽。叶为二至三回羽状复叶，小叶 3～5 对，不整齐羽状分裂。复伞形花序；花白色。双悬果为卵形（图 6-87）。

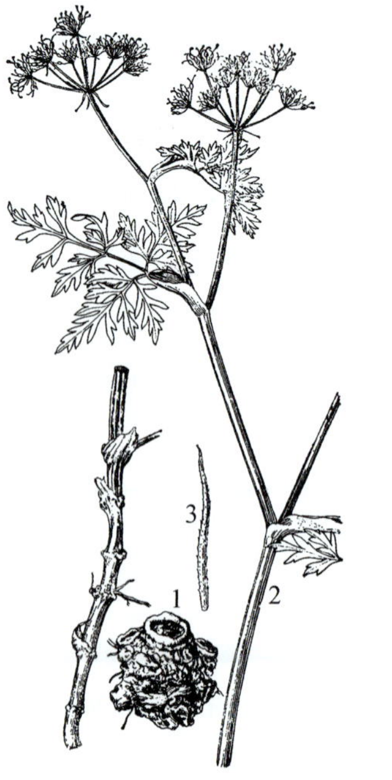

图 6-87　川芎基原植物

1. 根茎；2. 植株上部；3. 小总苞片

【产地】　主产于四川、江西、湖北、陕西等省，多栽培。

【采制】　夏季当茎上的节盘显著突出，并略带紫色时采挖，除去泥沙，晒后烘干，再去须根。

【性状鉴定】　为不规则结节状拳形团块，直径 2～7cm。表面为灰褐色或褐色，粗糙皱缩，有多数平行隆起的轮节，顶端有凹陷的类圆形茎痕，下侧及轮节上有多数小瘤状根痕。质坚实，不易折断，断面为黄白色或灰黄色，散有黄棕色的油室，形成层环呈波状。气浓香，味苦、辛，稍有麻舌感，微回甜（图 6-88）。

以个大、质坚实、断面黄白、油性大、香气浓者为佳。

【化学成分】　含挥发油（如藁本内酯、正丁烯基酞内酯）、生物碱类（如川芎嗪）、酚酸类（如阿魏酸）成分。

【理化鉴定】　横切片置紫外线（254nm）灯下检视，呈亮淡紫色荧光，外皮显暗棕色荧光。

【炮制】　除去杂质，分开大小，洗净，润透，切厚片，干燥。

本品为不规则厚片，外表皮为灰褐色或褐色，有皱缩纹。切面为黄白色或灰黄色，具有明显波状环纹或多角形纹理，散生黄棕色油点。质坚实。气浓香，味苦、辛，微甜。

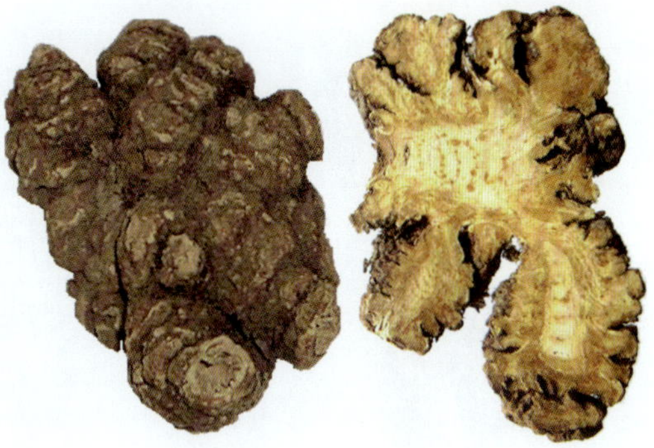

图 6-88　川芎

【性味归经】　辛，温。归肝、胆、心包经。

【功能主治】　活血行气，祛风止痛。用于胸痹心痛，胸胁刺痛，跌仆肿痛，月经不调，经闭痛经，癥瘕腹痛，头痛，风湿痹痛。

【药理作用】　抑制血小板聚集，扩血管，降血压，抗心肌缺血，抗脑缺血，镇痛，解痉，增强免疫和造血功能等。

【用法用量】　3 ～ 10g。

【贮藏】　置阴凉干燥处，防蛀。

防风 Saposhnikoviae Radix

【来源】　为伞形科植物防风 *Saposhnikovia divaricata*（Turcz.）Schischk. 的干燥根。

【植物形态】　多年生草本。根长圆锥形，根头密被褐色纤维状的叶柄残基，并有细密环纹。茎二叉状分枝。基生叶二至三回羽状全裂，最终裂片条形至倒披针形。复伞形花序；伞辐 5 ～ 9；无总苞或仅 1 片；小总苞片 4 ～ 5；花白色。双悬果矩圆状宽卵形，幼时具瘤状突起（图 6-89）。

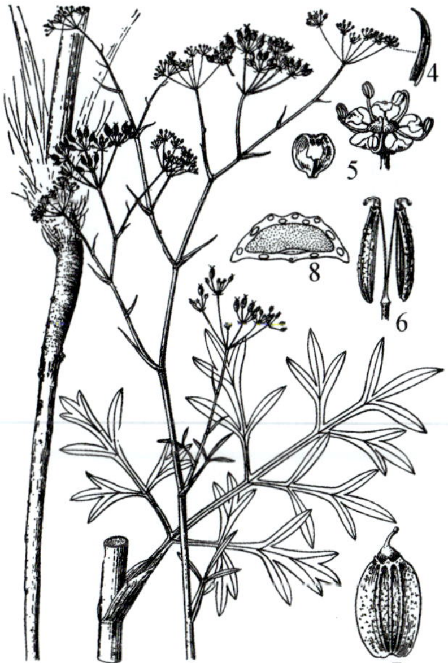

图 6-89　防风基原植物

1. 茎基及根部；2. 叶片；3. 果序；4. 小总苞片；5. 花及花瓣；6. 果实；7. 小分果；8. 分果横剖面

【产地】　主产于东北及内蒙古东部。现有栽培。

【采制】　春、秋两季采挖未抽花茎植株的根，除去须根和泥沙，晒干。

【性状鉴定】　呈长圆锥形或长圆柱形，下部渐细，有的略弯曲，长 6 ～ 30cm，直径 0.5 ～ 2cm。表面为淡黄色至棕褐色，粗糙，有纵皱纹、多数横长皮孔样突起及点状的细根痕。根头部有环纹（习称“蚯蚓头”），有的环纹上残存棕褐色毛状叶基（习称“扫帚头”）。体轻，质松，易折断，断面不平坦，皮部淡黄色至棕色，有裂隙，木部黄色（习称“凤眼圈”）。气特异，味微甘（图 6-90）。

以条粗壮、断面皮部色浅棕、木部浅黄色者为佳。

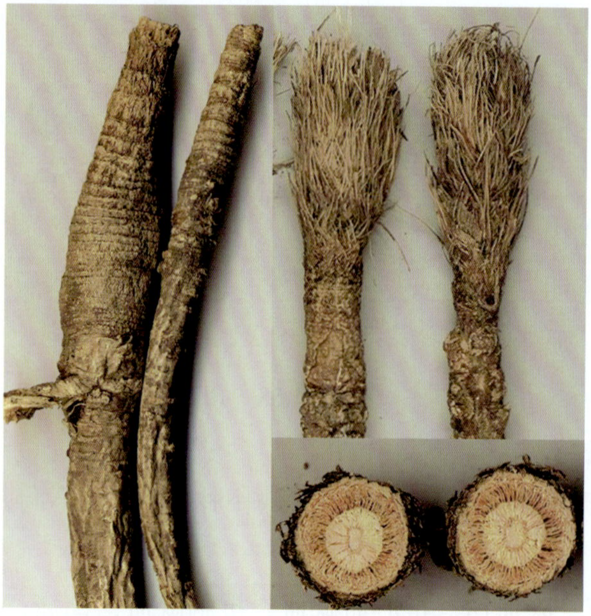
图 6-90 防风

【化学成分】 含挥发油、升麻素苷、5-*O*-甲基维斯阿米醇苷、升麻素、亥茅酚苷及亥茅酚等。

【炮制】 除去杂质，洗净，润透，切厚片，干燥。

本品为圆形或椭圆形的厚片。外表皮为淡黄色至棕褐色，有纵皱纹，有的可见横长皮孔样突起、密集的环纹或残存的毛状叶基。切面皮部淡黄色至棕色，有裂隙，木部黄色，具放射状纹理。气特异，味微甘。

【性味归经】 辛、甘，微温。归膀胱、肝、脾经。

【功能主治】 祛风解表，胜湿止痛，止痉。用于感冒头痛，风湿痹痛，风疹瘙痒，破伤风。

【药理作用】 抗病原微生物，抗炎，解热，镇痛，镇静，抗过敏，抗惊厥，促进免疫功能等。

【用法用量】 5 ～ 10g。

【贮藏】 置阴凉干燥处，防蛀。

合瓣花亚纲（Sympetalae）

合瓣花亚纲是被子植物进化类群。重被花，花瓣多少互相连合；花丝常与花冠贴合或多少愈合。通常无托叶，胚珠只有一层珠被。

（一）木犀科（Oleaceae）

①识别要点：木本；叶对生；4 基数花；雄蕊 2；子房上位，心皮 2，合生，2 室，每室 2 胚珠。②显微特征：叶上盾状毛普遍，叶肉中具有厚壁的异细胞，有草酸钙针晶和棱晶。

连翘 Forsythiae Fructus

【来源】 为木犀科植物连翘 *Forsythia suspensa*（Thunb.）Vahl 的干燥果实。

【植物形态】 落叶灌木，茎直立，枝条下垂，嫩枝具 4 棱，节间中空。单叶对生，叶片完整或 3 全裂，卵形或长椭圆状卵形。春季先叶开花 1 ～ 3 朵，簇生叶腋；花两性，辐射对称；花萼 4，深裂；花冠黄色钟状，4 深裂，花冠管内有橘红色条纹。雄蕊 2，子房上位，2 室。蒴果狭卵形，木质，表面有瘤状皮孔。种子多数，有翅（图 6-91）。

【产地】 主产于山西、陕西、河南等省。多为栽培。

【采制】 秋季果实初熟尚带绿色时采收，除去杂质，蒸熟，晒干，习称“青翘”；果实熟透时采收，晒干，除去杂质，习称“老翘”。

【性状鉴定】　呈长卵形至卵形，稍扁，长 1.5 ～ 2.5cm，直径 0.5 ～ 1.3cm。表面有不规则的纵皱纹和多数突起的小斑点，两面各有 1 条明显的纵沟。顶端锐尖，基部有小果梗或已脱落。青翘多不开裂，表面为绿褐色，突起的灰白色小斑点较少；质硬；种子多数，黄绿色，细长，一侧有翅。老翘自顶端开裂或裂成两瓣，表面为黄棕色或红棕色，内表面多为浅黄棕色，平滑，具一纵隔；质脆；种子棕色，多已脱落。气微香，味苦（图 6-92）。

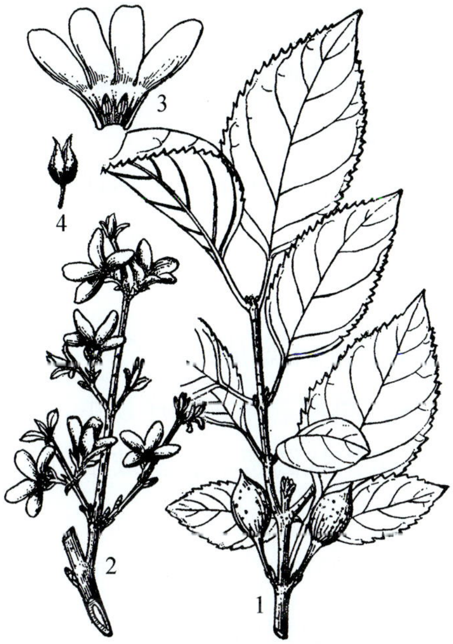

图 6-91　连翘基原植物

1. 果枝；2. 花枝；3. 花冠展开，示雄蕊及雌蕊；4. 果实

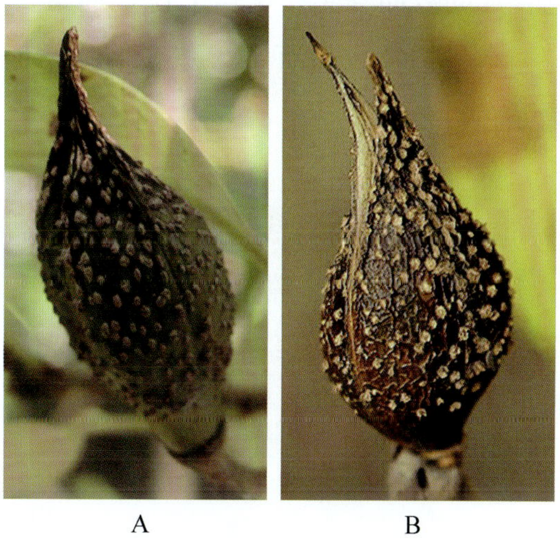

图 6-92　青翘（A）与老翘（B）

"青翘"以色较绿、不开裂者为佳；"老翘"以色较黄、瓣大、壳厚者为佳。

【化学成分】　含连翘苷、连翘苷元、连翘酯苷、牛蒡子苷、罗汉松脂苷、桦木酸、松脂素、熊果酸、齐墩果酸等。

【性味归经】　苦，微寒。归肺、心、小肠经。

【功能主治】　清热解毒，消肿散结，疏散风热。用于痈疽，瘰疬，乳痈，丹毒，风热感冒，温病初起，温热入营，高热烦渴，神昏发斑，热淋涩痛。

【药理作用】　解热镇痛，抗炎，抗菌，抗病毒，抗氧化，抗肿瘤等。

【用法用量】　6 ～ 15g。

【贮藏】　置干燥处。

链接　含有连翘的中成药

（1）双黄连口服液　由金银花、黄芩、连翘三味组成。能疏风解表，清热解毒；用于外感风热所致的感冒，症见发热、咳嗽、咽痛。

（2）连花清瘟颗粒　由连翘、金银花、炙麻黄、炒苦杏仁、石膏、板蓝根、绵马贯众、鱼腥草、广藿香、大黄、红景天、薄荷脑、甘草组成。能清瘟解毒，宣肺泄热；用于治疗流行性感冒属热毒袭肺证，症见发热，恶寒，肌肉酸痛，鼻塞流涕，咳嗽，头痛，咽干咽痛，舌偏红，苔黄或黄腻。

（3）黄连上清丸　由黄连、栀子（姜制）、连翘、炒蔓荆子等十七味药组成。能散风清热，泻火止痛。用于风热上攻、肺胃热盛所致的头晕目眩、暴发火眼、牙齿疼痛、口舌生疮、咽喉肿痛、耳痛耳鸣、大便秘结、小便短赤。

还有芩连片、柴连口服液、清胃黄连丸、复方金黄连颗粒等。

（二）马钱科（Loganiaceae）

识别要点：灌木、乔木或藤本，稀草本。单叶对生。花两性，辐射对称；雄蕊与花冠裂片同数而互生；子房上位，通常 2 室；花柱单生，2 裂。

本科植物大多有毒，主要的化学成分为吲哚类生物碱，如士的宁、马钱子碱、钩吻碱等。

马钱子 *Strychni Semen

【来源】　为马钱科植物马钱 *Strychnos nux-vomica* L. 的干燥成熟种子。

【植物形态】　常绿乔木。叶对生，广卵形，全缘，革质。聚伞花序顶生，小花白色筒状。浆果球形，表面光滑；种子 3 ～ 5 粒或更多，纽扣状圆板形，密被银色茸毛，种柄生于一面的中央。

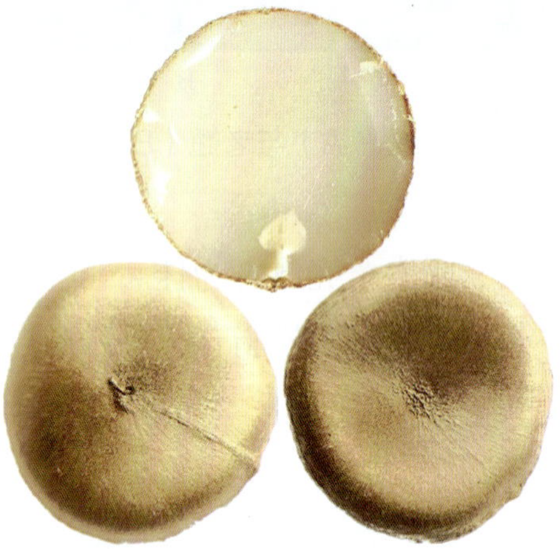

图 6-93　马钱子

【产地】　主产于印度、越南、缅甸、泰国、斯里兰卡。我国云南等地引种成功。

【采制】　冬季采收成熟果实，取出种子，晒干。

【性状鉴定】　呈纽扣状圆板形，常一面隆起，一面稍凹下，直径 1.5 ～ 3cm，厚 0.3 ～ 0.6cm。表面密被灰棕或灰绿色绢状茸毛，自中间向四周呈辐射状排列，有丝样光泽。边缘稍隆起，较厚，有突起的珠孔，底面中心有突起的圆点状种脐。质坚硬，平行剖面可见淡黄白色胚乳，角质状，子叶心形，叶脉 5 ～ 7 条。气微，味极苦（图 6-93）。

以个大、肉厚饱满、表面灰棕色微带绿、有细密毛茸、质坚硬无破碎者为佳。

【显微鉴定】　粉末：灰黄色。非腺毛单细胞，基部膨大似石细胞，壁极厚，多碎断，木化。胚乳细胞多角形，壁厚，内含脂肪油及糊粉粒（图 6-94）。

【化学成分】　含士的宁（番木鳖碱）、马钱子碱等吲哚类生物碱，并含 α- 可鲁勃林及 β- 可鲁勃林、异番木鳖碱等多种微量生物碱。

【理化鉴定】　①取胚乳切片，加 1% 矾酸铵的硫酸液 1 滴，显紫色（番木鳖碱反应）。②取胚乳切片，加发烟硝酸 1 滴，显橙红色（马钱子碱反应）。

【炮制】

（1）生马钱子　除去杂质。

（2）制马钱子　取净马钱子，照烫法用砂烫至鼓起并显棕褐色或深棕色。

本品形如马钱子，两面均膨胀鼓起，边缘较厚。表面为棕褐色或深棕色，质坚脆，平行剖面可见棕褐色或深棕色的胚乳。微有香气，味极苦。

（3）马钱子粉　取制马钱子，粉碎成细粉，测定士的宁含量后，加适量淀粉，使含量符合规定，混匀，即得。

本品为黄褐色粉末。气微香，味极苦。

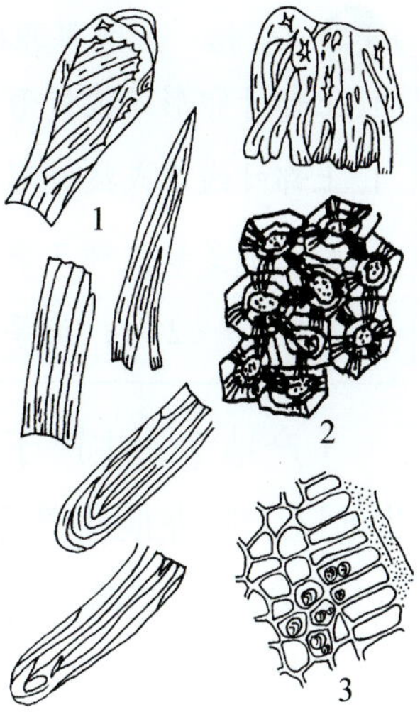

图 6-94　马钱子粉末

1. 非腺毛；2. 胚乳细胞（示胞间连丝）；3. 色素层

【性味归经】　苦，温；有大毒。归肝、脾经。

【功能主治】　通络止痛，散结消肿。用于跌打损伤，骨折肿痛，风湿顽痹，麻木瘫痪，痈疽疮毒，咽喉肿痛。

【药理作用】　抗炎，抗痛；抗血小板聚集，抗血栓形成，抗肿瘤等。

【用法用量】　0.3 ～ 0.6g，炮制后入丸、散剂用。

【注意】　孕妇禁用；不宜多服久服及生用；运动员慎用；有毒成分能经皮肤吸收，外用不宜大面积涂敷。

【贮藏】　密闭保存，置干燥处。

（三）龙胆科（Gentianaceae）

①识别要点：常草本；单叶对生；两性花，花冠裂片右向旋转排列，冠生雄蕊与花冠裂片同数而互生；蒴果二瓣开裂。②显微特征：根内皮层由多层细胞组成，茎内有双韧型维管束，有草酸钙针晶、砂晶。

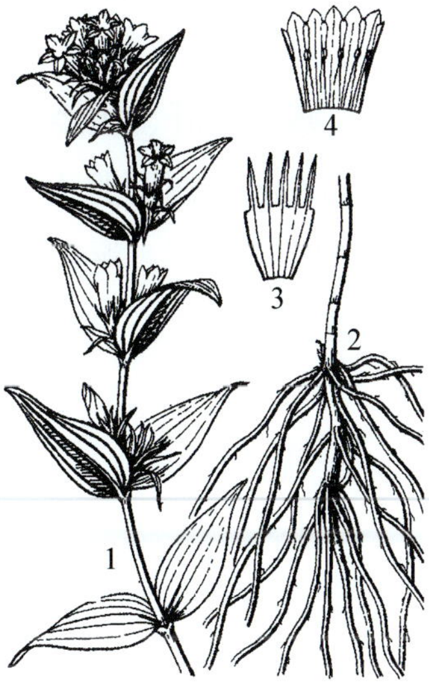

图 6-95　龙胆基原植物

1、2. 植物的全株；3. 花萼展开；4. 花冠展开示褶片

龙胆 Gentianae Radix et Rhizoma

【来源】　为龙胆科植物龙胆 *Gentiana scabra* Bunge、条叶龙胆 *G. manshurica* Kitag.、三花龙胆 *G. triflora* Pall. 或坚龙胆 *G. rigescens* Franch. 的干燥根和根茎。前 3 种习称“龙胆”，后一种习称“坚龙胆”。

【植物形态】　龙胆：多年生草本。根细长，簇生。单叶对生，无柄，卵形或披针形，全缘，主脉 3 ～ 5 条。聚伞花序密生于茎顶或叶腋；萼 5 深裂；花冠蓝紫色，钟状，5 浅裂，裂片间有褶，短三角形；雄蕊 5，花丝基部有翅；子房上位，1 室。蒴果长圆形，种子具翅（图 6-95）。

链 接 龙胆基原植物检索表

1. 上部叶卵形或披针形，边缘粗糙，密生细乳突；花萼裂片常外反或开展 ……………………龙胆

1. 上部叶线形或披针形，边缘平滑；花萼裂片直立

2. 花常多数，稀 3 朵；花萼裂片狭三角形，短于萼筒；花冠裂片先端钝圆 ……………三花龙胆

2. 花 1 ～ 2 朵；花萼裂片线状披针形，长于或等长于萼筒；花冠裂片先端渐尖 ………条叶龙胆

【产地】 主产于东北地区。三花龙胆主产于东北及内蒙古等地。条叶龙胆主产于东北地区。坚龙胆主产于云南。

【采制】 春、秋两季采挖，洗净，干燥。

【性状鉴定】

（1）龙胆 根茎呈不规则的块状，长 1 ～ 3cm，直径 0.3 ～ 1cm；表面为暗灰棕色或深棕色，上端有茎痕或残留茎基，周围和下端着生多数细长的根。根圆柱形，略扭曲，长 10 ～ 20cm，直径 0.2 ～ 0.5cm；表面淡黄色或黄棕色，上部多有显著的横皱纹，下部较细，有纵皱纹及支根痕。质脆，易折断，断面略平坦，皮部黄白色或淡黄棕色，木部色较浅，呈点状环列。气微，味甚苦。

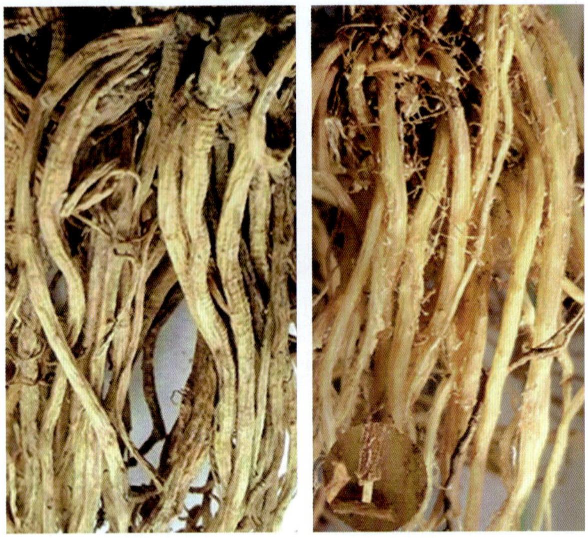

A B

图 6-96 龙胆（A）与坚龙胆（B）

（2）坚龙胆 表面无横皱纹，外皮膜质，易脱落，木部黄白色，易与皮部分离（图 6-96）。

均以条粗长、色黄或黄棕者为佳。

【化学成分】 含龙胆苦苷、獐芽菜苦苷、獐芽菜苷、苦龙胆酯苷，以及龙胆碱、秦艽乙素等。

【性味归经】 苦，寒。归肝、胆经。

【功能主治】 清热燥湿，泻肝胆火。用于湿热黄疸，阴肿阴痒，带下，湿疹瘙痒，肝火目赤，耳鸣耳聋，胁痛口苦，强中，惊风抽搐。

【药理作用】 抗病原微生物，抗炎，利胆，保肝，健胃，降血压等。

【用法用量】 3 ～ 6g。

【贮藏】 置干燥处。

（四）唇形科 *（Labiatae）

①识别要点：草本，茎四方形；单叶对生，含芳香油；轮伞花序；唇形花冠；二强雄蕊；四分子房；4 个小坚果。②显微特征：在茎的角隅处有厚角组织，茎、叶具不同性状的毛被，直轴式气孔。

薄荷 *Menthae Haplocalycis Herba

【来源】　为唇形科植物薄荷 *Mentha haplocalyx* Briq. 的干燥地上部分。

【植物形态】　多年生草本，有清凉浓香气。茎四棱。叶对生，叶片卵形或长圆形，两面均有腺鳞及柔毛。轮伞花序腋生；花冠淡紫色或白色。小坚果椭圆形。

【产地】　主产于江苏的太仓及浙江、湖南、江西等地。江苏省为主产区。

【采制】　夏、秋两季茎叶茂盛或花开至三轮时，选晴天，分次采割，晒干或阴干。

【性状鉴定】　茎呈方柱形，有对生分枝，长 15 ～ 40cm，直径 0.2 ～ 0.4cm；表面为紫棕色或淡绿色，棱角处具茸毛，节间长 2 ～ 5cm；质脆，断面白色，髓部中空。叶对生，有短柄；叶片皱缩卷曲，完整者展平后呈宽披针形、长椭圆形或卵形，长 2 ～ 7cm，宽 1 ～ 3cm；上表面深绿色，下表面灰绿色，稀被茸毛，有凹点状腺鳞。轮伞花序腋生，花萼钟状，先端 5 齿裂，花冠淡紫色。揉搓后有特殊清凉香气，味辛凉。

以叶多、色绿深、气味浓者为佳。

【显微鉴定】　叶表面观：腺鳞头部 8 细胞，直径约至 90μm，柄单细胞；小腺毛头部及柄部均为单细胞。非腺毛 1 ～ 8 细胞，常弯曲，壁厚，微具疣状突起。下表皮气孔多见，直轴式（图 6-97）。

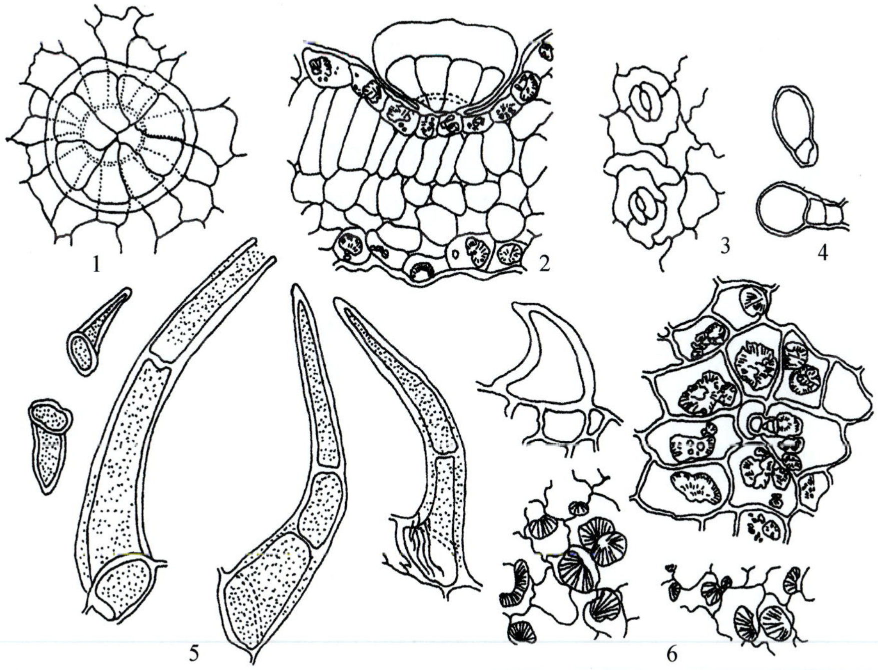

图 6-97　薄荷叶粉末

1. 腺鳞顶面观；2. 腺鳞侧面观；3. 气孔；4. 小腺毛；5. 非腺毛；6. 橙皮苷结晶

【化学成分】　含挥发油，油中主要含薄荷醇（薄荷脑），其次为薄荷酮、乙酸薄荷酯等。

【理化鉴定】　取本品叶的粉末少量，经微量升华得油状物，略放置，镜检，渐见有针簇状薄荷醇结晶析出；加硫酸 2 滴及香草醛结晶少量，初显黄色至橙黄色，再加水 1 滴，即变为紫红色。

【炮制】 除去老茎和杂质，略喷清水，稍润，切短段，及时低温干燥。

本品呈不规则的段。茎方柱形，表面为紫棕色或淡绿色，具纵棱线，棱角处具茸毛。切面白色，中空。叶多破碎，上表面为深绿色，下表面为灰绿色，稀被茸毛。轮伞花序腋生，花萼钟状，先端5齿裂，花冠淡紫色。揉搓后有特殊清凉香气，味辛凉。

【性味归经】 辛，凉。归肺、肝经。

【功能主治】 疏散风热，清利头目，利咽，透疹，疏肝行气。用于风热感冒，风温初起，头痛，目赤，喉痹，口疮，风疹，麻疹，胸胁胀闷。

【药理作用】 抗菌，抗病毒，抗炎，解热，镇静，发汗等。

【用法用量】 3～6g，后下。

【贮藏】 置阴凉干燥处。

黄芩 Scutellariae Radix

【来源】 为唇形科植物黄芩 *Scutellaria baicalensis* Georgi 的干燥根。

【植物形态】 多年生草本。主根肥厚，断面黄色。茎基部多分枝。叶对生，具短柄，披针形至条状披针形，下面被下陷的腺点。总状花序顶生，花偏于一侧；花萼2唇形，2裂；花冠紫色、紫红色至蓝紫色，基部明显弯曲；雄蕊4枚，二强。小坚果卵球形（图6-98）。

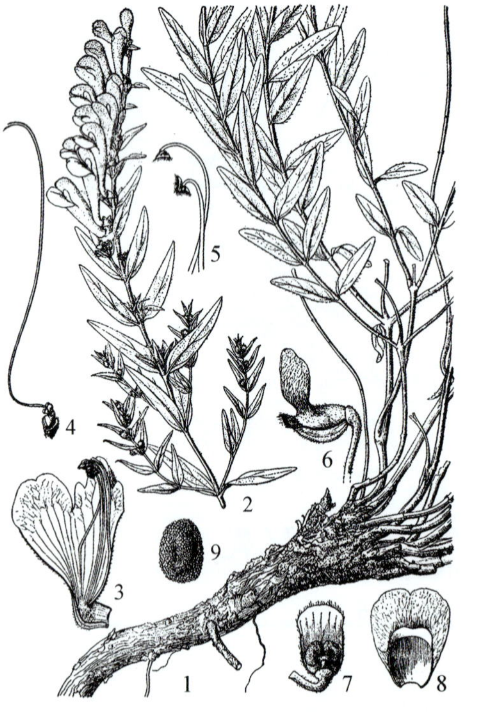

图6-98 黄芩基原植物

1. 植株下部；2. 植株上部；3. 花冠剖开，示雄蕊；4. 雌蕊；5. 雄蕊花丝上部及花药；6. 花萼在果期呈闭合形状；7. 果萼下唇内面观，示小坚果着生状；8. 果萼上唇内面观；9. 小坚果

【产地】 主产于河北、山西、内蒙古、辽宁等地。以山西产量较大，河北承德质量较好。以野生为主，已有栽培。

【采制】 春、秋季采挖，以春季采挖为好。除去地上部分及须根、泥土，晒至半干后撞去栓皮，再晒干。商品将新根色鲜黄、内部充实者称为“子芩”、“条芩”或“枝芩”；老根内部暗棕色、中心枯朽者称为“枯芩”。以子芩质佳，枯芩次之。黄芩切制饮片前不宜冷浸软化，而以蒸（不超过1小时）或沸水煮（10分钟）后切制为好，这样才不影响药材有效成分的含量。

【性状鉴定】 呈圆锥形，扭曲，长8～25cm，直径1～3cm。表面为棕黄色或深黄色，有稀疏的疣状细根痕，上部较粗糙，有扭曲的纵皱纹或不规则的网纹，下部有顺纹和细皱纹。质硬而脆，易折断，断面黄色，中心红棕色；老根中心呈枯朽状或中空，暗棕色或棕黑色。气微，味苦（图6-99）。

栽培品较细长，多有分枝。表面浅黄棕色，外皮紧贴，纵皱纹较细腻。断面黄色或浅黄色，略呈角质样。味微苦。

以条长、质坚实、色黄者为佳。

【化学成分】 含多种黄酮类化合物，主要有黄芩苷、黄芩素、汉黄芩苷、汉黄芩素等。还含有挥发油、苯乙醇糖苷糖类成分。

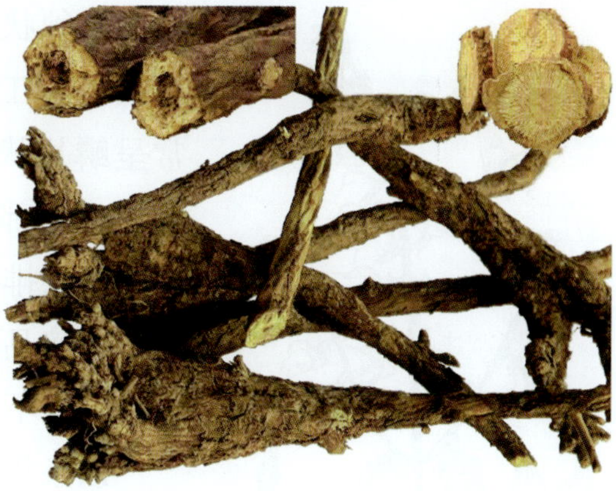

图 6-99 黄芩

【炮制】

（1）黄芩片 除去杂质，置沸水中煮 10 分钟，取出，闷透，切薄片，干燥；或蒸半小时，取出，切薄片，干燥（注意避免暴晒）。

本品为类圆形或不规则形薄片。外表皮为黄棕色或棕褐色。切面为黄棕色或黄绿色，具放射状纹理，有的中心呈棕色或中空。

（2）酒黄芩 取黄芩片，照酒炙法炒干。

本品形如黄芩片。略带焦斑，有的中心呈棕色或中空，微有酒香气。

【性味归经】 苦，寒。归肺、胆、脾、大肠、小肠经。

【功能主治】 清热燥湿，泻火解毒，止血，安胎。用于湿温、暑湿，胸闷呕恶，湿热痞满，泻痢，黄疸，肺热咳嗽，高热烦渴，血热吐衄，痈肿疮毒，胎动不安。

【药理作用】 抗病原微生物，抗细菌毒素，抗炎，解热，降血压，降血脂，降血糖，保肝，抗血小板聚集，抗过敏，抗氧化，脑保护等。

【用法用量】 3～10g。

【贮藏】 置通风干燥处，防潮。

链 接 黄芩变绿的原因

黄芩遇冷水或潮湿会变成绿色，是由于黄芩中所含的酶在一定湿度和温度下，可酶解黄芩中的黄芩苷和汉黄芩苷，生成黄芩素和汉黄芩素。其中的黄芩素是一种邻三羟基黄酮，本身不稳定，容易被氧化而变绿，故黄芩变绿说明黄芩苷已被水解。药效物质已受到损失，质量也随之下降。

丹参 Salviae Miltiorrhizae Radix et Rhizoma

【来源】 为唇形科植物丹参 *Salvia miltiorrhiza* Bge. 的干燥根和根茎。

【植物形态】 多年生草本，全株密被长柔毛及腺毛，触之有黏性。根肥壮，外皮砖红色。单数羽状复叶对生，小叶常 3～5，呈卵圆形或狭卵形，上面有皱，下面毛较密，边缘有齿。轮伞花序排列成假总状花序。花冠紫色，管内有毛环，上唇似盔状，下唇 3 裂。能育雄蕊 2，药室为一长而柔软的药隔所远隔。小坚果长椭圆形（图 6-100）。

【产地】 主产于河南、山东、安徽、江苏、四川等地。栽培或野生。

【采制】 春、秋两季采挖，除去泥沙，干燥。

【性状鉴定】 根茎短粗，顶端有时残留茎基。根数条，长圆柱形，略弯曲，有的分

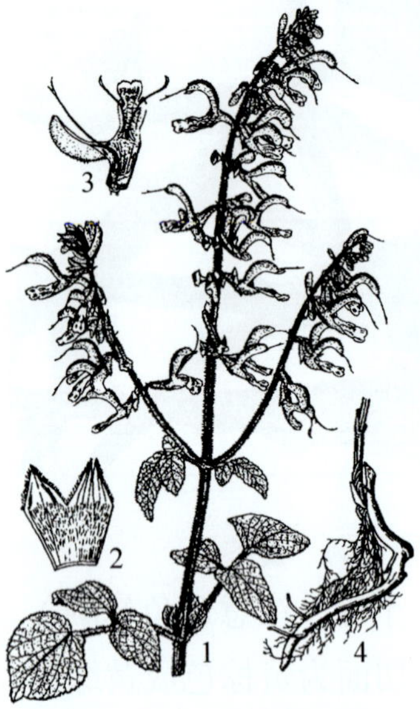

图 6-100 丹参基原植物

1. 花枝；2. 剖开的花萼；3. 花冠剖开，示雄蕊和雌蕊；4. 根

枝并具须状细根，长 10 ～ 20cm，直径 0.3 ～ 1cm。表面棕红色或暗棕红色，粗糙，具纵皱纹。老根外皮疏松，多显紫棕色，常呈鳞片状剥落。质硬而脆，断面疏松，有裂隙或略平整而致密，皮部棕红色，木部灰黄色或紫褐色，导管束黄白色，呈放射状排列。气微，味微苦涩（图 6-101）。

栽培品较粗壮，直径 0.5 ～ 1.5cm。表面红棕色，具纵皱纹，外皮紧贴不易剥落。质坚实，断面较平整，略呈角质样。

以条粗壮、紫红色者为佳。

【化学成分】 含脂溶性的二萜醌类（如丹参酮Ⅰ、丹参酮ⅡA、丹参酮ⅡB、隐丹参酮等）和水溶性的酚酸类（如丹参酚、丹参酸、丹酚酸、原儿茶醛、原儿茶酸等）。

【炮制】

（1）丹参 除去杂质和残茎，洗净，润透，切厚片，干燥。

本品呈类圆形或椭圆形的厚片。外表皮棕红色或暗棕红色，粗糙，具纵皱纹。切面有裂隙或略平整而致密，有的呈角质样，皮部棕红色，木部为灰黄色或紫褐色，有黄白色放射状纹理。气微，味微苦涩。

（2）酒丹参 取丹参片，照酒炙法炒干。

本品形如丹参片，表面为红褐色，略具酒香气。

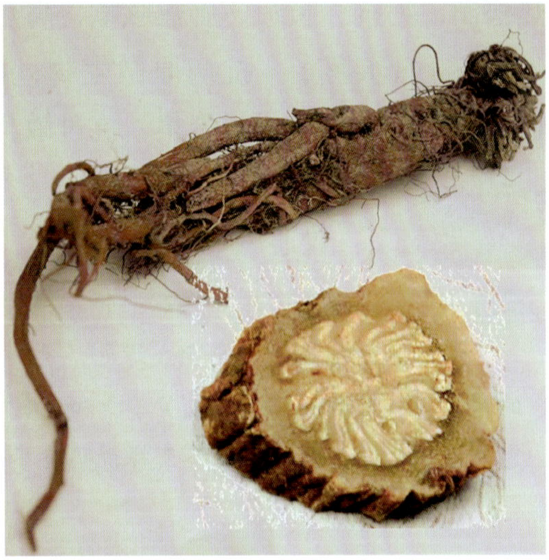

图 6-101 丹参

【性味归经】 苦，微寒。归心、肝经。

【功能主治】 活血祛瘀，通经止痛，清心除烦，凉血消痈。用于胸痹心痛，脘腹胁痛，癥瘕积聚，热痹疼痛，心烦不眠，月经不调，痛经经闭，疮疡肿痛。

【药理作用】 抗心肌缺血，抗血栓，抗脑缺血，抗肝纤维化，促进组织修复和再生，抗肿瘤等。

【用法用量】 10 ～ 15g。

【注意】 不宜与藜芦同用。

【贮藏】 置干燥处。

益母草 Leonuri Herba

【来源】 为唇形科植物益母草 *Leonurus japonicus* Houtt. 的新鲜或干燥地上部分。

【植物形态】 一年生或二年生草本。叶二型；基生叶有长柄，叶片卵状心形或近圆形，边缘 5 ～ 9 浅裂；中部叶菱形，掌状 3 深裂，柄短；顶生叶近于无柄，线形或线状披针形。轮伞花序腋生；花冠淡红紫色；小坚果长圆状三棱形（图 6-102）。

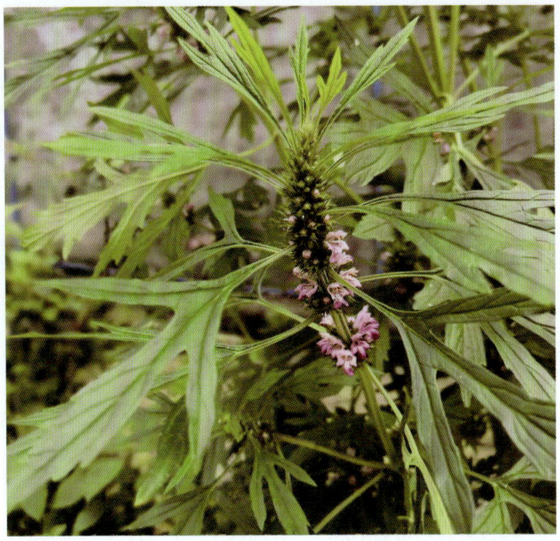

图 6-102　益母草

【产地】　全国各地均有野生或栽培。

【采制】　鲜品春季幼苗期至初夏花前期采割；干品夏季茎叶茂盛、花未开或初开时采割，晒干，或切段晒干。

【性状鉴定】　茎表面为灰绿色或黄绿色；体轻，质韧，断面中部有髓。叶片灰绿色，多皱缩、破碎，易脱落。轮伞花序腋生，小花淡紫色，花萼筒状，花冠二唇形。切段者长约 2cm。

以质嫩、叶多、色灰绿色者为佳。质老、枯黄、无叶者不可供药用。

【化学成分】　全草含益母草碱、水苏碱、益母草啶等生物碱，以及黄酮类成分槲皮素、芹黄素、山柰素等。还含有延胡索酸、益母草酰胺、亚麻酸、亚油酸、月桂酸、挥发油等。

【性味归经】　苦、辛，微寒。归肝、心包、膀胱经。

【功能主治】　活血调经，利尿消肿，清热解毒。用于月经不调，痛经经闭，恶露不尽，水肿尿少，疮疡肿毒。

【药理作用】　增加冠状动脉血流量，扩血管，抑制血小板聚集，改善微循环，抗炎，抗过敏。

【用法用量】　9 ～ 30g；鲜品 12 ～ 40g。

【注意】　孕妇慎用。

【贮藏】　干益母草置干燥处；鲜益母草置阴凉潮湿处。

广藿香 Pogostemonis Herba

【来源】　为唇形科植物广藿香 *Pogostemon cablin*（Blanco）Benth. 的干燥地上部分。

【植物形态】　多年生草本或半灌木，具香气。全株密被短柔毛。叶片阔卵形或卵形，常浅裂（图 6-103）。

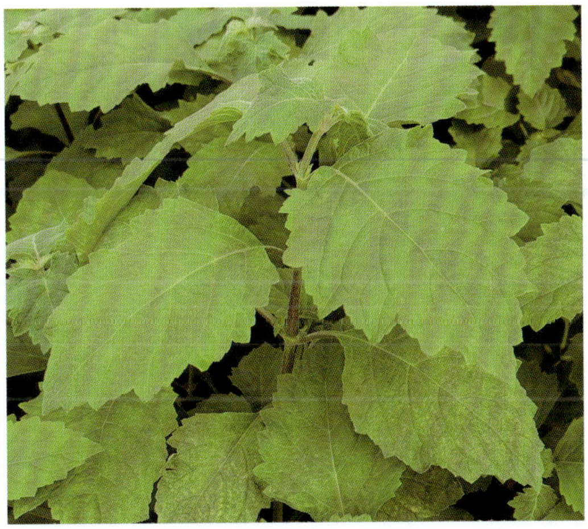

图 6-103　广藿香

【产地】　主产于广东省，海南、台湾、广西、云南等地亦有栽培。

【采制】　枝叶茂盛时采割，日晒夜闷，反复至干。

【性状鉴定】　茎略呈方柱形，多分枝，枝条稍曲折，长 30 ～ 60cm，直径 0.2 ～ 0.7cm；表面被柔毛；质脆，易折断，断面中部有髓；老茎类圆柱形，直径 1 ～ 1.2cm，被灰褐色栓皮。叶对生，皱缩成团，展平后叶片呈卵形或椭圆形，长 4 ～ 9cm，宽 3 ～ 7cm；两面均被灰白色绒毛；先端短尖或钝圆，基部楔形或钝圆，边缘具大小不规则的钝齿；叶柄细，长 2 ～ 5cm，被柔毛。气香特异，味微苦。

以茎叶粗壮、不带须根、香气浓郁者为佳。

【化学成分】 含挥发油，油中主要成分为广藿香醇、广藿香酮、刺蕊草醇、丁香油酚、桂皮醛、丁香烯等。尚含多种黄酮类化合物，如芹菜素、芹菜苷等。

【炮制】 除去残根和杂质，先抖下叶，筛净另放；茎洗净，润透，切段，晒干，再与叶混匀。

本品呈不规则的段。茎略呈方柱形，表面灰褐色、灰黄色或带红棕色，被柔毛。切面有白色髓。叶破碎或皱缩成团，完整者展平后呈卵形或椭圆形，两面均被灰白色绒毛；基部楔形或钝圆，边缘具大小不规则的钝齿；叶柄细，被柔毛。气香特异，味微苦。

【性味归经】 辛，微温。归脾、胃、肺经。

【功能主治】 芳香化浊，和中止呕，发表解暑。用于湿浊中阻，脘痞呕吐，暑湿表证，湿温初起，发热倦怠，胸闷不舒，寒湿闭暑，腹痛吐泻，鼻渊头痛。

【药理作用】 促进胃肠运动，保护肠黏膜，抗腹泻，抗病原微生物，抗炎，镇痛等。

【用法用量】 3 ～ 10g。

【贮藏】 置阴凉干燥处，防潮。

紫苏叶 Perillae Folium

【来源】 为唇形科植物紫苏 *Perilla frutescens*（L.）Britt. 的干燥叶（或带嫩枝）。

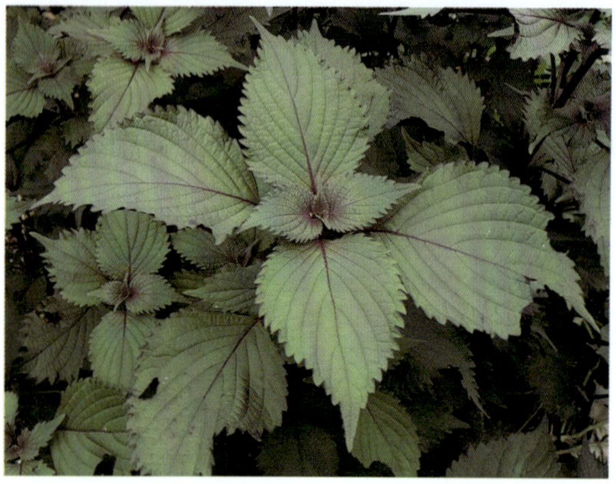

图 6-104 紫苏

【植物形态】 一年生草本，具香气。茎方形，绿色或紫色。叶阔卵形或圆形，边缘有粗锯齿，两面紫色或仅下面紫色，两面有毛。由轮伞花序集成总状花序状；花冠白色至紫红色。小坚果球形，具网纹（图 6-104）。

【产地】 主产于江苏、浙江、河北等省，多为栽培。

【采制】 夏季枝叶茂盛时采收，除去杂质，晒干。

【性状鉴定】 叶片多皱缩卷曲、破碎，完整者展平后呈卵圆形，长 4 ～ 11cm，宽 2.5 ～ 9cm。先端长尖或急尖，基部圆形或宽楔形，边缘具圆锯齿。两面紫色或上表面绿色，下表面紫色，疏生灰白色毛，下表面有多数凹点状的腺鳞。叶柄长 2 ～ 7cm，紫色或紫绿色。质脆。带嫩枝者，枝的直径 2 ～ 5mm，紫绿色，断面中部有髓。气清香，味微辛。

以叶片大、色紫、不带枝梗、香气浓郁者为佳。

【化学成分】 茎叶含挥发油，油中主要成分为紫苏醛、紫苏醇、柠檬烯、二氢紫苏醇等。

【炮制】　除去杂质和老梗；或喷淋清水，切碎，干燥。

本品呈不规则的段或未切叶。叶多皱缩卷曲、破碎，完整者展平后呈卵圆形。边缘具圆锯齿。两面紫色或上表面绿色，下表面紫色，疏生灰白色毛。叶柄紫色或紫绿色。带嫩枝者，枝的直径 2 ～ 5mm，紫绿色，切面中部有髓。气清香，味微辛。

【性味归经】　辛，温。归肺、脾经。

【功能主治】　解表散寒，行气和胃。用于风寒感冒，咳嗽呕恶，妊娠呕吐，鱼蟹中毒。

【药理作用】　抗病原微生物，抗炎，解热，镇静，止咳祛痰平喘，止血，止呕，保肝，降血脂等。

【用法用量】　5 ～ 10g。

【贮藏】　置阴凉干燥处。

附

紫苏梗　为紫苏的干燥茎。呈方柱形，四棱钝圆，长短不一，直径 0.5 ～ 1.5cm。表面紫棕色或暗紫色，四面有纵沟和细纵纹，节部稍膨大，有对生的枝痕和叶痕。体轻，质硬，断面裂片状。切片厚 2 ～ 5mm，常呈斜长方形，木部黄白色，射线细密，呈放射状，髓部白色，疏松或脱落。气微香，味淡。能理气宽中，止痛，安胎；用于胸膈痞闷，胃脘疼痛，嗳气呕吐，胎动不安。

紫苏子　为紫苏的干燥成熟果实。呈卵圆形或类球形，直径约 1.5mm。表面灰棕色或灰褐色，有微隆起的暗紫色网纹，基部稍尖，有灰白色点状果梗痕。果皮薄而脆，易压碎。种子为黄白色，种皮膜质，子叶 2，类白色，有油性。压碎有香气，味微辛。能降气化痰，止咳平喘，润肠通便；用于痰壅气逆，咳嗽气喘，肠燥便秘。

（五）茄科（Solanaceae）

①识别要点：叶互生；花辐射对称，5 基数；子房 2 室，胚珠多数；花萼宿存，果时常增大，浆果或蒴果。②显微特征：茎具双韧维管束。

枸杞子 Lycii Fructus

【来源】　为茄科植物宁夏枸杞 *Lycium barbarum* L. 的干燥成熟果实。

【植物形态】　有刺灌木，分枝披散或稍斜上。单叶互生或丛生；叶片披针形至卵状长圆形。花腋生或数朵簇生短枝上；花萼常 2 中裂；花冠漏斗状，粉红色或紫色，5 裂，花冠管部明显长于檐部裂片，裂片无毛；雄蕊 5。浆果倒卵形，成熟时鲜红色（图 6-105）。

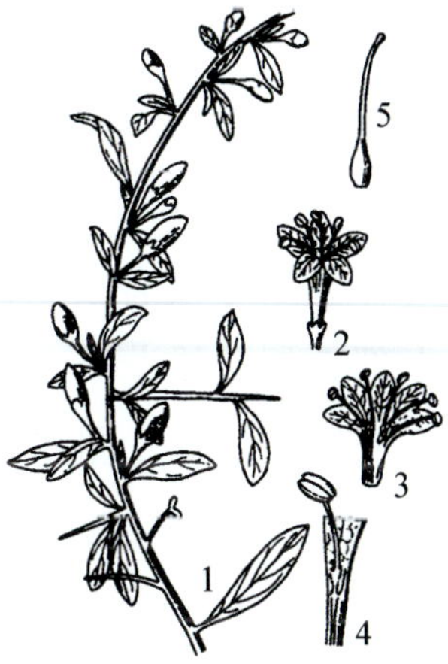

图 6-105　宁夏枸杞

1. 果枝；2. 花；3. 花冠展开，示雄蕊；4. 雄蕊；5. 雌蕊

【产地】　主产于宁夏，甘肃、青海、新疆、河北亦产，多系栽培。

【采制】　夏、秋两季果实呈红色时采收，热风烘干，除去果梗，或晾至皮皱后，晒干，除去果梗。

【性状鉴定】 呈类纺锤形或椭圆形，长 6～20mm，直径 3～10mm。表面为红色或暗红色，顶端有小突起状的花柱痕，基部有白色的果梗痕。果皮柔韧，皱缩；果肉肉质，柔润。种子 20～50 粒，类肾形，扁而翘，长 1.5～1.9mm，宽 1～1.7mm，表面为浅黄色或棕黄色。气微，味甜（图 6-106）。

以粒大、肉厚、籽小、色红、质柔、味甜者为佳。

【化学成分】 含枸杞多糖、甜菜碱、胡萝卜素。还含酸浆红素、多种维生素、多种氨基酸等。

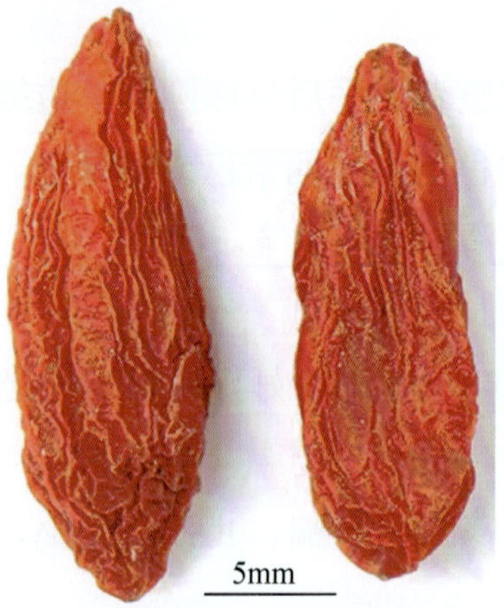

图 6-106 枸杞子

【性味归经】 甘，平。归肝、肾经。

【功能主治】 滋补肝肾，益精明目。用于虚劳精亏，腰膝酸痛，眩晕耳鸣，阳痿遗精，内热消渴，血虚萎黄，目昏不明。

【药理作用】 增强免疫功能，保肝，降血糖，改善脂质代谢，促进造血功能，保护视网膜，益智，延缓衰老等。

【用法用量】 6～12g。

【贮藏】 置阴凉干燥处，防闷热，防潮，防蛀。

附

地骨皮 为枸杞 *Lycium chinense* Mill. 或宁夏枸杞 *L. barbarum* L. 的干燥根皮。呈筒状或槽状，长 3～10cm，宽 0.5～1.5cm，厚 0.1～0.3cm。外表面为灰黄色至棕黄色，粗糙，有不规则纵裂纹，易成鳞片状剥落。内表面为黄白色至灰黄色，较平坦，有细纵纹。体轻，质脆，易折断，断面不平坦，外层为黄棕色，内层为灰白色。气微，味微甘而后苦。能凉血除蒸，清肺降火；用于阴虚潮热，骨蒸盗汗，肺热咳嗽，咯血，衄血，内热消渴。

洋金花 Daturae Flos

【来源】 为茄科植物白花曼陀罗 *Datura metel* L. 的干燥花。

【植物形态】 一年生粗壮草本，全体近无毛。单叶互生，呈卵形或宽卵形，叶基不对称，全缘或有波状齿。花单生；花萼筒状，顶端 5 裂；花冠白色，漏斗状，具 5 棱，上部 5 裂；雄蕊 5；蒴果斜生，近球形，表面有稀疏短粗刺，成熟时 4 瓣裂。宿存萼筒基部呈浅盘状（图 6-107）。

【产地】 主产于江苏，广东、浙江、安徽等地亦产。

【采制】 4～11 月花初开时采收，晒干或低温干燥。

【性状鉴定】 多皱缩成条状，完整者长 9～15cm。花萼呈筒状，长为花冠的 2/5，灰绿色或灰黄色，先端 5 裂，基部具纵脉纹 5 条，表面微有茸毛；花冠呈喇叭状，为淡黄色或黄棕色，先端 5 浅裂，裂片有短尖，短尖下有明显的纵脉纹 3 条，两裂片之间微凹；雄蕊 5，花丝贴生于花冠筒内，长为花冠的 3/4；雌蕊 1，柱头棒状。烘干品质柔韧，气特异；晒干品质脆，气微，味微苦。

以朵大、不破碎、花冠肥厚者为佳。

【化学成分】　含多种托品类生物碱，其中以东莨菪碱的含量较高，还含有少量的 *l*- 莨菪碱等。

【性味归经】　辛，温；有毒。归肺、肝经。

【功能主治】　平喘止咳，解痉定痛。用于哮喘咳嗽，脘腹冷痛，风湿痹痛，小儿慢惊；外科麻醉。

【药理作用】　麻醉，镇痛，抗休克等。

【用法用量】　0.3 ～ 0.6g，宜入丸、散剂；亦可作卷烟分次燃吸（一日量不超过 1.5g）。外用适量。

【注意】　孕妇、外感及痰热咳喘、青光眼、高血压及心动过速患者禁用。

【贮藏】　置干燥处，防霉，防蛀。

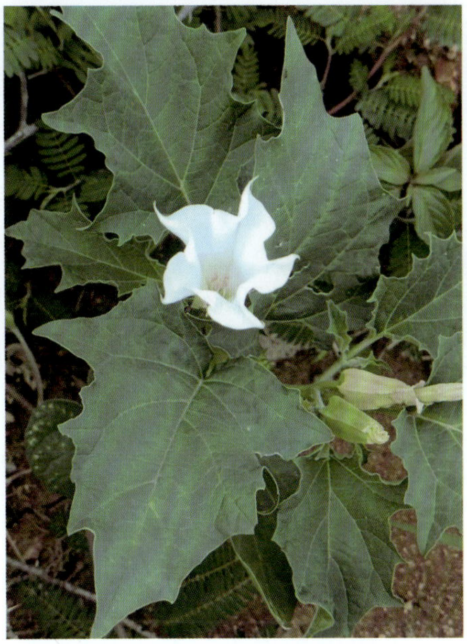

图 6-107　白花曼陀罗

（六）玄参科（Scrophulariaceae）

①识别要点：草本，唇形花冠，二强雄蕊，子房具 2 纵沟，2 室，胚珠多数，蒴果。②显微特征：茎具双韧维管束。

玄参 Scrophulariae Radix

【来源】　为玄参科植物玄参 *Scrophularia ningpoensis* Hemsl. 的干燥根。

【植物形态】　多年生草本。根粗大，数条簇生，呈圆锥形或纺锤形，灰黄褐色。茎方形。下部叶对生，上部叶有时互生；叶片卵形至卵状披针形，边缘有细锯齿。聚伞花序集成疏散圆锥状；花萼 5 裂；花冠斜壶状，褐紫色，5 裂，上唇稍长；雄蕊 4，二强，退化雄蕊近于圆形，贴在花冠管上。蒴果卵形。

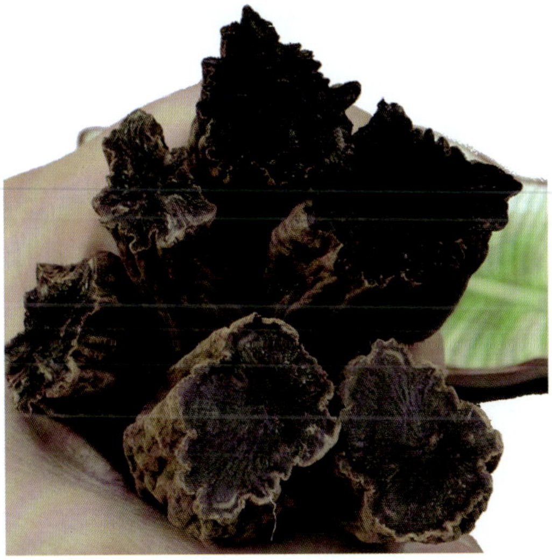

图 6-108　玄参

【产地】　主产于浙江、重庆、湖北、贵州，均为栽培。

【采制】　冬季茎叶枯萎时采挖，除去根茎、幼芽、须根及泥沙，晒或烘至半干，堆放 3 ～ 6 天，反复数次至干燥。

【性状鉴定】　呈类圆柱形，中间略粗或上粗下细，有的微弯曲，长 6 ～ 20cm，直径 1 ～ 3cm。表面为灰黄色或灰褐色，有不规则的纵沟、横长皮孔样突起和稀疏的横裂纹和须根痕。质坚实，不易折断，断面黑色，微有光泽。气特异似焦糖，味甘、微苦（图 6-108）。

以条粗壮、质坚实、断面乌黑色者为佳。

【化学成分】 含环烯醚萜苷类成分，如哈巴苷、哈巴俄苷、8-（*O*-甲基-*p*-香豆酰）-哈巴苷等；苯丙素苷类成分，如毛蕊花糖苷、安格洛苷等。

【炮制】 除去残留根茎和杂质，洗净，润透，切薄片，干燥；或微泡，蒸透，稍晾，切薄片，干燥。

本品呈类圆形或椭圆形的薄片。外表皮为灰黄色或灰褐色。切面为黑色，微有光泽，有的具裂隙。气特异似焦糖，味甘、微苦。

【性味归经】 甘、苦、咸，微寒。归肺、胃、肾经。

【功能主治】 清热凉血，滋阴降火，解毒散结。用于热入营血，温毒发斑，热病伤阴，舌绛烦渴，津伤便秘，骨蒸劳嗽，目赤，咽痛，白喉，瘰疬，痈肿疮毒。

【药理作用】 保护心血管系统，抗肿瘤，抗氧化，镇痛抗炎，降血糖和保肝等。

【用法用量】 9～15g。

【注意】 不宜与藜芦同用。

【贮藏】 置干燥处，防霉，防蛀。

链接 环烯醚萜苷类化合物

环烯醚萜苷类是由单萜化合物环烯醚萜类及裂环烯醚萜类与糖结合而成的苷类，主要分布于鹿蹄草科、龙胆科、玄参科、茜草科、唇形科等植物中，具多种生物活性。如地黄中的梓醇具降血糖、利尿、缓泻等作用；栀子中的栀子苷能促进胆汁分泌而用于治疗黄疸性肝炎；龙胆中的龙胆苦苷具利胆、抗炎、促进胃液分泌及抗真菌等活性，可用于治疗黄疸等。环烯醚萜苷的苷键极易被酸或酶水解，生成的苷元很不稳定，易发生聚合反应，产生不同的颜色变化或沉淀。玄参、地黄等炮制加工变黑，均与此有关。

地黄 *Rehmanniae Radix

【来源】 为玄参科植物地黄 *Rehmannia glutinosa* Libosch. 的新鲜或干燥块根。

【植物形态】 多年生草本，全株密被灰白色柔毛及腺毛。根肥大块状，鲜时黄色。叶基生，密集成莲座状，叶片为倒卵形或长椭圆形，上面绿色且多皱，下面略带紫色。总状花序顶生；花冠管稍弯曲，外面紫红色，里面有黄色带紫的条纹，略呈二唇形，上端 5 浅裂；雄蕊 4，二强；子房上位，2 室。蒴果卵形（图 6-109）。

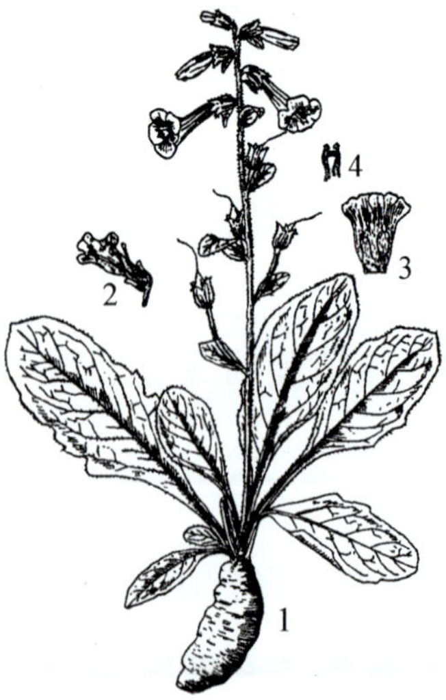

图 6-109 地黄基原植物

1. 植株全形；2. 花的纵剖面；3. 花冠纵剖开，示雄蕊着生位置；4. 雄蕊

【产地】 主产于河南、山东、山西等地。

【采制】 秋季采挖，除去芦头、须根及泥沙，鲜用；或将地黄缓缓烘焙至约八成干。前者习称“鲜地黄”，后者习称“生地黄”。

【性状鉴定】

（1）鲜地黄　呈纺锤形或条状，长 8 ～ 24cm，直径 2 ～ 9cm。外皮薄，表面为浅红黄色，具弯曲的纵皱纹、芽痕、横长皮孔样突起及不规则疤痕。肉质，易断，断面皮部淡黄白色，可见橘红色油点，木部黄白色，导管呈放射状排列。气微，味微甜、微苦。

以粗壮、色红黄者为佳。

（2）生地黄　多呈不规则的团块状或长圆形，中间膨大，两端稍细，有的细小，长条状，稍扁而扭曲，长 6 ～ 12cm，直径 2 ～ 6cm。表面棕黑色或棕灰色，极皱缩，具不规则的横曲纹。体重，质较软而韧，不易折断，断面棕黄色至黑色或乌黑色，有光泽，具黏性。气微，味微甜（图 6-110）。

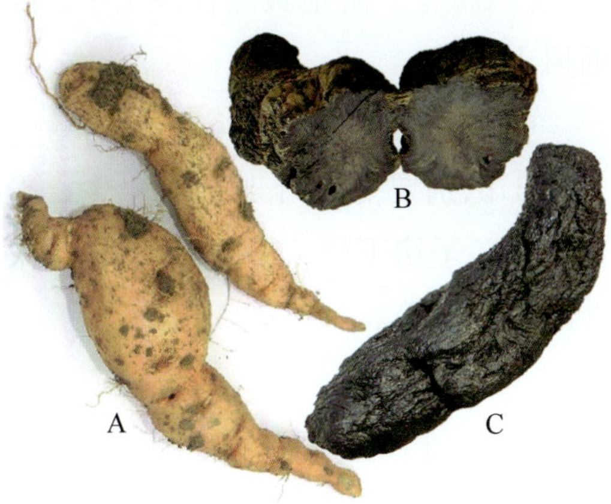

图 6-110　地黄

A. 鲜地黄；B. 生地黄；C. 熟地黄

以块大、体重、断面乌黑者为佳。

【化学成分】　含梓醇、二氢梓醇、毛蕊花糖苷、多种糖类、氨基酸等。

【炮制】

（1）生地黄　除去杂质，洗净，闷润，切厚片，干燥。

本品呈类圆形或不规则形的厚片，外表皮为棕黑色或棕灰色，极皱缩，具不规则的横曲纹。切面棕黄色至黑色或乌黑色，有光泽，具黏性。气微，味微甜。

（2）熟地黄　制法一，取生地黄，照酒炖法炖至酒吸尽，取出，晾晒至外皮黏液稍干时，切厚片或块，干燥，即得；每 100kg 生地黄，用黄酒 30 ～ 50kg。制法二，取生地黄，照蒸法蒸至黑润，取出，晒至约八成干时，切厚片或块，干燥，即得。

本品为不规则的块片、碎块，大小、厚薄不一。表面为乌黑色，有光泽，黏性大。质柔软而带韧性，不易折断，断面为乌黑色，有光泽。气微，味甜。以黑如漆、甜如饴者为佳。

【性味归经】　鲜地黄：甘、苦，寒。归心、肝、肾经。生地黄：甘，寒。归心、肝、肾经。熟地黄：甘，微温。归肝、肾经。

【功能主治】

鲜地黄：清热生津，凉血，止血。用于热病伤阴，舌绛烦渴，温毒发斑，吐血，衄血，咽喉肿痛。

生地黄：清热凉血，养阴生津。用于热入营血，温毒发斑，吐血衄血，热病伤阴，舌绛烦渴，津伤便秘，阴虚发热，骨蒸劳热，内热消渴。

熟地黄：补血滋阴，益精填髓。用于血虚萎黄，心悸怔忡，月经不调，崩漏下血，肝肾阴虚，腰膝酸软，骨蒸潮热，盗汗遗精，内热消渴，眩晕，耳鸣，须发早白。

【药理作用】 熟地黄：增强免疫，调节内分泌，益智，神经保护，降血糖，强心，改善消化系统功能，促进造血功能，利尿等。

【用法用量】 鲜地黄：12～30g。生地黄：10～15g。熟地黄：9～15g。

【贮藏】 鲜地黄埋在沙土中，防冻；生地黄置通风干燥处，防霉，防蛀；熟地黄置通风干燥处。

（七）茜草科（Rubiaceae）

①识别要点：叶对生、轮生，全缘，具托叶。花辐射对称；雄蕊与花冠裂片同数且互生；子房下位，2心皮2室，胚珠多数。②显微特征：具有分泌组织，细胞内含砂晶、针晶、簇晶等。

钩藤 Uncariae Ramulus Cum Uncis

【来源】 为茜草科植物钩藤 *Uncaria rhynchophylla*（Miq.）Miq.ex Havil.、大叶钩藤 *U. macrophylla* Wall.、毛钩藤 *U. hirsuta* Havil.、华钩藤 *U. sinensis*（Oliv.）Havil. 或无柄果钩藤 *U. sessilifructus* Roxb. 的干燥带钩茎枝。

【植物形态】 钩藤：常绿木质大藤本。小枝四棱形，叶腋有钩状变态枝。叶对生，椭圆形；托叶2深裂，裂片条状钻形。头状花序单生于叶腋或顶生，有时排列成总状花序状；花5基数，花冠黄色；子房下位。蒴果。

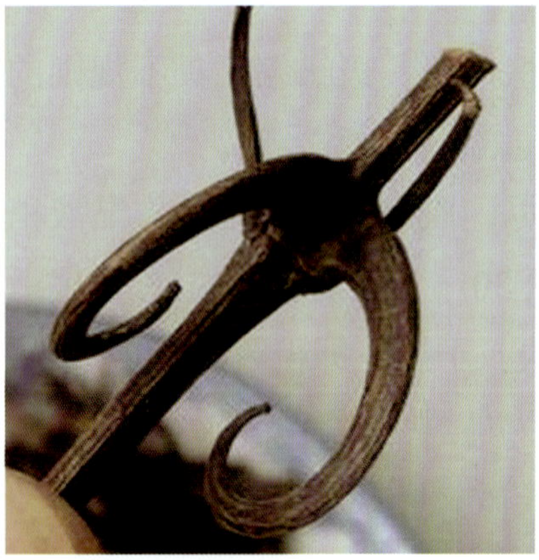

图 6-111 钩藤

【产地】 主产于广东、广西等地。

【采制】 秋、冬两季采收，去叶，切段，晒干。

【性状鉴定】 茎枝呈圆柱形或类方柱形，长2～3cm，直径0.2～0.5cm。表面红棕色至紫红色者具细纵纹，光滑无毛；黄绿色至灰褐色者有的可见白色点状皮孔，被黄褐色柔毛。多数枝节上对生两个向下弯曲的钩（不育花序梗），或仅一侧有钩，另一侧为突起的疤痕；钩略扁或稍圆，先端细尖，基部较阔；钩基部的枝上可见叶柄脱落后的窝点状痕迹和环状的托叶痕。质坚韧，断面黄棕色，皮部纤维性，髓部黄白色或中空。气微，味淡（图6-111）。

以双钩、茎细、钩结实、光滑、色紫红、无枯枝钩者为佳。

【化学成分】 含钩藤碱、异钩藤碱等，为降血压的有效成分，遇热易分解。

【性味归经】 甘，凉。归肝、心包经。

【功能主治】 息风定惊，清热平肝。用于肝风内动，惊痫抽搐，高热惊厥，感冒夹惊，小儿惊啼，妊娠子痫，头痛眩晕。

【药理作用】 镇静，抗惊厥，抗癫痫，保护脑神经细胞，降血压，抗心律失常，抗血小板聚集，抗血栓等。

【用法用量】　3 ～ 12g，后下。

【贮藏】　置干燥处。

（八）忍冬科（Caprifoliaceae）

①识别要点：常木本；叶对生，无托叶；合瓣花，子房下位，常 3 室。②显微特征：花（忍冬属）内具草酸钙簇晶和厚壁非腺毛，腺毛的腺头由数十个细胞组成，腺柄由 1 ～ 7 个细胞组成。

金银花 *Lonicerae Japonicae Flos

【来源】　为忍冬科植物忍冬 *Lonicera japonica* Thunb. 的干燥花蕾或带初开的花。

【植物形态】　多年生半常绿缠绕藤本。茎中空，多分支，老枝外表棕褐色，幼茎密生短柔毛和腺毛。叶对生，卵形至长卵状椭圆形，两面被短毛。花成对腋生；苞片叶状，卵形，2 枚，长达 2cm；萼 5 齿裂，无毛；花冠二唇形，白色，后转黄色，故有“金银花”之称，芳香，外面有柔毛和腺毛，上唇 4 裂，下唇反卷不裂；雄蕊 5；子房下位。浆果球形，黑色（图 6-112）。

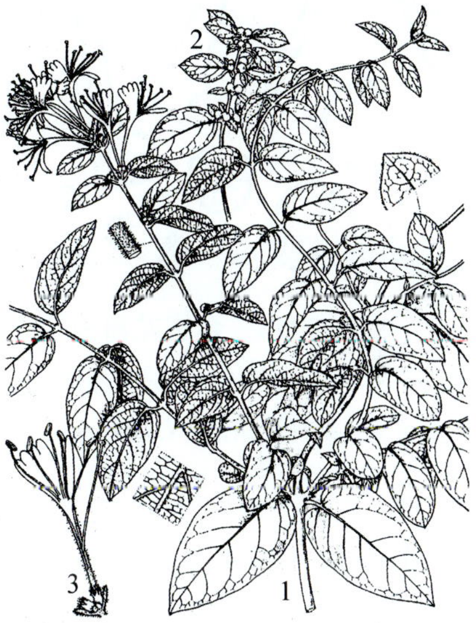

图 6-112　忍冬

1. 花枝；2. 果枝；3. 花冠展开，示雄蕊及雌蕊

【产地】　主产于山东、河南等地。

【采制】　夏初花开放前采收，干燥。

【性状鉴定】　呈棒状，上粗下细，略弯曲，长 2 ～ 3cm，上部直径约 3mm，下部直径约 1.5mm。表面黄白色或绿白色（贮久色渐深），密被短柔毛。偶见叶状苞片。花萼绿色，先端 5 裂，裂片有毛，长约 2mm。开放者花冠筒状，先端二唇形；雄蕊 5，附于筒壁，黄色；雌蕊 1，子房无毛。气清香，味淡、微苦（图 6-113）。

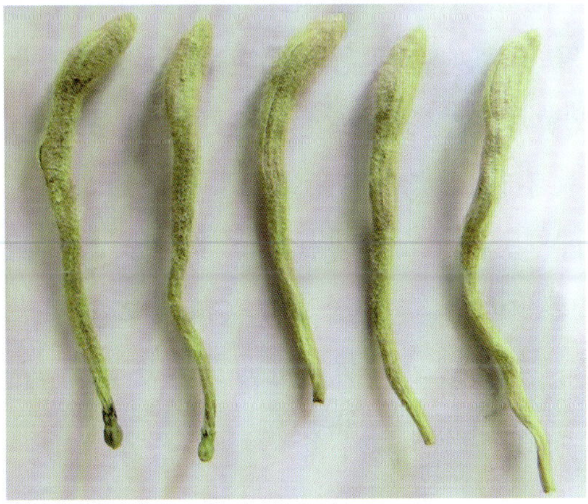

图 6-113　金银花

以肥大、色青白、握之干净者为佳。

【显微鉴定】　粉末：浅黄棕色或黄绿色。腺毛较多，头部倒圆锥形、类圆形或略扁圆形，4 ～ 33 细胞，成 2 ～ 4 层，直径 30 ～ 64 ～ 108μm，柄部 1 ～ 5 细胞，长可达 700μm。非腺毛有两种：一种为厚壁非腺毛，单细胞，长可达 900μm，表面有微细疣状或泡状突起，

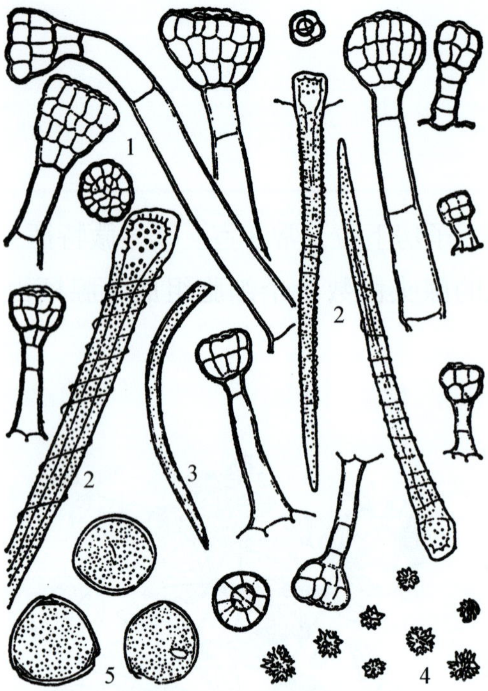

图 6-114 金银花粉末

1. 腺毛；2. 厚壁非腺毛；3. 薄壁非腺毛；4. 草酸钙簇晶；5. 花粉粒

有的具螺纹；另一种为薄壁非腺毛，单细胞，甚长，弯曲或皱缩，表面有微细疣状突起。草酸钙簇晶直径 6 ~ 45μm。花粉粒类圆形或三角形，表面具细密短刺及细颗粒状雕纹，具 3 孔沟（图 6-114）。

【化学成分】 主含绿原酸、异绿原酸，尚含苷类、黄酮类、挥发油类成分。

【性味归经】 甘，寒。归肺、心、胃经。

【功能主治】 清热解毒，疏散风热。用于痈肿疔疮，喉痹，丹毒，热毒血痢，风热感冒，温病发热。

【药理作用】 抗病原微生物，抗内毒素，解热，抗炎，保肝利胆，降血脂，降血糖，抗血小板聚集，止血，抗氧化，增强免疫功能等。

【用法用量】 6 ~ 15g。

【贮藏】 置阴凉干燥处，防潮，防蛀。

附

山银花 为忍冬科植物灰毡毛忍冬 *Lonicera macranthoides* Hand.-Mazz.、红腺忍冬 *L. hypoglauca* Miq.、华南忍冬 *L. confusa* DC. 或黄褐毛忍冬 *L. fulvotomentosa* Hsu et S.C.Cheng 的干燥花蕾或带初开的花。夏初花开放前采收，干燥。①灰毡毛忍冬：呈棒状而稍弯曲，长 3 ~ 4.5cm，上部直径约 2mm，下部直径约 1mm。表面为黄色或黄绿色。总花梗集结成簇，开放者花冠裂片不及全长之半。质稍硬，手捏之稍有弹性。气清香，味微苦甘。②红腺忍冬：长 2.5 ~ 4.5cm，直径 0.8 ~ 2mm。表面为黄白至黄棕色，无毛或疏被毛，萼筒无毛，先端 5 裂，裂片长三角形，被毛，开放者花冠下唇反转，花柱无毛。③华南忍冬：长 1.6 ~ 3.5cm，直径 0.5 ~ 2mm。萼筒和花冠密被灰白色毛。④黄褐毛忍冬：长 1 ~ 3.4cm，直径 1.5 ~ 2mm。花冠表面淡黄棕色或黄棕色，密被黄色茸毛。功能主治与金银花类同。因皂苷和绿原酸含量远高于金银花，故不得随意替代金银花。

忍冬藤 为忍冬的干燥茎枝。秋、冬两季采割，晒干。呈长圆柱形，多分枝，常缠绕成束，直径 1.5 ~ 6mm。表面为棕红色至暗棕色，有的灰绿色，光滑或被茸毛；外皮易剥落。枝上多节，节间长 6 ~ 9cm，有残叶和叶痕。质脆，易折断，断面黄白色，中空。气微，老枝味微苦，嫩枝味淡。能清热解毒，疏风通络；用于温病发热，热毒血痢，痈肿疮疡，风湿热痹，关节红肿热痛。

（九）葫芦科（Cucurbitaceae）

①识别要点：具卷须的草质藤本；单叶掌状分裂；花单性，心皮 3，合生成 1 室，侧膜胎座；瓠果。②显微特征：茎具双韧维管束，含草酸钙针晶和石细胞。

瓜蒌 Trichosanthes Fructus

【来源】　为葫芦科植物栝楼 *Trichosanthes kirilowii* Maxim. 或双边栝楼 *T. rosthornii* Harms 的干燥成熟果实。

【植物形态】

（1）栝楼　草质藤本。块根肥厚，呈圆柱状。叶通常近心形，雌雄异株；雄花数朵排成总状花序，雄蕊 3 枚；雌花单生；瓠果椭圆形；种子扁平，卵状椭圆形，光滑，近边缘有一圈棱线。

（2）双边栝楼　叶通常 5 深裂，裂片宽卵状浅心形；种子较大，深棕色。

【产地】　栝楼主产于山东、河北等地，双边栝楼主产于江西、湖北等地。

【采制】　秋季果实成熟时，连果梗剪下，置通风处阴干。

【性状鉴定】　呈类球形或宽椭圆形，长 7 ～ 15cm，直径 6 ～ 10cm。表面为橙红色或橙黄色，皱缩或较光滑，顶端有圆形的花柱残基，基部略尖，具残存的果梗。轻重不一。质脆，易破开，内表面黄白色，有红黄色丝络，果瓤橙黄色，黏稠，与多数种子黏结成团。具焦糖气，味微酸、甜（图 6-115）。

以完整不破、果皮厚、皱缩有筋、体重、糖分足者为佳。

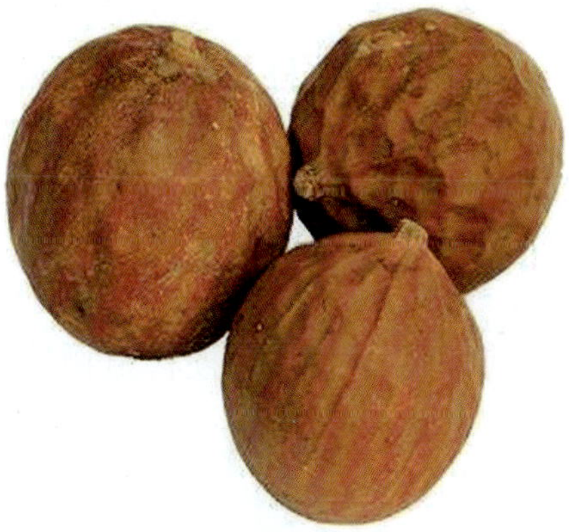

图 6-115　瓜蒌

【化学成分】　含栝楼酸、三萜皂苷、树脂、糖类及色素。

【炮制】　压扁，切丝或切块。

本品呈不规则的丝或块状。外表面为橙红色或橙黄色，皱缩或较光滑；内表面为黄白色，有红黄色丝络，果瓤橙黄色，与多数种子黏结成团。具焦糖气，味微酸、甜。

【性味归经】　甘、微苦，寒。归肺、胃、大肠经。

【功能主治】　清热涤痰，宽胸散结，润燥滑肠。用于肺热咳嗽，痰浊黄稠，胸痹心痛，结胸痞满，乳痈，肺痈，肠痈，大便秘结。

【药理作用】　镇咳，祛痰，降血脂等。

【用法用量】　9 ～ 15g。

【注意】　不宜与川乌、制川乌、草乌、制草乌、附子同用。

【贮藏】　置阴凉干燥处，防霉，防蛀。

附

瓜蒌子　为栝楼或双边栝楼的干燥成熟种子。①栝楼：呈扁平椭圆形，长 12 ～ 15mm，宽 6 ～ 10mm，厚约 3.5mm。表面浅棕色至棕褐色，平滑，边缘有 1 圈沟纹。顶端较尖，有种脐，基部钝圆或较狭。种皮坚硬；内种皮膜质，灰绿色，子叶 2，黄白色，富油性。气微，味淡。②双边栝楼：较大而扁，长 15 ～ 19mm，宽 8 ～ 10mm，厚约

2.5mm。表面为棕褐色，沟纹明显而环边较宽。顶端平截。能润肺化痰，滑肠通便；用于燥咳痰黏，肠燥便秘。

瓜蒌皮 为栝楼或双边栝楼的干燥成熟果皮。秋季采摘成熟果实，剖开，除去果瓤及种子，阴干。常切成2至数瓣，边缘向内卷曲，长6～12cm。外表面为橙红色或橙黄色，皱缩，有的有残存果梗；内表面为黄白色。质较脆，易折断。具焦糖气，味淡、微酸。能清热化痰，利气宽胸；用于痰热咳嗽，胸闷胁痛。

天花粉 为栝楼或双边栝楼的干燥根。呈不规则圆柱形、纺锤形或瓣块状，长8～16cm，直径1.5～5.5cm。表面为黄白色或淡棕黄色，有纵皱纹、细根痕及略凹陷的横长皮孔，有的有黄棕色外皮残留。质坚实，断面白色或淡黄色，富粉性，横切面可见黄色木质部，略呈放射状排列，纵切面可见黄色条纹状木质部。气微，味微苦。能清热泻火，生津止渴，消肿排脓；用于热病烦渴，肺热燥咳，内热消渴，疮疡肿毒。孕妇慎用。

以上药物均不宜与川乌、制川乌、草乌、制草乌、附子同用。

（十）桔梗科 *（Campanulaceae）

①识别要点：具白色乳汁的草本，钟状花冠，雄蕊5，子房下位，3心皮3室，胚珠多数；蒴果。②显微特征：含菊糖，乳汁管。

桔梗 Platycodonis Radis

【来源】 为桔梗科植物桔梗 *Platycodon grandiflorum*（Jacq.）A.DC. 的干燥根。

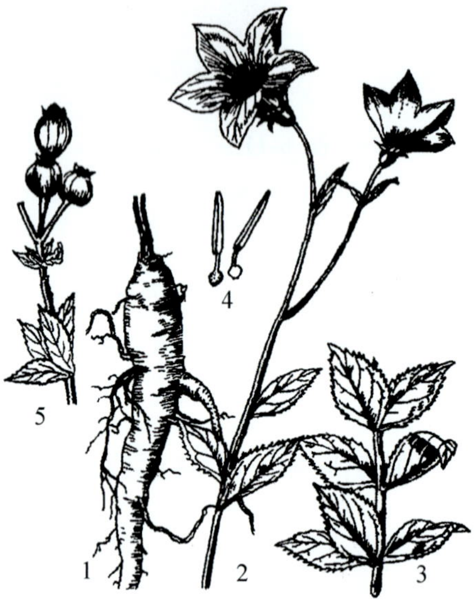

图 6-116 桔梗基原植物

1. 根；2. 花枝；3. 茎叶；4. 雄蕊；5. 果枝

【植物形态】 多年生草本，有乳汁，全株光滑无毛。根长圆锥形，肉质，乳白色。单叶互生、对生或轮生；叶片卵状椭圆形，背面灰绿色。花单生或数朵生于枝端，成疏散总状花序；萼5裂，宿存；花冠阔钟形，深蓝色；雄蕊5，花丝基部变宽；子房半下位，5室，花柱5裂。蒴果，顶部5瓣裂（图6-116）。

【产地】 全国大部分地区均产。

【采制】 春、秋两季采挖，洗净，除去须根，趁鲜剥去外皮或不去外皮，干燥。

【性状鉴定】 呈圆柱形或略呈纺锤形，下部渐细，有的有分枝，略扭曲，长7～20cm，直径0.7～2cm。表面淡黄白色至黄色，不去外皮者表面黄棕色至灰棕色，具纵扭皱沟，并有横长的皮孔样斑痕及支根痕，上部有横纹。有的顶端有较短的根茎或不明显，其上有数个半月形茎痕。质脆，断面不平坦，形成层环棕色，皮部黄白色，有裂隙，木部淡黄色（习称“金井玉栏”）。气微，味微甜后苦（图6-117）。

【化学成分】 含皂苷类、甾醇类、菊糖以及多种氨基酸。

【理化鉴定】 ①粉末或切片遇 α- 萘酚、浓硫酸试液显紫堇色（菊糖反应）。②本品切片，用稀甘油装片，置显微镜下观察，可见扇形或类圆形的菊糖结晶。

【炮制】　除去杂质，洗净，润透，切厚片，干燥。

本品呈椭圆形或不规则厚片。外皮多已除去或偶有残留。切面皮部为黄白色，较窄；形成层环纹明显，棕色；木部宽，有较多裂隙。气微，味微甜后苦。

【性味归经】　苦、辛，平。归肺经。

【功能主治】　宣肺，利咽，祛痰，排脓。用于咳嗽痰多，胸闷不畅，咽痛音哑，肺痈吐脓。

【药理作用】　祛痰，镇咳，抗炎，降血糖，降血脂等。

【用法用量】　3 ～ 10g。

【贮藏】　置通风干燥处，防蛀。

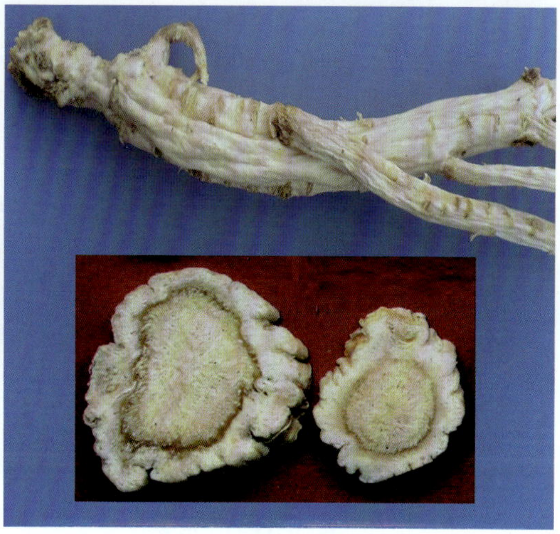

图 6-117　桔梗

党参 *Codonopsis Radix

【来源】　为桔梗科植物党参 *Codonopsis pilosula*（Franch.）Nannf.、素花党参 *C. pilosula* Nannf.var. *modesta*（Nannf.）L.T.Shen 或川党参 *C. tangshen* Oliv. 的干燥根。前种习称“潞党参”，后两种分别习称“西党参”和“条党参”。

【植物形态】

（1）党参　多年生缠绕草质藤本，具特异臭气，含乳汁。根圆柱形，顶端膨大，具多数芽和瘤状茎痕，向下有横环纹。叶互生，常为卵形，基部近心形，两面有毛。花单生枝顶；花萼 5 齿裂；花冠黄绿色，略带紫晕，阔钟形，先端 5 裂；雄蕊 5；子房半下位，3 室。蒴果（图 6-118）。

（2）素花党参　全体近于光滑无毛，花萼裂片较小。

（3）川党参　叶基部楔形或较圆钝。

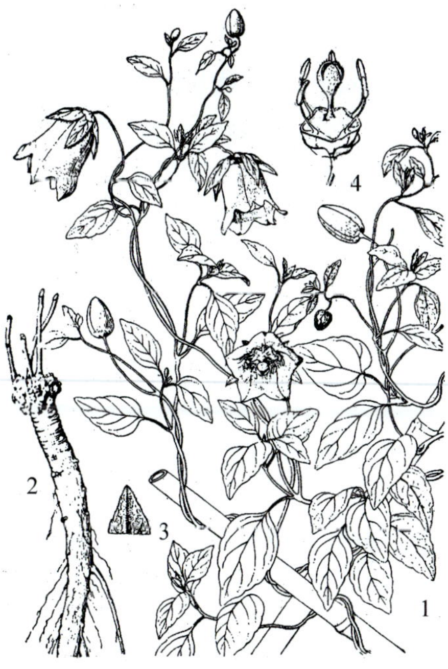

图 6-118　党参基原植物

1. 植株；2. 根；3. 叶尖；4. 雄蕊和雌蕊

【产地】　主产于山西、甘肃、四川等地。

【采制】　秋季采挖，洗净，晒干。

【性状鉴定】

（1）党参　呈长圆柱形，稍弯曲，长 10 ～ 35cm，直径 0.4 ～ 2cm。表面为灰黄色、黄棕色至灰棕色，根头部有多数疣状突起的茎痕及芽，每个茎痕的顶端呈凹下的圆点状，习称“狮子盘头”；根头下有致密的环状横纹，向下渐稀疏，有的达全长的一半，栽培品环状横纹少或无；全体有纵皱纹和散在的横长皮孔样突起，支根断落处常有黑褐色胶状物。质稍柔软

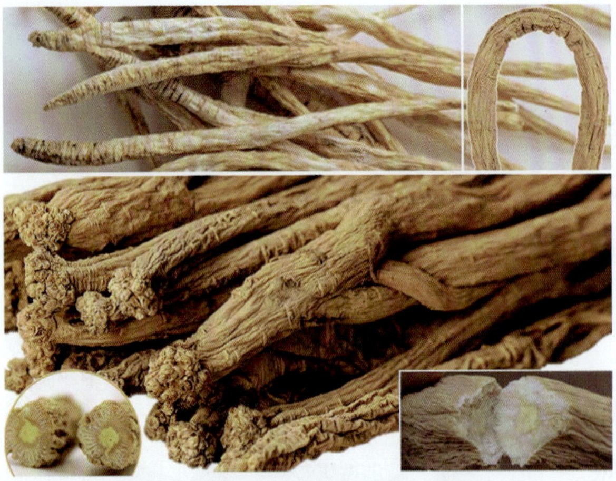

图 6-119　党参

或稍硬而略带韧性，断面稍平坦，有裂隙或放射状纹理，皮部淡棕黄色至黄棕色，木部淡黄色至黄色。有特殊香气，味微甜（图 6-119）。

（2）素花党参（西党参）　长 10 ～ 35cm，直径 0.5 ～ 2.5cm。表面为黄白色至灰黄色，根头下致密的环状横纹常达全长的一半以上。断面裂隙较多，皮部为灰白色至淡棕色。

（3）川党参　长 10 ～ 45cm，直径 0.5 ～ 2cm。表面为灰黄色至黄棕色，有明显不规则的纵沟，顶端有稀疏的横纹，通常根头部小于正身，习称“泥鳅头”（见图 6-119）。质较软而结实，断面裂隙较少，皮部黄白色。

均以条粗壮、质柔润、气味浓、嚼之无渣者为佳。

【显微鉴定】　横切面：木栓细胞数列至十数列，外侧有石细胞，单个或成群。栓内层窄。韧皮部宽广，外侧常现裂隙，散有淡黄色乳管群，并常与筛管群交互排列。形成层成环。木质部导管单个散在或数个相聚，呈放射状排列。薄壁细胞含菊糖（图 6-120）。

粉末：米黄色。①用水合氯醛装片（不加热）观察，薄壁细胞中的菊糖结晶多呈扇形。②乳汁管连接呈网状，内含浅黄色油滴及颗粒状物。③梯纹、网纹及具缘纹孔导管直径 16 ～ 72μm。

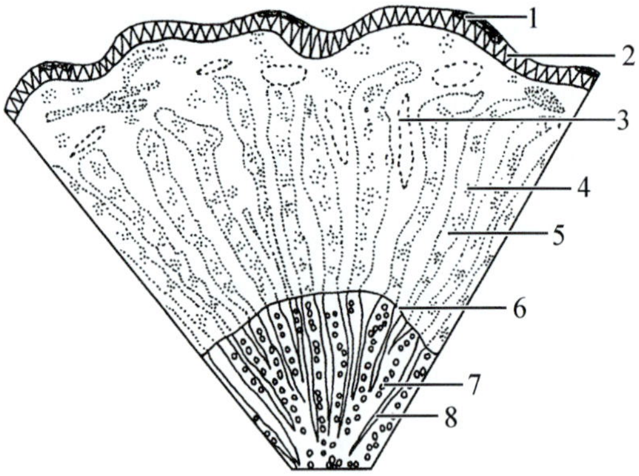

图 6-120　党参横切面简图

1. 石细胞；2. 木栓层；3. 裂隙；4. 乳汁管群；5. 韧皮部；6. 形成层；7. 木质部；8. 射线

【化学成分】　含皂苷、甾醇、菊糖、果糖、微量生物碱、多种氨基酸及微量元素等。

【炮制】

（1）党参片　除去杂质，洗净，润透，切厚片，干燥。

本品呈类圆形的厚片。外表皮为灰黄色、黄棕色至灰棕色，有时可见根头部有多数疣状突起的茎痕和芽。切面皮部为淡棕黄色至黄棕色，木部为淡黄色至黄色，有裂隙或放射状纹理。有特殊香气，味微甜。

（2）米炒党参　取党参片，照炒法用米拌炒至表面深黄色，取出，筛去米，放凉。每 100kg 党参片，用米 20kg。

本品形如党参片，表面为深黄色，偶有焦斑。

【性味归经】　甘，平。归脾、肺经。

【功能主治】 健脾益肺，养血生津。用于脾肺气虚，食少倦怠，咳嗽虚喘，气血不足，面色萎黄，心悸气短，津伤口渴，内热消渴。

【药理作用】 增强免疫功能，强心，扩张冠脉血管，扩张脑血管，降血压，改善消化系统功能，促进造血功能，改善脂质代谢，益智，延缓衰老，抗过敏等。

【用法用量】 9 ～ 30g。

【注意】 不宜与藜芦同用。

【贮藏】 置通风干燥处，防蛀

（十一）菊科 *（Compositae）

①识别要点：头状花序具总苞，有舌状花或管状花，聚药雄蕊，子房下位，1 室，1 胚珠，连萼瘦果。②显微特征：普遍含菊糖；常具各种腺毛、分泌道、油室；具各种草酸钙结晶体。

菊科是种子植物第一大科，约 1000 属，25 000 ～ 30 000 种，广布全球，主产于温带地区。我国 200 余属，2000 多种，全国均产。

菊花 Chrysanthemi Flos

【来源】 为菊科植物菊 *Chrysanthemum morifolium* Ramat. 的干燥头状花序。

【植物形态】 多年生草本，基部木质，全株具白色绒毛。叶互生；叶片卵圆形至披针形，边缘有粗大锯齿或成羽状深裂。头状花序总苞片多层，边缘膜质；外围舌状花雌性，多为白色；中央管状花两性，黄色，基部常具膜质托片。瘦果无冠毛。

【产地】 主产于安徽、浙江、河南等地。

【采制】 9 ～ 11 月花盛开时分批采收，阴干或焙干，或熏、蒸后晒干。药材按产地和加工方法不同，分为亳菊、滁菊、贡菊、杭菊、怀菊。

【性状鉴定】

（1）亳菊 呈倒圆锥形或圆筒形，有时稍压扁呈扇形，直径 1.5 ～ 3cm，离散。总苞碟状；总苞片 3 ～ 4 层，卵形或椭圆形，草质，黄绿色或褐绿色，外面被柔毛，边缘膜质。花托半球形，无托片或托毛。舌状花数层，雌性，位于外围，类白色，劲直，上举，纵向折缩，散生金黄色腺点；管状花多数，两性，位于中央，为舌状花所隐藏，黄色，顶端 5 齿裂。瘦果不发育，无冠毛。体轻，质柔润，干时松脆。气清香，味甘、微苦。

（2）滁菊 呈不规则球形或扁球形，直径 1.5 ～ 2.5cm。舌状花类白色，不规则扭曲，内卷，边缘皱缩，有时可见淡褐色腺点；管状花大多隐藏。

（3）贡菊 呈扁球形或不规则球形，直径 1.5 ～ 2.5cm。舌状花白色或类白色，斜升，上部反折，边缘稍内卷而皱缩，通常无腺点；管状花少，外露。

（4）杭菊 呈碟形或扁球形，直径 2.5 ～ 4cm，常数个相连成片。舌状花类白色或黄色，平展或微折叠，彼此粘连，通常无腺点；管状花多数，外露。

（5）怀菊　呈不规则球形或扁球形，直径 1.5 ～ 2.5cm。多数为舌状花，舌状花类白色或黄色，不规则扭曲，内卷，边缘皱缩，有时可见腺点；管状花大多隐藏（图 6-121）。

均以花朵完整、颜色新鲜、气清香、少枝叶者为佳。

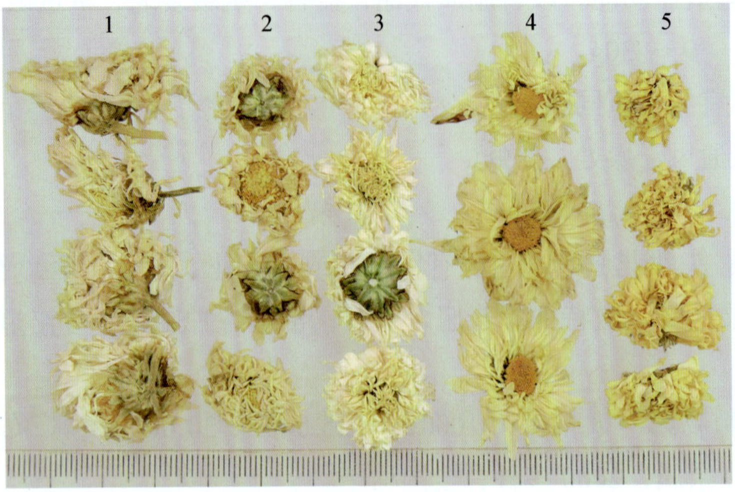

图 6-121　菊花

1. 亳菊；2. 滁菊；3. 贡菊；4. 杭菊；5. 怀菊

【化学成分】　含绿原酸、木犀草苷、3，5-*O*- 二咖啡酰基奎宁酸等。

【性味归经】　甘、苦，微寒。归肺、肝经。

【功能主治】　散风清热，平肝明目，清热解毒。用于风热感冒，头痛眩晕，目赤肿痛，眼目昏花，疮痈肿毒。

【药理作用】　抗病原微生物，抗炎，解热，降血压，降血脂，抗氧化等。

【用法用量】　5 ～ 10g。

【贮藏】　置阴凉干燥处，密闭保存，防霉，防蛀。

附

野菊花　为野菊 *Chrysanthemum indicum* L. 的干燥头状花序。呈类球形，直径 0.3 ～ 1cm，棕黄色。总苞由 4 ～ 5 层苞片组成，外层苞片为卵形或条形，外表面中部为灰绿色或浅棕色，通常被白毛，边缘膜质；内层苞片长椭圆形，膜质，外表面无毛。总苞基部有的残留总花梗。舌状花 1 轮，黄色至棕黄色，皱缩卷曲；管状花多数，深黄色。体轻。气芳香，味苦。能清热解毒，泻火平肝；用于疔疮痈肿，目赤肿痛，头痛眩晕。

红花 *Carthami Flos

【来源】　为菊科植物红花 *Carthamus tinctorius* L. 的干燥花。

【植物形态】　一年生草本。叶互生，长椭圆形或卵状披针形，叶缘齿端有尖刺。头状花序具总苞片 2 ～ 3 列，卵状披针形，上部边缘有锐刺，内侧数列卵形，无刺；花序全由管状花组成，初开时黄色，后变为红色。瘦果无冠毛（图 6-122）。

【产地】　主产于新疆、河南、四川、云南等地。

【采制】　夏季花由黄变红时采摘，阴干或晒干。

【性状鉴定】　为不带子房的管状花，长 1 ～ 2cm。表面为红黄色或红色。花冠筒细长，先端 5 裂，裂片呈狭条形，长 5 ～ 8mm；雄蕊 5，花药聚合成筒状，黄白色；柱头长圆柱形，顶端微分叉。质柔软。气微香，味微苦（图 6-123）。

以花冠色红而鲜艳、质柔润、手握软如茸毛者为佳。

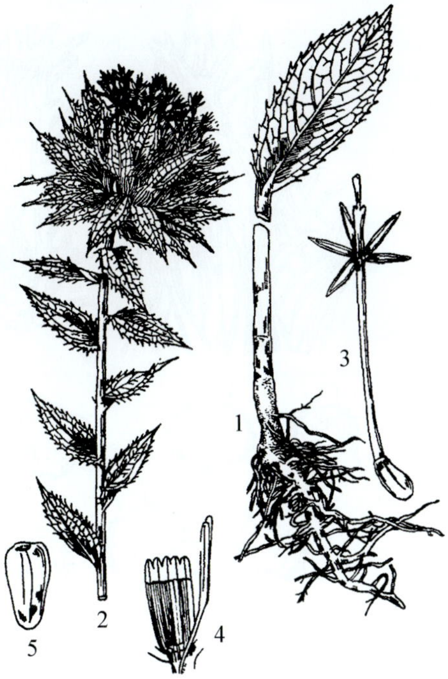

图 6-122　红花基原植物

1. 根；2. 花枝；3. 花；4. 聚药雄蕊剖开；5. 瘦果

【显微鉴定】　粉末：橙黄色。花冠、花丝、柱头碎片多见，有长管状分泌细胞常位于导管旁，直径约至 66μm，含黄棕色至红棕色分泌物。花冠裂片顶端表皮细胞外壁突起呈短绒毛状。柱头和花柱上部表皮细胞分化成圆锥形单细胞毛，先端尖或稍钝。花粉粒为类圆形、椭圆形或橄榄形，直径约至 60μm，具 3 个萌发孔，外壁有齿状突起。草酸钙方晶存在于薄壁细胞中，直径 2 ～ 6μm（图 6-124）。

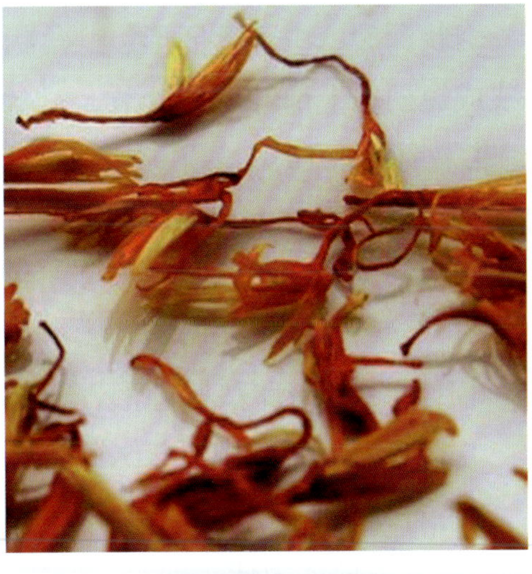
图 6-123　红花

【化学成分】　含红花苷、新红花苷、红花醌苷、山柰素、羟基红花黄色素 A 等。

【理化鉴定】　①本品以水浸泡，水呈黄色，红花不褪色。②取本品 1g，加稀乙醇 10ml，浸渍。倾取浸出液，于浸出液内悬挂滤纸条，5 分钟后把滤纸条放入水中，随即取出，滤纸条上部显淡黄色，下部显淡红色。

【性味归经】　辛，温。归心、肝经。

【功能主治】　活血通经，散瘀止痛。用于经闭痛经，恶露不行，癥瘕痞块，胸痹心痛，瘀滞腹痛，胸胁刺痛，跌仆损伤，疮疡肿痛。

【药理作用】　扩血管，改善微循环，增加冠状动脉血流量，抑制血小板聚集，抗血栓形成，加强子宫收缩，降血脂等。

【用法用量】　3 ～ 10g。

【注意】　孕妇慎用。

【贮藏】　置阴凉干燥处，防潮，防蛀。

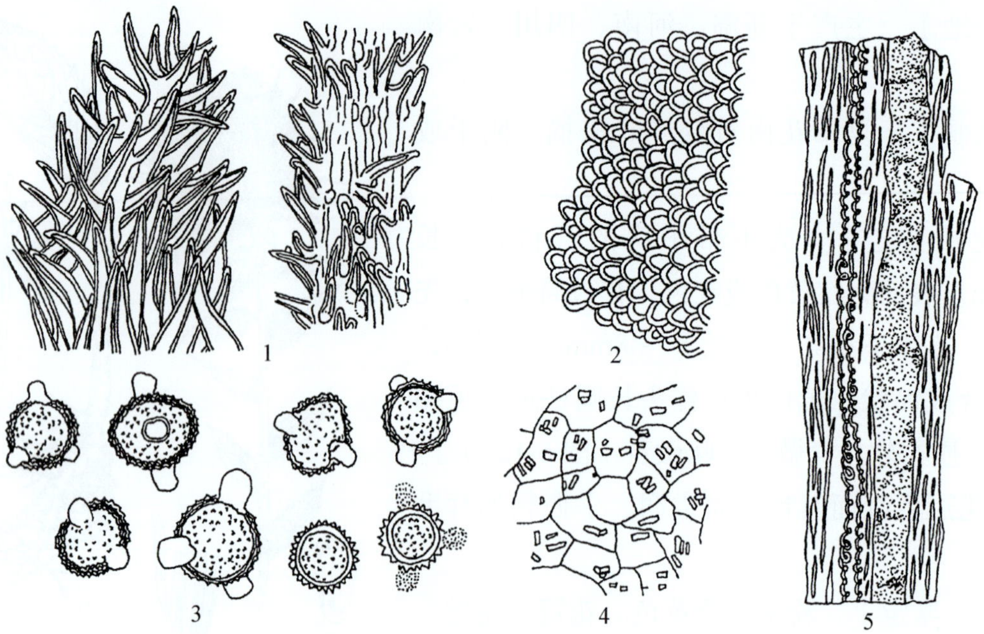

图 6-124 红花粉末

1. 柱头及花柱碎片；2. 花瓣顶端裂片；3. 花粉粒；4. 草酸钙方晶；5. 分泌管

艾叶 Artemisiae Argyi Folium

【来源】 为菊科植物艾 *Artemisia argyi* Lévl.et Vant. 的干燥叶。

【植物形态】 多年生草本或略呈半灌木状，有浓烈香气。主根明显，常有横卧地下根状茎及营养枝。茎单生或少数，有明显纵棱；茎、枝、叶背均被灰白色蛛丝状密绒毛。叶厚纸质，基生叶具长柄；茎下部叶近圆形或宽卵形，羽状深裂；中部叶卵形、三角状卵形或近菱形，一至二回羽状深裂，叶基部宽楔形渐狭成短柄；上部叶羽状分裂、三出分裂或不分裂而为椭圆形、披针形。头状花序，瘦果，花果期 7 ～ 10 月。

【产地】 分布全国，主产于河南、湖北等地。产于河南南阳者称为“南阳艾”，产于湖北蕲春者称为“蕲艾”。

【采制】 夏季花未开时采摘，除去杂质，晒干。

【性状鉴定】 本品多皱缩、破碎，有短柄。完整叶片展平后呈卵状椭圆形，羽状深裂，裂片为椭圆状披针形，边缘有不规则的粗锯齿；上表面为灰绿色或深黄绿色，有稀疏的柔毛和腺点；下表面密生灰白色绒毛。质柔软。气清香，味苦。

以色青、背面灰白色、茸毛多、叶厚、质柔软而韧、香气浓郁者为佳。

【显微鉴定】 粉末：绿褐色。非腺毛有两种：一种为 T 形毛，顶端细胞长而弯曲，两臂不等长，柄 2 ～ 4 细胞；另一种为单列性非腺毛，3 ～ 5 细胞，顶端细胞特长而扭曲，常断落。腺毛表面观鞋底形，由 4、6 细胞相对叠合而成，无柄。草酸钙簇晶，直径 3 ～ 7μm，存在于叶肉细胞中。

【化学成分】 含挥发油，油中主要成分为龙脑、樟脑、桉叶油醇、*α*- 松油醇、*β*- 石竹烯、杜仲烯、芳樟醇、蒿醇等。尚含侧柏酮等黄酮类物质。

【性味归经】 辛、苦，温；有小毒。归肝、脾、肾经。

【功能主治】 温经止血，散寒止痛；外用祛湿止痒。用于吐血，衄血，崩漏，月经过多，胎漏下血，少腹冷痛，经寒不调，宫冷不孕；外治皮肤瘙痒。

【药理作用】 抑制纤溶，抗微生物，抗炎，平喘镇咳祛痰，泻下利胆等。

【用法用量】 3～9g。外用适量，供灸治或熏洗用。

【贮藏】 置阴凉干燥处。

茵陈 Artemisiae Scopariae Herba

【来源】 为菊科植物滨蒿 *Artemisia scoparia* Waldst. et Kit. 或茵陈蒿 *A. capillaris* Thunb. 的干燥地上部分。

【植物形态】

（1）茵陈蒿 多年生草本。少分枝，幼苗密被白色柔毛，成长后近无毛，老茎基部木质化。叶一至三回羽状分裂，裂片线形，密被白色绢毛。头状花序极多数，在枝端排列成复总状；总苞球形；花小，黄绿色。瘦果，无毛。

（2）滨蒿 与茵陈蒿不同之处为滨蒿一年生或二年生草本，基生叶有长柄，较窄，叶片宽卵形，裂片稍卵状，疏离，茎生叶线性。

【产地】 滨蒿主产于东北、河北等地。茵陈蒿主产于山西、陕西等地。

【采制】 春季幼苗高 6～10cm 时采收或秋季花蕾长成至花初开时采割，除去杂质和老茎，晒干。春季采收的习称“绵茵陈”，秋季采割的称为“花茵陈”。

【性状鉴定】

（1）绵茵陈 多卷曲成团状，灰白色或灰绿色，全体密被白色茸毛，绵软如绒。茎细小，长，1.5～2.5cm，直径 0.1～0.2cm，除去表面白色茸毛后可见明显纵纹；质脆，易折断。叶具柄；展平后叶片呈一至三回羽状分裂，叶片长 1～3cm，宽约 1cm；小裂片卵形或稍呈倒披针形、条形，先端锐尖。气清香，味微苦（图 6-125）。

以质嫩、绵软、色灰白、香气浓者为佳。

（2）花茵陈 茎呈圆柱形，多分枝，长 30～100cm，直径 2～8mm；表面为淡紫色或紫色，有纵条纹，被短柔毛；体轻，质脆，断面类白色。叶密集，或多脱落；下部叶二至三回羽状深裂，裂片条形或细条形，两面密被白色柔毛；茎生叶一至二回羽状全裂，基部抱茎，裂片细丝状。头状花序卵形，多数集成圆锥状，长 1.2～1.5mm，直径 1～1.2mm，有短梗；总苞片 3～4 层，卵形，苞片 3 裂；外层雌花 6～10 个，可多达 15 个，内层两性花 2～10 个。瘦果长圆形，黄棕色。气芳香，味微苦。

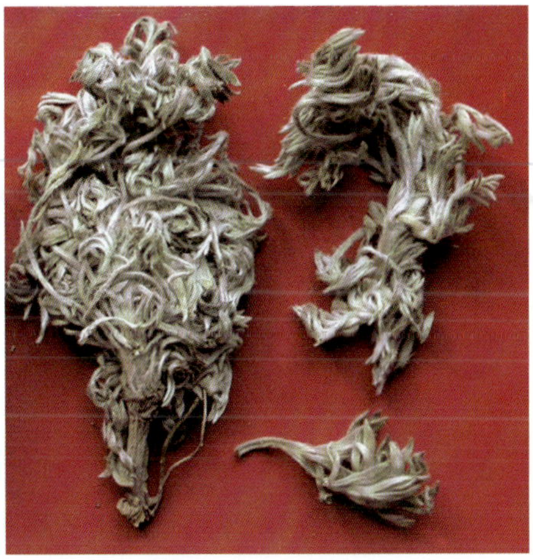

图 6-125 茵陈

【化学成分】 含挥发油、香豆素、黄酮类、绿原酸等。

【性味归经】 苦、辛，微寒。归脾、胃、肝、胆经。

【功能主治】 清利湿热，利胆退黄。用于黄疸尿少，湿温暑湿，湿疮瘙痒。

【药理作用】 利胆，保肝，降血糖，降血脂，降血压，抗炎，抗氧化，镇痛，抗病原微生物等。

【用法用量】 6～15g。外用适量，煎汤熏洗。

【贮藏】 置阴凉干燥处，防潮。

青蒿 Artemisiae Annuae Herba

【来源】 为菊科植物黄花蒿 *Artemisia annua* L. 的干燥地上部分。

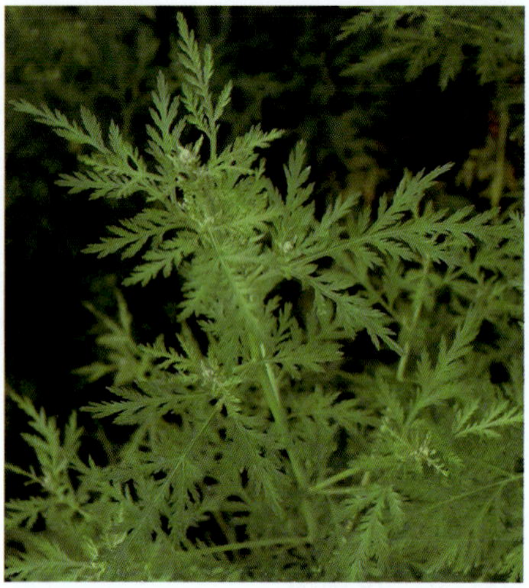

图 6-126 黄花蒿

【植物形态】 一年生草本，高 40～150cm。全株有强烈气味。叶片三回羽状深裂，裂片矩圆状条形或条形，两面均有短柔毛。头状花序多数，黄色，球形，排成总状。花冠先端分裂。瘦果椭圆形（图 6-126）。

【产地】 主产于湖北、浙江、江苏等地。全国各地均有分布。

【采制】 秋季花盛开时采割，除去老茎，阴干。

【性状鉴定】 茎呈圆柱形，上部多分枝，长 30～80cm，直径 0.2～0.6cm 表面黄绿色或棕黄色，具纵棱线；质略硬，易折断，断面中部有髓。叶互生，暗绿色或棕绿色，卷缩易碎，完整者展平后为三回羽状深裂，裂片和小裂片为矩圆形或长椭圆形，两面被短毛。气香特异，味微苦。

以色绿、叶多、香气浓者为佳。

【化学成分】 含挥发油、青蒿素、青蒿酸、青蒿内酯、青蒿醇等。青蒿素是抗疟疾药，具有高效、速效、低毒的特点。

【性味归经】 苦、辛，寒。归肝、胆经。

【功能主治】 清虚热，除骨蒸，解暑热，截疟，退黄。用于温邪伤阴，夜热早凉，阴虚发热，骨蒸劳热，暑邪发热，疟疾寒热，湿热黄疸。

【药理作用】 抗疟原虫，抗病原微生物，抗细菌毒素，抗炎，解热，镇痛，抗心律失常等。

【用法用量】 6～12g，后下。

【贮藏】 置阴凉干燥处。

链接 屠呦呦与青蒿素

中国中医科学院终身研究员兼首席研究员、青蒿素研究开发中心主任屠呦呦，因从青蒿中提取并纯化得到青蒿素，进而创制新型抗疟药青蒿素和双氢青蒿素，于 2011 年 9 月获得美国拉斯克奖。2015 年 10 月又荣获诺贝尔生理学或医学奖。她是第一位获得诺贝尔科学奖项的中国本土科学家，也是第一位获得诺贝尔生理学或医学奖的华人科学家。

白术 Atractylodis Macrocephalae Rhizoma

【来源】　为菊科植物白术 *Atractylodes macrocephala* Koidz. 的干燥根茎。

【植物形态】　多年生草本。根状茎肥大，略呈骨状，有不规则分枝。叶具长柄，3 裂，稀羽状 5 深裂，裂片椭圆形至披针形，边缘有锯齿。头状花序直径 2.5 ～ 3.5cm；苞片叶状，羽状分裂刺状；全为管状花，紫红色。瘦果密被柔毛，冠毛羽状（图 6-127）。

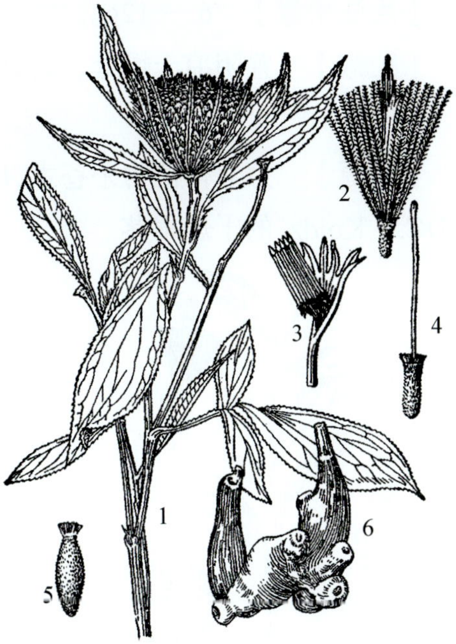

图 6-127　白术基原植物

1. 花枝；2. 管状花；3. 花冠剖开，示雄蕊；4. 雌蕊；5. 瘦果；6. 根茎

【产地】　主产于浙江、安徽等地。

【采制】　冬季下部叶枯黄、上部叶变脆时采挖，除去泥沙，烘干或晒干，再除去须根。

【性状鉴定】　为不规则的肥厚团块，长 3 ～ 13cm，直径 1.5 ～ 7cm。表面为灰黄色或灰棕色，有瘤状突起及断续的纵皱和沟纹，并有须根痕，顶端有残留茎基和芽痕。质坚硬不易折断，断面不平坦，为黄白色至淡棕色，有棕黄色的点状油室散在；烘干者断面角质样，色较深或有裂隙。气清香，味甘、微辛，嚼之略带黏性（图 6-128）。以个大、质坚实、断面色黄白、香气浓者为佳。

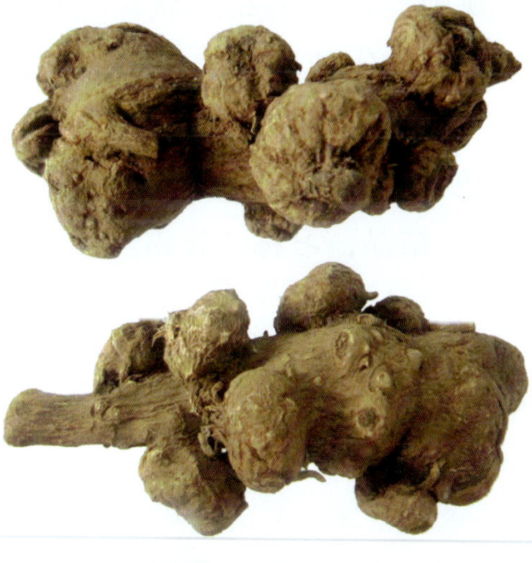
图 6-128　白术

【化学成分】　含苍术酮、苍术醇、白术内酯等挥发油类成分。

【炮制】

（1）白术　除去杂质，洗净，润透，切厚片，干燥。

本品呈不规则的厚片。外表皮为灰黄色或灰棕色。切面为黄白色至淡棕色，散生棕黄色的点状油室，木部具放射状纹理；烘干者切面角质样，色较深或有裂隙。气清香，味甘、微辛，嚼之略带黏性。

（2）麸炒白术　将蜜炙麸皮撒入热锅内，待冒烟时加入白术片，炒至黄棕色、逸出焦香气，取出，筛去蜜炙麸皮。每 100kg 白术片，用蜜炙麸皮 10kg。

本品形如白术片，表面为黄棕色，偶见焦斑。略有焦香气。

【性味归经】　苦、甘，温。归脾、胃经。

【功能主治】　健脾益气，燥湿利水，止汗，安胎。用于脾虚食少，腹胀泄泻，痰饮眩悸，水肿，自汗，胎动不安。

【药理作用】 调节免疫功能，改善消化系统功能，促进造血功能，降血糖，利尿，抑制子宫收缩。

【用法用量】 6～12g。

【贮藏】 置阴凉干燥处，防蛀。

苍术 Atractylodis Rhizoma

【来源】 为菊科植物茅苍术 *Atractylodes lancea*（Thunb.）DC. 或北苍术 *A. chinensis*（DC.）Koidz. 的干燥根茎。

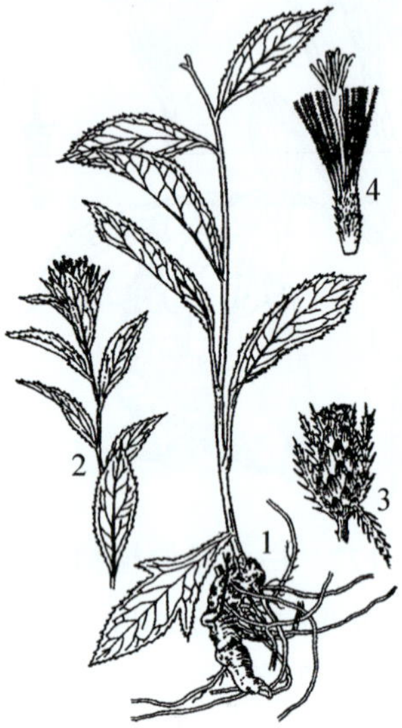

图 6-129 茅苍术

1. 根茎；2. 花枝；3. 头状花序，示总苞及羽裂的叶状苞片；4. 管状花

【植物形态】

（1）茅苍术 多年生草本。根状茎粗肥，结节状，横断面有红棕色油点，具香气。叶无柄，下部叶常 3 裂，2 侧裂片较小，顶裂片大，卵形。头状花序直径 1～2cm，花冠白色（图 6-129）。

（2）北苍术 叶片较宽，呈卵形或狭卵形，一般羽状 5 浅裂，边缘有不连续的刺状牙齿。

【产地】 茅苍术主产于江苏、湖北等地。北苍术主产于河北、山西等地。

【采制】 春、秋两季采挖，除去泥沙，晒干，撞去须根。

【性状鉴定】

（1）茅苍术 呈不规则连珠状或结节状圆柱形，或疙瘩块状，略弯曲，偶有分枝，长 3～10cm，直径 1～2cm。表面为灰棕色，有皱纹、横曲纹及残留须根，顶端具茎痕或残留茎基。质坚实，断面为黄白色、灰白色或淡红棕色至红棕色，散有多数橙黄色或棕红色油室，习称“朱砂点”；暴露稍久，可析出白色细针状结晶，习称“起霜”或“吐脂”。气香特异，味微甘、辛、苦（图 6-130）。

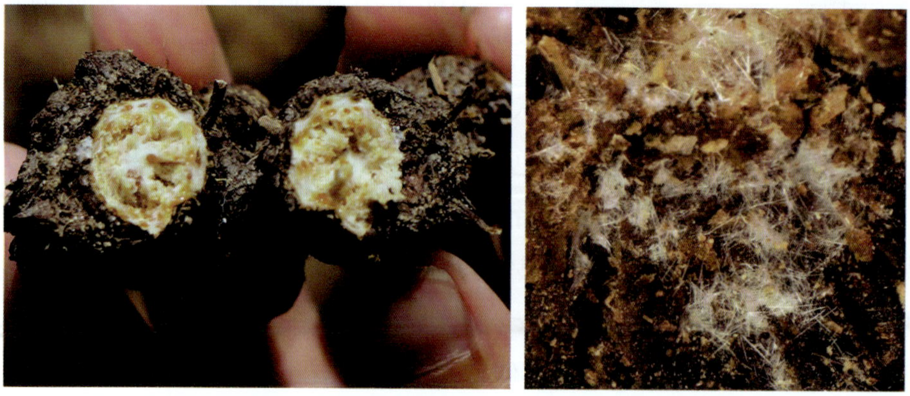

A B

图 6-130 苍术

A. 朱砂点；B. 起霜

（2）北苍术　呈疙瘩块状或结节状圆柱形，长 4 ～ 9cm，直径 1 ～ 4cm。表面为黑棕色，除去外皮者为黄棕色。质较疏松，断面散有黄棕色油室。香气较淡，味辛、苦。

均以个大、质坚实、断面朱砂点多、香气浓者为佳。

【化学成分】　含苍术素、茅术醇、*β*- 桉油醇、苍术醇等挥发油类成分。

【炮制】

（1）苍术　除去杂质，洗净，润透，切厚片，干燥。

茅苍术呈不规则类圆形或条形厚片。外表皮灰棕色至黄棕色，有皱纹，有时可见根痕。切面较平坦，黄白色或淡红棕色至红棕色，散有多数橙黄色或棕红色油室，有的可析出白色细针状结晶。气香特异，味微甘、辛、苦。北苍术切面黄白色至灰白色，散有黄棕色油室。香气较淡，味辛、苦。

（2）麸炒苍术　取苍术片，照麸炒法炒至表面深黄色。

本品形如苍术片，表面为深黄色，散有多数棕褐色油室。有焦香气。

【性味归经】　辛、苦，温。归脾、胃、肝经。

【功能主治】　燥湿健脾，祛风散寒，明目。用于湿阻中焦，脘腹胀满，泄泻，水肿，脚气痿躄，风湿痹痛，风寒感冒，夜盲，眼目昏涩。

【药理作用】　促进胃肠运动，抗溃疡，利胆，抗癫痫，抗脑缺血，抗心肌缺血，抗心律失常，降血糖，抗病原微生物等。

【用法用量】　3 ～ 9g。

【贮藏】　置阴凉干燥处。

木香 Aucklandiae Radix

【来源】　为菊科植物木香 *Aucklandia lappa* Decne. 的干燥根。

【植物形态】　多年生草本。主根粗壮，干后芳香。基生叶片巨大，三角状卵形，边缘具不规则浅裂或呈波状，疏生短齿，叶片基部下延成翅；茎生叶互生。头状花序具总苞片约 10 层；托片刚毛状；全为管状花，暗紫色。瘦果具肋，上端有 1 轮淡褐色羽状冠毛（图 6-131）。

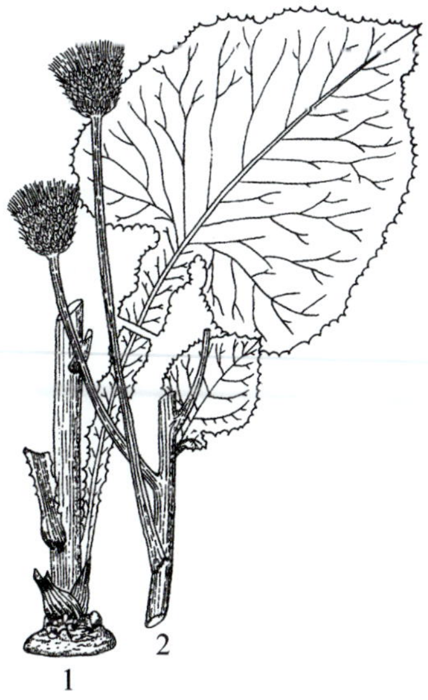

图 6-131　木香基原植物

1. 基生叶；2. 花枝

【产地】　以前从印度等地经由广州进口，通称“广木香”；今主产于云南，又称“云木香”。

【采制】　秋、冬两季采挖，除去泥沙和须根，切段，大的再纵剖成瓣，干燥后撞去粗皮。

【性状鉴定】　呈圆柱形或半圆柱形，长 5 ～ 10cm，直径 0.5 ～ 5cm。表面为黄棕色至灰褐色，有明显的皱纹、纵沟及侧根痕。质坚，不易折断，断面为灰褐色至暗褐色，周边为灰黄色或浅棕黄色，形成层环棕色，有放射状纹理及散在的褐色点状油室。气香特异，味微苦（图 6-132）。

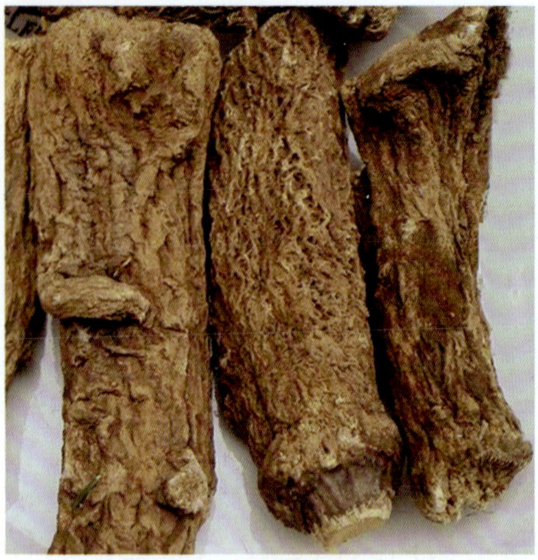
图 6-132 木香

以质坚实、香气浓、油性大者为佳。

【化学成分】 含挥发油、木香碱、菊糖、氨基酸等。挥发油的主要成分是木香烃内酯、去氢木香内酯、α-木香醇、α-木香酸等。

【理化鉴定】 取本品切片，经70%乙醇浸软后，加5% α-萘酚溶液与硫酸溶液各1滴，即显紫色。

【炮制】

（1）木香 除去杂质，洗净，闷透，切厚片，干燥。

本品呈类圆形或不规则的厚片。外表皮为黄棕色至灰褐色，有纵皱纹。切面为棕黄色至棕褐色，中部有明显菊花心状的放射纹理，形成层环棕色，褐色油点（油室）散在。气香特异，味微苦。

（2）煨木香 取未干燥的木香片，在铁丝匾中，用一层草纸，一层木香片，间隔平铺数层，置炉火旁或烘干室内，烘煨至木香中所含的挥发油渗至纸上，取出。

本品形如木香片。气微香，味微苦。

【性味归经】 辛、苦，温。归脾、胃、大肠、三焦、胆经。

【功能主治】 行气止痛，健脾消食。用于胸胁、脘腹胀痛，泻痢后重，食积不消，不思饮食。煨木香实肠止泻，用于泄泻腹痛。

【药理作用】 调节胃肠运动，调节消化液分泌，松弛支气管平滑肌，利胆，抗溃疡，镇痛，抗菌等。

【用法用量】 3～6g。

【贮藏】 置干燥处，防潮。

附

川木香 为菊科植物川木香 *Vladimiria souliei*（Franch.）Ling 或灰毛川木香 *V. souliei*（Franch.）Ling var. *cinerea* Ling 的干燥根。主产于四川。呈圆柱形，习称“铁杆木香”；根头偶有发黏的胶状物，习称“油头”。气微香，味苦，嚼之粘牙。能行气止痛；用于胸胁、脘腹胀痛，肠鸣腹泻，里急后重。

土木香 为菊科植物土木香 *Inula helenium* L. 的干燥根。主产于河北。呈圆锥形；根头粗大，顶端有凹陷的茎痕及叶鞘残基，周围有圆柱形支根。质坚硬，不易折断，断面略平坦，为黄白色至浅灰黄色，有凹点状油室。气微香，味苦、辛。能健脾和胃，行气止痛，安胎；用于胸胁、脘腹胀痛，呕吐泻痢，胸胁挫伤，岔气作痛，胎动不安。

单子叶植物纲

（一）香蒲科（Typhaceae）

①识别要点：花单性同株，无花被，穗状花序呈蜡烛状，子房1室，1胚珠，小坚果。②显微特征：花粉粒类球形，表面有似网状雕纹，单萌发孔不明显。

蒲黄 Typhaepollen

【来源】　为香蒲科植物水烛香蒲 *Typha angustifolia* L.、东方香蒲 *T. orientalis* Presl 或同属植物的干燥花粉。

【植物形态】　水烛香蒲：草本，地上茎直立粗壮。穗状花序单一顶生，雌雄同株但花序离生；雄花序在上部，顶端分叉或不分叉，具有褐色扁柔毛；雌花序在下部，呈圆柱形，深褐色或红褐色，基部有叶状总苞片 1 枚，通常比叶片宽，花后脱落（图 6-133）。

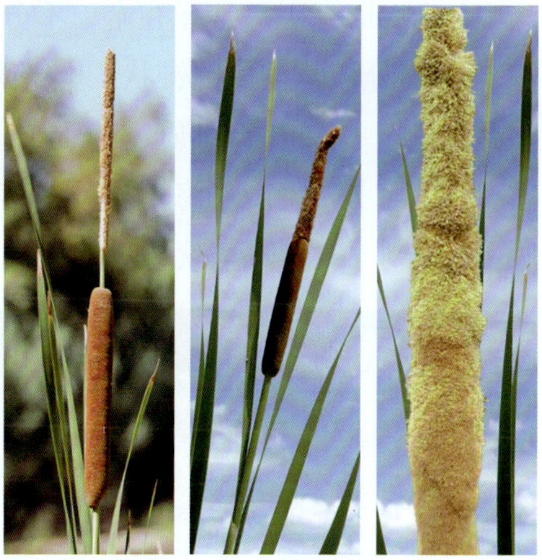

图 6-133　蒲黄基原植物

A. 水烛香蒲；B. 东方香蒲；C. 雄花序

【产地】　主产于浙江、江苏等地。

【采制】　夏季采收蒲棒上部的黄色雄花序，晒干后碾轧，筛取花粉。

【性状鉴定】　为黄色粉末。体轻，放水中则漂浮水面。手捻有滑腻感，易附着手指上。气微，味淡（图 6-134）。

以色鲜黄、滑润感强、质轻、纯净者为佳。

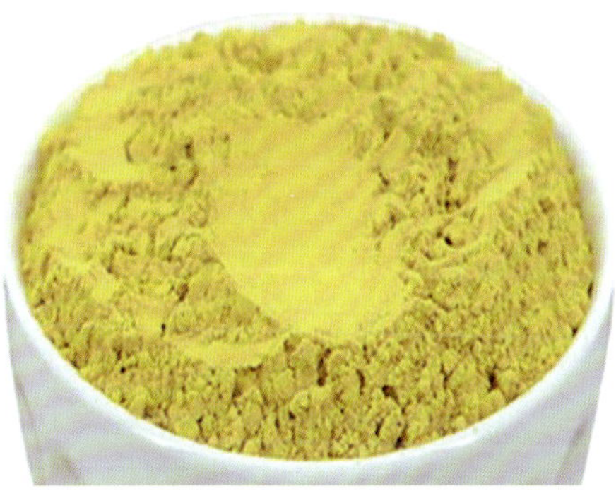

图 6-134　蒲黄

【显微鉴定】　粉末：黄色。花粉粒类圆形或椭圆形，直径 17 ～ 29μm，表面有网状雕纹，周边轮廓线光滑，呈凸波状或齿轮状，具单孔，不甚明显。

【化学成分】　含异鼠李素 -3-*O*- 新橙皮苷、香蒲新苷、芸香苷、氨基酸、*β*- 谷甾醇、无机盐等。

【炮制】

（1）蒲黄　揉碎结块，过筛。

（2）蒲黄炭　取净蒲黄，照炒炭法炒至棕褐色。本品形如蒲黄，表面棕褐色或黑褐色。具焦香气，味微苦、涩。

【性味归经】　甘，平。归肝、心包经。

【功能主治】　止血，化瘀，通淋。用于吐血，衄血，咯血，崩漏，外伤出血，经闭痛经，胸腹刺痛，跌仆肿痛，血淋涩痛。

【药理作用】　止血，改善血液流变学，抑制血栓形成，抗心肌缺血，抗动脉粥样硬化，抗心律失常，兴奋子宫，抗菌消炎，镇痛等。

【用法用量】　5 ～ 10g，包煎。外用适量，敷患处。

【注意】　孕妇慎用。

【贮藏】　置通风干燥处，防潮，防蛀。

（二）棕榈科（Arecaceae）

识别要点：多乔木、灌木。叶互生，常聚生茎顶；常绿，大型，叶柄基部常扩大成具纤维的鞘。肉穗花序，常具佛焰苞。

槟榔 Arecaesemen

【来源】 为棕榈科植物槟榔 *Areca catechu* L. 的干燥成熟种子。

【植物形态】 常绿乔木，不分枝。叶大，羽状全裂，裂片狭披针形，聚生茎顶。肉穗花序多分枝，排成圆锥状，上部为雄花，花被片 6，雄蕊 3；下部为雌花，子房 1 室。核果红色，中果皮纤维质，种子 1。

【产地】 主产于海南省。云南、广东、广西、福建、中国台湾南部等地有栽培。

【采制】 春末至秋初采收成熟果实，用水煮后，干燥，除去果皮，取出种子，干燥。

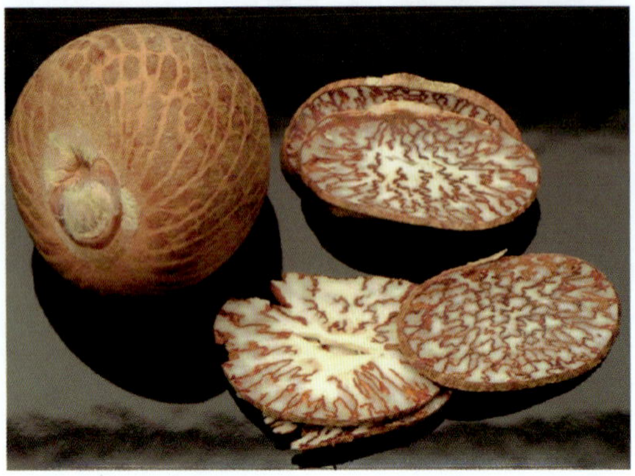

图 6-135 槟榔

【性状鉴定】 呈扁球形或圆锥形，高 1.5 ～ 3.5cm，底部直径 1.5 ～ 3cm。表面为淡黄棕色或淡红棕色，具稍凹下的网状沟纹，底部中心有圆形凹陷的珠孔，其旁有一明显瘢痕状种脐。质坚硬，不易破碎，断面可见棕色种皮与白色胚乳相间的大理石样花纹。气微，味涩、微苦（图 6-135）。

以个大，质坚，体重，断面色鲜艳，无霉变、黑心、虫蛀者为佳。

【化学成分】 含生物碱，如槟榔碱、槟榔次碱及去甲基槟榔次碱等。

【炮制】

（1）槟榔 除去杂质，浸泡，润透，切薄片，阴干。

本品呈类圆形的薄片。切面可见棕色种皮与白色胚乳相间的大理石样花纹。气微，味涩、微苦。

（2）炒槟榔 取槟榔片，照清炒法炒至微黄色。

本品形如槟榔片，表面为微黄色，可见大理石样花纹。

【性味归经】 苦、辛，温。归胃、大肠经。

【功能主治】 杀虫，消积，行气，利水，截疟。用于绦虫病，蛔虫病，姜片虫病，虫积腹痛，积滞泻痢，里急后重，水肿脚气，疟疾。

【药理作用】 驱杀寄生虫，促进肠胃运动；抗疲劳，抗抑郁，抗氧化，抗衰老，镇痛，抗炎等。

【用法用量】 3 ～ 10g；驱绦虫、姜片虫 30 ～ 60g。

【贮藏】 置通风干燥处，防蛀。

附

大腹皮 为槟榔的干燥果皮。冬季至次春采收未成熟的果实，煮后干燥，纵剖两瓣，剥取果皮，习称“大腹皮”；春末至秋初采收成熟果实，煮后干燥，剥取果皮，打松，晒干，习称“大腹毛”。能行气宽中，行水消肿；用于湿阻气滞，脘腹胀闷，大便不爽，水肿胀满，脚气浮肿，小便不利。

链 接　四大南药

广义的“南药”，是指生长在南亚、东南亚以及南美洲和非洲的药材。在我国，一般指分布或种植在广东、广西、海南、福建南部、台湾、云南等地的道地药材和进口于热带、南亚热带地区的药材。其中，槟榔、益智、砂仁、巴戟天称为“四大南药”。

血竭 Draconis Sanguis

【来源】　为棕榈科植物麒麟竭 *Daemonorops draco* Bl. 果实渗出的树脂经加工制成。

【植物形态】　高大藤本。羽状复叶在枝梢互生；叶柄和叶轴疏生小刺，小叶条状披针形，叶脉平行 3 出。肉穗花序，雌雄异株，花黄色；花被片 6，2 轮；雄蕊 6；柱头 3 深裂。果实核果状，卵状形，果皮猩红色，鳞片缝中流出红色树脂。

【产地】　主产于印度尼西亚、印度、马来西亚等国。

【采制】　采收成熟的果实，充分晒干，加贝壳同入笼中强力振摇，松脆的红色树脂脱落后，筛去果实鳞片等杂质，用布包起树脂，入热水中，使软化成团，取出放冷，即可。

【性状鉴定】　略呈类圆四方形或方砖形，表面暗红，有光泽，附有因摩擦而成的红粉。质硬而脆，破碎面红色，研粉为砖红色（图 6-136）。气微，味淡。在水中不溶，在热水中软化。

取本品粉末，置白纸上，用火隔纸烘烤即熔化，但无扩散的油迹，对光照视呈鲜艳的红色。以火燃烧则产生呛鼻的烟气。无松香气。

以外色黑似铁、研粉红似血、火燃呛鼻、有苯甲酸样香气者为佳。

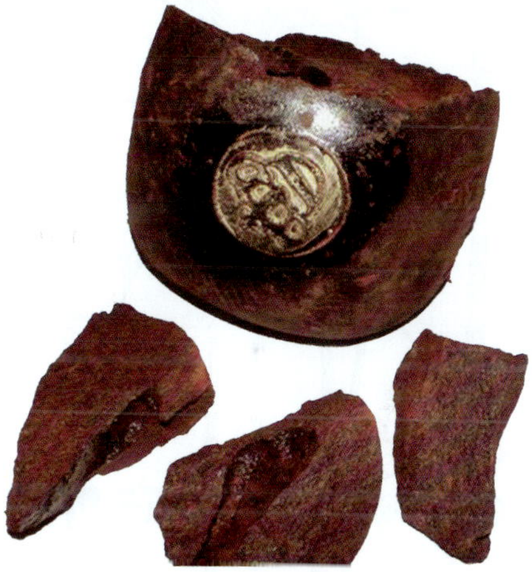

图 6-136　血竭

【化学成分】　含血竭红素、血竭素等。

【性味归经】　甘、咸，平。归心、肝经。

【功能主治】　活血定痛，化瘀止血，生肌敛疮。用于跌打损伤，心腹瘀痛，外伤出血，疮疡不敛。

【药理作用】　扩血管，镇痛等。

【用法用量】　研末，1 ～ 2g，或入丸剂。外用研末撒或入膏药用。

【贮藏】　置阴凉干燥处。

链 接　国产血竭

血竭为传统名贵中药，素有“活血之圣药”之美誉。为改变我国长期依靠进口的状况，自 20 世纪 70 年代起，我国先后在云南和广西发现了剑叶龙血树 *Dracaena cochinchinensis*（Lour.）S.C.Chen、在海南发现了海南龙血树 *D. cambodiana* Pierre ex Gagnep.。经临床研究证实，其疗效与进口血竭相似。随着市场对血竭需求的不断扩大，国内龙血树野生资源受到掠夺性采伐，国产血竭资源日趋枯竭，被国家列入二级珍稀濒危保护植物。国产血竭为上述植物的含脂木质部提取的树脂。粗制品呈不规则块状，精割品呈片状；表面为紫褐色，具光泽；断面平滑，有玻璃样光泽；气微，味微涩，嚼之有粘牙感。

（三）天南星科*（Araceae）

①识别要点：多年生草本，常具块茎或根状茎；具有对人的舌有刺痒或灼热感的汁液；网状叶脉；佛焰花序；浆果，密集于花序轴上。②显微特征：常有黏液细胞，内含针晶束；根茎或块茎常具周木型或有限外韧维管束。

天南星 Arisaematis Rhizoma

【来源】 为天南星科植物天南星（一把伞南星）*Arisaema erubescens*（Wall.）Schott、异叶天南星 *A. heterophyllum* Bl. 或东北天南星 *A. amurense* Maxim. 的干燥块茎。

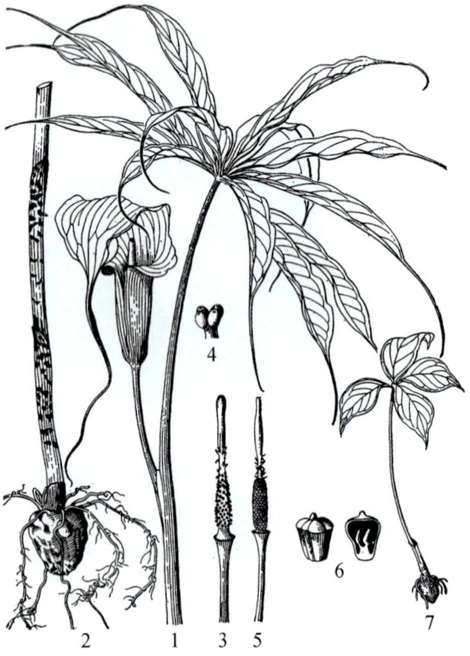

图 6-137 天南星（一把伞南星）

1. 植株上部；2. 植株下部；3. 雄花序；4. 雄花；5. 雌花序；6. 子房；7. 幼苗

【植物形态】

（1）天南星　草本。块茎扁球形。仅具 1 叶，有长柄，基生，叶片 7 ～ 24 裂，放射状排列于叶柄顶端，裂片披针形，末端延伸成丝状。雌雄异株，肉穗花序由叶柄鞘部抽出，佛焰苞由顶端张开，里面具紫斑，先端细丝状，花序附属体棒状。浆果红色，排列紧密（图 6-137）。

（2）东北天南星　叶片全裂为 3 ～ 5 片，倒卵形或广卵形，花序顶端附属物呈棍棒状。

（3）异叶天南星　叶片鸟趾状全裂，倒披针形或窄长圆形，裂片 11 ～ 19，中间 1 片较小，花序顶端附属物呈鼠尾状。

【产地】 天南星和异叶天南星主产于全国大部分地区。东北天南星主产于东北。

【采制】 秋、冬两季茎叶枯萎时采挖，除去须根及外皮，干燥。

【性状鉴定】 呈扁球形，高 1 ～ 2cm，直径 1.5 ～ 6.5cm。表面类白色或淡棕色，较光滑，顶端有凹陷的茎痕，周围有麻点状根痕，有的块茎周边有小扁球状侧芽。质坚硬，不易破碎，断面不平坦，白色，粉性。气微辛，味麻辣（图 6-138）。

以个大、色白、粉性足者为佳。

【化学成分】 含黄酮类、三萜皂苷、原儿茶醛、安息香酸等。

【炮制】 制天南星：取净天南星，按大小分别用水浸泡，每日换水 2 ～ 3 次，如起白沫时，换水后加白矾（每 100kg 天南星，加白矾 2kg），泡 1 日后，再进行换水，至切开口尝微有麻舌感时取出。将生姜片、白矾置锅内加适量水煮沸后，倒入天南星共煮至无干心时取出，除去姜片，晾至四至六成干，切薄片，干燥。每 100kg 天南星，用生姜、白矾各 12.5kg。

本品呈类圆形或不规则形的薄片。黄色或淡棕色，质脆易碎，断面角质状。气微，味涩，微麻。

【性味归经】　苦、辛，温；有毒。归肺、肝、脾经。

【功能主治】　制天南星燥湿化痰，祛风止痉，散结消肿；用于顽痰咳嗽，风痰眩晕，中风痰壅，口眼㖞斜，半身不遂，癫痫，惊风，破伤风。生品散结消肿，外用治痈肿，蛇虫咬伤。

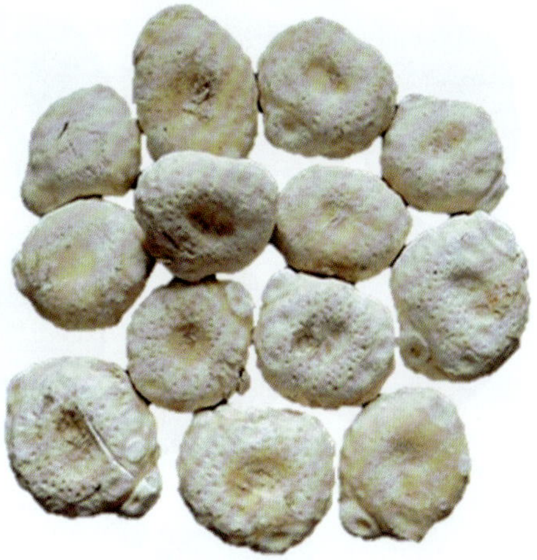

图 6-138　天南星

【药理作用】　祛痰，镇静，镇痛，抗惊厥，抗肿瘤，抗病原微生物等。

【用法用量】　内服一般炮制后使用，用量 3 ～ 9g。外用生品适量，研末以醋或酒调敷患处。

【注意】　孕妇慎用；生品内服宜慎。

【贮藏】　置通风干燥处，防霉、防蛀。

半夏 * Pinelliae Rhizoma

【来源】　为天南星科植物半夏 *Pinellia ternata*（Thunb.）Breit. 的干燥块茎。

【植物形态】　多年生草本。块茎扁球形。叶基生，异型，第 1 年为单叶，卵状心形；2 ～ 3 年生叶为 3 全裂；基部有珠芽。佛焰苞绿色，雄花和雌花之间为不育部分，花序轴顶端附属体青紫色，伸于佛焰苞外呈鼠尾状。浆果绿色（图 6-139）。

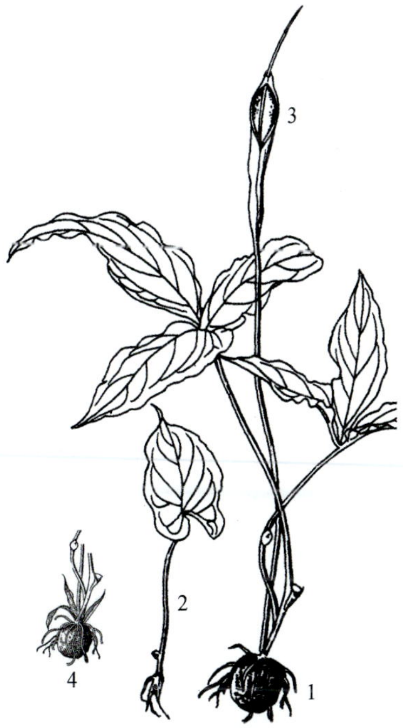

图 6-139　半夏基原植物

1. 植株全形；2. 幼株叶片；3. 佛焰苞；4. 块茎

【产地】　主产于四川、湖北、河南、贵州、安徽等地。全国大部分地区有野生。

【采制】　夏、秋两季采挖，洗净，除去外皮和须根，晒干。

【性状鉴定】　呈类球形，有的稍偏斜，直径 0.7 ～ 1.6cm，表面白色或浅黄色，顶端有凹陷的茎痕，周围密布麻点状根痕；下面钝圆，较光滑。质坚实，断面洁白，富粉性。气微，味辛辣、麻舌而刺喉（图 6-140）。

以色白、质坚实、粉性足者为佳。

【显微鉴定】　粉末：类白色。淀粉粒甚多，单粒类圆形、半圆形或圆多角形，直径 2 ～ 20μm，脐点裂缝状、人字状或星状；复粒由 2 ～ 6 分粒组成。草酸钙针晶束存在于椭圆形黏液细胞中，或随处散在，针晶长 20 ～ 144μm。

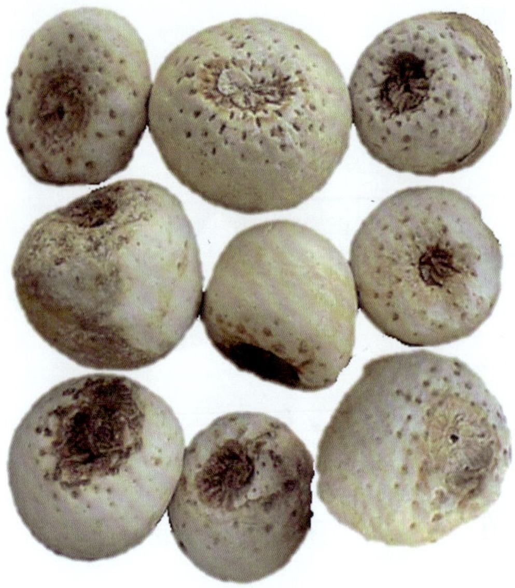

图 6-140　半夏

螺纹导管直径 10 ～ 24μm（图 6-141）。

【化学成分】　含生物碱类、黑尿酸、原儿茶醛、*β*- 谷甾醇 -*D*- 葡萄糖苷、多种氨基酸、半夏蛋白、微量元素等。

【理化鉴定】　取本品粉末 1g，以 50% 乙醇 20ml 温浸 30 分钟，过滤，滤液浓缩至 2ml，然后取滤液 1 ～ 1.5ml，加 0.2% 茚三酮试剂，煮沸数分钟，溶液显蓝紫色（氨基酸反应）。

【炮制】

（1）清半夏　取净半夏，大小分开，用 8% 白矾溶液浸泡或煮至内无干心，口尝微有麻舌感，取出，洗净，切厚片，干燥。每 100kg 净半夏，煮法用白矾 12.5 kg，浸泡法用白矾 20kg。

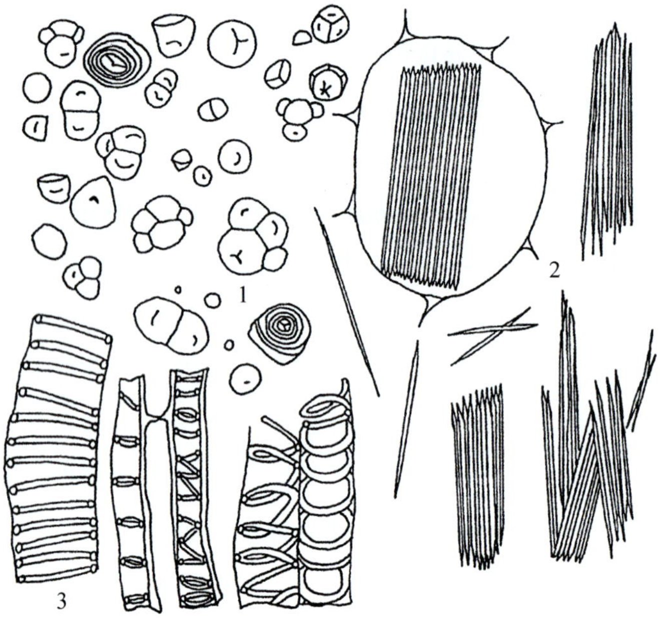

图 6-141　半夏粉末

1. 淀粉粒；2. 草酸钙针晶束；3. 导管

本品呈椭圆形、类圆形或不规则的片。切面淡灰色至灰白色或黄白色至黄棕色，可见灰白色点状或短线状维管束迹，有的残留栓皮处下方显淡紫红色斑纹。质脆，易折断，断面略呈粉性或角质样。气微，味微涩、微有麻舌感。

（2）法半夏　取半夏，大小分开，用水浸泡至内无干心，取出；另取甘草适量，加水煎煮两次，合并煎液，倒入用适量水制成的石灰液中，搅匀，加入上述已浸透的半夏，浸泡，每日搅拌 1 ～ 2 次，并保持浸液 pH 12 以上，至剖面黄色均匀，口尝微有麻舌感时，取出，洗净，阴干或烘干，即得。每 100kg 净半夏，用甘草 15kg，生石灰 10kg。

本品呈类球形或破碎成不规则颗粒状。表面为淡黄白色、黄色或棕黄色。质较松脆或硬脆，断面为黄色或淡黄色，颗粒者质稍硬脆。气微，味淡略甘、微有麻舌感。

（3）姜半夏　取净半夏，大小分开，用水浸泡至内无干心时，取出；另取生姜切片煎汤，加白矾与半夏共煮透，取出，晾干，或晾至半干，干燥；或切薄片，干燥。每 100kg 净半夏，用生姜 25kg，白矾 12.5kg。

本品呈片状、不规则颗粒状或类球形。表面为棕色至棕褐色。质硬脆，断面为淡黄棕色，常具角质样光泽。气微香，味淡、微有麻舌感，嚼之略粘牙。

【性味归经】　辛、温；有毒。归脾、胃、肺经。

【功能主治】　燥湿化痰，降逆止呕，消痞散结。用于湿痰寒痰，咳喘痰多，痰饮眩悸，风痰眩晕，痰厥头痛，呕吐反胃，胸脘痞闷，梅核气；外治痈肿痰核。清半夏燥湿化痰，用于湿痰咳嗽，胃脘痞满，痰涎凝聚，咯吐不出。法半夏燥湿化痰，用于痰多咳喘，痰饮眩悸，风痰眩晕，痰厥头痛。姜半夏温中化痰，降逆止呕，用于痰饮呕吐，胃脘痞满。

【药理作用】　镇咳，祛痰；镇吐，催吐，抗溃疡；抗肿瘤，抗生育，抗早孕，镇静催眠，抗炎，抑制腺体分泌，抗心律失常，降压，降血脂，抗凝等。

【用法用量】　内服一般炮制后使用，3 ～ 9g。外用适量，磨汁涂或研末以酒调敷患处。

【注意】　不宜与川乌、制川乌、草乌、制草乌、附子同用；生品内服宜慎。

【贮藏】　置通风干燥处，防蛀。

（四）百合科 *（Liliaceae）

①识别要点：为典型的 3 数花，雄蕊 6，子房上位，3 心皮，中轴胎座，3 室；常具鳞茎、根状茎。②显微特征：常具有黏液细胞和草酸钙针晶束。

川贝母 * Fritillariae Cirrhosae Bulbus

【来源】　为百合科植物川贝母 *Fritillaria cirrhosa* D.Don、暗紫贝母 *F. unibracteata* Hsiao et K.C.Hsia、甘肃贝母 *F. przewalskii* Maxim.、梭砂贝母 *F. delavayi* Franch.、太白贝母 *F. taipaiensis* P.Y.Li 或瓦布贝母 *F. unibracteata* Hsiao et K.C.Hsia var. *wabuensis*（S.Y.Tang et S.C.Yue）Z.D.Liu，S.Wang et S.C.Chen 的干燥鳞茎。

【植物形态】　川贝母：多年生草本，鳞茎卵圆形。植株高 15 ～ 40cm，茎常于中部以上具叶，最下部 2 叶对生，狭长矩圆形至宽条形，其余 3 ～ 5 枚轮生或对生，稀互生，狭针状条形，顶端多少卷曲，最上部具 3 枚轮生的叶状苞片，条形，先端卷曲。单花顶生，俯垂，钟状。蒴果棱上有窄翅（图 6-142）。

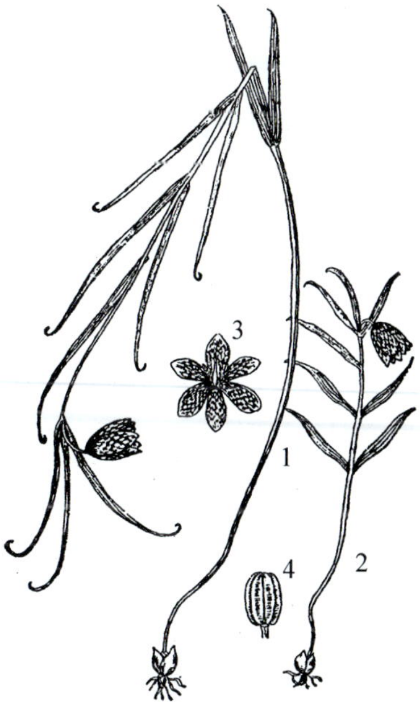

图 6-142　川贝母基原植物

1、2. 植株全形；3. 花；4. 果实

【产地】 川贝母主产于西藏南部至东部、云南西北部、四川西部；暗紫贝母主产于四川阿坝地区；甘肃贝母主产于甘肃、青海和四川西部；梭砂贝母主产于青海玉树、四川甘孜等地。前三者的鳞茎按性状不同分别称为“松贝”和“青贝”；后者的鳞茎均称“炉贝”。目前川贝母、暗紫贝母、甘肃贝母、瓦布贝母和太白贝母均有栽培，商品称为“栽培川贝母”。

【采制】 夏、秋两季或积雪融化后采挖，除去须根、粗皮及泥沙，晒干或低温干燥。

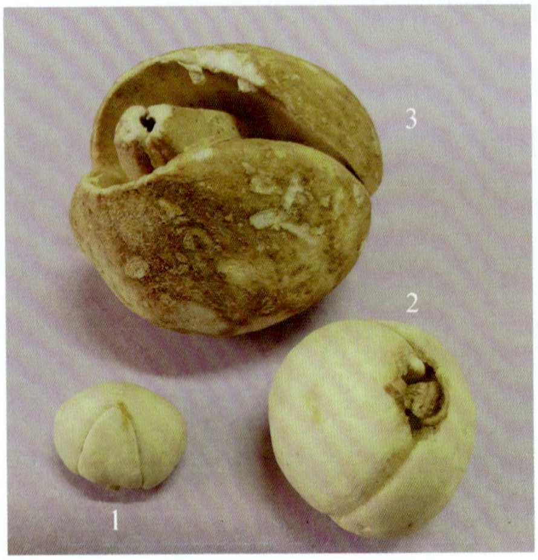

图 6-143 川贝母

1. 松贝；2. 青贝；3. 炉贝

【性状鉴定】

（1）松贝 呈类圆锥形或近球形，高 0.3 ～ 0.8cm，直径 0.3 ～ 0.9cm。表面类白色。外层鳞叶 2 瓣，大小悬殊，大瓣紧抱小瓣，未抱部分呈新月形，习称“怀中抱月”；顶部闭合，内有类圆柱形、顶端稍尖的心芽和小鳞叶 1 ～ 2 枚；先端钝圆或稍尖，底部平，微凹入，中心有一灰褐色的鳞茎盘，偶有残存须根。质硬而脆，断面白色，富粉性。气微，味微苦（图 6-143）。

（2）青贝 呈类扁球形，高 0.4 ～ 1.4cm，直径 0.4 ～ 1.6cm。外层鳞叶 2 瓣，大小相近，相对抱合，顶部开裂，内有心芽和小鳞叶 2 ～ 3 枚及细圆柱形的残茎。

（3）炉贝 呈长圆锥形，高 0.7 ～ 2.5cm，直径 0.5 ～ 2.5cm。表面类白色或浅棕黄色，有的具棕色斑点。外层鳞叶 2 瓣，大小相近，顶部开裂而略尖，基部稍尖或较钝。

（4）栽培品 呈类扁球形或短圆柱形，高 0.5 ～ 2cm，直径 1 ～ 2.5cm。表面类白色或浅棕黄色，稍粗糙，有的具浅黄色斑点。外层鳞叶 2 瓣，大小相近，顶部多开裂而较平。

以完整、质坚实、粉性足者为佳。

【显微鉴定】 粉末：类白色或浅黄色。

（1）松贝、青贝及栽培品 淀粉粒甚多，呈广卵形、长圆形或不规则圆形，有的边缘不平整或略作分枝状，直径 5 ～ 64μm，脐点短缝状、点状、人字状或马蹄状，层纹隐约可见。表皮细胞类长方形，垂周壁微波状弯曲，偶见不定式气孔，圆形或扁圆形。螺纹导管直径 5 ～ 26μm（图 6-144）。

（2）炉贝 淀粉粒广卵形、贝壳形、肾形或椭圆形，直径约至 60μm，脐点人字状、星状或点状，层纹明显。螺纹导管和网纹导管直径可达 64μm。

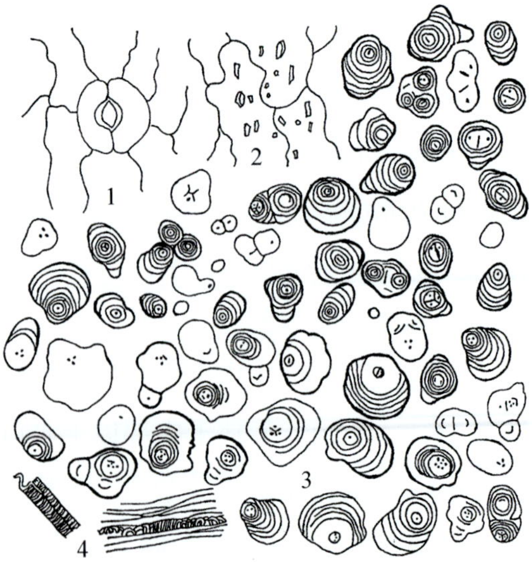

图 6-144 川贝母（暗紫贝母鳞茎）粉末

1. 气孔；2. 草酸钙结晶；3. 淀粉粒；4. 导管

【化学成分】　含异甾体和甾体生物碱类成分，如西贝母碱、贝母素甲、贝母素乙、贝母辛等。

【性味归经】　苦、甘，微寒。归肺、心经。

【功能主治】　清热润肺，化痰止咳，散结消痈。用于肺热燥咳，干咳少痰，阴虚劳嗽，痰中带血，瘰疬，乳痈，肺痈。

【药理作用】　祛痰，止咳，平喘，抗病原微生物，抗炎，松弛平滑肌，抗溃疡，升高血糖，降血压等。

【用法用量】　3 ～ 10g；研粉冲服，一次 1 ～ 2g。

【注意】　不宜与川乌、制川乌、草乌、制草乌、附子同用。

【贮藏】　置通风干燥处，防蛀。

附

贝母类药材基原复杂，根据植物来源、性状和功能不同，《中国药典》2025 年版收载了 6 种贝母：川贝母、浙贝母、伊贝母、平贝母、湖北贝母、土贝母。

浙贝母　为百合科植物浙贝母 *F. thunbergii* Miq. 的干燥鳞茎。初夏植株枯萎时采挖，洗净。大小分开，大者除去芯芽，习称“大贝”；小者不去芯芽，习称“珠贝”。分别撞擦，除去外皮，拌以煅过的贝壳粉，吸去擦出的浆汁，干燥；或取鳞茎，大小分开，洗净，除去芯芽，趁鲜切成厚片，洗净，干燥，习称“浙贝片”。①大贝：为鳞茎外层的单瓣鳞叶，略呈新月形，高 1 ～ 2cm，直径 2 ～ 3.5cm。外表面类白色至淡黄色，内表面白色或淡棕色，被有白色粉末。质硬而脆，易折断，断面白色至黄白色，富粉性。气微，味苦。②珠贝：为完整的鳞茎，呈扁圆形，高 1 ～ 1.5cm，直径 1 ～ 2.5cm。表面黄棕色至黄褐色，有不规则的皱纹；或表面类白色至淡黄色，较光滑或被有白色粉末。质硬，不易折断，断面淡黄色或类白色，略带角质状或粉性；外层鳞叶 2 瓣，肥厚，略似肾形，互相抱合，内有小鳞叶 2 ～ 3 枚和干缩的残茎。③浙贝片：为椭圆形或类圆形片，大小不一，长 1.5 ～ 3.5cm，宽 1 ～ 2cm，厚 0.2 ～ 0.4cm。外皮黄褐色或灰褐色，略皱缩；或淡黄色，较光滑。切面微鼓起，灰白色；或平坦，粉白色。质脆，易折断，断面粉白色，富粉性。能清热化痰止咳，解毒散结消痈；用于风热咳嗽，痰火咳嗽，肺痈，乳痈，瘰疬，疮毒。

伊贝母　为百合科植物新疆贝母 *F. walujewii* Regel 或伊犁贝母 *F. pallidiflora* Schrenk 的干燥鳞茎。5 ～ 7 月间采挖，除去泥沙，晒干，再去须根和外皮。①新疆贝母：呈扁球形，高 0.5 ～ 1.5cm。表面类白色，光滑。外层鳞叶 2 瓣，月牙形，肥厚，大小相近而紧靠。顶端平展而开裂，基部圆钝，内有较大的鳞片和残茎、心芽各 1 枚。质硬而脆，断面白色，富粉性。气微，味微苦。②伊犁贝母：呈圆锥形，较大。表面稍粗糙，淡黄白色。外层鳞叶 2 瓣，心脏形，肥大，一片较大或近等大，抱合。顶端稍尖，少有开裂，基部微凹陷。能清热润肺，化痰止咳；用于肺热燥咳，干咳少痰，阴虚劳嗽，咳痰带血。

平贝母　为百合科植物平贝母 *F. ussuriensis* Maxim. 的干燥鳞茎。春季采挖，除去外皮、须根及泥沙，晒干或低温干燥。呈扁球形，高 0.5 ～ 1cm，直径 0.6 ～ 2cm。表面为黄白色至浅棕色，外层鳞叶 2 瓣，肥厚，大小相近或一片稍大抱合，顶端略平或微凹入，常稍开裂；中央鳞片小。质坚实而脆，断面粉性。气微，味苦。能清热润肺，化痰止咳；用于肺热燥咳，干咳少痰，阴虚劳嗽，咳痰带血。

湖北贝母 为百合科植物湖北贝母 *F. hupehensis* Hsiao et K.C.Hsia 的干燥鳞茎。夏初植株枯萎后采挖，用石灰水或清水浸泡，干燥。呈扁圆球形，高 0.8 ～ 2.2cm，直径 0.8 ～ 3.5cm。表面类白色至淡棕色。外层鳞叶 2 瓣，肥厚，略呈肾形，或大小悬殊，大瓣紧抱小瓣，顶端闭合或开裂。内有鳞叶 2 ～ 6 枚及干缩的残茎。内表面淡黄色至类白色，基部凹陷呈窝状，残留有淡棕色表皮及少数须根。单瓣鳞叶呈元宝状，长 2.5 ～ 3.2cm，直径 1.8 ～ 2cm。质脆，断面类白色，富粉性。气微，味苦。能清热化痰，止咳，散结；用于热痰咳嗽，瘰疬痰核，痈肿疮毒。

土贝母 为葫芦科植物土贝母 *Bolbostemma paniculatum*（Maxim.）Franquet 的干燥块茎。秋季采挖，洗净，掰开，煮至无白心，取出，晒干。为不规则的块，大小不等。表面淡红棕色或暗棕色，凹凸不平。质坚硬，不易折断，断面角质样，气微，味微苦。能解毒，散结，消肿；用于乳痈，瘰疬，痰核。

麦冬 * Ophiopogonis Radix

【来源】 为百合科植物麦冬 *Ophiopogon japonicus*（L. f）Ker-Gawl. 的干燥块根。

【植物形态】 多年生草本。根中间或近末端常膨大成椭圆形或纺锤形的小块根；地下走茎细长，节上具膜质的鞘。茎很短。叶基生成丛，禾叶状。花淡紫色，子房半下位；花葶通常比叶短得多。

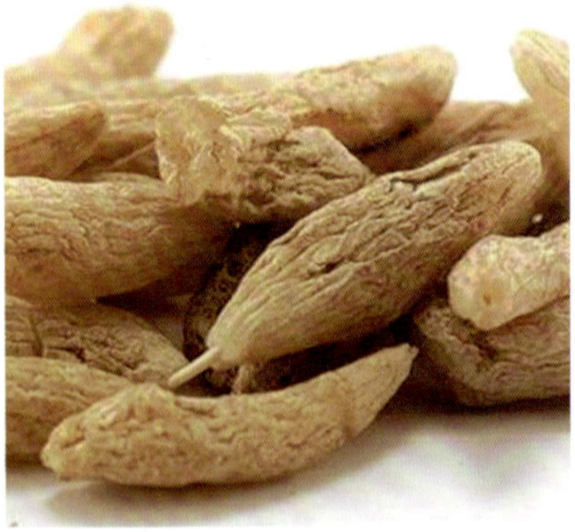

图 6-145 麦冬

【产地】 主产于浙江、四川等地。

【采制】 夏季采挖，洗净，反复暴晒、堆置，至七八成干，除去须根，干燥。

【性状鉴定】 呈纺锤形，两端略尖，长 1.5 ～ 3cm，直径 0.3 ～ 0.6cm。表面淡黄色或灰黄色，有细纵纹。质柔韧，断面黄白色，半透明，中柱细小。气微香，味甘、微苦（图 6-145）。

以个大、色黄白、半透明、质柔、气味浓者为佳。

【显微鉴定】 横切面：表皮细胞 1 列或脱落，根被为 3 ～ 5 列木化细胞。皮层宽广，散有含草酸钙针晶束的黏液细胞，有的针晶直径至 10μm；内皮层细胞壁均匀增厚，木化，有通道细胞，外侧为 1 列石细胞，其内壁及侧壁增厚，纹孔细密。中柱较小，韧皮部束 16 ～ 22 个，木质部由导管、管胞、木纤维以及内侧的木化细胞连结成环层。髓小，薄壁细胞类圆形（图 6-146）。

【化学成分】　含甾体皂苷、沿阶草苷、山柰酚及其苷、生物碱、谷甾醇、豆甾醇等。

【理化鉴定】　取薄片置紫外线灯（365nm）下观察，显浅蓝色荧光。

【炮制】　除去杂质，洗净，润透，轧扁，干燥。

本品形如麦冬，或为轧扁的纺锤形块片。表面淡黄色或灰黄色，有细纵纹。质柔韧，断面黄白色，半透明，中柱细小。气微香，味甘、微苦。

【性味归经】　甘、微苦，微寒。归心、肺、胃经。

【功能主治】　养阴生津，润肺清心。用于肺燥干咳，阴虚痨嗽，喉痹咽痛，津伤口渴，内热消渴，心烦失眠，肠燥便秘。

【药理作用】　降血糖，抗炎，抗肿瘤；保护心血管系统，增强免疫，抗衰老等。

【用法用量】　6 ～ 12g。

【贮藏】　置阴凉干燥处，防潮。

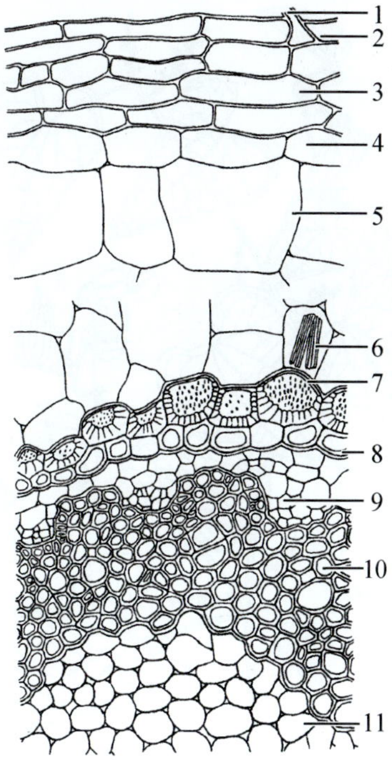

图 6-146　麦冬横切面

1. 表皮毛；2. 表皮；3. 根被；4. 外皮层；5. 皮层；6. 草酸钙针晶束；7. 石细胞；8. 内皮层；9. 韧皮部；10. 木质部；11. 髓

附

山麦冬　为湖北麦冬 *Liriope spicata*（Thunb.）Lour. var. *prolifera* Y.T.Ma 或短葶山麦冬 *L. muscari*（Decne.）Baily 的干燥块根。①湖北麦冬：呈纺锤形，两端略尖，长 1.2 ～ 3cm，直径 0.4 ～ 0.7cm。表面为淡黄色至棕黄色，具不规则纵皱纹。质柔韧，干后质硬脆，易折断，断面为淡黄色至棕黄色，角质样，中柱细小。气微，味甜，嚼之发黏。②短葶山麦冬：稍扁，长 2 ～ 5cm，直径 0.3 ～ 0.8cm，具粗纵纹。味甘、微苦。功能主治与麦冬类同。

（五）薯蓣科（Dioscoreaceae）

①识别要点：缠绕草本；具块茎或根状茎；网脉；花单性；花被 6，雄蕊 6，子房下位；3 心皮 3 室；蒴果有翅。②显微特征：含黏液细胞及草酸钙针晶束，常有根被。

山药 Dioscoreae Rhizoma

【来源】　为薯蓣科植物薯蓣 *Dioscorea opposita* Thunb. 的干燥根茎。

【植物形态】　多年生缠绕性草质藤本。块茎棒状，肉质，具黏液，生多数须根。茎常带紫色，右旋。单叶互生，中部以上对生，有时三叶轮生。叶片三角形至三角状卵形，基部耳状膨大，呈宽心形。叶腋内常有珠芽（零余子）。穗状花序，聚生叶腋，花小，白色，单性，雌雄异株。雄花序直立，雌花序下垂。花被 6，雄蕊 6，雌花柱头 3。子房下位。蒴果扁圆形，有 3 棱，翅状。种子扁圆形，四周有膜质宽翅（图 6-147）。

【产地】　主产于河南、河北等地。

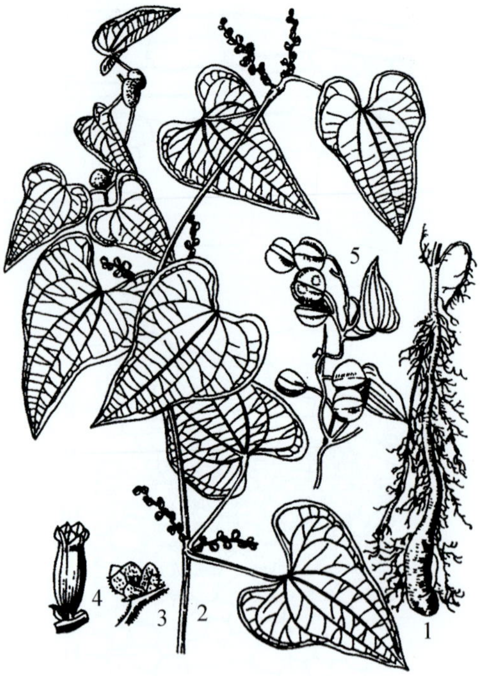

图 6-147 薯蓣

1. 块茎；2. 雄花枝；3. 雄花；4. 雌花；5. 果枝

【采制】 冬季茎叶枯萎后采挖，切去根头，洗净，除去外皮和须根，干燥，习称“毛山药”；或除去外皮，趁鲜切厚片，干燥，称为“山药片”；也有选择肥大顺直的干燥山药，置清水中，浸至无干心，闷透，切齐两端，用木板搓成圆柱状，晒干，打光，习称“光山药”。

【性状鉴定】

（1）毛山药 略呈圆柱形，弯曲而稍扁，长 15 ～ 30cm，直径 1.5 ～ 6cm。表面为黄白色或淡黄色，有纵沟、纵皱纹及须根痕，偶有浅棕色外皮残留。体重，质坚实，不易折断，断面白色，粉性。气微，味淡、微酸，嚼之发黏。

（2）山药片 为不规则的厚片，皱缩不平，切面为白色或黄白色，质坚脆，粉性。气微，味淡、微酸。

（3）光山药 呈圆柱形，两端平齐，长 9 ～ 18cm，直径 1.5 ～ 3cm。表面光滑，白色或黄白色（图 6-148）。

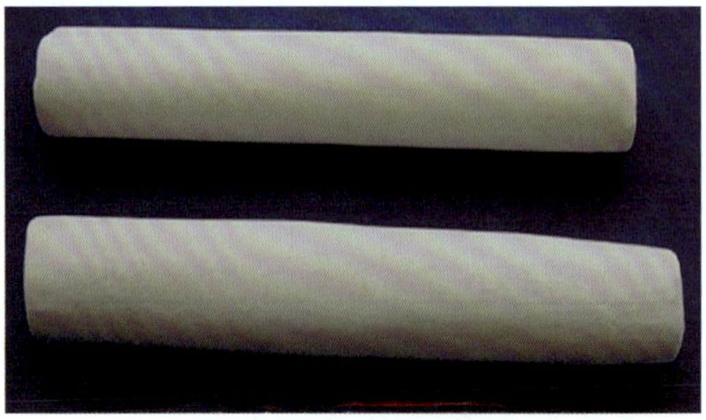

图 6-148 光山药

以条粗、质坚实、粉性足、色洁白者为佳。

【化学成分】 含薯蓣皂苷元、多巴胺、尿囊素、氨基酸、山药多糖等。

【炮制】

（1）山药 取毛山药或光山药除去杂质，分开大小个，泡润至透，切厚片，干燥。

本品为类圆形、椭圆形或不规则形的厚片。表面为类白色或淡黄白色，质脆，易折断，切面为类白色，富粉性。气微，味淡、微酸，嚼之发黏。

（2）山药片 取山药片，除去杂质。

本品为不规则的厚片，皱缩不平，切面为白色或黄白色，质坚脆，粉性。气微，味淡、微酸。

（3）麸炒山药 取毛山药片或光山药片，照麸炒法炒至黄色。

本品形如毛山药片或光山药片，切面为黄白色或微黄色，偶见焦斑，略有焦香气。

【性味归经】 甘，平。归脾、肺、肾经。

【功能主治】 补脾养胃，生津益肺，补肾涩精。用于脾虚食少，久泻不止，肺虚喘咳，肾虚遗精，带下，尿频，虚热消渴。麸炒山药补脾健胃。用于脾虚食少，泄泻便溏，白带过多。

【药理作用】 提高免疫功能，改善消化功能，降血糖，降血脂，抗炎，抗氧化，延缓衰老，抗肿瘤，抗突变，促进肾脏再生修复，调节酸碱平衡等。

【用法用量】 15 ～ 30g。

【贮藏】 置通风干燥处，防蛀。

链 接 山药的伪品

（1）同属植物参薯 *Dioscorea alata* L. 的根茎 药材呈不规则圆柱形、扁圆柱形、纺锤形或扁块状；表面为黄白色或淡黄棕色；断面为白色至黄白色，富粉性；气微，味淡，嚼之发黏。

（2）大戟科植物木薯 *Manihot esculenta* Crantz 的块根 多切成段或片，外皮多已除去，表面类白色，残留外皮为棕褐色或黑色；断面类白色，靠外侧有一明显黄白色或淡黄棕色的形成层环纹；向内可见淡黄色筋脉点呈放射状稀疏散在，中央有一细小黄色木心，有的具裂隙；气微，味淡。本品因含氢氰酸而具毒性。

（六）鸢尾科（Iridaceae）

①识别要点：草本；叶多基生，剑形，基部有套叠叶鞘，互相套叠排成 2 列；花常大而艳丽，花被片 6，雄蕊 3，子房下位，3 室，蒴果。②显微特征：常有草酸钙结晶，维管束为周木型及外韧型。

西红花 *Croci Stigma

【来源】 为鸢尾科植物番红花 *Crocus sativus* L. 的干燥柱头。

【植物形态】 草本。具球茎，外被褐色膜质鳞片。叶基生，条形。花自球茎发出；两性，辐射对称；花被 6，白色、紫色、蓝色，花被管细管状；雄蕊 3；子房下位，花柱细长，顶端 3 深裂，柱头略膨大成喇叭状，顶端边缘有不整齐锯齿，一侧具 1 裂隙。蒴果（图 6-149）。

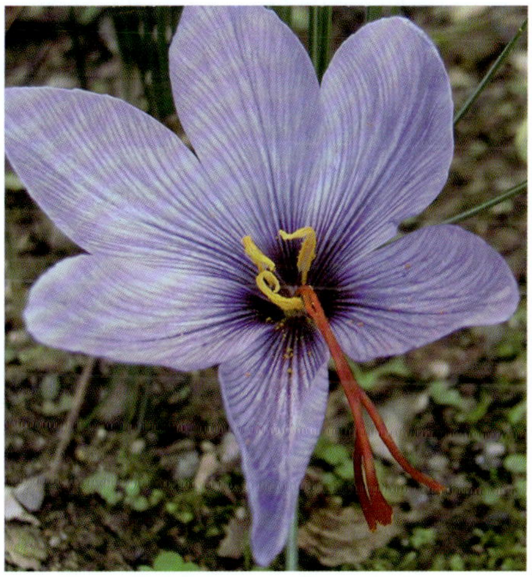

图 6-149 番红花

【产地】 原产欧洲，我国引种栽培。

【采制】 花期摘取柱头，摊放在竹匾内，上盖一张薄吸水纸后晒干，或 40 ～ 50℃烘干，或在通风处晾干。

【性状鉴定】 呈线形，单独或 3 枚柱头连 1 枚花柱上，长 2 ～ 3.5cm，略弯曲，下端易断。暗红色，上部较宽而略扁平，顶端边缘显不整齐的齿状，内侧有一短裂隙，下端有时残留一小段黄色花柱。体轻，质松软，无油润光泽，干燥后质脆易断。气特异，微有刺激性，味微苦（图 6-150）。

以柱头色棕红、黄色花柱少，无杂质者为佳。

水试：取本品浸水中，可见橙黄色呈直线下降，并逐渐扩散，水被染成黄色，无沉淀。柱头呈喇叭状，有短缝；在短时间内，用针拨之不破碎。

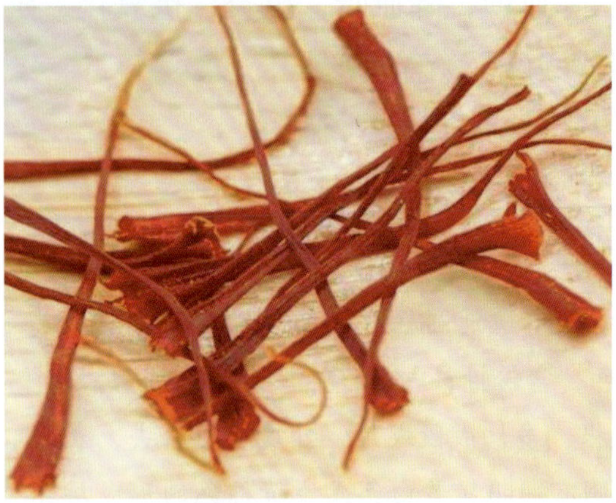

图 6-150 西红花

【显微鉴定】 粉末：橙红色。表皮细胞表面观长条形，壁薄，微弯曲，有的外壁凸出呈乳头状或绒毛状，表面隐约可见纤细纹理。柱头顶端表皮细胞绒毛状，直径 26 ～ 56μm，表面有稀疏纹理。草酸钙结晶聚集于薄壁细胞中，呈颗粒状、圆簇状、梭形或类方形，直径 2 ～ 14μm（图 6-151）。

【化学成分】 含西红花苷Ⅰ、西红花苷Ⅱ、西红花酸等。

【理化鉴定】 取本品少量，置白瓷板上，加硫酸 1 滴，酸液显蓝色经紫色缓缓变为红褐色或棕色（检查西红花苷和苷元）。

【性味归经】 甘，平。归心、肝经。

【功能主治】 活血化瘀，凉血解毒，解郁安神。用于经闭癥瘕，产后瘀阻，温毒发斑，忧郁痞闷，惊悸发狂。

【药理作用】 降血脂，降血糖，降血压，抗血管损伤，抗心肌及脑缺血，抗抑郁，保肝，调节胃肠道功能，改善肺部损伤及肺纤维化等。

【用法用量】 1 ～ 3g，煎服或沸水泡服。

【注意】 孕妇慎用。

【贮藏】 置通风阴凉干燥处，避光，密闭。

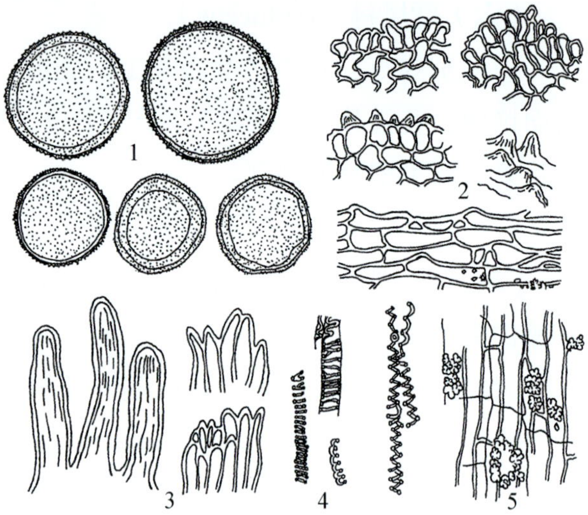

图 6-151 西红花粉末

1. 花粉粒；2. 表皮细胞；3. 柱头顶端表皮细胞及绒毛状细胞；4. 导管；5. 草酸钙结晶

链 接 西红花产地

西红花原产于西班牙、荷兰、德国、法国、意大利、希腊、伊朗等地中海沿岸国家和小亚细亚（今天的土耳其亚洲部分）地区。唐代，西红花由印度传入我国，主要作药用。历史上我国一直从西方国家进口，所以称为西红花。我国进口西红花主要是从印度经西藏传入内地，故又称藏红花、番红花。

西红花不仅药用广泛，疗效显著，还是世界上高档的香料和上乘的染料，大量用于日用化工、食品、染料工业，是美容化妆品和香料制品的重要宝贵原料。由于西红花集多种用途于一身，在国内外需求量极大，经济价值居世界药用植物之首，被西班牙人誉为“红色金子”。

我国于 1965 年开始引种试验，现已在上海、浙江、河南、北京、新疆等 22 个省、自治区、直辖市引种成功，但西藏不产。

（七）姜科（Zingiberaceae）

①识别要点：草本，常有香气；萼片、花瓣区分明显；能育雄蕊 1，退化雄蕊花瓣状。②显微特征：含油细胞。根状茎常具明显的内皮层，最外层具栓化皮层；块根常有根被。

砂仁 Amomi Fructus

【来源】　为姜科植物阳春砂 *Amomum villosum* Lour.、绿壳砂 *A. villosum* Lour. var. *xanthioides* T.L.Wu et Senjen 或海南砂 *A. longiligulare* T.L.Wu 的干燥成熟果实。

【植物形态】

（1）阳春砂　草本。根状茎细长横走。叶条状披针形或长椭圆形，全缘，尾尖，叶鞘上有凹陷的方格状网纹，叶舌半圆形。花冠白色，唇瓣白色，中间有淡黄色或红色斑点，圆匙形，先端 2 裂，药隔附属体 3 裂。果实红棕色，卵圆形，不裂，有刺状突起。种子多数，极芳香（图 6-152）。

（2）绿壳砂　蒴果成熟时绿色，果皮上的柔刺较扁。

（3）海南砂　果具明显钝 3 棱，果皮厚硬，被片状、分裂的柔刺。

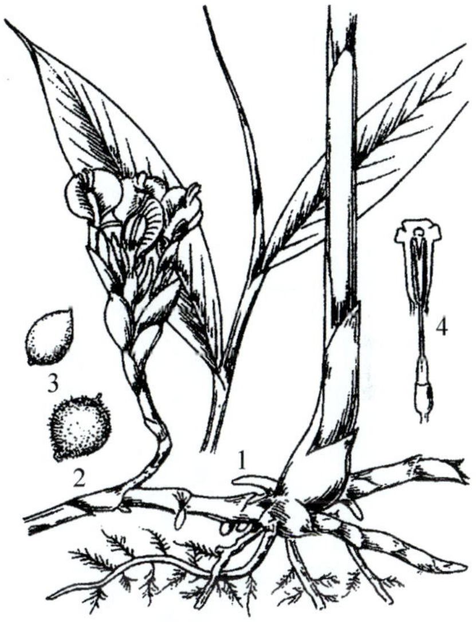

图 6-152　阳春砂

1. 植株；2. 幼果；3. 果实；4. 示雄蕊和雌蕊

【产地】　阳春砂主产于广东，多为栽培；绿壳砂产于云南；海南砂主产于海南。

【采制】　夏、秋两季果实成熟时采收，晒干或低温干燥。

【性状鉴定】

（1）阳春砂、绿壳砂　呈椭圆形或卵圆形，有不明显的三棱，长 1.5 ～ 2cm，直径 1 ～ 1.5cm。表面棕褐色，密生刺状突起，顶端有花被残基，基部常有果梗。果皮薄而软。种子集结成团，具三钝棱，中有白色隔膜，将种子团分成 3 瓣，每瓣有种子 5 ～ 26 粒。种子为不规则多面体，直径 2 ～ 3mm；表面为棕红色或暗褐色，有细皱纹，外被淡棕色膜质假种皮；质硬，胚乳灰白色。气芳香而浓烈，味辛凉、微苦（图 6-153）。

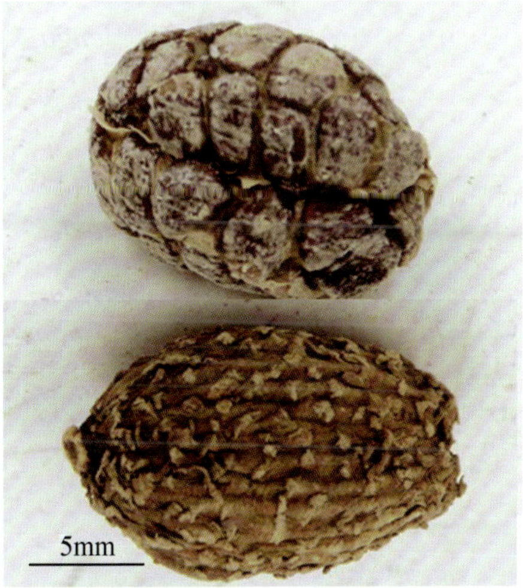

图 6-153　砂仁

（2）海南砂　呈长椭圆形或卵圆形，有明显的三棱，长 1.5 ～ 2cm，直径 0.8 ～ 1.2cm。表面被片状、分枝的软刺，基部具果梗痕。果皮厚而硬。种子团较小，每瓣有种子 3 ～ 24 粒；种子直径 1.5 ～ 2mm。气味稍淡。

均以个大、坚实、饱满、香气浓者为佳。

【化学成分】 含挥发油，主要为乙酸龙脑酯、芳樟醇、龙脑、樟脑等。

【性味归经】 辛，温。归脾、胃、肾经。

【功能主治】 化湿开胃，温脾止泻，理气安胎。用于湿浊中阻，脘痞不饥，脾胃虚寒，呕吐泄泻，妊娠恶阻，胎动不安。

【药理作用】 促进胃肠运动，抗溃疡，保护肠黏膜，抗腹泻，抗炎，镇痛等。

【用法用量】 3～6g，后下。

【贮藏】 置阴凉干燥处。

郁金 Curcumae Radix

【来源】 为姜科植物温郁金 *Curcuma wenyujin* Y.H. Chen et C.Ling、姜黄 *C. longa* L.、广西莪术 *C. kwangsiensis* S.G.Lee et C.F.Liang 或蓬莪术 *C. phaeocaulis* Val. 的干燥块根。前两者分别习称“温郁金”和“黄丝郁金”，其余按性状不同习称“桂郁金”或“绿丝郁金”。

【植物形态】 温郁金：根茎肉质，肥大，呈椭圆形或长椭圆形，黄色，芳香；根端膨大呈纺锤状。叶基生，叶片长圆形，顶端具细尾尖，基部渐狭，叶柄约与叶片等长。花葶单独由根茎抽出，与叶同时发出或先叶而出，穗状花序呈圆柱形。花冠管漏斗形，喉部被毛，裂片长圆形，白色；唇瓣黄色，倒卵形，顶微2裂（图6-154）。

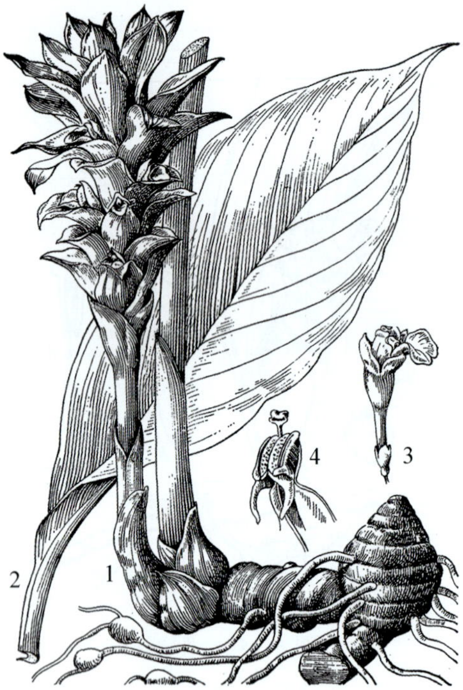

图 6-154 温郁金

1. 根茎及花序；2. 叶；3. 花；4. 雄蕊

链接 郁金基原植物检索表

1. 花葶由顶部叶鞘内抽出，秋季开花
    2. 叶无毛，根状茎断面深黄色……姜黄 *C. longa*
    2. 叶两面被糙伏毛，根状茎断面白色……广西莪术 *C. kwangsiensis*
1. 花葶单独由根茎抽出，春季开花
    3. 叶片中央有紫色带，花冠裂片淡黄色，根茎断面黄绿色……蓬莪术 *C. phaeocaulis*
    3. 叶片全部绿色，花冠裂片白色，根茎断面黄色……温郁金 *C. wenyujin*

【产地】 主产于浙江、福建、广西、四川等地。

【采制】 冬季茎叶枯萎后采挖，除去泥沙和细根，蒸或煮至透心，干燥。

【性状鉴定】

（1）温郁金 呈长圆形或卵圆形，稍扁，有的微弯曲，两端渐尖，长2.5～8.5cm，直径0.2～1.5cm。表面为灰褐色或灰棕色，具不规则的纵皱纹，纵纹隆起处色较浅。质坚实，断面灰棕色至灰褐色，角质样；内皮层环明显。气微香，味微苦（图 6-155）。

（2）黄丝郁金 呈纺锤形，有的稍扁，有的一端细长，长 2 ～ 5.5cm，直径 0.5 ～ 1.5cm。表面为棕灰色或灰黄色，具细皱纹。断面为橙黄色，外周棕黄色至棕红色。气芳香，味辛辣。

（3）桂郁金 呈长圆锥形或长圆形，长 2 ～ 6.5cm，直径 1 ～ 2cm。表面淡棕色至棕色或红棕色，具疏浅纵纹或较粗糙网状皱纹。断面淡棕色至棕色或棕褐色，角质样或半角质样。气微，味微辛苦。

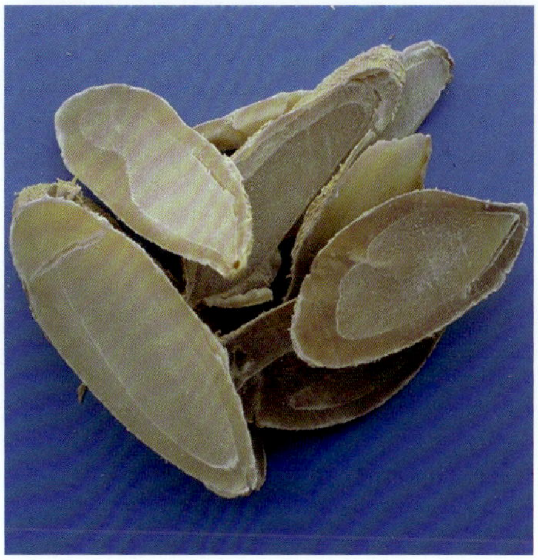

图 6-155 郁金

（4）绿丝郁金 呈长椭圆形，有的稍扁，较粗壮，长 1.5 ～ 4cm，直径 1 ～ 1.5cm。表面为灰色或灰黑色，具皱纹。断面为棕色至棕褐色或显灰黑色，角质样或半角质样。气微，味淡。

【化学成分】 含挥发油、姜黄素、脱甲氧基姜黄素、姜黄酮等。

【炮制】 洗净，润透，切薄片，干燥。

温郁金、桂郁金、绿丝郁金呈椭圆形或长条形薄片。表皮为棕色至棕褐色或灰褐色至灰棕色，具皱纹。切面为棕黄色至棕褐色或灰褐色至灰棕色，或呈灰黑色；角质样或半角质样。

黄丝郁金呈类圆形或长条形薄片。表面灰黄色，具细皱纹。切面橙黄色或黄褐色，角质样。

【性味归经】 辛、苦，寒。归肝、心、肺经。

【功能主治】 活血止痛，行气解郁，清心凉血，利胆退黄。用于胸胁刺痛，胸痹心痛，经闭痛经，乳房胀痛，热病神昏，癫痫发狂，血热吐衄，黄疸尿赤。

【药理作用】 扩血管，利胆，降血脂，抑制肿瘤生长等。

【用法用量】 3 ～ 10g。

【注意】 不宜与丁香、母丁香同用。

【贮藏】 置干燥处，防蛀。

附

莪术 为蓬莪术、广西莪术或温郁金的干燥根茎。后者习称“温莪术”。①蓬莪术：呈卵圆形、长卵形、圆锥形或长纺锤形，顶端多钝尖，基部钝圆。表面为灰黄色至灰棕色，上部环节突起，有圆形微凹的须根痕或残留的须根，有的两侧各有 1 列下陷的芽痕和类圆形的侧生根茎痕，有的可见刀削痕。体重，质坚实，断面灰褐色至蓝褐色，蜡样，常附有灰棕色粉末，皮层与中柱易分离，内皮层环纹棕褐色。气微香，味微苦而辛。②广西莪术：环节稍突起，断面黄棕色至棕色，常附有淡黄色粉末，内皮层环纹黄白色。③温莪术：断面黄棕色至棕褐色，常附有淡黄色至黄棕色粉末。气香或微香。能行气破血，消积止痛；用于癥瘕痞块，瘀血经闭，胸痹心痛，食积胀痛。

姜黄 为姜黄的干燥根茎。呈不规则卵圆形、圆柱形或纺锤形，常弯曲，有的具短叉状分枝。表面为深黄色，粗糙，有皱缩纹理和明显环节，并有圆形分枝痕及须根痕。质坚实，不易折断，断面为棕黄色至金黄色，角质样，有蜡样光泽，内皮层环纹明显，维管束呈点状散在。气香特异，味苦、辛。能破血行气，通经止痛；用于胸胁刺痛，胸痹心痛，痛经经闭，癥瘕，风湿肩臂疼痛，跌仆肿痛。

片姜黄 为温郁金的根茎。冬季茎叶枯萎后采挖，洗净，除去须根，趁鲜纵切厚片，晒干，呈长圆形或不规则的片状，大小不一。外皮为灰黄色，粗糙皱缩，有时可见环节及须根痕。切面为黄白色至棕黄色，有一圈环纹及多数筋脉小点。质脆而坚实。断面为灰白色至棕黄色，略粉质。气香特异，味微苦而辛凉。功能主治与姜黄类同。

（八）兰科 *（Orchidaceae）

①识别要点：花具唇瓣；雄蕊与花柱合生成合蕊柱；花粉结合成花粉块；子房下位，侧膜胎座；种子微小而多（图 6-156）。②显微特征：具黏液细胞，内含草酸钙针晶；维管束为周韧型或有限外韧型。

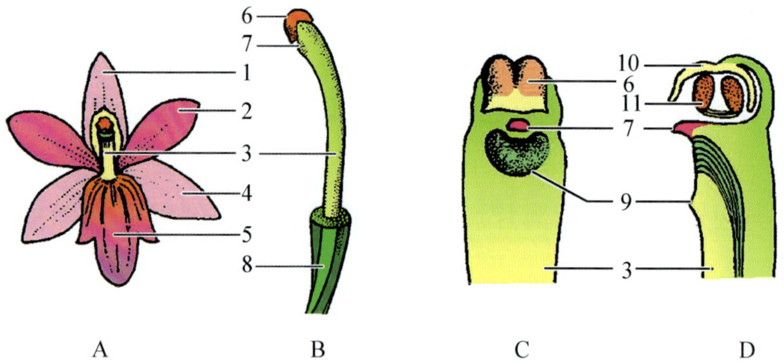

图 6-156 兰花的构造

A. 花下面观（示花被）；B. 子房及合蕊柱；C. 合蕊柱上部；D. 合蕊柱上部纵切

1. 中萼片；2. 花瓣；3. 合蕊柱；4. 侧萼片；5. 唇瓣；6. 花药；7. 蕊喙；8. 子房；9. 柱头；10. 药帽；11. 花粉块

兰科是种子植物中仅次于菊科的第二大科，约有 700 属 20 000 种，产全球热带地区和亚热带地区，少数种类也见于温带地区。我国有 171 属 1247 种以及许多亚种、变种和变型。

天麻 *Gastrodiae Rhizoma

【来源】 为兰科植物天麻 *Gastrodia elata* Bl. 的干燥块茎。

【植物形态】 为多年生寄生植物，寄主为密环菌，以密环菌的菌丝或菌丝的分泌物为营养来源。块茎长椭圆形，肥厚，有多数环节，环节上有点状突起和鳞片。茎单一，直立，黄红色。叶退化成鳞片。总状花序顶生；花黄绿色；花被合生成壶状，口部歪斜；子房下位，倒卵形。蒴果长圆状倒卵形（图 6-157）。

【产地】 主产于四川、云南、湖北、陕西、贵州等省。

【采制】 冬至以后年内采挖者称为“冬麻”，体重饱满质佳；立夏以前采挖者称为“春麻”，体松皱缩质次。挖出根茎立即洗净，擦去外皮，蒸透，60℃以下烘干或晒干。

【性状鉴定】 呈椭圆形或长条形，略扁，皱缩而稍弯曲。表面为黄白色至黄棕色，有多轮由白色斑点状的潜伏芽（习称“芝麻点”）排列而成的横环纹，有时可见棕褐色菌素。冬麻顶端有红棕色至深棕色鹦嘴状的芽（习称“鹦哥嘴”），春麻顶端有红色辫状残留茎基（习称“红小辫”）；另一端有圆脐形疤痕（肚脐眼）。质坚硬，不易折断，断面较平坦，黄白色至淡棕色，角质样。气微，味甘（图 6-158）。

质地坚实沉重、有鹦哥嘴、断面明亮、无空心者为“冬麻”，质佳；质地轻泡、有残留茎基、断面色晦暗、空心者为“春麻”，质次。

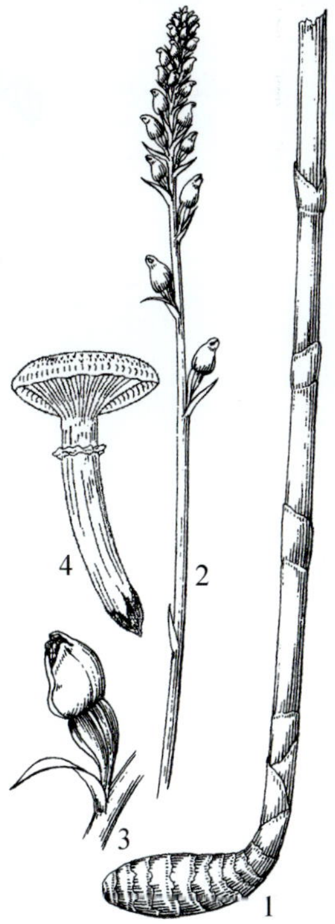

图 6-157 天麻基原植物

1. 植株下部；2. 植株上部和花序；3. 花；4. 蜜环菌的子实体

【显微鉴定】 横切面：表皮有残留，下皮由 2 ～ 3 列切向延长的栓化细胞组成。皮层为十数列多角形细胞，有的含草酸钙针晶束。较老块茎皮层与下皮相接处有 2 ～ 3 列椭圆形厚壁细胞，木化，纹孔明显。中柱占绝大部分，有小型周韧维管束散在；薄壁细胞亦含草酸钙针晶束（图 6-159）。

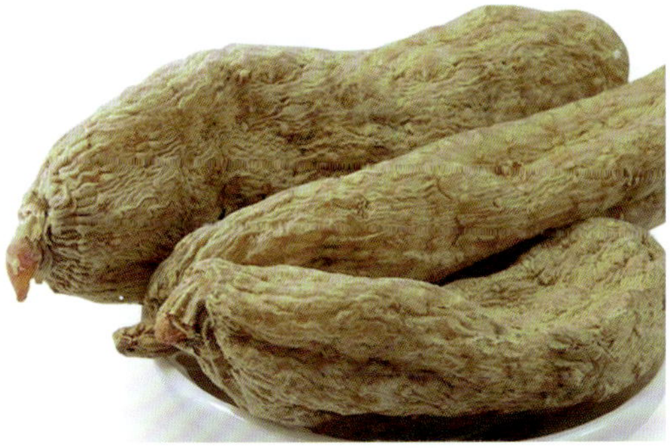

图 6-158 天麻

粉末：黄白色至黄棕色。厚壁细胞椭圆形或类多角形，直径 70 ～ 180μm，壁厚 3 ～ 8μm，木化，纹孔明显。草酸钙针晶成束或散在，长 25 ～ 75（93）μm。用醋酸甘油水装片观察含糊化多糖类物的薄壁细胞无色，有的细胞可见长卵形、长椭圆形或类圆形颗粒，遇碘液显棕色或淡棕紫色。螺纹导管、网纹导管及环纹导管直径 8 ～ 30μm（图 6-160）。

【化学成分】 含天麻素、香荚兰醇、香草醛、微量生物碱、β- 谷甾醇、黏液质等。

【理化鉴定】 ①取粉末 1g，加水 10ml 浸渍 4 小时，时时振摇，滤过，滤液加碘试液 2 ～ 4 滴，显紫红色至酒红色。②取粉末 1g，加水 45% 乙醇溶液 10ml 浸泡 4 小时，时时振摇，滤过，滤液加硝酸汞试液 0.5ml，加热，溶液显玫瑰红色，并产生黄色沉淀。

【性味归经】 甘，平。归肝经。

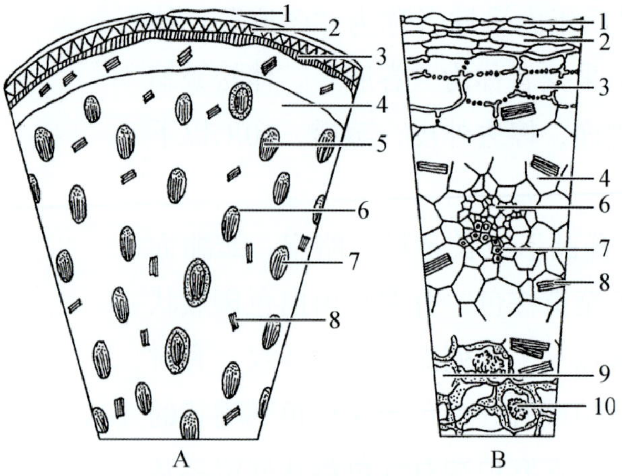

图 6-159 天麻横切面

A. 简图；B. 详图

1. 表皮；2. 下皮；3. 皮层外侧的厚壁细胞；4. 中柱；5. 维管束；6. 韧皮部；7. 木质部；8. 针晶束；9. 具纹孔的薄壁细胞；10. 糊化多糖团块

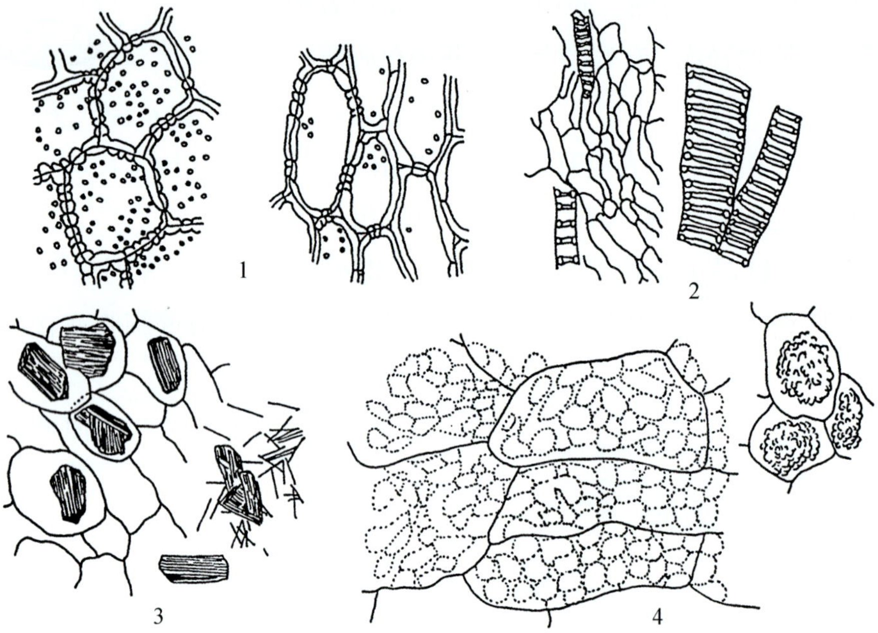

图 6-160 天麻粉末

1. 厚壁细胞；2. 导管；3. 草酸钙针晶；4. 多糖颗粒

【功能主治】 息风止痉，平抑肝阳，祛风通络。用于小儿惊风，癫痫抽搐，破伤风，头痛眩晕，手足不遂，肢体麻木，风湿痹痛。

【药理作用】 镇静，抗惊厥，抗癫痫；改善学习记忆，保护神经细胞；扩张血管，降血压，抗血小板聚集，抗血栓；抗炎，镇痛等。

【用法用量】 3 ～ 10g。

【贮藏】 置通风干燥处，防蛀。

链接　天麻与蜜环菌的共生关系

在漫长的生物演变过程中，天麻变成一种没有根、没有叶、全身不含叶绿素、不进行光合作用、无法从土壤中吸收无机盐的、极简化的特殊寄生植物，它的寄主就是真菌——蜜环菌。蜜环菌属于伞菌，因菌盖表面呈蜜黄色、菌柄上部有环而被称为“蜜环菌”。野生蜜环菌以木纤维为营养源。

天麻种子细小如粉，微小的种子本身无法储存养分，种子的萌发依靠蜜环菌为其提供营养。天麻靠消化侵染自身的蜜环菌获得营养而生长，但当天麻生长减弱时，蜜环菌又反过来利用天麻体内的营养来生长，直到把麻体“吃空”为止。蜜环菌与天麻是一种极为特殊的共生关系，有天麻生长的地方必有蜜环菌的存在，而有蜜环菌生长的地方不一定有天麻的存在，“有菌才有麻”就是对天麻与蜜环菌关系的通俗评价。

铁皮石斛 Dendrobii officinalis Caulis

【来源】　为兰科植物铁皮石斛 *Dendrobium officinale* Kimura et Migo 的干燥茎。

【植物形态】　多年生附生草本。茎直立，圆柱形，不分枝，具多节，常在中部以上互生 3 ～ 5 枚叶；叶 2 列，长圆状披针形，先端钝并且多少钩转，基部下延为抱茎的鞘，边缘和中肋常带淡紫色；叶鞘常具紫斑，老时其上缘与茎松离而张开，并且与节留下一个环状铁青的间隙。总状花序常从落了叶的老茎上部发出，具 2 ～ 3 朵花；花序轴回折状弯曲；花黄绿色。蒴果（图 6-161）。

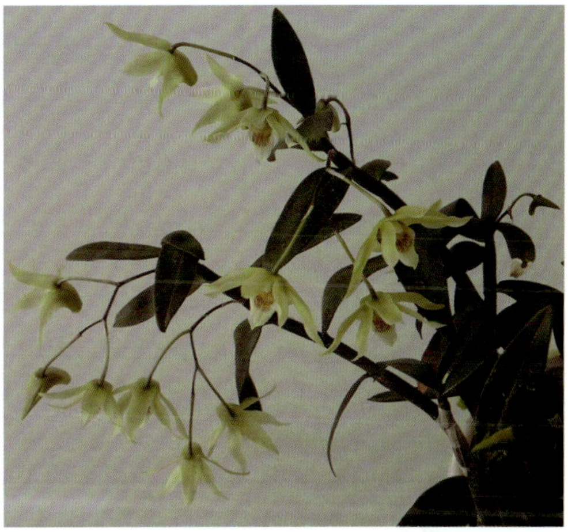

图 6-161　铁皮石斛基原植物

【产地】　主产于安徽、浙江、福建、广西、四川、云南等地。

【采制】　11 月至翌年 3 月采收，除去杂质，剪去部分须根，边加热边扭成螺旋形或弹簧状，烘干；或切成段，干燥或低温烘干，前者习称“铁皮枫斗”（耳环石斛）；后者习称“铁皮石斛”。

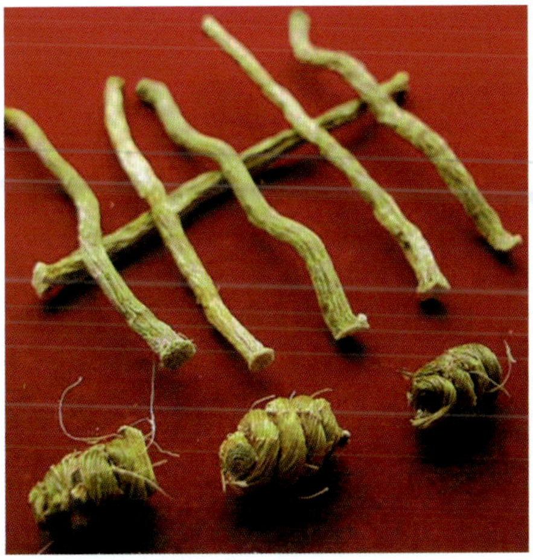

图 6-162　铁皮石斛

【性状鉴定】

（1）铁皮枫斗　呈螺旋形或弹簧状，通常为 2 ～ 6 个旋纹，茎拉直后长 3.5 ～ 8cm，直径 0.2 ～ 0.4cm。表面为黄绿色或略带金黄色，有细纵皱纹，节明显，节上有时可见残留的灰白色叶鞘；一端可见茎基部留下的短须根。质坚实，易折断，断面平坦，为灰白色至灰绿色，略角质状。气微，味淡，嚼之有黏性。

（2）铁皮石斛　呈圆柱形的段，长短不等（图 6-162）。

【化学成分】 含铁皮石斛多糖、甘露糖等。

【性味归经】 甘，微寒。归胃、肾经。

【功能主治】 益胃生津，滋阴清热。用于热病津伤，口干烦渴，胃阴不足，食少干呕，病后虚热不退，阴虚火旺，骨蒸劳热，目暗不明，筋骨痿软。

【药理作用】 抗氧化，抗肿瘤，降血糖，降血压，降血脂，抗炎，保肝护胃，缓解便秘等。

【用法用量】 6～12g。

【贮藏】 置通风干燥处，防潮。

附

石斛 为金钗石斛 *Dendrobium nobile* Lindl、霍山石斛 *D.huoshanense* C.Z.Tang et S.J.Cheng、鼓槌石斛 *D. chrysotoxum* Lindl. 或流苏石斛 *D. fimbriatum* Hook. 的栽培品及其同属植物近似种的新鲜或干燥茎。①鲜石斛：呈圆柱形或扁圆柱形，长约 30cm，直径 0.4～1.2cm。表面黄绿色，光滑或有纵纹，节明显，色较深，节上有膜质叶鞘。肉质多汁，易折断。气微，味微苦而回甜，嚼之有黏性。②金钗石斛：呈扁圆柱形，长 20～40cm，直径 0.4～0.6cm，节间长 2.5～3cm。表面金黄色或黄中带绿色，有深纵沟。质硬而脆，断面较平坦而疏松。气微，味苦。③霍山石斛：干条呈直条状或不规则弯曲形，长 2～8cm，直径 1～4mm。表面淡黄绿色至黄绿色，偶有黄褐色斑块，有细纵纹，节明显，节上有的可见残留的灰白色膜质叶鞘；一端可见茎基部残留的短须根或须根痕，另一端为茎尖，较细。质硬而脆，易折断，断面平坦，灰黄色至灰绿色，略角质状。气微，味淡，嚼之有黏性。鲜品稍肥大。肉质，易折断，断面淡黄绿色至深绿色。气微，味淡，嚼之有黏性且少有渣。枫斗呈螺旋形或弹簧状，通常为 2～5 个旋纹，茎拉直后性状同干条。④鼓槌石斛：呈粗纺锤形，中部直径 1～3cm，具 3～7 节。表面光滑，金黄色，有明显凸起的棱。质轻而松脆，断面海绵状。气微，味淡，嚼之有黏性。⑤流苏石斛等：呈长圆柱形，长 20～150cm，直径 0.4～1.2cm，节明显，节间长 2～6cm。表面黄色至暗黄色，有深纵槽。质疏松，断面平坦或呈纤维性。味淡或微苦，嚼之有黏性。石斛功能主治同铁皮石斛。

表 6-4 为其他被子植物类天然药物来源、性状特征及功能。

表 6-4 其他被子植物类天然药物简表

名称	来源	性状特征	功能
太子参	为石竹科植物孩儿参 *Pseudostellaria heterophylla* 的干燥块根	呈细长纺锤形或细长条形，稍弯曲。表面灰黄色至黄棕色，较光滑，微有纵皱纹，凹陷处有须根痕。顶端有茎痕。质硬而脆，断面较平坦，周边淡黄棕色，中心淡黄白色，角质样。气微，味微甘	益气健脾，生津润肺

续表

名称	来源	性状特征	功能
莲子	为睡莲科植物莲 *Nelumbo nucifera* 的干燥成熟种子	略呈椭圆形或类球形。表面红棕色，有细纵纹和较宽的脉纹。一端中心呈乳头状突起，棕褐色，多有裂口，其周边略下陷。质硬，种皮薄，不易剥离。子叶 2，黄白色，肥厚，中有空隙，具绿色莲子心；或底部具有一小孔，不具莲子心。气微，味甘、微涩；莲子心味苦	补脾止泻，止带，益肾涩精，养心安神
淫羊藿	为小檗科植物淫羊藿 *Epimedium brevicornu*、箭叶淫羊藿 *E.sagittatum*、柔毛淫羊藿 *E.pubescens* 或朝鲜淫羊藿 *E.koreanum* 的干燥叶	①淫羊藿：二回三出复叶，茎生叶对生；小叶片卵圆形，长 3 ～ 8cm，宽 2 ～ 6cm；先端微尖，顶生小叶基部心形，两侧小叶较小，偏心形，外侧较大，呈耳状，边缘具黄色刺毛状细锯齿；上表面为黄绿色，下表面为灰绿色，主脉 7 ～ 9 条，基部有稀疏细长毛，细脉两面突起，网脉明显；小叶柄长 1 ～ 5cm。叶片近革质。气微，味微苦。②箭叶淫羊藿：一回三出复叶，小叶片长卵形至卵状披针形，长 4 ～ 12cm，宽 2.5 ～ 5cm；先端渐尖，两侧小叶基部明显偏斜，外侧呈箭形。下表面疏被粗短伏毛或近无毛。叶片革质。③柔毛淫羊藿：一回三出复叶；叶下表面及叶柄密被绒毛状柔毛。④朝鲜淫羊藿：二回三出复叶，茎生叶单生；小叶较大，长 4 ～ 10cm，宽 3.5 ～ 7cm，先端长尖。叶片较薄	补肾阳，强筋骨，祛风湿
木通	为木通科植物木通 *Akebia quinata*、三叶木通 *A. trifoliata* 或白木通 *A. trifoliata* var. *australis* 的干燥藤茎	呈圆柱形，常稍扭曲。表面为灰棕色至灰褐色，外皮粗糙而有许多不规则的裂纹或纵沟纹，具突起的皮孔。节部膨大或不明显，具侧枝断痕。体轻，质坚实，不易折断，断面不整齐，皮部较厚，黄棕色，可见淡黄色颗粒状小点，木部黄白色，射线呈放射状排列，髓小或有时中空，黄白色或黄棕色。气微，味微苦而涩	利尿通淋，清心除烦，通经下乳
川木通	为毛茛科植物小木通 *Clematis armandii* 或绣球藤 *C. montana* 的干燥藤茎	呈长圆柱形，略扭曲。表面为黄棕色或黄褐色，有纵向凹沟，布满明显细纵棱线；节处多膨大，有叶痕及侧枝痕。残存皮部易撕裂。质坚硬，不易折断。切片厚 2 ～ 4mm，边缘不整齐，残存皮部黄棕色，木部浅黄棕色或浅黄色，有黄白色放射状纹理及裂隙，其间布满导管孔，髓部较小，类白色或黄棕色，偶有空腔。气微，味淡	利尿通淋，清心除烦，通经下乳
防己	为防己科植物粉防己 *Stephania tetrandra* 的干燥根	呈不规则圆柱形、半圆柱形或块状，多弯曲。表面为淡灰黄色至灰褐色，在弯曲处常有深陷横沟而成结节状的瘤块样。体重，质坚实，断面平坦，灰白色至灰黄色，富粉性，有排列较稀疏的放射状纹理（车轮纹），有的有裂隙。气微，味苦	祛风止痛，利水消肿

续表

名称	来源	性状特征	功能
辛夷	为木兰科植物望春花 *Magnolia biondii*、玉兰 *M. denudata* 或武当玉兰 *M. sprengeri* 的干燥花蕾	①望春花：呈长卵形，似毛笔头。基部常具短梗，梗上有类白色点状皮孔。苞片 2 ～ 3 层，每层 2 片，两层苞片间有小鳞芽，苞片外表面密被灰白色或灰绿色茸毛，内表面类棕色，无毛。花被片 9，棕色，外轮花被片 3，条形，约为内两轮长的 1/4，呈萼片状，内两轮花被片 6，每轮 3，轮状排列。雄蕊和雌蕊多数，螺旋状排列。体轻，质脆。气芳香，味辛凉而稍苦。②玉兰：基部枝梗较粗壮，皮孔浅棕色。苞片外表面密被灰白色或灰绿色茸毛。花被片 9，内外轮同型。③武当玉兰：基部枝梗粗壮，皮孔红棕色。苞片外表面密被淡黄色或淡黄绿色茸毛，有的最外层苞片茸毛已脱落而呈黑褐色。花被片 10 ～ 12（15），内外轮无显著差异	散风寒，通鼻窍
山楂	为蔷薇科植物山里红 *Crataegus pinnatifida* var. *major* 或山楂 *C. pinnatifida* 的干燥成熟果实	为圆形片，皱缩不平。外皮红色，具皱纹，有灰白色小斑点。果肉深黄色至浅棕色。中部横切片具 5 粒浅黄色果核，但核多脱落而中空。有的片上可见短而细的果梗或花萼残迹。气微清香，味酸、微甜	消食健胃，行气散瘀，化浊降脂
木瓜	为蔷薇科植物贴梗海棠 *Chaenomeles speciosa* 的干燥近成熟果实	长圆形，多纵剖成两半。外表面紫红色或红棕色，有不规则的深皱纹；剖面边缘向内卷曲，果肉红棕色，中心部分凹陷，棕黄色；种子扁长三角形，多脱落。质坚硬。气微清香，味酸	舒筋活络，和胃化湿
仙鹤草	为蔷薇科植物龙芽草 *Agrimonia pilosa* 的干燥地上部分	全体被白色柔毛。茎下部圆柱形，红棕色，上部方柱形，四面略凹陷，绿褐色，有纵沟和棱线，有节；体轻，质硬，易折断，断面中空。单数羽状复叶互生，暗绿色，皱缩卷曲；质脆，易碎；叶片有大小 2 种，相间生于叶轴上。总状花序细长，花瓣黄色。气微，味微苦	收敛止血，截疟，止痢，解毒，补虚
地榆	为蔷薇科植物地榆 *Sanguisorba officinalis* 或长叶地榆 *S.officinalis* var. *longifolia* 的干燥根，后者习称“绵地榆”	①地榆：呈不规则纺锤形或圆柱形，稍弯曲。表面为灰褐色至暗棕色，粗糙，有纵纹。质硬，断面较平坦，为粉红色或淡黄色，木部略呈放射状排列。气微，味微苦涩。②绵地榆：呈长圆柱形，稍弯曲，着生于短粗的根茎上；表面为红棕色或棕紫色，有细纵纹。质坚韧，断面为黄棕色或红棕色，皮部有多数黄白色或黄棕色绵状纤维。气微，味微苦涩	凉血止血，解毒敛疮
乌梅	为蔷薇科植物梅 *Prunus mume* 的干燥近成熟果实	呈类球形或扁球形。表面为乌黑色或棕黑色，皱缩不平，基部有圆形果梗痕。果核坚硬，椭圆形，棕黄色，表面有凹点；种子扁卵形，淡黄色。气微，味极酸	敛肺，涩肠，生津，安蛔

续表

名称	来源	性状特征	功能
补骨脂	为豆科植物补骨脂 *Psoralea corylifolia* 的干燥成熟果实	呈肾形，略扁。表面为黑色、黑褐色或灰褐色，具细微网状皱纹。顶端圆钝，有一小突起，凹侧有果梗痕。质硬。果皮薄，与种子不易分离；种子 1 枚，子叶 2，黄白色，有油性。气香，味辛、微苦	温肾助阳，纳气平喘，温脾止泻；外用消风祛斑
槐花	为豆科植物槐 *Sophora japonica* 的干燥花及花蕾。前者习称“槐花”，后者习称“槐米”	①槐花：皱缩而卷曲，花瓣多散落。完整者花萼钟状，黄绿色，先端 5 浅裂；花瓣 5，黄色或黄白色，1 片较大，近圆形，先端微凹，其余 4 片长圆形。雄蕊 10，其中 9 个基部连合，花丝细长。雌蕊圆柱形，弯曲。体轻。气微，味微苦。②槐米：呈卵形或椭圆形。花萼下部有数条纵纹。萼的上方为黄白色未开放的花瓣。花梗细小。体轻，手捻即碎。气微，味微苦涩	凉血止血，清肝泻火
决明子	为豆科植物钝叶决明 *Cassia obtusifolia* 或决明（小决明）*C. tora* 的干燥成熟种子	①钝叶决明：略呈菱方形或短圆柱形，两端平行倾斜。表面为绿棕色或暗棕色，平滑有光泽。一端较平坦，另一端斜尖，背腹面各有 1 条突起的棱线，棱线两侧各有 1 条斜向对称而色较浅的线形凹纹。质坚硬，不易破碎。种皮薄，子叶 2，黄色，呈“S”形折曲并重叠。气微，味微苦。②决明（小决明）：呈短圆柱形，较小。表面棱线两侧各有 1 片宽广的浅黄棕色带	清热明目，润肠通便
巴豆	为大戟科植物巴豆 *Croton tiglium* 的干燥成熟果实	呈卵圆形，一般具三棱。表面灰黄色或稍深，粗糙，有纵线 6 条，顶端平截，基部有果梗痕。破开果壳，可见 3 室，每室含种子 1 粒。种子呈略扁的椭圆形，表面为棕色或灰棕色，一端有小点状的种脐和种阜的疤痕，另一端有微凹的合点，其间有隆起的种脊；外种皮薄而脆，内种皮呈白色薄膜；种仁黄白色，油质。气微，味辛辣	外用蚀疮；巴豆霜峻下冷积，逐水退肿，豁痰利咽
南沙参	为桔梗科植物轮叶沙参 *Adenophora tetraphylla* 或沙参 *A. stricta* 的干燥根	呈圆锥形或圆柱形，略弯曲。表面为黄白色或淡棕黄色，凹陷处常有残留粗皮，上部多有深陷横纹，呈断续的环状，下部有纵纹和纵沟。顶端具 1 个或 2 个根茎。体轻，质松泡，易折断，断面不平坦，黄白色，多裂隙。气微，味微甘	养阴清肺，益胃生津，化痰，益气
北沙参	为伞形科植物珊瑚菜 *Glehnia littoralis* 的干燥根	呈细长圆柱形，偶有分枝。表面淡黄白色，略粗糙，偶有残存外皮，未去外皮的表面黄棕色。全体有细纵皱纹和纵沟，并有棕黄色至棕色点状突起的细根痕及皮孔样突起；顶端常留有黄棕色根茎残基；上端稍细，中部略粗，下部渐细。质坚脆，易折断，断面皮部为浅黄白色，形成层环棕黄色至深褐色，木部为黄色。气特异，味微甘	养阴清肺，益胃生津

续表

名称	来源	性状特征	功能
吴茱萸	为芸香科植物吴茱萸 *Euodia rutaecarpa*、石虎 *E. rutaecarpa* var. *officinalis* 或疏毛吴茱萸 *E. rutaecarpa* var. *bodinieri* 的干燥近成熟果实	呈球形或略呈五角状扁球形。表面暗黄绿色至褐色，粗糙，有多数点状突起或凹下的油点。顶端有五角星状的裂隙，基部残留被有黄色茸毛的果梗。质硬而脆，横切面可见子房5室，每室有淡黄色种子1粒。气芳香浓郁，味辛辣而苦	散寒止痛，降逆止呕，助阳止泻
山茱萸	山茱萸科植物山茱萸 *Cornus officinalis* 的干燥成熟果肉	呈不规则的片状或囊状。表面紫红色至紫黑色，皱缩，有光泽。顶端有的有圆形宿萼痕，基部有果梗痕。质柔软。气微，味酸、涩、微苦	补益肝肾，收涩固脱
秦皮	为木犀科植物苦枥白蜡树 *Fraxinus rhynchophylla*、白蜡树 *F. chinensis*、尖叶白蜡树 *F. szaboana* 或宿柱白蜡树 *F. stylosa* 的干燥枝皮或干皮	枝皮呈卷筒状或槽状；外表面灰白色、灰棕色至黑棕色或相间呈斑状，平坦或稍粗糙，并有灰白色圆点状皮孔及细斜皱纹，有的具分枝痕；内表面黄白色或棕色，平滑。质硬而脆，断面纤维性，黄白色；气微，味苦。干皮为长条状块片；外表面灰棕色，具龟裂状沟纹及红棕色圆形或横长的皮孔；质坚硬，断面纤维性较强	清热燥湿，收涩止痢，止带，明目
秦艽	为龙胆科植物秦艽 *Gentiana macrophylla*、麻花秦艽 *G. straminea*、粗茎秦艽 *G. crassicaulis* 或小秦艽 *G. dahurica* 的干燥根。前3种按性状不同分别习称“秦艽”和“麻花艽”，后一种习称“小秦艽”	①秦艽：呈类圆柱形，上粗下细，扭曲不直。表面黄棕色或灰黄色，有纵向或扭曲的纵皱纹，顶端有残存茎基及纤维状叶鞘。质硬而脆，易折断，断面略显油性，皮部黄色或棕黄色，木部黄色。气特异，味苦、微涩。②麻花艽：呈类圆锥形，多由数个小根纠聚而膨大，直径可达7cm。表面棕褐色，粗糙，有裂隙呈网状孔纹。质松脆，易折断，断面多呈枯朽状。③小秦艽：呈类圆锥形或类圆柱形。表面棕黄色。主根通常1个，残存的茎基有纤维状叶鞘，下部多分枝。断面黄白色	祛风湿，清湿热，止痹痛，退虚热
徐长卿	为萝藦科植物徐长卿 *Cynanchum paniculatum* 的干燥根和根茎	根茎呈不规则柱状，有盘节。有的顶端带有残茎，细圆柱形，断面中空；根茎节处周围着生多数根。根呈细长圆柱形，弯曲。表面淡黄白色至淡棕黄色或棕色，具微细的纵皱纹，并有纤细的须根。质脆，易折断，断面粉性，皮部类白色或黄白色，形成层环淡棕色，木部细小。气香，味微辛凉	祛风，化湿，止痛，止痒
香加皮	为萝藦科植物杠柳 *Periploca sepium* 的干燥根皮	呈卷筒状或槽状，少数呈不规则的块片状。外表面灰棕色或黄棕色，栓皮松软常呈鳞片状，易剥落。内表面淡黄色或淡黄棕色，较平滑，有细纵纹。体轻，质脆，易折断，断面不整齐，黄白色。有特异香气，味苦	利水消肿，祛风湿，强筋骨

名称	来源	性状特征	功能
肉苁蓉	为列当科植物肉苁蓉 *Cistanche deserticola* 或管花肉苁蓉 *C. tubulosa* 的干燥带鳞叶的肉质茎	①肉苁蓉呈扁圆柱形，稍弯曲。表面棕褐色或灰棕色，密被覆瓦状排列的肉质鳞叶，通常鳞叶先端已断。体重，质硬，微有柔性，不易折断，断面棕褐色，有淡棕色点状维管束，排列成波状环纹。气微，味甜、微苦。②管花肉苁蓉呈类纺锤形、扁纺锤形或扁柱形，稍弯曲。表面棕褐色至黑褐色。断面颗粒状，灰棕色至灰褐色，散生点状维管束	补肾阳，益精血，润肠通便
锁阳	为锁阳科植物锁阳 *Cynomorium songaricum* 的干燥肉质茎	呈扁圆柱形，微弯曲。表面棕色或棕褐色，粗糙，具明显纵沟和不规则凹陷，有的残存三角形的黑棕色鳞片。体重，质硬，难折断，断面浅棕色或棕褐色，有黄色三角状维管束。气微，味甘而涩	补肾阳，益精血，润肠通便
穿心莲	为爵床科植物穿心莲 *Andrographis paniculata* 的干燥地上部分	茎呈方柱形，多分枝，节稍膨大；质脆，易折断。单叶对生，叶柄短或近无柄；叶片皱缩、易碎，完整者展平后呈披针形或卵状披针形，先端渐尖，基部楔形下延，全缘或波状；上表面绿色，下表面灰绿色，两面光滑。气微，味极苦	清热解毒，凉血，消肿
巴戟天	为茜草科植物巴戟天 *Morinda officinalis* 的干燥根	为扁圆柱形，略弯曲，长短不等。表面灰黄色或暗灰色，具纵纹和横裂纹，有的皮部横向断离露出木部；质韧，断面皮部厚，紫色或淡紫色，易与木部剥离；木部坚硬，黄棕色或黄白色。气微，味甘而微涩	补肾阳，强筋骨，祛风湿
款冬花	为菊科植物款冬 *Tussilago farfara* 的干燥未开放头状花序	呈长圆棒状。单生或 2～3 个基部连生。顶端稍膨大，下端渐细或带有残留的短梗，外面被有多数鱼鳞状总苞片。总苞片数层，略呈三角形，表面紫红色或淡红色，内表面及边缘有白色绵毛。花序基部苞片近广卵形。除去总苞片，可见极细小的舌状花管状花，具冠毛。体轻，质柔韧，折断后有白色橡胶丝样绵毛外露。气香，味微苦而辛	润肺下气，止咳化痰
知母	为百合科植物知母 *Anemarrhena asphodeloides* 的干燥根茎。春、秋两季采挖，除去须根和泥沙，晒干，习称“毛知母”；或除去外皮，晒干，习称“知母肉”	①毛知母：呈长条状，微弯曲，略扁，偶有分枝，一端有浅黄色的茎叶残痕。表面黄棕色至棕色，上面有一凹沟，具紧密排列的环状节，节上密生黄棕色的残存叶基，由两侧向根茎上方生长；下面隆起而略皱缩，并有凹陷或突起的点状根痕。质硬，易折断，断面黄白色。气微，味微甜、略苦，嚼之带黏性。②知母肉：本品表面黄白色至黄棕色，有扭曲的沟纹，断面黄白色至黄色	清热泻火，滋阴润燥

续表

名称	来源	性状特征	功能
豆蔻	为姜科植物白豆蔻 *Amomum kravanh* 或爪哇白豆蔻 *A. compactum* 的干燥成熟果实。按产地不同分为“原豆蔻”和“印尼白蔻”	①原豆蔻：呈类球形。表面黄白色至淡黄棕色，有3条较深的纵向槽纹，顶端有突起的柱基，基部有凹下的果柄痕，两端均具浅棕色绒毛。果皮体轻，质脆，易纵向裂开，内分3室，每室含种子约10粒；种子呈不规则多面体，背面略隆起，表面暗棕色，有皱纹，并被有残留的假种皮。气芳香，味辛凉略似樟脑。②印尼白蔻：个略小。表面黄白色，有的微显紫棕色。果皮较薄，种子瘦瘪。气味较弱	化湿行气，温中止呕，开胃消食
益智	为姜科植物益智 *Alpinia oxyphylla* 的干燥成熟果实	呈椭圆形，两端略尖。表面棕色或灰棕色，有纵向凹凸不平的突起棱线13～20条，顶端有花被残基，基部常残存果梗。果皮薄而稍韧，与种子紧贴，种子集结成团，中有隔膜将种子团分为3瓣，每瓣有种子6～11粒。种子呈不规则的扁圆形，略有钝棱，表面灰褐色或灰黄色，外被淡棕色膜质的假种皮；质硬，胚乳白色。有特异香气，味辛、微苦	暖肾固精缩尿，温脾止泻摄唾
泽泻	为泽泻科植物东方泽泻 *Alisma orientale* 或泽泻 *A. plantago-aquatica* 的干燥块茎	呈类球形、椭圆形或卵圆形。表面淡黄色至淡黄棕色，有不规则的横向环状浅沟纹和多数细小突起的须根痕，底部有的有瘤状芽痕。质坚实，断面黄白色，粉性，有多数细孔。气微，味微苦	利水渗湿，泄热，化浊降脂
薏苡仁	为禾本科植物薏米 *Coix lacryma-jobi* var. *ma-yuen* 的干燥成熟种仁	呈宽卵形或长椭圆形。表面乳白色，光滑，偶有残存的黄褐色种皮；一端钝圆，另一端较宽而微凹，有一淡棕色点状种脐；背面圆凸，腹面有1条较宽而深的纵沟。质坚实，断面白色，粉性。气微，味微甜	利水渗湿，健脾止泻，除痹，排脓，解毒散结
百部	为百部科植物直立百部 *Stemona sessilifolia*、蔓生百部 *S. japonica* 或对叶百部 *S. tuberosa* 的干燥块根	①直立百部：呈纺锤形，上端较细长，皱缩弯曲。表面黄白色或淡棕黄色，有不规则深纵沟，间或有横皱纹。质脆，易折断，断面平坦，角质样，淡黄棕色或黄白色，皮部较宽，中柱扁缩。气微，味甘、苦。②蔓生百部：两端稍狭细，表面多不规则皱褶和横皱纹。③对叶百部：呈长纺锤形或长条形。表面浅黄棕色至灰棕色，具浅纵皱纹或不规则纵槽。质坚实，断面黄白色至暗棕色，中柱较大，髓部类白色	润肺下气止咳，杀虫灭虱
白及	为兰科植物白及 *Bletilla striata* f. 的干燥块茎	本品呈不规则扁圆形，多有2～3个爪状分枝，少数具4～5个爪状分枝，长1.5～6cm，厚0.5～3cm。表面灰白色至灰棕色，或黄白色，有数圈同心环节和棕色点状须根痕，上面有突起的茎痕，下面有连接另一块茎的痕迹。质坚硬，不易折断，断面类白色，角质样。气微，味苦，嚼之有黏性	收敛止血，消肿生肌

自 测 题

一、名词解释

1. 裸子植物　2. 星点　3. 云锦花纹　4. 过桥　5. 铜皮铁骨　6. 扫帚头　7. 金井玉栏　8. 狮子盘头　9. 朱砂点　10. 起霜　11. 怀中抱月　12. 鹦哥嘴　13. 红小辫　14. 肚脐眼　15. 枫斗

二、填空题

1. 马兜铃科植物的特征性化学成分是 ________，长期或大量服用可导致 ________。
2. 大黄新鲜断面在紫外线下观察，可见 ________ 荧光，不得显 ________ 荧光。
3. 制何首乌是将何首乌块用 ________ 拌匀炖制或蒸制而成。
4. 黄连鳞叶表皮细胞壁 ________ 状弯曲，或作 ________ 状增厚。
5. 肉桂的断面内外两层间有一条 ________。
6. 苦杏仁与水共研即产生 ________ 的特殊香气。
7. 黄芪断面皮部黄白色，木部淡黄色，习称“________”，又称“________”；有放射状纹理和裂隙，习称“________”。
8. 按产地和加工方法不同，菊花分为 ________、________、________、________、________。
9. 麸炒白术：将蜜炙麸皮撒入热锅内，待 ________ 时加入白术片，炒至 ________ 色、逸出焦香气，取出，筛去蜜炙麸皮。
10. 防风断面皮部 ________ 色，有放射状 ________，木部 ________ 色，习称“________”。
11. 地黄以 ________ 产者质量最好，习称“怀地黄”。
12. 麦冬新鲜断面紫外线灯下显 ________ 荧光。
13. 血竭以表面 ________ 色、粉末 ________ 色、燃烧 ________、无 ________ 气、无杂质者为佳。

三、选择题

【A 型题】

1. 取茯苓片，加碘化钾 - 碘试液 1 滴，所显颜色是（　　）。
   A. 深红色　B. 暗紫色　C. 淡棕色　D. 蓝色　E. 黄色
2. 天然药物麻黄的髓部是（　　）。
   A. 白色　B. 红棕色　C. 黄褐色　D. 褐色　E. 黄色
3. 细辛的入药部位是（　　）。
   A. 全草　B. 地上部分　C. 叶　D. 根茎　E. 根及根茎
4. 细辛的常用量是（　　）。
   A. 1 ～ 3g　B. 1 ～ 5g　C. 3 ～ 5g　D. 3 ～ 6g　E. 6 ～ 9g
5. 镜检大黄粉末，可见草酸钙（　　）。
   A. 块晶　B. 砂晶　C. 针晶　D. 柱晶　E. 簇晶
6. 大黄用于泻下时应（　　）。
   A. 先煎　B. 久煎　C. 包煎　D. 久炖　E. 后下
7. 白附片是（　　）的加工规格。
   A. 乌头　B. 附子　C. 白附子　D. 禹白附　E. 祁白附
8. 产地加工时需要煮的药材是（　　）。
   A. 赤芍　B. 白芍　C. 牡丹皮　D. 牛膝　E. 桃仁
9. （　　）的内表面常见发亮的结晶。
   A. 桑白皮　B. 地骨皮　C. 香加皮　D. 牡丹皮　E. 土荆皮
10. 采挖后，需要置沸水中煮至恰无白心的药材是（　　）。
    A. 附子　B. 太子参　C. 南星　D. 半夏　E. 延胡索
11. （　　）外表面残留的灰白色粗皮较厚稍有弹性。
    A. 黄柏　B. 关黄柏　C. 厚朴　D. 肉桂　E. 牡丹皮
12. 丁香的入药部位是（　　）。
    A. 幼果　B. 近成熟果实

C. 已成熟果实　D. 花蕾
E. 花柱

13. 播种在山林野生状态下自然生长的人参称（　　）。
A. 园参　B. 山参　C. 林下山参
D. 海籽　E. 移山参

14. 人参饮片常切成（　　）。
A. 厚片　B. 薄片　C. 极薄片
D. 直片　E. 斜片

15. 镜检（　　）粉末中可见扇形菊糖结晶。
A. 白芷　B. 山药　C. 黄芪
D. 当归　E. 桔梗

16. 具有“怀中抱月”特征的是（　　）。
A. 松贝　B. 青贝　C. 炉贝
D. 浙贝　E. 伊贝

17. 天麻的断面呈（　　）。
A. 纤维性　B. 柴性　C. 粉性
D. 角质样　E. 蜡样

18. 党参具有的性状特征是（　　）。
A. 起镜面　B. 蚯蚓头　C. 云锦纹
D. 芦头　E. 狮子盘头

19. 以断面朱砂点多、香气浓者为佳的天然药物是（　　）。
A. 白术　B. 木香　C. 川芎
D. 大黄　E. 苍术

20. 微量升华可见菱状针晶或羽毛结晶的是（　　）。
A. 大黄　B. 黄连　C. 黄柏
D. 黄芪　E. 姜黄

21. 醋五味子的炮制方法是（　　）。
A. 清炒　B. 醋炙　C. 煮制
D. 蒸制　E. 燀制

22. 苦杏仁生品入煎剂宜（　　）。
A. 先煎　B. 包煎　C. 后下
D. 另煎　E. 烊化

【B 型题】

（1～5 题共用备选答案）
A. 淡黄色小点排成数轮同心环
B. 放射状纹理
C. “星点”
D. 一条凸起的环纹或条纹
E. “云锦花纹”

1. 何首乌断面有（　　）。
2. 川牛膝断面有（　　）。
3. 甘草断面有（　　）。
4. 狗脊断面有（　　）。
5. 大黄断面有（　　）。

（6～10 题共用备选答案）
A. 狮子盘头　B. 泥鳅头
C. 蚯蚓头　D. 云头
E. 油头

6. 防风有（　　）。
7. 党参有（　　）。
8. 川党参有（　　）。
9. 川木香有（　　）。
10. 浙白术有（　　）。

（11～15 题共用备选答案）
A. 晶鞘纤维及分枝状石细胞
B. 油细胞及分枝状石细胞
C. 油细胞及壁三面加厚的石细胞
D. 胶丝及石细胞
E. 晶纤维及具缘纹孔导管

11. 杜仲的粉末中可见（　　）。
12. 肉桂的粉末中可见（　　）。
13. 厚朴的粉末中可见（　　）。
14. 黄柏的粉末中可见（　　）。
15. 甘草的粉末中可见（　　）。

【X 型题】

1. 冬虫夏草以（　　）者为佳。
A. 完整　B. 虫体肥大
C. 外表黄亮　D. 断面色白
E. 子座长

2. 生食有毒的天然药物是（　　）。
A. 桃仁　B. 苦杏仁　C. 马钱子
D. 砂仁　E. 白果

3. 细辛的气味是（　　）。

A. 气清凉 B. 气辛香 C. 味辛辣
D. 味苦 E. 麻舌

4. 可以用微量升华法鉴别的是（ ）。
A. 牡丹皮 B. 薄荷 C. 大黄
D. 斑蝥 E. 何首乌

5. 肉桂的气味是（ ）。
A. 气香 B. 味辣 C. 味辛
D. 味甜 E. 味苦

6. 甘草不宜与（ ）同用。
A. 海藻 B. 京大戟 C. 红大戟
D. 甘遂 E. 芫花

7. 出现（ ）性状的当归不可供药用。
A. 质柔软 B. 柴性大
C. 干枯无油 D. 断面绿褐色
E. 味微苦

8. 火烧血竭产生的现象有（ ）。
A. 呛鼻 B. 有苯甲酸样香气
C. 有松香气 D. 熔化
E. 渗油滴

9. 麸炒山药的成品性状是（ ）。
A. 表面黄白色 B. 表面微黄色
C. 表面焦黄色 D. 偶见焦斑
E. 略有焦香

10. 铁皮石斛的气味是（ ）。
A. 气微 B. 气特异
C. 味淡 D. 味苦
E. 微苦而回甜

四、简答题

1. 简述冬虫夏草、茯苓、绵马贯众、麻黄、大黄、牛膝、附子、黄连、厚朴、五味子、肉桂、苦杏仁、甘草、黄芪、黄柏、人参、小茴香、当归、马钱子、薄荷、地黄、金银花、党参、红花、半夏、川贝母、麦冬、西红花、天麻的性状特征。
2. 简述冬虫夏草、绵马贯众、草麻黄、大黄、附子、人参、当归、党参、天麻的横切面显微特征。
3. 简述草麻黄、大黄、黄连、厚朴、肉桂、五味子、甘草、番泻叶、黄柏、人参、黄芩、金银花、党参、红花、半夏、川贝母的粉末显微特征。
4. 简述大黄、附子、马钱子、天南星、半夏的使用注意事项。
5. 简述冬虫夏草、麻黄、大黄、附子、黄连、厚朴、肉桂、五味子、黄柏、人参、当归、金银花、党参、红花、半夏、川贝母、天麻品质评价的性状指标。

第7章 动物类天然药物

学习目标

1. 素质目标：培育人与自然生命共同体意识，培养生态文明建设能力。

2. 知识目标：掌握常用动物类天然药物的真伪鉴定特征；熟悉常用动物类天然药物的功能主治；了解常用动物类天然药物的采收、加工。

3. 能力目标：能鉴定常用动物类天然药物的真伪；能指导合理使用动物类天然药物。

一、动物类天然药物概述

动物类天然药物是指药用部位为动物的整体或动物体的某一部分、动物体的生理或病理产物、动物体的加工品等的一类天然药物，如全蝎、鹿茸、牛黄、蟾酥、蜂蜜等。

（一）动物类天然药物应用

中医学认为动物药属“血肉有情之品”，具有疗效确切、历史悠久等特点而备受重视。早在《黄帝内经》和《伤寒论》中就有使用乌贼骨、水蛭、牡蛎等动物药组方治病的例子，现存最早的药物学专著《神农本草经》收载有白僵蚕、羚羊角、麝香等 67 种动物药，《唐本草》和《本草纲目》分别收载 128 种、461 种动物药。第四次全国中药资源普查确认我国药用动物有 2517 种。

动物类天然药物，特别是一些来源于高等动物的天然药物，所含的化学成分与人体中的某些物质相似，具有显著的生理活性，可改善和调节人体生理功能。近年来从药用动物中发现了一些疗效显著的物质，如斑蝥素有治疗原发性肝癌和病毒性肝炎的作用。水蛭中的水蛭素，是迄今为止世界上最强的凝血酶特效抑制剂，是一种高效抗凝血剂和抗栓剂，对各种血栓病均有效。蟾酥中的脂蟾毒配基具有升压、强心、兴奋呼吸作用，已用于呼吸、循环衰竭和失血性休克等，蟾毒灵的麻醉力为可卡因的 30 ～ 60 倍。鹿茸中的多胺类化合物是刺激核酸和蛋白质合成的有效成分。麝香中的多肽类成分有明显的抗凝血、抗肿瘤、抗炎、抗氧化、抗真菌、强心等生理活性。另外，我国海洋药用动物资源极为丰富，有 350 多种，现在研究证明，海洋动物药多具有不同程度的抗肿瘤、抗真菌、抗病毒作用，并在防治心血管疾病方面有确切疗效。如海参的活性成分海参皂苷类具有明显的抗肿瘤和抗真菌活性。由于动物药富含蛋白质等生物大分子物质，这一性质与植物药富含次生代谢产物有着很大的区别，这增加了动物药研究的难度，从总体上来说人们对动物药的研究相对薄弱。

链 接 依法利用野生药材资源

野生动、植物的药用应当遵守《中华人民共和国野生动物保护法》《中华人民共和国野生植物保护条例》。经国务院批准，国家林业和草原局、农业农村部于 2021 年发布了调整后的《国家重点保护野生动物名录》《国家重点保护野生植物名录》；国家林业和草原局于 2023 年公布了《有重要生态、科学、社会价值的陆生野生动物名录》。

（二）动物类天然药物鉴定

1. 来源鉴定　应用动物分类学、解剖学的知识和方法，对动物类天然药物的基原作出鉴定。必要时结合 DNA 分子鉴定以确定其品种来源，如蛇类药材蕲蛇、乌梢蛇等的 DNA 分子鉴定已收载于《中国药典》。

2. 性状鉴定　采用观、尝、嗅、试（手试、火试、水试）等方法，从动物药的表面特征（形状、颜色、纹路、突起、裂缝、附属物等），到药材断面特征（颜色、纹理等）、质地（光滑、粗糙、角质性等），找出其具有专属性的性状特征。掌握一些传统的经验鉴别术语有助于甄别此类药物的真伪，如羚羊角有“骨塞”“通天眼”、牛黄表面有“乌金衣”、蕲蛇有“翘鼻头”“方胜纹”、海马外形为“马头蛇尾瓦楞身”等。

3. 显微鉴定　根据鉴别对象制作粉末片、组织切片或磨片等不同的显微片，常见的观察对象主要有肌肉、毛发、骨碎片、角碎片、皮肤粉末等。例如有报道称，通过观察动物药残留毛显微特征，成功鉴别了狗鞭、驴鞭、牛鞭、貂鞭、干家雀 5 种动物药材；利用蝉蜕、黑蚱、蟪蛄、焰蟀蝉、金蝉衣的残留毛显微特征差异对蝉蜕的真伪进行了鉴别；以鼠妇虫、土鳖虫和蜣螂虫的刚毛及体壁碎片的显微特征为依据控制鳖甲煎丸的质量。

4. 理化鉴定　通常的理化鉴定方法也适用于动物药材，如一般理化鉴别、常规理化检查、色谱法、光谱法等。例如，蜂蜜的常规理化检查中，可测定其相对密度；采用薄层色谱法鉴别蟾酥、高效液相色谱法测定斑蝥中的活性成分斑蝥素、气相色谱法测定麝香中麝香酮的含量；利用紫外光谱获得熊胆、猪胆、狗胆和羊胆汁的特征吸收，快速准确地对胆汁类药材作出鉴别等。

二、常用动物类天然药物

鹿茸 *Cervi Corun Pantotrichum

【来源】　为鹿科动物梅花鹿 *Cervus nippon* Temminck 或马鹿 *C. elaphus* L. 的雄鹿未骨化密生茸毛的幼角（图 7-1、图 7-2）。前者习称“花鹿茸”，后者习称“马鹿茸”。

【产地】　花鹿茸主产于吉林、辽宁、河北等地。马鹿茸主产于黑龙江、吉林、内蒙古、新疆、青海等地；东北产者习称“东马鹿茸”，品质较优；西北产者习称“西马鹿茸”，品质较次。现均有人工饲养。梅花鹿为国家一级重点保护野生动物，马鹿为国家二级重点保护野生动物。现鹿茸主要从人工饲养获取。

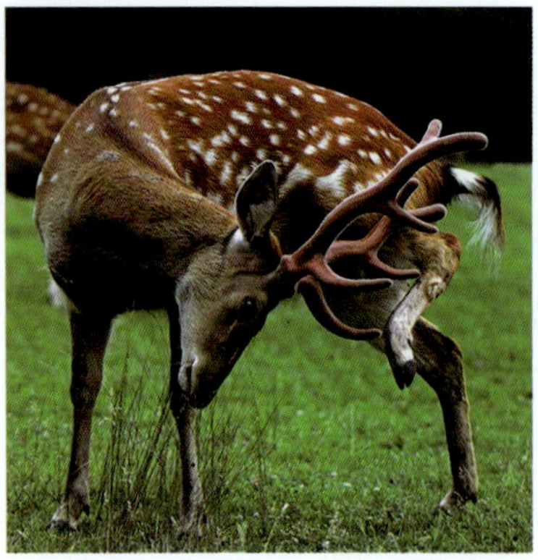
图 7-1　梅花鹿

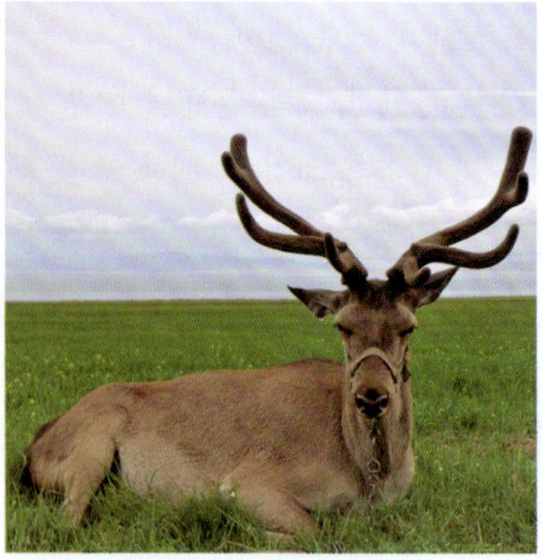
图 7-2　马鹿

【采制】　采取锯茸或砍茸两种方法，再经“水煮、烘烤、风干”等工序加工而成。

锯茸：一般从第 3 年的鹿开始锯取。二杠茸每年采收两次，第一次多在清明后 45 ～ 50 天锯取（头茬茸），立秋前后锯第二次（二茬茸）；三岔茸只收一次，约在 7 月下旬。锯下的鹿茸进行排血、清洗消毒，用线在茬口处缝合数针，防止外皮滑动，然后固定于架上，置沸水中反复烫 3 ～ 4 次，每次 20 ～ 30 秒，使茸内血液排出，至锯口处冒白沫（表明茸的血已流净）、嗅之有蛋黄气味为止。然后晾干，次日再烫数次，然后挂在烘炉中 40 ～ 50℃烘干，最高不能超过 60℃。最后将烘好的鹿茸取出后，迅速冷却风凉，确保凉透。马鹿茸加工方法不同之处是煮烫时不要排血，煮烫和干燥时间比花鹿茸要长。

砍茸：将死鹿或老鹿头砍下，再将茸连脑盖骨锯下，刮净残肉，绷紧脑皮，固定架上，反复用沸水烫，至脑骨蜂窝眼涌出白泡沫为止，放通风处晾干至室内风干。

【性状鉴定】

（1）花鹿茸　呈圆柱状分枝，具一个分枝者习称二杠（图 7-3），主枝习称大挺，长 17 ～ 20cm，锯口直径 4 ～ 5cm，离锯口约 1cm 处分出侧枝，习称门庄，长 9 ～ 15cm，直径较大挺略细。外皮红棕色或棕色，多光润，表面密生红黄色或棕黄色细茸毛，上端较密，下端较疏；分岔间具 1 条灰黑色筋脉，皮茸紧贴。锯口黄白色，外围无骨质，中部密布细孔。具 2 个分枝者，习称三岔，大挺长 23 ～ 33cm，直径较二杠细，略呈弓形，微扁，枝端略尖，下部多有纵棱筋及突起疙瘩；皮红黄色，茸毛较稀而粗。体轻。气微腥，味微咸。二茬茸与头茬茸相似，但挺长而不圆或下粗上细，下部有纵棱筋。皮灰黄色，茸毛较粗糙，锯口外围多已骨化。体较重。无腥气。

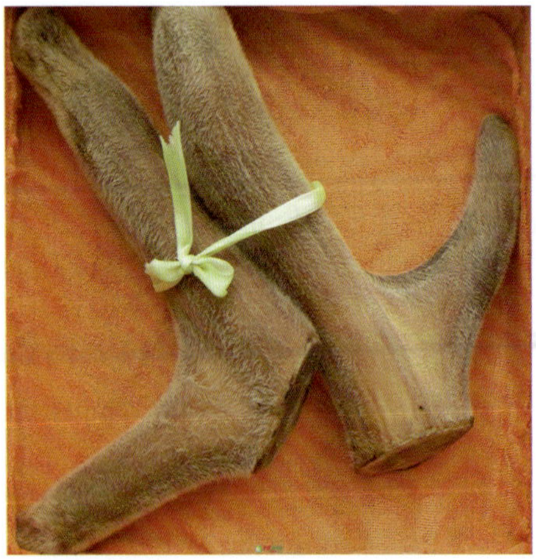
图 7-3　花鹿茸

（2）马鹿茸　较花鹿茸粗大，分枝较多，侧枝一个者习称单门，2 个者习称莲花，3 个者习称三岔，4 个者习称四岔或更多。按产地分为东马鹿茸和西马鹿茸。

东马鹿茸“单门”大挺长 25 ～ 27cm，直径约 3cm。外皮灰黑色，茸毛灰褐色或灰黄色，锯口面外皮较厚，灰黑色，中部密布细孔，质嫩；莲花大挺长可达 33cm，下部有棱筋，锯口面蜂窝状小孔稍大；三岔皮色深，质较老；四岔茸毛粗而稀，大挺下部具棱筋及疙瘩，分枝顶端多无毛，习称捻头。

西马鹿茸大挺多不圆，顶端圆扁不一，长 30 ～ 100cm。表面有棱，多抽缩干瘪，分枝较长且弯曲，茸毛粗长，灰色或黑灰色。锯口色较深，常见骨质。气腥臭，味咸（图 7-4）。

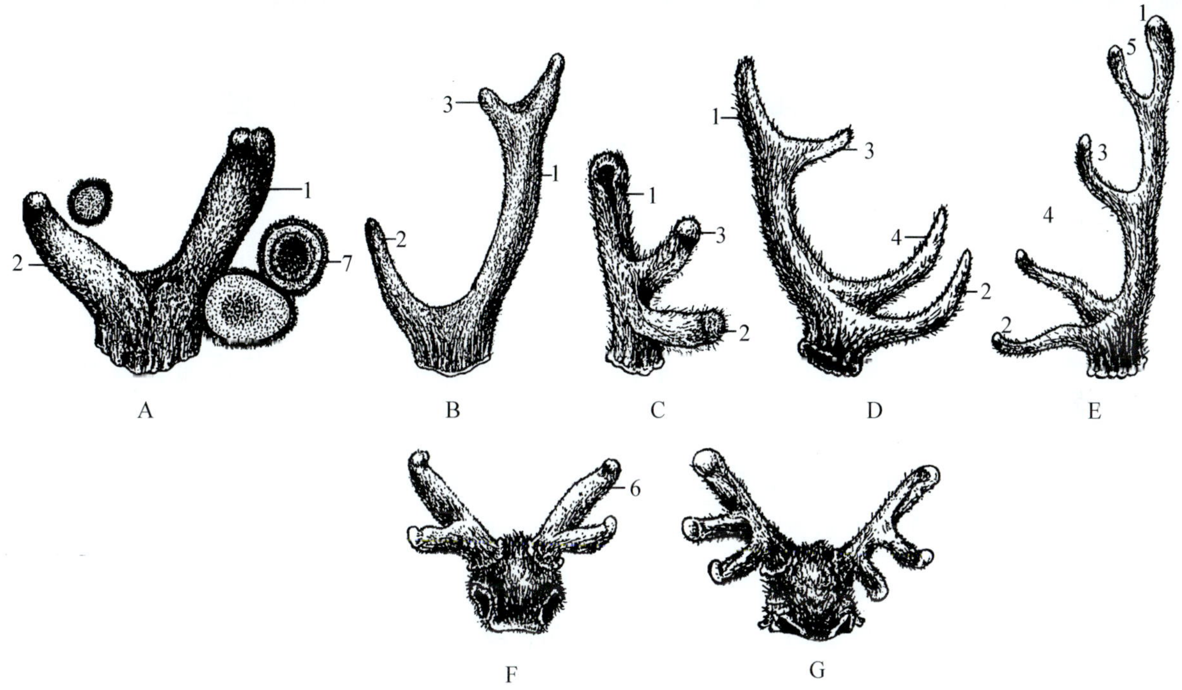

图 7-4　鹿茸

A.“二杠”花鹿茸和鹿茸片；B.“三岔”花鹿茸；C.“莲花”马鹿茸；D.“三岔”马鹿茸；E.“四岔”马鹿茸；F. 梅花鹿砍茸；G. 马鹿茸砍茸

1. 主枝（大挺）；2. 第一侧枝（门庄）；3. 第二侧枝；4. 第三侧枝；5. 第四侧枝；6. 鹿茸；7. 鹿茸片

均以茸形粗壮、饱满、皮毛完整、质嫩、体轻、油润、无骨棱、无骨钉、锯口外面无骨质者为佳。

【理化鉴定】　①取本品粉末 0.1g，加水 4ml，加热 15 分钟，放冷，滤过，取滤液 1ml，加茚三酮试液 3 滴，摇匀，加热煮沸数分钟，显蓝紫色（氨基酸反应）；②另取滤液 1ml，加 10% 氢氧化钠溶液 2 滴，摇匀，滴加 0.5% 硫酸铜溶液，显蓝紫色（蛋白质反应）。③取鹿茸断面置紫外线灯（365nm）下观察，梅花鹿茸最外层约 1mm 有黄色荧光，外围深紫色，中央紫黄色荧光；马鹿茸边缘有亮黄色荧光，外围紫色，中央亮黄紫色荧光。

【化学成分】　含雌二醇、雌酮等雌激素、雄激素、脑磷脂、神经磷脂、卵磷脂、氨基酸、多糖、硫酸软骨素 A、前列腺素等成分。

【炮制】

（1）鹿茸片　取鹿茸，燎去茸毛，刮净，以布带缠绕茸体，自锯口面小孔灌入热白酒，并不断添酒，至润透或灌酒稍蒸，横切薄片，压平，干燥。

（2）鹿茸粉　取鹿茸，燎去茸毛，刮净，劈成碎块，研成细粉。

【性味归经】　甘、咸，温。归肾、肝经。

【功能主治】　壮肾阳，益精血，强筋骨，调冲任，托疮毒。用于肾阳不足，精血亏虚，阳痿滑精，宫冷不孕，羸瘦，神疲，畏寒，眩晕，耳鸣，耳聋，腰脊冷痛，筋骨痿软，崩漏带下，阴疽不敛。

【药理作用】　益智，强心，扩张冠状动脉，促进蛋白质合成，促进造血功能，抗疲劳，抗氧化，抗骨质疏松，增强免疫，延缓衰老等。

【用法用量】　1～2g，研末冲服。

【贮藏】　置阴凉干燥处，密闭，防蛀。

附

鹿角　为马鹿或梅花鹿已长成骨化的角，习称马鹿角或梅花鹿角；或锯茸后翌年春季脱落的角基，习称鹿角脱盘。能温肾阳，强筋骨，行血消肿；用于肾阳不足，阳痿遗精，腰脊冷痛，阴疽疮疡，乳痈初起，瘀血肿痛。

鹿角胶　为鹿角加水煎熬浓缩制成的固体胶。能温补肝肾，益精养血；用于肝肾不足所致的腰膝酸冷，阳痿遗精，虚劳羸瘦，崩漏下血，便血尿血，阴疽肿痛。

鹿角霜　为鹿角去胶质的角块。能温肾助阳，收敛止血；用于脾肾阳虚，白带过多，遗尿尿频，崩漏下血，疮疡不敛。

链接　鹿茸片商品规格等级划分

1. 蜡片　是选择鹿茸的顶尖部位（尖端是全蜡片，其下是半蜡片）切片而成。为圆形薄片，切面平滑，全部或部分胶质状。表面黄棕色或浅黄色，半透明，显蜡样光泽，外皮无骨质，多可见茸毛，边缘暗棕色，近边缘处有一较深色环。气微腥，味微咸。

2. 粉片　是选择鹿茸的中上段（从上至下依次为白粉片、黄粉片、红粉片）切片而成。为横切圆形或类圆形薄片，切面白色、黄色渐变至淡棕色，中间密布均匀的海绵样空隙，周围无骨质，边缘具黄褐色环，半透明，角质，可见有残留的毛茸。质坚脆。气微腥，味微咸。白粉片断面颜色较白、海绵状孔隙，蜡圈比较宽；黄粉片断面颜色微黄，海绵状孔隙；红粉片是里面有鹿茸血的鹿茸片，外皮平滑，呈红棕色或棕色，横切面淡棕色，有海绵状孔隙，气微腥，味微咸。

3. 纱片　是选择鹿茸的中下段切片而成。片面圆而整齐，气微腥，味微咸。红纱片片色较深，手触摸有纱质感，质硬，周围已显骨化；白纱片色浅灰黄白，孔眼较粗，外侧质地致密，中心稀或部分脱落。

4. 骨片　是用最近骨端的鹿茸段切成。为圆形或类圆形厚片。片面粗糙，大部分骨化。气微腥，味微咸。

麝香 Moschus

【来源】　为鹿科动物林麝 *Moschus berezovskii* Flerov、马麝 *M. sifanicus* Przewalski 或原麝 *M. moschiferus* L. 成熟雄体香囊中的干燥分泌物（图 7-5）。

【产地】　主产于四川、西藏、云南、贵州、甘肃等地。为国家一级重点保护野生动物。

【采制】　野麝多在冬季至次春猎取，猎获后，割取香囊，阴干，习称“毛壳麝香”；剖开香囊，除去囊壳，习称“麝香仁”。家麝直接从其香囊中取出麝香仁，阴干或用干燥器密闭干燥。

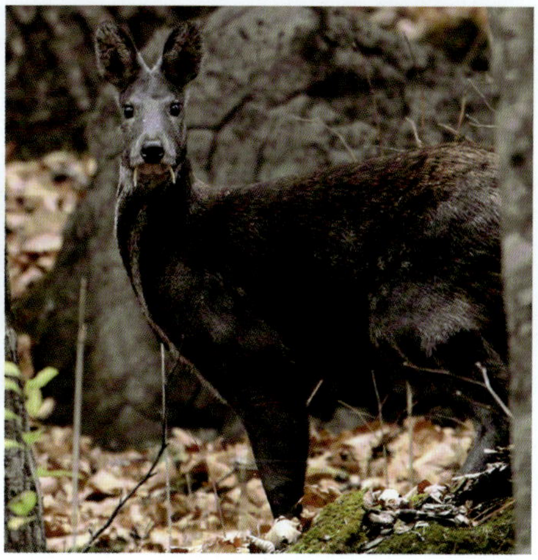

图 7-5　林麝

【性状鉴定】

（1）毛壳麝香　为扁圆形或类椭圆形的囊状体，直径 3 ～ 7cm，厚 2 ～ 4cm。开口面的皮革质，棕褐色，略平，密生白色或灰棕色短毛，从两侧围绕中心排列，中间有一小囊孔。另一面为棕褐色略带紫色的皮膜，微皱缩，偶显肌肉纤维，略有弹性，剖开后可见中层皮膜呈棕褐色或灰褐色，半透明，内层皮膜呈棕色，内含颗粒状、粉末状的麝香仁和少量细毛及脱落的内层皮膜（习称“银皮”）（图 7-6）。

以饱满、皮薄、捏之有弹性、香气浓烈者为佳。

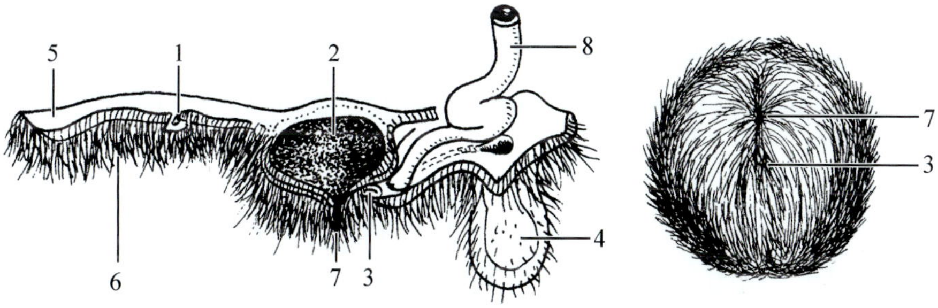

图 7-6　雄麝的香囊着生部位和毛壳麝香

1. 肚脐；2. 香囊；3. 尿道口；4. 阴囊；5. 腹皮；6. 麝毛；7. 香囊开口；8. 阴茎

（2）麝香仁　野生者质软，油润，疏松；其中不规则圆球形或颗粒状者习称“当门子”，表面多呈紫黑色，油润光亮，微有麻纹，断面深棕色或黄棕色；粉末状者多呈棕褐色或黄棕色，并有少量脱落的内层皮膜和细毛。养殖者呈颗粒状、短条形或不规则的团块；表面不平，为紫黑色或深棕色，显油性，微有光泽，并有少量毛和脱落的内层皮膜。气香浓烈而特异，味微辣、微苦带咸（图 7-7）。

以当门子多、颗粒色紫黑、粉末色棕褐、质柔润、香气浓烈者为佳。

【显微鉴定】　麝香仁粉末：棕褐色或黄棕色。为无数无定形颗粒状物集成的半透明或透明团块，淡黄色或淡棕色；团块中包埋或散在有方形、柱状、八面体或不规则形的晶体；并可见圆形油滴，偶见毛和内皮层膜组织（图 7-8）。

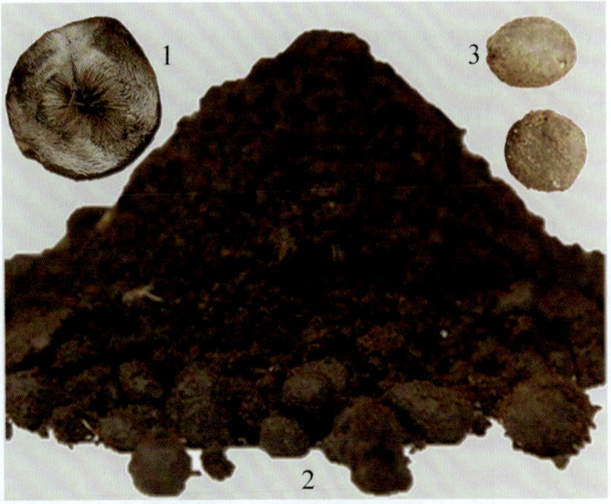

图 7-7 麝香

1. 毛壳麝香；2. 麝香仁；3. 当门子

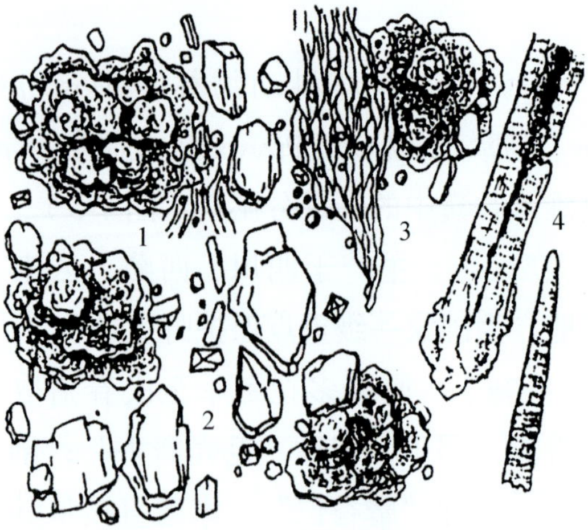

图 7-8 麝香粉末

1. 分泌物团块；2. 晶体；3. 内皮层膜组织碎片；4. 麝毛

【理化鉴定】 ①取毛壳麝香用特制槽针从囊孔插入，转动槽针，提取麝香仁，立即检视，槽内的麝香仁应有逐渐膨胀高出槽面的现象，习称冒槽。麝香仁油润，颗粒疏松，无锐角，香气浓烈。不应有纤维等异物或异常气味。②取麝香仁粉末少量，置手掌中，加水润湿，用手搓之能成团，再用手指轻揉即散，不应沾手、染手、顶指或结块。③取麝香仁少量，撒于炽热的坩埚中灼烧，初则迸裂，随即融化膨胀起泡似珠，香气浓烈四溢，应无毛、肉焦臭，无火焰或火星出现。灰化后，残渣呈白色或灰白色。

【化学成分】 含麝香酮、麝香醇、甾族化合物、长链脂肪酸类化合物、无机盐、尿囊素、纤维素、蛋白激活剂等成分。

【炮制】 取毛壳麝香，除去囊壳，取出麝香仁，除去杂质，用时研碎。

【性味归经】 辛，温。归心、脾经。

【功能主治】 开窍醒神，活血通经，消肿止痛。用于热病神昏，中风痰厥，气郁暴厥，中恶昏迷，经闭，癥瘕，难产死胎，胸痹心痛，心腹暴痛，跌仆伤痛，痹痛麻木，痈肿瘰疬，咽喉肿痛。

【药理作用】 中枢兴奋和抑制，抗惊厥，抗脑缺血损伤，耐缺氧；抗心肌缺血，兴奋心脏；抗炎，改善学习记忆能力等。

【用法用量】 0.03 ～ 0.1g，多入丸、散剂用。外用适量。

【注意】 孕妇禁用。

【贮藏】 密闭，置阴凉干燥处，遮光，防潮，防蛀。

牛黄 *Bovisc Alculus

【来源】 为牛科动物牛 *Bos taurus domesticus* Gmelin 的干燥胆结石。

【产地】 主产于华北、东北、西北等地，分别称京牛黄、东牛黄、西牛黄。

【采制】 全年均可收集，宰牛时仔细检查胆囊、胆管，如发现有硬块即滤去胆汁（胆囊不能用手挤压），小心取出结石，去净附着的薄膜，用吸湿物及时吸去胆汁，阴干。切忌风吹日晒，以防碎裂或变色。取自胆囊的牛黄习称胆黄，取自胆管或肝管的牛黄习称管黄或肝黄。

【性状鉴定】　多呈卵形、类球形、三角形或四方形，大小不一，直径 0.6 ～ 3（4.5）cm，少数呈管状或碎片。表面黄红色至棕黄色，有的表面挂有一层黑色光亮的薄膜，习称乌金衣，有的粗糙，具疣状突起，有的具龟裂纹。体轻，质酥脆，易分层剥落，断面金黄色，可见细密的同心层纹，有的夹有白心。气清香，味苦而后甘，有清凉感，嚼之易碎，不粘牙。取本品少量，加清水调和，涂于指甲上，能将指甲染成黄色，习称挂甲；指甲盖下有清凉感，习称透甲（图 7-9）。

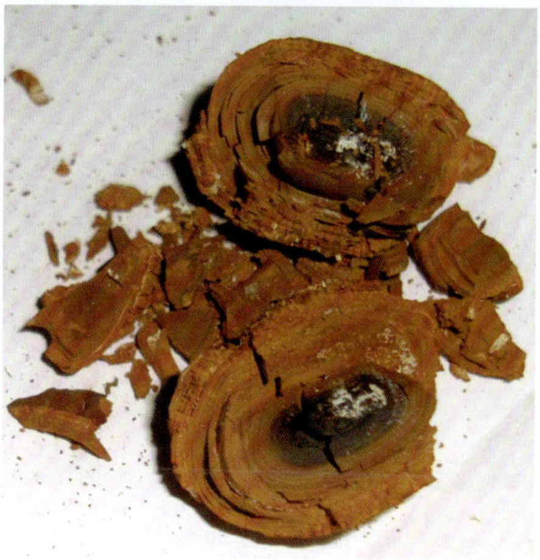

图 7-9　牛黄

以完整、色棕黄、质酥脆、断面金黄色、层纹清晰而细腻者为佳。

【显微鉴定】　粉末：呈黄棕色小颗粒或不规则团块，团块内有大小不等类方形晶体。

【化学成分】　含胆汁酸（包括胆酸和去氧胆酸）、胆红素、胆绿素、胆汁酸盐、胆甾醇、麦角醇、脂肪酸、卵磷脂、黏蛋白、肽类、牛磺酸等成分。

【理化鉴定】　取本品少许，用水合氯醛试液装片，不加热，置显微镜下观察：不规则团块由多数黄棕色或棕红色小颗粒集成，稍放置，色素迅速溶解，并显鲜明金黄色（胆红素），久置后变绿色（胆绿素）。

【性味归经】　甘，凉。归心、肝经。

【功能主治】　清心，豁痰，开窍，凉肝，息风，解毒。用于热病神昏，中风痰迷，惊痫抽搐，癫痫发狂，咽喉肿痛，口舌生疮，痈肿疔疮。

【药理作用】　镇静催眠，解热镇痛，抗惊厥，抗癫痫，抗脑损伤，保护脑血管，抗血栓，止咳祛痰，抗炎抗氧化，抗病原微生物，抗肿瘤等。

【用法用量】　0.15 ～ 0.35g，多入丸、散剂用。外用适量，研末敷患处。

【注意】　孕妇慎用。

【贮藏】　遮光，密闭，置阴凉干燥处，防潮，防压。

附

人工牛黄　由牛胆粉、胆酸、猪去氧胆酸、牛磺酸、胆红素、胆固醇、微量元素等加工制成。为黄色疏松粉末，味苦，微甘。用水调和亦可挂甲，但无透甲现象。能清热解毒，化痰定惊；用于痰热谵狂，神昏不语，小儿急惊风，咽喉肿痛，口舌生疮，痈肿疔疮。

羚羊角 *Saiga Tataricae Cornu

【来源】　为牛科动物赛加羚羊 *Saiga tatarica* L. 的角（图 7-10）。

【产地】　常栖息于荒漠及半荒漠的开阔地区，我国仅分布于新疆北部边境地区，甘

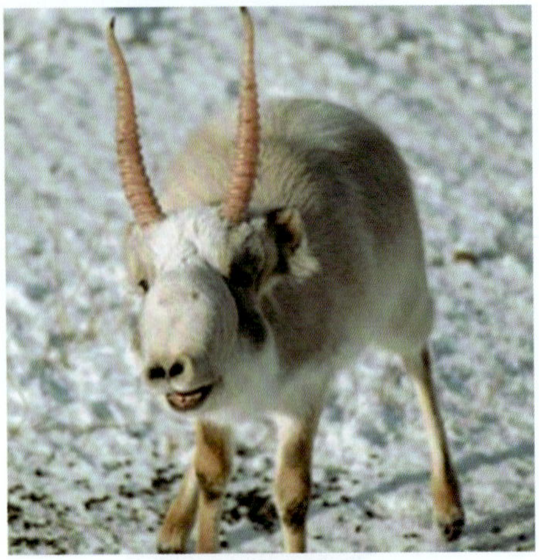

图 7-10 赛加羚羊

肃、青海、西藏北部，内蒙古自治区东北部的大兴安岭有少量分布；进口品产于俄罗斯、蒙古国及澳大利亚等地。野生赛加羚羊为国家一级重点保护野生动物。

【采制】 猎取后锯取其角，晒干。

【性状鉴定】 呈长圆锥形，略呈弓形弯曲，长 15～33cm；类白色或黄白色，基部稍呈青灰色。嫩枝对光透视有“血丝”或紫黑色斑纹，光润如玉，无裂纹，老枝则有细纵裂纹。除尖端部分外，有 10～16 个隆起环脊，间距约 2cm，用手握之，四指正好嵌入凹处。角的基部横截面圆形，直径 3～4cm，内有坚硬质重的角柱，习称骨塞，骨塞约占全角的 1/2 或 1/3，表面有突起的纵棱与其外面角鞘内的凹沟紧密嵌合，从横断面观，其结合部呈锯齿状。除去骨塞后，角的下半段成空洞，全角呈半透明，对光透视，上半段中央有一条隐约可辨的细孔道直通角尖，习称通天眼。质坚硬。气微，味淡（图 7-11）。

以质嫩、色白、光润、内含红色斑纹、无裂纹者为佳。

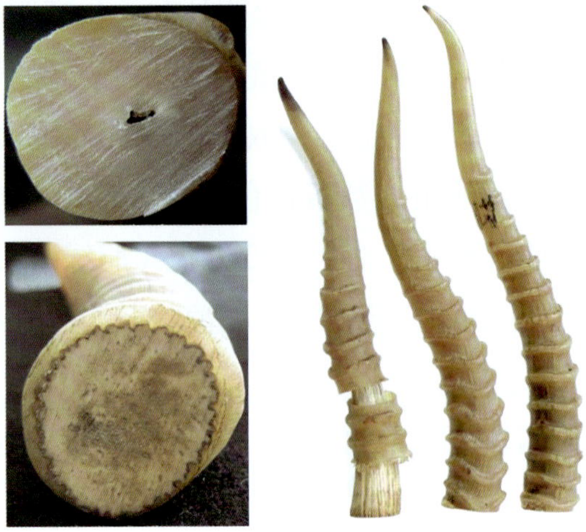

图 7-11 羚羊角

【化学成分】 含角蛋白、甾醇类、磷酸钙、不溶性无机盐、多种氨基酸、卵磷脂、脑磷脂、神经鞘磷脂、磷脂酰丝氨酸、磷脂酰肌醇等成分。

【炮制】

（1）羚羊角镑片　取羚羊角，置温水中浸泡，捞出，镑片，干燥。

（2）羚羊角粉　取羚羊角，砸碎，粉碎成细粉。

本品为白色或类白色的粉末；气微腥，味淡。

【性味归经】 咸，寒。归肝、心经。

【功能主治】 平肝息风，清肝明目，散血解毒。用于肝风内动，惊痫抽搐，妊娠子痫，高热痉厥，癫痫发狂，头痛眩晕，目赤翳障，温毒发斑，痈肿疮毒。

【药理作用】 镇静催眠，解热镇痛，抗惊厥，降血压，耐缺氧，解痉等。

【用法用量】 1～3g，宜另煎 2 小时以上；磨汁或研粉服，每次 0.3～0.6g。

【贮藏】 置阴凉干燥处。

链 接 规范羚羊角入药管理

赛加羚羊是国家一类重点保护野生动物，按《关于加强赛加羚羊、穿山甲、稀有蛇类资源保护和规范其产品入药管理的通知》（林护法〔2007〕242 号）执行。

斑蝥 Mylabris

【来源】　为芫青科昆虫南方大斑蝥 *Mylabris phalerata* Pallas 或黄黑小斑蝥 *M. cichorii* L. 的干燥体。

【产地】　主产于河南、安徽、江苏等地。

【采制】　夏、秋两季捕捉，闷死或烫死，晒干。

【性状鉴定】

（1）南方大斑蝥　呈长圆形，长 1.5 ～ 2.5cm，宽 0.5 ～ 1cm。头及口器向下垂，有较大的复眼及触角各 1 对，触角多已脱落。背部具革质鞘翅 1 对，黑色，有 3 条黄色或棕黄色的横纹；鞘翅下面有棕褐色薄膜状透明的内翅 2 片。胸腹部乌黑色，胸部有足 3 对。有特殊的臭气（图 7-12）。

（2）黄黑小斑蝥　体型较小，长 1 ～ 1.5cm。

均以个大、完整、颜色鲜明、无败油气味者为佳。

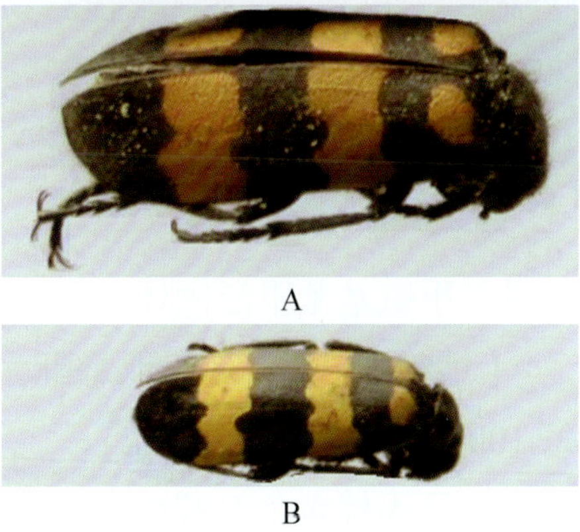

图 7-12　斑蝥

A. 南方大斑蝥；B. 黄黑小斑蝥

【化学成分】　含斑蝥素、蚁酸、油脂、色素等。

【理化鉴定】　取药材粉末约 0.5g，用微量升华法，所得白色升华物，放置片刻，在显微镜下观察，为无色柱形、菱形结晶（斑蝥素）。

【炮制】　米斑蝥：取净斑蝥与米拌炒，至米呈黄棕色，取出，除去头、翅、足。每 100kg 斑蝥，用米 20kg。

【性味归经】　辛，热；有大毒。归肝、胃、肾经。

【功能主治】　破血逐瘀，散结消癥，攻毒蚀疮。用于癥瘕，经闭，顽癣，瘰疬，赘疣，痈疽不溃，恶疮死肌。

【药理作用】　抗肿瘤，升高白细胞，免疫抑制，抑制真菌等。

【用法用量】　0.03 ～ 0.06g，炮制后多入丸、散剂用。外用适量，研末或浸酒醋，或制油膏涂敷患处，不宜大面积用。

【注意】　本品有大毒，内服慎用；孕妇禁用。

【贮藏】　置通风干燥处，防蛀。

蟾酥 Bufonis Venenum

【来源】　为蟾蜍科动物中华大蟾蜍 *Bufo bufo gargarizans* Cantor 或黑框蟾蜍 *B. melanostictus* Schneider 的干燥分泌物。

【产地】　主产于辽宁、山东、江苏、河北、广东、安徽、浙江等地。

【采制】　多于夏、秋两季捕捉蟾蜍，洗净，挤取耳后腺和皮肤腺的白色浆液，加工，干燥。

【性状鉴定】　本品呈扁圆形团块状或片状，为棕褐色或红棕色。团块状者质坚，不易折断，断面棕褐色，角质状，微有光泽；片状者质脆，易碎，断面红棕色，半透明。

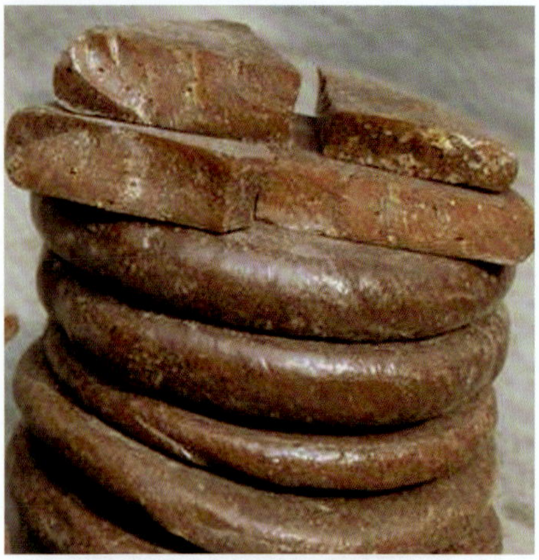

图 7-13 蟾酥

气微腥，味初甜而后有持久的麻辣感，粉末嗅之作嚏（图 7-13）。

均以色红棕、断面角质状、半透明、有光泽者为佳。

【化学成分】 含蟾蜍甾二烯类、强心甾烯蟾毒类、蟾毒配基类、吲哚碱类、多糖、有机酸、氨基酸、肽类、肾上腺素等。

【理化鉴定】 ①本品断面沾水，即呈乳白色隆起。②粉末少许置于锡箔纸上，加热即熔成油状。③取本品粉末 0.1g，加甲醇 5ml，浸泡 1 小时，滤过，滤液加对二甲氨基苯甲醛固体少量，滴加硫酸数滴，即显蓝紫色（吲哚类化合物反应）。

【炮制】 蟾酥粉：取蟾酥，捣碎，加白酒浸渍，时常搅动至呈稠膏状，干燥，粉碎。每 10kg 蟾酥，用白酒 20kg。

本品为棕黄色至棕褐色粉末。气微腥，味初甜而后有持久的麻辣感，嗅之作嚏。

①南方大斑蝥：体型较大，头足翅偶有残留。色乌黑发亮，头部去除后的断面不整齐，边缘黑色，中心灰黑色。质脆易碎。有焦香气。②黄黑小斑蝥：体型较小。

【性味归经】 辛，温；有毒。归心经。

【功能主治】 解毒，止痛，开窍醒神。用于痈疽疔疮，咽喉肿痛，中暑神昏，痧胀腹痛吐泻。

【药理作用】 抗肿瘤，强心，抗炎，镇痛，抗菌等。

【用法用量】 0.015 ～ 0.03g，多入丸、散剂用。外用适量。

【注意】 孕妇慎用。

【贮藏】 置干燥处，防潮。

蛤蚧 Gecko

【来源】 为壁虎科动物蛤蚧 *Gekko gecko* L. 的干燥体。

【产地】 主产于广西、云南、广东等地。为国家二级重点保护野生动物。

【采制】 全年均可捕捉，除去内脏，拭净，用竹片撑开，使全体扁平顺直，低温干燥。

【性状鉴定】 呈扁片状，头颈部及躯干部长 9 ～ 18cm，头颈部约占 1/3，腹背部宽 6 ～ 11cm，尾长 6 ～ 12cm。头略呈扁三角状，两眼多凹陷成窟窿，口内有细齿，生于颚的边缘，无异型大齿。吻部半圆形，吻鳞不切鼻孔，与鼻鳞相连，上鼻鳞左右各 1 片，上唇鳞 12 ～ 14 对，下唇鳞（包括颏鳞）21 片。腹背部呈椭圆形，腹薄。背部呈灰黑色或银灰色，有黄白色、灰绿色或橙红色斑点散在或密集成不显著的斑纹，脊椎骨和两侧肋骨突起。四足均具 5 趾；趾间仅具蹼迹，足趾底有吸盘。尾细而坚实，微现骨节，与背部颜色相同，有 6 ～ 7 个明显的银灰色环带，有的再生尾较原生尾短，且银灰色环带不明显。全身密被圆形或多角形微有光泽的细鳞。气腥，味微咸（图 7-14）。

以体大、肥壮、尾粗而长、无虫蛀者为佳。

【化学成分】　含肌肽、胆碱、肉碱、鸟嘌呤、蛋白质、脂肪、胆甾醇、磷脂及钙、磷、锌、铁、镁、锶等无机元素。

【炮制】

（1）蛤蚧　除去鳞片及头足，切成小块。

本品呈不规则的片状小块。表面为灰黑色或银灰色，有棕黄色的斑点及鳞甲脱落的痕迹。切面为黄白色或灰黄色。脊椎骨和肋骨突起。气腥，味微咸。

（2）酒蛤蚧　取蛤蚧块，用黄酒浸润后，烘干。

本品形如蛤蚧块，微有酒香气，味微咸。

【性味归经】　咸，平。归肺、肾经。

【功能主治】　补肺益肾，纳气定喘，助阳益精。用于肺肾不足，虚喘气促，劳嗽咯血，阳痿，遗精。

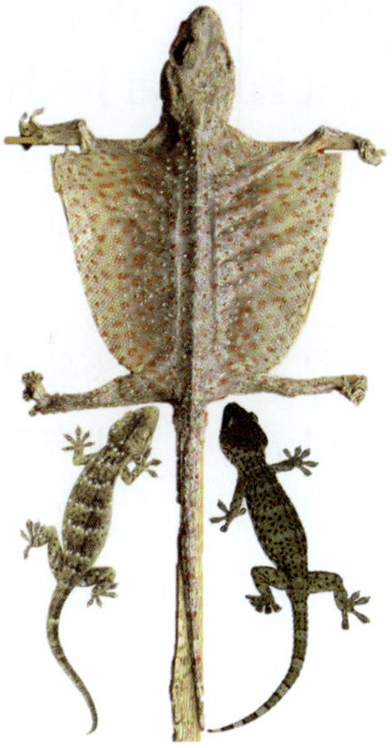

图 7-14　蛤蚧

【药理作用】　平喘，增强免疫，抗肿瘤，抗炎，保肝，性激素样作用等。

【用法用量】　3 ～ 6g，多入丸、散剂或酒剂。

【贮藏】　用木箱严密封装，常用花椒拌存，置阴凉干燥处，防蛀。

金钱白花蛇 Bungarus Parvus

【来源】　为眼镜蛇科动物银环蛇 *Bungarus multicinctus* Blyth 的幼蛇干燥体。

【产地】　主产于广东、广西等地。

【采制】　夏、秋两季捕捉，剖开腹部，除去内脏，擦净血迹，用乙醇浸泡处理后，盘成圆形，用竹签固定，干燥。

【性状鉴定】　呈圆盘状，盘径 3 ～ 6cm，蛇体直径 0.2 ～ 0.4cm。头盘在中间，尾细，常纳口内，口腔内上颌骨前端有毒沟牙 1 对，鼻间鳞 2 片，无颊鳞，上下唇鳞通常各为 7 片。背部黑色或灰黑色，有白色环纹 45 ～ 58 个，黑白相间，白环纹在背部宽 1 ～ 2 行鳞片，向腹面渐增宽，黑环纹宽 3 ～ 5 行鳞片，背正中明显突起一条脊棱，脊鳞扩大呈六角形，背鳞细密，通身 15 行，尾下鳞单行。气微腥，味微咸（图 7-15）。

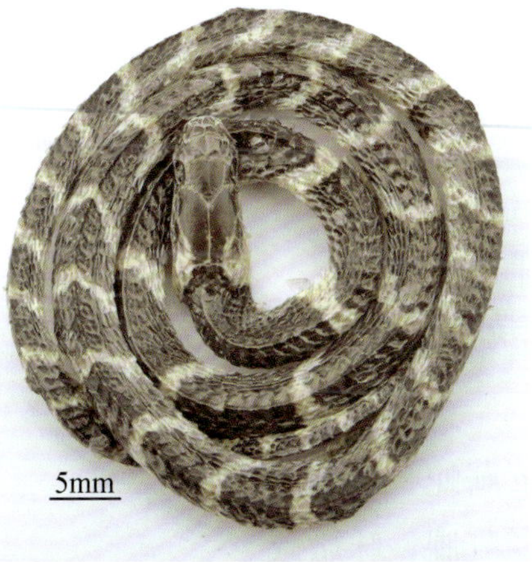

图 7-15　金钱白花蛇

以身干、头尾齐全、色泽明亮、盘径小者为佳。

【化学成分】　蛇体含蛋白质、脂肪、鸟嘌呤核苷等。头部蛇毒中含三磷酸腺苷酶、α- 环蛇毒、β- 环蛇毒、γ- 环蛇毒（毒性强烈的神经性毒）及神经生长因子。

【性味归经】　甘、咸，温；有毒。归肝经。

【功能主治】　祛风，通络，止痉。用于风湿顽痹，麻木拘挛，中风口眼㖞斜，半身不遂，抽搐痉挛，破伤风，麻风，疥癣。

【药理作用】 抗炎，镇痛，抗肿瘤等。

【用法用量】 2～5g。研粉吞服1～1.5g。

【贮藏】 置干燥处，防霉，防蛀。

蕲蛇 Agkistrodon

【来源】 为蝰科动物五步蛇 *Agkistrodon acutus*（Güenther）的干燥体。

【产地】 主产于江西、浙江、福建等地。

【采制】 多于夏、秋两季捕捉，剖开蛇腹，除去内脏，洗净，用竹片撑开腹部，盘成圆盘状，干燥后拆除竹片。

【性状鉴定】 卷呈圆盘状，盘径17～34cm，体长可达2m。头在中间稍向上，呈三角形而扁平，吻端向上，习称翘鼻头。上腭有管状毒牙，中空尖锐。背部两侧各有黑褐色与浅棕色组成的"V"形斑纹17～25个，其"V"形的两上端在背中线上相接，习称方胜纹，有的左右不相接，呈交错排列。腹部撑开或不撑开，灰白色，鳞片较大，有黑色类圆形的斑点，习称连珠斑；腹内壁黄白色，脊椎骨的棘突较高，呈刀片状上突，前后椎体下突基本同形，多为弯刀状，向后倾斜，尖端明显超过椎体后隆面。尾部骤细，末端有三角形深灰色的角质鳞片1枚。气腥，味微咸（图7-16）。

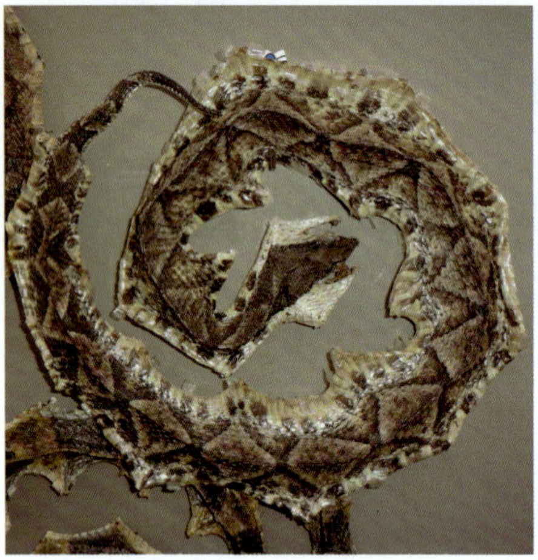

图7-16 蕲蛇

以头尾齐全、条大、花纹明显、内壁洁净者为佳。

【化学成分】 含精胺、蛇肉碱、胆甾醇、蛋白质、氨基酸、脂肪、皂苷、微量元素等成分。

【炮制】

（1）蕲蛇 去头、鳞，切成寸段。

本品呈段状，长2～4cm，背部呈黑褐色，表皮光滑，有明显的鳞斑，可见不完整的方胜纹。腹部可见白色的肋骨，呈黄白色、淡黄色或黄色。断面中间可见白色菱形的脊椎骨，脊椎骨的棘突较高，棘突两侧可见淡黄色的肉块，棘突呈刀片状上突，前后椎体下突基本同形，多为弯刀状。肉质松散，轻捏易碎。气腥，味微咸。

（2）蕲蛇肉 去头，用黄酒润透后，除去鳞、骨，干燥。

本品呈条状或块状，长2～5cm，可见深黄色的肉条及黑褐色的皮。肉条质地较硬，皮块质地较脆。有酒香气，味微咸。

（3）酒蕲蛇 取净蕲蛇段，照酒炙法炒干。每100kg蕲蛇，用黄酒20kg。

本品形如蕲蛇段，表面为棕褐色或黑色。略有酒气。气腥，味微咸。

【性味归经】 甘、咸，温；有毒。归肝经。

【功能主治】　祛风，通络，止痉。用于风湿顽痹，麻木拘挛，中风口眼㖞斜，半身不遂，抽搐痉挛，破伤风，麻风，疥癣。

【药理作用】　抗炎，镇痛、抗肿瘤等。

【用法用量】　3 ～ 9g；研末吞服，一次 1 ～ 1.5g，一日 2 ～ 3 次。

【贮藏】　置干燥处，防霉，防蛀

全蝎 Scorpio

【来源】　为钳蝎科动物东亚钳蝎 *Buthus martensii* Karsch 的干燥体。

【产地】　主产于河南、山东等地。湖北、安徽、河北、辽宁等地亦产。野生或养殖。

【采制】　春末至秋初捕捉，除去泥沙，置沸水或沸盐水中，煮至全身僵硬，捞出，置通风处，阴干。

【性状鉴定】　头胸部与前腹部呈扁平长椭圆形，后腹部呈尾状，皱缩弯曲，完整者体长约 6cm。头胸部呈绿褐色，前面有 1 对短小的螯肢和 1 对较长大的钳状脚须，形似蟹螯，背面覆有梯形背甲，腹面有足 4 对，均为 7 节，末端各具 2 爪钩；前腹部由 7 节组成，第 7 节色深，背甲上有 5 条隆脊线。背面绿褐色，后腹部棕黄色，6 节，节上均有纵沟，末节有锐钩状毒刺，毒刺下方无距。气微腥，味咸（图 7-17）。

以完整、色黄褐、身干、腹中杂质少者为佳。

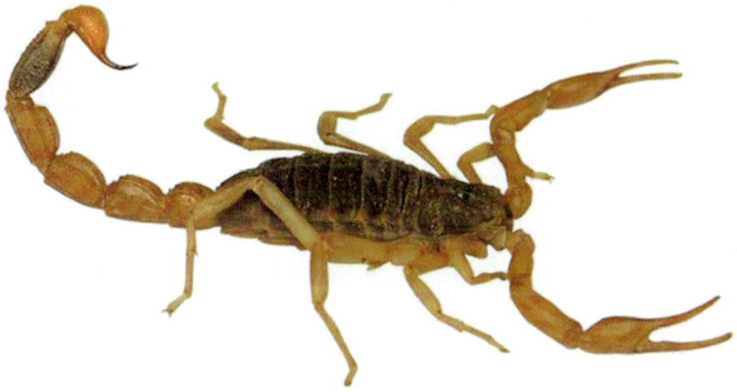

图 7-17　全蝎

【化学成分】　含蝎毒、三甲胺、甜菜碱、牛磺酸、胆甾醇、卵磷脂、多种氨基酸等成分。

【性味归经】　辛，平；有毒。归肝经。

【功能主治】　息风镇痉，通络止痛，攻毒散结。用于肝风内动，痉挛抽搐，小儿惊风，中风口㖞，半身不遂，破伤风，风湿顽痹，偏正头痛，疮疡，瘰疬。

【药理作用】　抗惊厥，抗癫痫，镇痛，抗炎，抑菌，抗病毒，抗肿瘤，抗凝血，抗血栓，抗动脉粥样硬化等。

【用法用量】　3 ～ 6g。

【注意】　孕妇禁用。

【贮藏】　置干燥处，防蛀。

表 7-1 为其他动物类天然药物来源、性状特征及功能。

表 7-1　其他动物类天然药物简表

名称	来源	性状特征	功能
蜂蜜	为蜜蜂科昆虫中华蜜蜂 *Apis cerana* 或意大利蜂 *A. mellifera* 所酿的蜜	为半透明、带光泽、浓稠的液体，白色至淡黄色或橘黄色至黄褐色，放久或遇冷渐有白色颗粒状结晶析出。气芳香，味极甜	补中，润燥，止痛，解毒；外用生肌敛疮

续表

名称	来源	性状特征	功能
珍珠	为珍珠贝科动物马氏珍珠贝 *Pteria martensii*、蚌科动物三角帆蚌 *Hyriopsis cumingii* 或褶纹冠蚌 *Cristaria plicata* 等双壳类动物受刺激形成的珍珠	呈类球形、长圆形、卵圆形或棒形，直径1.5～8mm。表面类白色、浅粉红色、浅黄绿色或浅蓝色，半透明，光滑或微有凹凸，具特有的彩色光泽。质坚硬，破碎面显层纹。气微，味淡	安神定惊，明目消翳，解毒生肌，润肤祛斑
珍珠母	为珍珠贝科动物马氏珍珠贝 *Pteria martensii*、蚌科动物三角帆蚌 *Hyriopsis cumingii* 或褶纹冠蚌 *Cristaria plicata* 的贝壳	①三角帆蚌：略呈不等边四角形。壳面生长轮呈同心环状排列。后背缘向上突起，形成大的三角形帆状后翼。壳内面外套痕明显；前闭壳肌痕呈卵圆形，后闭壳肌痕略呈三角形。左右壳均具两枚拟主齿，左壳具两枚长条形侧齿，右壳具1枚长条形侧齿；具光泽。质坚硬。气微腥，味淡。②褶纹冠蚌：呈不等边三角形。后背缘向上伸展成巨大的冠。壳内面外套痕略明显；前闭壳肌痕大呈楔形，后闭壳肌痕呈不规则卵圆形，在后侧齿下方有与壳面相应的纵肋和凹沟。左、右壳均具1枚短而略粗后侧齿和1枚细弱的前侧齿，均无拟主齿。③马氏珍珠贝：呈斜四方形，后耳大，前耳小，背缘平直，腹缘圆，生长线极细密，成片状。闭壳肌痕大，长圆形。具一凸起的长形主齿	平肝潜阳，安神定惊，明目退翳
乌梢蛇	为游蛇科动物乌梢蛇 *Zaocys dhumnades* 的干燥体	呈圆盘状，盘径约16cm。表面黑褐色或绿黑色，密被菱形鳞片；背鳞行数成双，背中央2～4行鳞片强烈起棱，形成两条纵贯全体的黑线。头盘在中间，扁圆形，眼大而下凹陷，有光泽。上唇鳞8枚，第4、5枚入眶，颊鳞1枚，眼前下鳞1枚，较小，眼后鳞2枚。脊部高耸成屋脊状。腹部剖开边缘向内卷曲，脊肌肉厚，黄白色或淡棕色，可见排列整齐的肋骨。尾部渐细而长，尾下鳞双行。剥皮者仅留头尾之皮鳞，中段较光滑。气腥，味淡	祛风，通络，止痉
鸡内金	为雉科动物家鸡 *Gallus gallus domesticus* 的干燥沙囊内壁	为不规则卷片，厚约2mm。表面黄色、黄绿色或黄褐色，薄而半透明，具明显的条状皱纹。质脆，易碎，断面角质样，有光泽。气微腥，味微苦	健胃消食，涩精止遗，通淋化石
土鳖虫（䗪虫）	为鳖蠊科昆虫地鳖 *Eupolyphaga sinensis* 或冀地鳖 *Steleophaga plancyi* 的雌虫干燥体	①地鳖：呈扁平卵形。前端较窄，后端较宽，背部紫褐色，具光泽，无翅。前胸背板较发达，盖住头部；腹背板9节，呈覆瓦状排列。腹面红棕色，头部较小，有丝状触角1对，常脱落，胸部有足3对，具细毛和刺。腹部有横环节。质松脆，易碎。气腥臭，味微咸。②冀地鳖：背部黑棕色，通常在边缘带有淡黄褐色斑块及黑色小点	破血逐瘀，续筋接骨

续表

名称	来源	性状特征	功能
鳖甲	为鳖科动物鳖 *Trionyx sinensis* 的背甲	呈椭圆形或卵圆形，背面隆起。外表面黑褐色或墨绿色，略有光泽，具细网状皱纹和灰黄色或灰白色斑点，中间有一条纵棱，两侧各有左右对称的横凹纹 8 条，外皮脱落后，可见锯齿状嵌接缝。内表面类白色，中部有突起的脊椎骨，颈骨向内卷曲，两侧各有肋骨 8 条，伸出边缘。质坚硬。气微腥，味淡	滋阴潜阳，退热除蒸，软坚散结
阿胶	为马科动物驴 *Equus asinus* L. 的干燥皮或鲜皮经煎煮、浓缩制成的固体胶	呈长方形块、方形块或丁状。棕色至黑褐色，有光泽。质硬而脆，断面光亮，碎片对光照视呈棕色半透明状。气微，味微甘	补血滋阴，润燥，止血
海龙	为海龙科动物刁海龙 *Solenognathus hardwickii*、拟海龙 *Syngnathoides biaculeatus* 或尖海龙 *Syngnathus acus* 的干燥体	①刁海龙：体狭长侧扁，全长 30 ～ 50cm。表面黄白色或灰褐色。头部具管状长吻，口小，无牙，两眼圆而深陷，头部与体轴略呈钝角。躯干部宽 3cm，五棱形，尾部前方六棱形，后方渐细，四棱形，尾端卷曲。背棱两侧各有 1 列灰黑色斑点状色带。全体被以具花纹的骨环和细横纹，各骨环内有突起粒状棘。胸鳍短宽，背鳍较长，有的不明显，无尾鳍。骨质，坚硬。气微腥，味微咸。②拟海龙：体长平扁，躯干部略呈四棱形，全长 20 ～ 22cm。表面灰黄色。头部常与体轴成一直线。③尖海龙：体细长，呈鞭状，全长 10 ～ 30cm，未去皮膜。表面黄褐色。有的腹面可见育儿囊，有尾鳍。质较脆弱，易撕裂	温肾壮阳，散结消肿
海马	为海龙科动物线纹海马 *Hippocampus kelloggi*、刺海马 *H. histrix*、大海马 *H. kuda*、三斑海马 *H. trimaculatus* 或小海马（海蛆）*H. japonicus* 的干燥体	①线纹海马：呈扁长形而弯曲，体长约 30cm。表面黄白色。头略似马头，有冠状突起，具管状长吻，口小，无牙，两眼深陷。躯干部七棱形，尾部四棱形，渐细卷曲，体上有瓦楞形的节纹并具短棘。体轻，骨质，坚硬。气微腥，味微咸。②刺海马：体长 15 ～ 20cm。头部及体上环节间的棘细而尖。③大海马：体长 20 ～ 30cm。黑褐色。三斑海马体侧背部第 1、4、7 节的短棘基部各有 1 黑斑。④小海马（海蛆）：体形小，长 7 ～ 10cm。黑褐色。节纹和短棘均较细小	温肾壮阳，散结消肿
蜈蚣	为蜈蚣科动物少棘巨蜈蚣 *Scolopendra subspinipes mutilans* 的干燥体	呈扁平长条形。由头部和躯干部组成，全体共 22 个环节。头部暗红色或红褐色，略有光泽，有头板覆盖，头板近圆形，前端稍突出，两侧贴有颚肢一对，前端两侧有触角一对。躯干部第 1 背板与头板同色，其余 20 个背板为棕绿色或墨绿色，具光泽，自第 4 背板至第 20 背板上常有两条纵沟线；腹部淡黄色或棕黄色，皱缩；自第 2 节起，每节两侧有步足一对；步足黄色或红褐色，偶有黄白色，呈弯钩形，最末一对步足尾状，故又称尾足，易脱落。质脆，断面有裂隙。气微腥，有特殊刺鼻的臭气，味辛、微咸	息风镇痉，通络止痛，攻毒散结

自 测 题

一、名词解释

1. 方胜纹 2. 佛指甲 3. 乌金衣 4. 挂甲
5. 通天眼 6. 当门子 7. 二杠

二、填空题

1. 蟾酥采收加工过程中忌用________，以免变质。
2. 蛤蚧以体大、肥壮、________、________为佳。
3. 蛤蚧功效为________，________，________。
4. 金钱白花蛇来源为眼镜蛇科动物________的________干燥体。
5. 野麝猎获后，割取香囊，阴干，习称________；囊中分泌物，习称________。
6. 鹿茸的功效有________，________，________等。
7. 牛黄取自胆囊的习称________，取自胆管和肝管的习称________或________。
8. 牛黄有________、________、________等作用。
9. 羚羊角功效为________、________、________。
10. 全蝎以完整、________色、身干、腹中________为佳。
11. 蕲蛇以________齐全、条大、________明显、________洁净者为佳。

三、选择题

【A 型题】

1. 为动物的干燥分泌物，沾水即呈乳白色隆起的药材是（　　）。
A. 蟾酥 B. 阿胶 C. 五灵脂
D. 哈蟆油 E. 麝香
2. 二杠茸是指（　　）。
A. 马鹿茸具一个侧枝者
B. 花鹿茸具一个侧枝者
C. 花鹿茸具两个侧枝者
D. 马鹿茸具两个侧枝者
E. 以上都不是
3. 具乌金衣、同心层纹、挂甲等性状特征的药材是（　　）。
A. 鹿茸 B. 羚羊角 C. 斑蝥
D. 牛黄 E. 珍珠
4. 具“自然合把”“通天眼”等性状特征的药材是（　　）。
A. 鹿茸 B. 羚羊角 C. 斑蝥
D. 牛黄 E. 全蝎
5. 具翘鼻头、方胜纹、连珠斑、佛指甲等性状特征的药材是（　　）。
A. 乌梢蛇 B. 蛤蚧
C. 蕲蛇 D. 金钱白花蛇
E. 斑蝥
6. 背部黑色革质鞘翅上具 3 条黄色或棕黄色的横纹的药材是（　　）。
A. 全蝎 B. 蜈蚣
C. 土鳖虫 D. 斑蝥
E. 以上都不是
7. 麝香仁中呈不规则圆球形或颗粒状者习称（　　）。
A. 挂甲 B. 银皮 C. 当门子
D. 佛指甲 E. 通天眼
8. 背部黑色或灰黑色，具 45 ～ 58 个白色环纹的药材是（　　）。
A. 斑蝥 B. 蕲蛇
C. 蜈蚣 D. 金钱白花蛇
E. 蛤蚧
9. 牛黄药材断面呈金黄色，可见细密的（　　）。
A. 平行直线层纹 B. 放射状纹理
C. 同心层纹 D. 放射状裂隙
E. 白色小点
10. 下面哪类药材不能制作磨片进行显微鉴别（　　）。
A. 贝壳类 B. 根类 C. 角类
D. 骨类 E. 矿物类
11. 取药材粉末撒于炽热坩埚中灼烧，初则迸裂，随即融化膨胀起泡似珠，香气浓烈四溢，灰化后残渣呈白色或灰白色，此药材是（　　）。

A. 蟾酥 B. 斑蝥 C. 麝香
D. 鹿茸 E. 牛黄

12. 毛壳麝香用特制槽针从囊孔插入，转动槽针，撮取麝香仁，立即检视，可见（ ）。
A. 槽内的麝香仁与槽面相平
B. 槽内的麝香仁逐渐膨胀，高出槽面
C. 槽内的麝香仁高低不平
D. 槽内的麝香仁粘于槽壁上
E. 以上都不是

13. 牛黄表面黄红色至棕黄色，有的表面挂有一层黑色光亮的薄膜，习称（ ）。
A. 乌金衣 B. 挂甲 C. 金包头
D. 连珠斑 E. 以上都不是

14. 牛黄的药用部位是（ ）。
A. 胃结石 B. 胆结石
C. 肾结石 D. 膀胱结石
E. 输尿管结石

15. 麝香具特异强烈香气的成分是（ ）。
A. 麝香吡啶 B. 羟基麝香吡啶
C. 雄性酮 D. 胆甾醇
E. 麝香酮

16. 粉末加清水调和，涂于指甲上，能将指甲染成黄色的药材是（ ）。
A. 麝香 B. 蟾酥 C. 牛黄
D. 熊胆粉 E. 哈蟆油

【B 型题】

（1 ~ 3 题共用备选答案）
A. 蟾酥 B. 牛黄 C. 五灵脂
D. 海马 E. 阿胶

1. 以动物病理产物入药的药材是（ ）。
2. 以动物分泌物入药的药材是（ ）。
3. 以动物体加工品入药的药材是（ ）。

（4 ~ 8 题共用备选答案）
A. 山东省 B. 广西状族自治区
C. 浙江省 D. 俄罗斯境内
E. 东北三省

4. 蛤蚧的主产地是（ ）。
5. 花鹿茸的主产地是（ ）。
6. 阿胶的主产地是（ ）。
7. 蕲蛇的主产地是（ ）。
8. 羚羊角的主产地是（ ）。

（9 ~ 13 题共用备选答案）
A. 大挺 B. 二杠 C. 单门
D. 莲花 E. 三岔

9. 花鹿茸具一个侧枝者，习称（ ）。
10. 马鹿茸具一个侧枝者，习称（ ）。
11. 花鹿茸具两个侧枝者，习称（ ）。
12. 马鹿茸具两个侧枝者，习称（ ）。
13. 马鹿茸具三个侧枝者，习称（ ）。

（14 ~ 16 题共用备选答案）
A. 挂甲 B. 剑脊 C. 方胜纹
D. 通天眼 E. 胶口镜面

14. 牛黄的鉴别术语之一是（ ）。
15. 蕲蛇的鉴别术语之一是（ ）。
16. 羚羊角的鉴别术语之一是（ ）。

（17 ~ 19 题共用备选答案）
A. 哈蟆油 B. 斑蝥 C. 蟾酥
D. 熊胆粉 E. 麝香

17. 气特异而臭，刺激性强，不宜口尝的药材是（ ）。
18. 味初甜而后有持久的麻辣感，粉末嗅之作嚏的药材是（ ）。
19. 气香浓烈而特异的药材是（ ）。

（20 ~ 24 题共用备选答案）
A. 角质鳞片外表面密布乳头状突起，略呈覆瓦状排列
B. 背鳞片外表面具众多细密纵直条纹
C. 团块中包埋或散在有方形、柱状、八面体或不规则的晶体
D. 毛茸毛干表面由扁平细胞呈覆瓦状排列的毛小皮包围
E. 刚毛极多，排列紧密

20. 鹿茸粉末镜检可见（ ）。
21. 蕲蛇粉末镜检可见（ ）。
22. 金钱白花蛇粉末镜检可见（ ）。
23. 麝香粉末镜检可见（ ）。

24. 斑蝥粉末镜检可见（　　）。

【X 型题】

1. 以动物分泌物入药的药材有（　　）。
   A. 麝香　B. 蟾酥　C. 牛黄
   D. 鹿茸　E. 阿胶
2. 药用部位为动物干燥全体的药材有（　　）。
   A. 全蝎　B. 斑蝥　C. 蜈蚣
   D. 蛤蚧　E. 金钱白花蛇
3. 药用部位为除去内脏的动物体的药材有（　　）。
   A. 蛤蚧　B. 蜈蚣
   C. 金钱白花蛇　D. 蕲蛇
   E. 乌梢蛇
4. 马鹿茸的商品规格有（　　）。
   A. 单门　B. 二杠　C. 莲花
   D. 三岔　E. 四岔
5. 可用微量升华法鉴别的药材有（　　）。.
   A. 牡丹皮　B. 薄荷　C. 大黄
   D. 斑蝥　E. 青黛
6. 蟾酥的正品原动物有（　　）。
   A. 中华大蟾蜍　B. 华西大蟾蜍
   C. 花背蟾蜍　D. 黑眶蟾蜍
   E. 以上都是
7. 含毒性蛋白的药材是（　　）。
   A. 斑蝥　B. 全蝎
   C. 金钱白花蛇　D. 蕲蛇
   E. 蟾酥
8. 牛黄的鉴别特征有（　　）。
   A. 乌金衣　B. 挂甲
   C. 味先苦而后甘　D. 质坚体轻
   E. 断面有排列整齐的层纹

四、问答题

1. 简述牛黄的性状特征。
2. 简述鹿茸、麝香的来源与产地。
3. 简述蟾酥、蕲蛇的鉴别特征。
4. 简述鹿茸、麝香的粉末特征。
5. 简述牛黄、蛤蚧的功能与主治。

第 8 章
矿物类天然药物

学习目标

1. 素质目标：培育工匠精神，培养救死扶伤能力。

2. 知识目标：掌握常用矿物类天然药物的真伪鉴定特征；熟悉常用矿物类天然药物的功能主治和用法；了解常用动物类天然药物的炮制方法。

3. 能力目标：能鉴定常用矿物类天然药物的真伪；能指导合理使用矿物类天然药物。

一、矿物类天然药物概述

矿物类天然药物是指以天然矿物、矿物的加工品、动物或动物骨骼的化石入药的一类天然药物，如朱砂、芒硝、龙骨等。

（一）矿物类天然药物应用

矿物类天然药物在我国的应用历史悠久，历代本草都有记载。《神农本草经》载矿物药 46 种，《新修本草》载矿物药 87 种，《证类本草》载矿物药 139 种，至《本草纲目》已达 161 种（其中金类 28 种、玉类 14 种、石类 72 种、卤类 20 种，附录 27 种）。第四次全国中药资源普查确认我国的药用矿物资源共有 153 种，包括矿物类 72 种、岩石类 12 种、化石类 7 种、水资源类 2 种、化学制品及其他类 60 种。

矿物类天然药物在临床上有多方面的应用，例如，用含镁、钾、钠等盐类矿物药泻下、利尿，用含硫、砷、汞化合物治疗梅毒及疥癣，用含铜、铁、钙、磷、锰等成分的矿物药作为滋养性和兴奋性强壮药，用铝、铅、锌盐作为收敛药，用砒霜治疗白血病等。

由于矿物药中多含有砷、汞及重金属，其使用受到限制，新药中矿物药的应用越来越少。在已有的某些中成药中的矿物药也被取消，矿物药的应用范围有进一步缩小的趋势。我国矿物药资源极其丰富，深入研究和充分利用矿物药，是药学工作者的重要任务之一。

（二）矿物的性质

矿物是由地质作用形成的天然单体或化合物。大多数矿物呈固态（如辰砂、石膏），少数呈液态（如水银）或气态（如硫化氢）。每种固体矿物具有一定的物理和化学性质，这些性质取决于矿物的内部结构（尤其是结晶物质）和化学成分，人们常利用这些性质的差异来鉴定不同种类的矿物。具有鉴定意义的矿物性质主要有以下几种。

1. 结晶形状　自然界中绝大多数矿物是由晶体组成。由晶体组成的矿物，都具有固定的结晶形状，分为单体形状和集合体形状，自然状况下多以集合体形状存在，如石膏单体呈板状，集合体呈块状、纤维状。

2. 结晶习性　在含水矿物中，水的存在形式直接影响到矿物的性质。矿物中的水按其存在的形式，分为两大类：一类是不加入晶格的吸附水或自由水；另一类是加入晶格组成的，包括以水分子（H_2O）形式存在的结晶水，如石膏（$CaSO_4 \cdot H_2O$）、胆矾（$CuSO_4 \cdot 5H_2O$）和以 H^+、OH^- 等离子形式存在的结晶水，如滑石 $[Mg_3(Si_4O_{10})(OH)_2]$。各种含水固体矿物的失水温度，因水存在的形式不同而不同，这种性质可用来鉴定矿物。如将胆矾加热灼烧，即失去结晶水变成白色的硫酸铜（$CuSO_4$），遇水又复变为蓝色的含水硫酸铜（$CuSO_4 \cdot 5H_2O$）。

3. 透明度　矿物透光能力的大小称为透明度。按矿物磨至 0.03mm 标准厚度时比较其透明度，分为 3 类：透明矿物（如石英、云母）、半透明矿物（如辰砂、雄黄）、不透明矿物（如代赭石、滑石）。透明度是鉴定矿物的特征之一。显微鉴定时，通常透明矿物利用透射偏光显微镜鉴定，不透明矿物利用反射偏光显微镜鉴定。

4. 颜色　矿物的颜色是矿物对光线中不同波长的光波均匀吸收或选择吸收表现的性质。一般分为以下 3 类。

（1）本色　为矿物的成分和内部构造所决定的颜色，如朱红色的辰砂。

（2）外色　由混入的有色物质染成的颜色。外色的深浅，除与带色杂质的量有关外，还与分散的程度有关，如紫石英、大青盐等。

（3）假色　在某些矿物中，有时可见变彩现象，这是由于投射光受晶体内部裂缝面、解理面及表面的氧化膜反射所引起光波的干涉作用而产生的颜色，如云母、方解石，在石决明、珍珠母等一些动物药材中也能见到。

矿物在白色毛瓷板上划过后所留下的粉末痕迹称为条痕。粉末的颜色称为条痕色。在矿物学上，条痕色比矿物表面的颜色更为固定，具有鉴定意义。有的矿物条痕色与其本身颜色相同，如辰砂。也有不同色的，如自然铜（黄铁矿）本身为亮黄色而其粉末则为黑色。磁石（磁铁矿）和赭石（赤铁矿）两者表面均为灰黑色，不易区分，但磁石条痕为黑色，赭石条痕为樱桃红色，容易区分。

用二色法描述矿物的颜色时，应把主要的、基本的颜色放在后面，次要的颜色作为形容词放在前面。有时也可以这样形容，如红中微黄、绿色中略带蓝色色调等。观察矿物的颜色常需要注意两点：一是以矿物的新鲜面为准，二是排除外来带色杂质的干扰。

5. 光泽　矿物表面对于投射光线的反射能力称为光泽。反射能力的强弱，就是光泽的强度。矿物的光泽由强至弱分为金属光泽（如自然铜）、金刚光泽（如朱砂）、玻璃光泽（如硼砂）。

6. 硬度　矿物抵抗某种外力作用特别是刻划作用的程度，称为硬度。不同的矿物有不同的硬度。普通鉴别矿物硬度所用的标准为摩斯硬度计。不同硬度的矿物按其硬度分为 10 级（表 8-1）。

表 8-1　矿物硬度的等级

硬度等级	1	2	3	4	5	6	7	8	9	10
矿物	滑石	石膏	方解石	萤石	磷灰石	正长石	石英	黄玉石	刚玉石	金刚石

鉴别硬度时，可取样品矿石互相刻画，使样品受损的最低硬度等级为该样品的硬度。实际工作中常用四级法比较：指甲相当于 2.5 级，铜钥匙约 3 级，小刀约 5.5 级，钢锉约 7 级。矿物类药材最大的硬度一般不超过 7 级。精密测定矿物的硬度，可用测硬仪和显微硬度计等。

7. 脆性、延展性和弹性　指矿物遇到压轧、锤击、弯曲、拉引等外力作用时呈现的 3 种力学性质。脆性是指矿物容易被击破或压碎的性质，如自然铜、方解石等。延展性是指矿物能被压成薄片或拉伸成细丝的性质，如各种金属。弹性是指矿物在外力作用下变形，除去外力后，能恢复原状的性质，如云母等。

8. 磁性　指矿物本身可以被磁铁或电磁铁吸引或其本身能吸引铁物体的性质，如磁石等。矿物的磁性与其化学成分中含有磁性元素 Fe、Co、Ni、Mn、Cr 等有关。

9. 比重　指在温度 4℃时，矿物与同体积水的重量比。各种矿物的比重在一定条件下为一常数，有鉴定意义。如石膏的比重为 2.3，辰砂为 8.09 ～ 8.20，水银为 13.6。

10. 解理、断口　矿物受力后沿一定结晶方向裂开成光滑平面的性质称为解理。解理是某些结晶物质特有的性质，其形成与晶体构造的类型有关。如云母、方解石等完全解理，石英没有解理。矿物受力后不是沿着一定结晶方向断裂而形成的断裂面称为断口。断口形状有锯齿状、平坦状、贝壳状、参差状等。

11. 气味　有些矿物有特殊的气味，尤其在矿物受到锤击、加热或湿润时较为明显。如雄黄灼烧有砷的蒜臭，胆矾具涩味，食盐具咸味等。

12. 吸湿性　有的矿物具有吸水的能力，因而可以吸、粘舌头或润湿的双唇，有助于鉴别，如龙骨、龙齿、软滑石（高岭土）等。

（三）药用矿物的分类

矿物学上的分类，通常是以阴离子为依据，即氧化物类（磁石、赭石等）、硫化物类（雄黄、朱砂等）、卤化物类（轻粉、大青盐等）、硫酸盐类（石膏、芒硝等）、碳酸盐类（炉甘石、钟乳石等）、硅酸盐类（滑石、赤石脂等）。

根据现代医学的观点，矿物药中通常阳离子对药效起重要的作用，故常以主要阳离子进行分类。常见的矿物药分为以下几类。

1. 钠化合物类　芒硝（$NaSO_4 \cdot 10H_2O$）、硼砂（$Na_2[B_4O_5(OH)_4] \cdot 8H_2O$）、大青盐（NaCl）等。

2. 钙化合物类　石膏（$CaSO_4 \cdot 2H_2O$）、寒水石（$CaCO_3$）、龙骨（$CaCO_3$、$Ca_3(PO_4)_2$ 等）、钟乳石、方解石、紫石英（CaF_2）等。

3. 钾化合物类　硝石（KNO_3）等。

4. 汞化合物类　朱砂（HgS）、轻粉（Hg_2Cl_2）、红粉（HgO）等。

5. 铜化合物类　胆矾（$CuSO_4 \cdot 5H_2O$）、铜绿等。

6. 锌化合物类　炉甘石（$ZnCO_3$）等。

7. 铁化合物类　赭石（Fe_2O_3）、磁石（Fe_3O_4）、自然铜（FeS_2）等。

8. 镁化合物类　滑石 $[Mg_3(Si_4O_{10})(OH)_2]$ 等。

9. 铅化合物类　铅丹（Pb_3O_4）、密陀僧（PbO）等。

10. 铝化合物类　白矾 $[KAl(SO_4)_2 \cdot 12H_2O]$、赤石脂 $[Al_4(Si_4O_{10})(OH)_8 \cdot 4H_2O]$ 等。

11. 砷化合物类　雄黄（As_2S_2）、雌黄（As_2S_3）、信石（As_2O_3）等。

12. 硅化合物类　白石英、玛瑙、浮石（SiO_2）、青礞石、滑石等。

13. 铵化合物类　白硇砂（NH_4Cl）等。

14. 其他类　硫黄（S）、琥珀等。

《中国药典》对矿物药采用阴离子分类，将阴离子种类分为“类”，再将化学组成类似、结晶体结构类型相同的种类分为“族”，族以下是“种”。种是矿物分类的基本单元，也是对矿物进行具体阐述的基本单位。本教材采用这种分类法。

（四）矿物类天然药物的鉴定

1. 性状鉴定　根据矿物的一般性质进行鉴定。应注意观察其外形、颜色、质地、气味等性状特征，注意检查其硬度、相对密度、光泽、解理、断口、条痕，有无磁性等性质；粉末状的矿物药，应仔细观察其颜色、质地、气味等。必要时需核对矿物标本。

2. 显微鉴定　在显微鉴定时，需要使用偏光显微镜，观察矿物的粉末或磨片。通常利用透射偏光显微镜鉴定透明矿物或半透明矿物；利用反射偏光显微镜鉴定不透明矿物。主要观察矿物药的形态、透明度、颜色、光性的正负、折射率和必要的物理常数。

3. 理化鉴定　主要是采用物理、化学或仪器分析的方法，对矿物药的成分进行定性鉴定和定量分析，尤其适用于外形及粉末无明显特征或剧毒的矿物药，如白矾、玄明粉、信石、雄黄等。由于受矿物形成的地质条件、形成机制、伴生矿物等的影响，同种矿物可能含有不同元素，不同矿物又含有相同的元素，所以对某些矿物药，一般理化鉴别方法的专属性不强。

二、常用矿物类天然药物

朱砂 Cinnabaris

【来源】　为硫化物类矿物辰砂族辰砂，主含硫化汞（HgS）。

【产地】　贵州、湖南等地。

【采制】　采挖后，选取纯净者，用磁铁吸净含铁的杂质，再用水淘去杂石和泥沙。

【性状鉴定】　为粒状或块状集合体，呈颗粒状或块片状。鲜红色或暗红色，条痕红色至褐红色，具光泽。体重，质脆，片状者易破碎，粉末状者有闪烁的光泽（图 8-1）。气微，味淡。其中，呈细小颗粒或粉末状，色红明亮，触之不染手者，习称“朱宝砂”；

呈不规则板片状、斜方形或长条形，大小厚薄不一，边缘不整齐，色红鲜艳，光亮如镜者，习称“镜面砂”；呈较大块状，颜色发暗或呈灰褐色，质坚不易破碎者，习称“豆瓣砂”。

以色鲜红、有光泽、质脆者为佳。

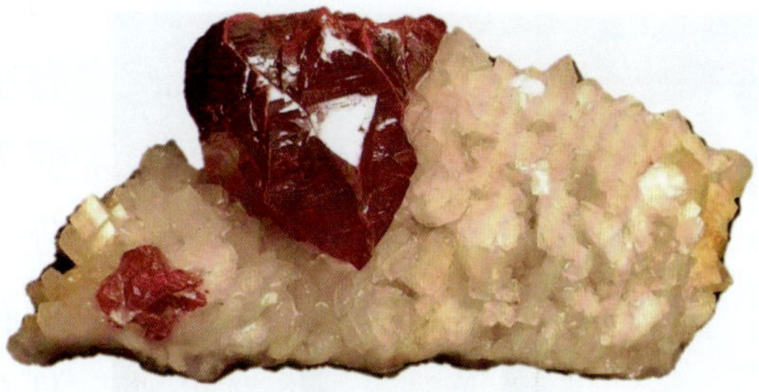

图 8-1　朱砂

【理化鉴定】　取本品粉末，用盐酸湿润后，在光洁的铜片上摩擦，铜片表面显银白色光泽，加热烘烤后，银白色即消失。

【炮制】　朱砂粉：取朱砂，用磁铁吸去铁屑，照水飞法水飞，晾干或 40℃以下干燥。

本品为朱红色极细粉末，体轻，以手指撮之无粒状物，以磁铁吸之，无铁末。气微，味淡。

【性味归经】　甘，微寒；有毒。归心经。

【功能主治】　清心镇惊，安神，明目，解毒。用于心悸易惊，失眠多梦，癫痫发狂，小儿惊风，视物昏花，口疮，喉痹，疮疡肿毒。

【药理作用】　镇静催眠，抗焦虑，抗惊厥，镇咳祛痰，解毒，保护脑损伤等。

【用法用量】　0.1 ～ 0.5g，多入丸、散剂服，不宜入煎剂。外用适量。

【注意】　本品有毒，不宜大量服用，也不宜少量久服；孕妇及肝肾功能不全者禁用。

【贮藏】　置干燥处。

附

辰砂　朱砂昔以湖南辰州（今沅陵）产的较好，故又有“辰砂”之称（实际上朱砂主产于贵州铜仁及湖南新晃、凤凰等县，辰州只不过是朱砂的集散地）。但目前商品上称为辰砂的，系指人工合成品。人工合成的辰砂又称“平口砂”及“灵砂”，是以水银、硫黄为原料经加热升华而成。本品含硫化汞在 99% 以上。本品完整者呈盆状，商品多为大小不等的碎块，全体暗红色，断面呈纤维柱状（习称“马牙柱”），具宝石样或金属光泽。全体质松脆，易破碎。无臭，味淡。

链 接　朱砂忌用火制

朱砂，又称丹砂，其主要成分为硫化汞，忌用火制和煎煮，因为硫化汞在高温下分解为汞和硫，而汞的毒性极强，故有“丹砂入火，则烈毒能杀人”之说。

石膏 Gypsum Fibrosum

【来源】　为硫酸盐类矿物硬石膏族石膏，主含含水硫酸钙（$CaSO_4 \cdot 2H_2O$）。

【产地】　主产于湖北、安徽等地。

【采制】　采挖后，除去杂石及泥沙。

【性状鉴定】　为纤维状的集合体，呈长块状、板块状或不规则块状。白色、灰白色或淡黄色，有的半透明。体重，质软，纵断面具绢丝样光泽。气微，味淡（图 8-2）。

以色白、块大、质松脆、纵断面如丝、无夹层、无杂质者为佳。

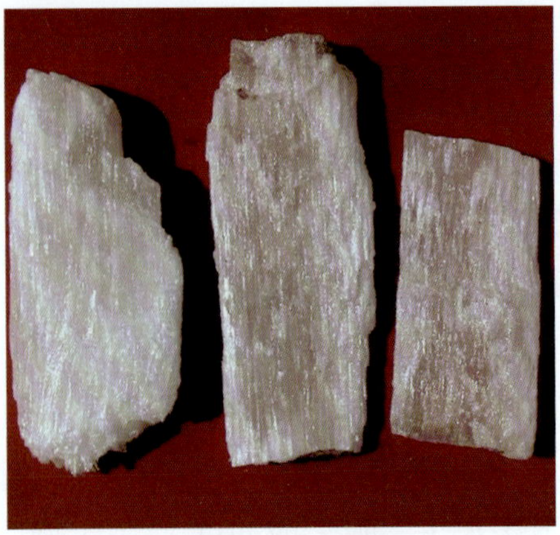
图 8-2 石膏

【理化鉴定】 ①取本品一小块（约 2g），置具有小孔软木塞的试管内，灼烧，管壁有水生成，小块变为不透明体。②取本品粉末约 0.2g，于 140℃烘 20 分钟，加水 1.5ml，搅拌，放置 5 分钟，呈黏结固体（石膏加热失去一分子结晶水而成熟石膏，遇水变为具有黏性的固体，其他矿石无此特性）。③以铂丝蘸取本品粉末，用盐酸湿润，燃烧时显砖红色火焰。

【炮制】

（1）生石膏 打碎，除去杂石，粉碎成粗粉。

（2）煅石膏 取石膏，照明煅法煅至酥松。

本品为白色的粉末或酥松块状物，表面透出微红色的光泽，不透明。体较轻，质软，易碎，捏之成粉。气微，味淡。

【性味归经】 生石膏甘、辛，大寒；煅石膏甘、辛、涩，寒。归肺、胃经。

【功能主治】 生石膏能清热泻火，除烦止渴；用于外感热病，高热烦渴，肺热喘咳，胃火亢盛，头痛，牙痛。煅石膏能收湿，生肌，敛疮，止血；外治溃疡不敛，湿疹瘙痒，水火烫伤，外伤出血。

【药理作用】 抗炎，解热，调节免疫功能，降血糖，利尿，利胆等。

【用法用量】 生石膏 15 ～ 60g，先煎。煅石膏外用适量，研末撒敷患处。

【贮藏】 置干燥处。

雄黄 Realgar

【来源】 为硫化物类矿物雄黄族雄黄，主含二硫化二砷（As_2S_2）。

【产地】 主产于河北、山西等地。

【采制】 采挖后，除去杂质。

【性状鉴定】 为块状或粒状集合体，呈不规则块状。深红色或橙红色，条痕淡橘红色，晶面有金刚石样光泽。质脆，易碎，断面具树脂样光泽。微有特异的臭气，味淡。精矿粉为粉末状或粉末集合体，质松脆，手捏即成粉，橙黄色，无光泽（图 8-3）。

以色红、块大、质松脆、有光泽者为佳。

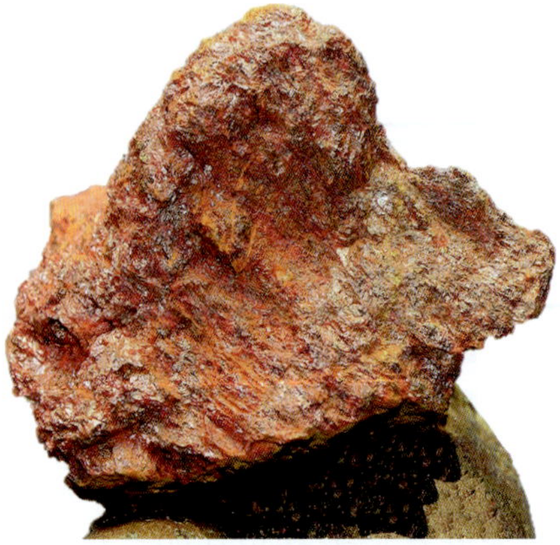
图 8-3 雄黄

【理化鉴定】 ①取本品粉末 10mg，加水润湿后，加氯酸钾饱和的硝酸溶液 2ml，溶解后，加氯化钡试液，生成大量白色沉淀。放置后，倾出上层酸液，再加水 2ml，振摇，沉淀不溶解。②取本品粉末 0.2g，置坩埚内，加热熔融，产生白色或黄白色火焰，伴有白色浓烟。取玻片覆盖后，有白色冷凝物，刮取少量，置试管内加水煮沸使溶解，必要时过滤，溶液加硫化氢试液数滴，即显黄色，加稀盐酸后生成黄色絮状沉淀，再加碳酸铵试液，沉淀复溶解。

【炮制】 雄黄粉：取雄黄照水飞法水飞，晾干。

本品为橙黄色或橙红色极细粉末，易粘手，气特异。

【性味归经】 辛，温；有毒。归肝、大肠经。

【功能主治】 解毒杀虫，燥湿祛痰，截疟。用于痈肿疔疮，蛇虫咬伤，虫积腹痛，惊痫，疟疾。

【药理作用】 抗菌，抗炎，杀虫，抗溃疡，抗肿瘤等。

【用法用量】 0.05 ～ 0.1g，入丸、散剂用。外用适量，熏涂患处。

【注意】 内服宜慎；不可久用；孕妇禁用。

【贮藏】 置干燥处，密闭。

附

雌黄 多与雄黄共生，形状与雄黄相似，有时集合体呈片状或板状，颜色显柠檬黄，条痕鲜黄色。主含三硫化二砷（As_2S_3）。功能主治与雄黄类同。古方中，雄黄多外用，雌黄多内服。

链 接 雄黄的毒性

雄黄入酒在端午节饮用，是我国古代民间的一种风俗，以此来辟邪、解毒、杀虫。但雄黄主要成分是二硫化二砷，受热后可分解氧化为剧毒的三氧化二砷。所以，端午节大量饮用雄黄酒或将其烫热后再用的做法是不科学的，因为它会造成急性砷中毒。关键是正确掌握其内服、外用的方法和剂量。内服用量应控制在 0.1g 以内，外用适量。因雄黄能被皮肤直接吸收，故不能局部反复涂搽或大面积涂搽，更不宜长期持续使用。

芒硝 Natrii Sulfas

【来源】 为硫酸盐类矿物芒硝族芒硝，经加工精制而成的结晶体。主含含水硫酸钠（$Na_2SO_4 \cdot 10H_2O$）。

【产地】 多生于海边碱土地区、矿泉、盐场附近及潮湿的山洞；主产于河北、山东等地。

【采制】 取天然产的不纯芒硝（俗称“土硝”），加水溶解，放置，沉淀，滤过，滤液加热浓缩，放冷后析出结晶，习称“朴硝”或“皮硝”。再将朴硝重新结晶即为芒硝。

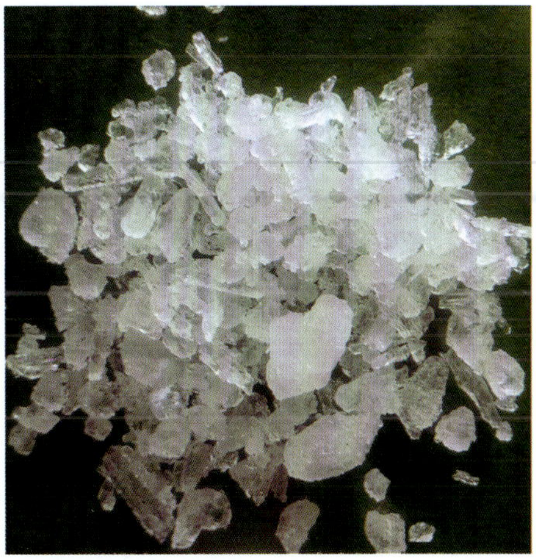

图 8-4 芒硝

【性状鉴定】 为棱柱状、长方形或不规则块状及粒状。无色透明或类白色半透明。质脆，易碎，断面呈玻璃样光泽。气微，味咸（图 8-4）。

以无色、透明，呈长条棱柱结晶者为佳。

【性味归经】 咸、苦，寒。归胃、大肠经。

【功能主治】 泻下通便，润燥软坚，清火消肿。

用于实热积滞，腹满胀痛，大便燥结，肠痈肿痛；外治乳痈，痔疮肿痛。

【药理作用】 泻下，利尿，抗菌，抗炎，利胆等。

【用法用量】 6～12g，一般不入煎剂，待汤剂煎得后，溶入汤液中服用。外用适量。

【注意】 孕妇慎用；不宜与硫黄、三棱同用。

【贮藏】 密闭，在30℃以下保存，防风化。

附

玄明粉 为芒硝经风化干燥制得。主含硫酸钠（Na_2SO_4）。本品为白色粉末，气微，味咸，有引湿性。功效同芒硝。用于实热积滞，大便燥结，腹满胀痛；外治咽喉肿痛，口舌生疮，牙龈肿痛，目赤，痈肿，丹毒。用量3～9g，溶入汤液中服用。外用适量。禁忌同芒硝。

赭石 Haematitum

【来源】 为氧化物类矿物刚玉族赤铁矿，主含三氧化二铁（Fe_2O_3）。

【产地】 主产于河北、山西等地。

【采制】 采挖后，除去杂石。

【性状鉴定】 为鲕状、豆状、肾状集合体，多呈不规则的扁平块状。暗棕红色或灰黑色，条痕樱红色或红棕色，有的有金属光泽。一面多有圆形的突起，习称钉头；另一面与突起相对应处有同样大小的凹窝。体重，质硬，砸碎后断面显层叠状。气微，味淡（图8-5）。

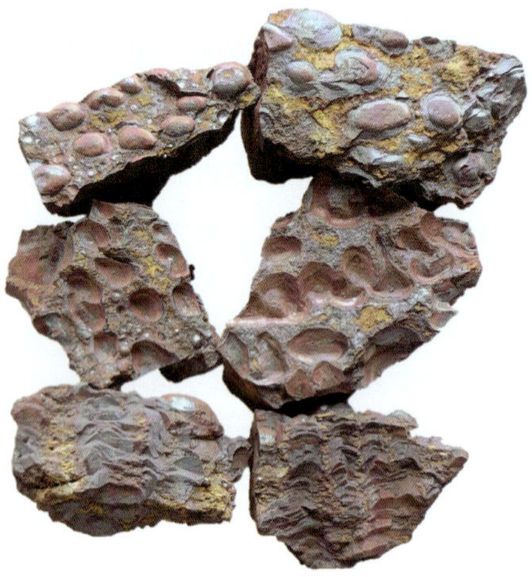

图8-5 赭石

以色棕红、断面层次明显、有钉头、无杂石者为佳。

【炮制】

（1）赭石 除去杂质，砸碎。

（2）煅赭石 取净赭石，砸成碎块，照煅淬法煅至红透，醋淬，粉碎。每100kg赭石，用醋30kg。本品为暗红棕色至棕黑色的粉末，略具醋香气。

【性味归经】 苦，寒。归肝、心、肺、胃经。

【功能主治】 平肝潜阳，重镇降逆，凉血止血。用于眩晕耳鸣，呕吐，噫气，呃逆，喘息，吐血，衄血，崩漏下血。

【药理作用】 止血，凝血，镇静，抗惊厥，抗炎等。

【用法用量】 9～30g，先煎。

【注意】 孕妇慎用。

炉甘石 Calamina

【来源】 为碳酸盐类矿物方解石族菱锌矿，主含碳酸锌（$ZnCO_3$）。

【产地】 主产于广西、四川等地。

【采制】　采挖后，洗净，晒干，除去杂石。

【性状鉴定】　为块状集合体，呈不规则的块状。灰白色或淡红色，表面粉性，无光泽，凹凸不平，多孔，似蜂窝状。体轻，易碎。气微，味微涩（图 8-6）。

以体轻、质松，块大，色白或淡红者佳。

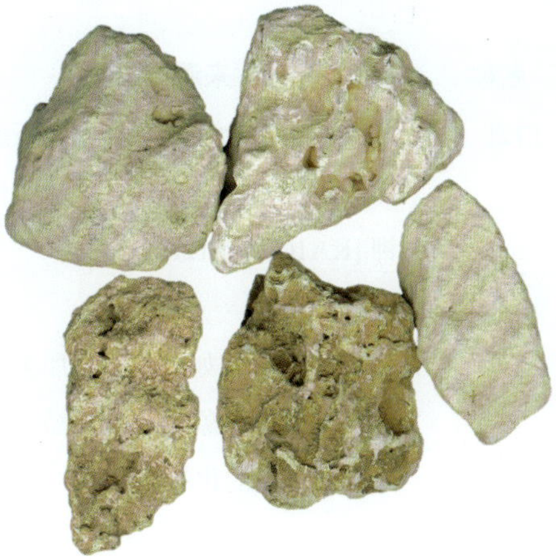

图 8-6　炉甘石

【炮制】

（1）炉甘石　除去杂质，打碎。

（2）煅炉甘石　取净炉甘石，照明煅法煅至红透，再照水飞法水飞，干燥。

本品呈白色、淡黄色或粉红色的粉末；体轻，质松软而细腻光滑。气微，味微涩。

【性味归经】　甘，平。归肝、脾经。

【功能主治】　解毒明目退翳，收湿止痒敛疮。用于目赤肿痛，睑弦赤烂，翳膜遮睛，胬肉攀睛，溃疡不敛，脓水淋漓，湿疮瘙痒。

【药理作用】　抗菌，止痒，防腐，收敛等。

【用法用量】　外用适量。

【贮藏】　置干燥处。

表 8-2 为其他矿物类天然药物来源、性状特征及功能。

表 8-2　其他矿物类天然药物简表

名称	来源	性状特征	功能
自然铜	为硫化物类矿物黄铁矿族黄铁矿，主含二硫化铁（FeS_2）	晶形多为立方体，集合体呈致密块状。表面亮淡黄色，有金属光泽；有的黄棕色或棕褐色，无金属光泽。具条纹，条痕绿黑色或棕红色。体重，质坚硬或稍脆，易砸碎，断面黄白色，有金属光泽；或断面棕褐色，可见银白色亮星	散瘀止痛，续筋接骨
滑石	为硅酸盐类矿物滑石族滑石，主含含水硅酸镁 [$Mg_3(Si_4O_{10})(OH)_2$]	多为块状集合体。呈不规则的块状。白色、黄白色或淡蓝灰色，有蜡样光泽。质软，细腻，手摸有滑润感，无吸湿性，置水中不崩散。气微，味淡	利尿通淋，清热解暑；外用祛湿敛疮
磁石	为氧化物类矿物尖晶石族磁铁矿，主含四氧化三铁（Fe_3O_4）	为块状集合体，呈不规则块状，或略带方形，多具棱角。灰黑色或棕褐色，条痕黑色，具金属光泽。体重，质坚硬，断面不整齐。具磁性。有土腥气，味淡	镇惊安神，平肝潜阳，聪耳明目，纳气平喘
硫黄	为自然元素类矿物硫族自然硫，采挖后，加热熔化，除去杂质；或用含硫矿物经加工制得	呈不规则块状。黄色或略呈绿黄色。表面不平坦，呈脂肪光泽，常有多数小孔。用手握紧置于耳旁，可闻轻微的爆裂声。体轻，质松，易碎，断面常呈针状结晶形。有特异的臭气，味淡	外用解毒杀虫疗疮；内服补火助阳通便

续表

名称	来源	性状特征	功能
白矾	为硫酸盐类矿物明矾石族明矾石经加工提炼制成。主含含水硫酸铝钾 [$KA1(SO_4)_2 \cdot 12H_2O$]	呈不规则的块状或粒状。无色或淡黄白色，透明或半透明。表面略平滑或凹凸不平，具细密纵棱，有玻璃样光泽。质硬而脆。气微，味酸、微甘而极涩	外用解毒杀虫，燥湿止痒；内服止血止泻，祛除风痰
龙骨	为古代哺乳动物如三趾马、犀类、鹿类、牛类、象类等的骨骼化石或象类门齿的化石	呈不规则块状，大小不一，白色、灰白色，多较光滑，有的具纵纹裂隙或棕色条纹和斑点。质硬，不易破碎，断面不平坦，有的中空，吸湿性强，舐之粘舌。无臭，无味。呈淡灰白色或淡黄棕色，夹有红、白、黄、蓝、棕、黑或深浅粗细不同的纹理，略有光泽者，习称五花龙骨，质硬，较酥脆，易片状剥落	镇惊安神，收敛涩精。外用生肌敛疮
龙齿	为龙骨原动物的牙齿化石	分为犬齿及臼齿。犬齿圆锥状，略弯曲，近尖端处中空。臼齿圆柱形或方柱形，一端较细，略弯曲，有深浅不同的棱。质坚硬，断面粗糙，凹凸不平或有不规则的凸起棱线。有吸湿性。无臭，无味	镇惊安神，除烦热
红粉	为红氧化汞（HgO）	为橙红色片状或粉状结晶，片状的一面光滑略具光泽，另一面较粗糙。粉末橙色。质硬，性脆；遇光颜色逐渐变深。气微	拔毒，除脓，去腐，生肌
轻粉	为氯化亚汞（Hg_2Cl_2）	本品为白色有光泽的鳞片状或雪花状结晶，或结晶性粉末；遇光颜色缓缓变暗。气微	外用杀虫，攻毒，敛疮；内服祛痰消积，逐水通便

自 测 题

一、名词解释

1. 本色 2. 假色 3. 条痕 4. 断口

二、填空题

1. 芒硝主含 ________，断面呈 ________ 光泽。其风化而成的无水硫酸钠称为 ________。
2. 人工合成的朱砂系由 ________ 和 ________ 为原料经加热升炼而成，断面呈纤维柱状，习称 ________。
3. 雄黄遇热易分解产生剧毒的 ________，故其炮制忌用 ________ 煅，只宜 ________ 飞，其用量为 ________。
4. 石膏表面呈 ________ 色，其化学成分为 ________，用铂丝蘸取石膏粉末，用盐酸湿润，燃烧时呈 ________ 色火焰。
5. 雄黄功效为 ________、________、________。

三、选择题

【A 型题】

1. 矿物在白色毛瓷板上划过后留下的粉末颜色称为（　　）。
   A. 本色　B. 外色　C. 假色
   D. 条痕色　E. 干涉色
2. 矿物由其成分和内部构造所决定的颜色称为（　　）。
   A. 本色　B. 外色　C. 假色

D. 条痕色　E. 干涉色

3. 矿物受力后沿一定的结晶方向裂开成光滑平面的性能称为（　　）。

A. 断口　B. 解理　C. 硬度

D. 开裂　E. 以上都不是

4. 粉末用盐酸湿润，置光洁铜片上摩擦，铜片表面呈银白色光泽，加热烘烤，银白色即消失，此药材是（　　）。

A. 雄黄　B. 朱砂　C. 炉甘石

D. 石膏　E. 芒硝

5. 不属于矿物类药材的鉴定是（　　）。

A. 比重　B. 透明度　C. 光泽

D. 硬度　E. 总不溶灰分

6. 主含碳酸锌，表面凹凸不平，多孔似蜂窝状的药材是（　　）。

A. 龙骨　B. 石膏　C. 芒硝

D. 炉甘石　E. 朱砂

7. 由于其遇热易产生剧毒的三氧化二砷，故忌用火燃的药材是（　　）。

A. 朱砂　B. 炉甘石　C. 雄黄

D. 芒硝　E. 石膏

8. 取（　　）一小块，置具有小孔软木塞的试管内，灼烧，管壁有水生成，小块变为不透明体。

A. 滑石　B. 石膏　C. 雄黄

D. 炉甘石　E. 芒硝

9. 体重，质软，易纵向断裂，纵断面具纤维状纹理和绢丝光泽的药材是（　　）。

A. 滑石　B. 石膏　C. 信石

D. 芒硝　E. 炉甘石

10. 有关雄黄的描述，不正确的是（　　）。

A. 为硫化物类矿物雄黄

B. 全体呈深红色或橙红色

C. 条痕淡橘红色

D. 晶面有树脂光泽，断面有金刚石样光泽

E. 主含二硫化二砷

【B 型题】

（1～3 题共用备选答案）

A. 磁石　B. 雄黄　C. 石膏

D. 轻粉　E. 炉甘石

1. 为硫化物类的矿物药是（　　）。

2. 为硫酸盐类的矿物药是（　　）。

3. 为碳酸盐类的矿物药是（　　）。

（4～6 题共用备选答案）

A. 铁化合物类　B. 砷化合物类

C. 汞化合物类　D. 钙化合物类

E. 钠化合物类

4. 朱砂属于（　　）。

5. 石膏属于（　　）。

6. 芒硝属于（　　）。

（7～10 题共用备选答案）

A. 白色　B. 红色

C. 黄色　D. 淡橘红色

E. 黑色

7. 自然铜条痕色为（　　）。

8. 朱砂条痕色为（　　）。

9. 芒硝条痕色为（　　）。

10. 雄黄条痕色为（　　）。

【X 型题】

1. 下列属于硫化物类的矿物药有（　　）。

A. 石膏　B. 雄黄　C. 炉甘石

D. 朱砂　E. 芒硝

2. 含结晶水的矿物药有（　　）。

A. 炉甘石　B. 芒硝　C. 雄黄

D. 石膏　E. 朱砂

3. 条痕色为白色的矿物药有（　　）。

A. 石膏　B. 炉甘石　C. 朱砂

D. 芒硝　E. 雄黄

4. 有毒的矿物药有（　　）。

A. 雄黄　B. 朱砂　C. 芒硝

D. 轻粉　E. 炉甘石

5. 有关芒硝的叙述，正确的有（　　）。

A. 为硫酸盐类矿物芒硝经加工精制成的结晶体

B. 无色透明或类白色半透明

C. 条痕白色，断面呈玻璃样光泽

D. 味咸

E. 在火焰中燃烧，火焰呈蓝绿色

6. 有关朱砂的叙述，正确的有（　　）。
   A. 为硫化合物类矿物辰砂
   B. 呈颗粒状或块片状
   C. 鲜红色或暗红色，具光泽，条痕黄色
   D. 体重，质脆，粉末状者有闪烁的光泽
   E. 安全性检测指标为可溶性汞盐

四、问答题

1. 朱砂的主要性状特征有哪些？如何用理化鉴定方法鉴别？
2. 朱砂与雄黄的主要成分各为什么？它们炮制时为什么不能用煅法？
3. 芒硝的主要性状特征有哪些？其主要成分和功效是什么？
4. 石膏的主要性状特征有哪些？生石膏与熟石膏在功效上有何区别？
5. 简述炉甘石的功能与主治。

实训指导

实训1　观察植物细胞

一、实训目的

1. 掌握植物细胞的基本构造（细胞壁、细胞核、细胞质、液泡）、细胞后含物（淀粉粒、草酸钙结晶）的形态结构及鉴别方法。

2. 熟悉光学显微镜的构造、性能和使用。

3. 学会表皮制片、粉末制片及显微绘图的基本方法。

二、实训器材

1. 仪器用品　光学显微镜、镊子、刀片、解剖针、载玻片、盖玻片、培养皿、吸水纸、擦镜纸。

2. 材料试剂　洋葱鳞茎、马铃薯块茎、半夏粉末、大黄粉末、黄柏粉末；蒸馏水、水合氯醛试液、稀甘油、碘 - 碘化钾试液、稀碘液。

三、实训指导

（一）观察洋葱鳞叶的表皮细胞

1. 操作　准备擦净的载玻片和盖玻片各一，取蒸馏水1滴置于载玻片中央备用。用刀将洋葱鳞茎纵切成数份。取一小片洋葱鳞茎的肉质鳞叶，用镊子撕取鳞叶凹面（内表皮）3～5mm的上表皮，置于载玻片的水滴中，用镊子将其展平，然后将盖玻片沿水滴一侧慢慢盖下，防止产生气泡，用吸水纸沿盖玻片一侧吸掉多余的水。

注意：制片过程中要注意载玻片上的蒸馏水要将材料充分浸润，加盖玻片时要尽量使其压紧展开，不然容易产生气泡，影响观察效果。如在显微镜下观察有气泡存在，可用解剖针轻轻压迫盖玻片，使其内的气体逸出；如气泡太多，必须重新制片，否则影响观察效果。

2. 观察　在阅读有关显微镜的结构和使用方法后，将临时装片放在低倍镜下调试、观察。低倍镜下可见洋葱鳞叶的表皮为一层细胞，细胞为长方或扁砖状，排列整齐，无细胞间隙。

移动装片，选择较清楚的细胞置于视野中央，转换到高倍镜下仔细观察，转动细准焦螺旋，辨明如下结构。

（1）细胞壁　每个长方形细胞的四周壁为细胞壁。细胞壁包围在植物细胞原生质体的最外面。由于其为无色透明结构，所以观察时仅能看到每个细胞的四壁组成的轮廓，看不见上下层细胞。所观察到的细胞壁由两相邻细胞共同组成，包括两相邻细胞的两层初生壁，中间即为两个细胞所共有的胞间层，则所见细胞壁只能是其侧壁。若选用鳞叶较老，在侧壁上可见由于不均匀加厚所出现的连续凹陷区域，此区域称为纹孔。

（2）细胞核　常位于细胞中央，一般为扁球形。若取材为细胞发育较成熟的老细胞时，细胞核则位于细胞边缘薄层细胞质中，呈卵圆形。若不易观察，可加碘 - 碘化钾试液 1 滴染色，可见细胞核染成黄褐色。与细胞质接触处有一薄膜为核膜。核膜内为核质，核质内有 1 ～ 3 个颜色较深的小球体，即为核仁。

（3）细胞质　细胞核以外，细胞膜之内的原生质，即细胞质。在幼嫩细胞中较为稠密，在较老细胞中，随着液泡逐渐扩大，细胞质被挤压紧贴细胞壁，呈一薄层环绕着液泡，仅在细胞两端较明显。

（4）液泡　位于细胞中央，是细胞质内充满细胞液的腔穴，所以比细胞质更透明。为了观察清楚，可取下制片，小心在盖玻片一侧滴加 1 滴稀碘液，几分钟后观察，可见到被染成卡暗黄色的细胞质和深黄色的细胞核。未被染色的部分即是液泡。由于液泡中的细胞液是无色的，清澈透明，而细胞质中有大小不等的颗粒，故液泡与细胞质之间便衬托出一明显界面，此界面即为液泡膜。

（二）观察马铃薯和半夏粉末的淀粉粒

1. 操作

（1）准备擦净的载玻片和盖玻片各一，切取马铃薯块茎，用刀片轻轻刮取少许混浊液，置于载玻片上，加蒸馏水 1 滴，盖上盖玻片。

（2）准备擦净的载玻片和盖玻片各一，用牙签挑取少许半夏粉末置于载玻片中央，加 1 滴蒸馏水（或 1 ～ 2 滴稀甘油），充分拌匀，加盖玻片。

2. 观察　将马铃薯标本片先在低倍镜下观察淀粉粒，注意其形状。再转到高倍镜观察，注意其脐点和层纹，分辨出单粒、复粒和半复粒淀粉。马铃薯淀粉粒中多为单粒，少为复粒，半复粒少。然后观察半夏粉末，注意其和马铃薯淀粉粒有何不同？再由盖玻片一侧加 1 滴稀碘液，观察有何变化。绘图和记录两者淀粉粒的异同。为了区别淀粉粒和白色质体，可用稀碘液来鉴别，淀粉粒遇稀碘液呈蓝紫色，而白色体不变色。

（三）观察大黄、半夏、黄柏粉末的草酸钙结晶

观察药材粉末通常用水合氯醛透化法制成临时标本片，制片的粉末一般要求过 40 目筛或 60 目筛。

1. 操作

（1）草酸钙簇晶　准备擦净的载玻片和盖玻片各一，取大黄粉末少许，置载玻片上，滴加水合氯醛试液 1 滴，在酒精灯上慢慢加热进行透化，如此重复 2 ～ 3 次，至颜色变

浅而透明为止，加稀甘油 1 滴，盖上盖玻片，拭净周围试剂。

（2）草酸钙针晶　取半夏粉末少许，如上法制片，镜检（示教）。

（3）草酸钙方晶　取黄柏粉末少许，如上法制片，镜检（示教）。

2. 观察

（1）草酸钙簇晶　将大黄粉末制片置于显微镜下观察，可见多数大型、形如星状的草酸钙簇晶（实训图 1）。

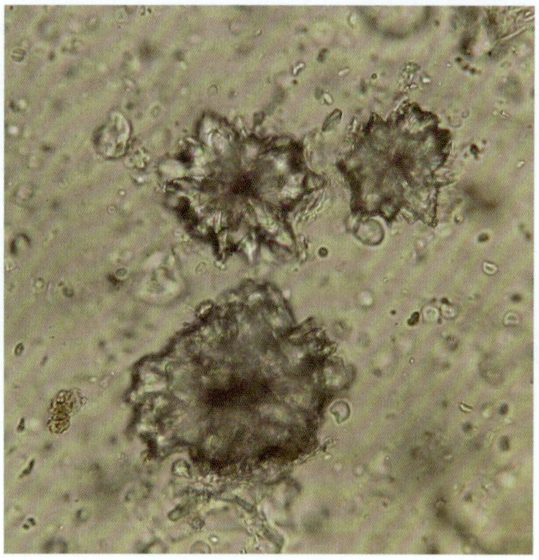

实训图 1　大黄草酸钙簇晶（光镜，400×）

（2）草酸钙针晶　将半夏粉末制片置于显微镜下观察，可见散在或成束的针状草酸钙晶体（实训图 2）。

（3）草酸钙方晶　将黄柏粉末制片置于显微镜下观察，可见方形、不规则方形及斜方形等形状的晶体。这些晶体常成行排列于纤维束旁边的薄壁细胞中，这种由一束纤维外侧包围着许多含有草酸钙方晶的薄壁细胞所组成的复合体，称为晶鞘纤维（实训图 3）。

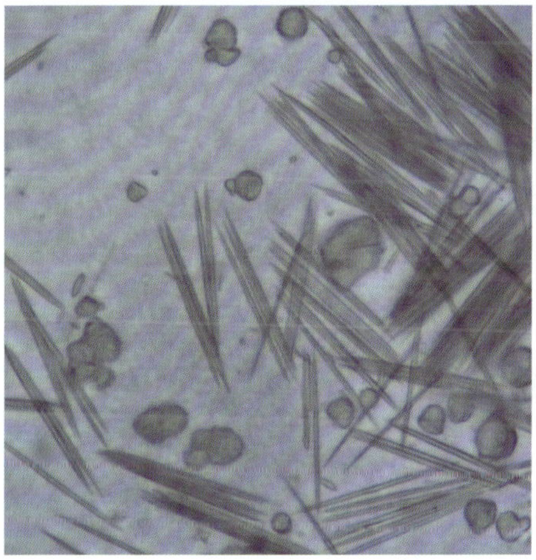

实训图 2　半夏草酸钙针晶（光镜，400×）

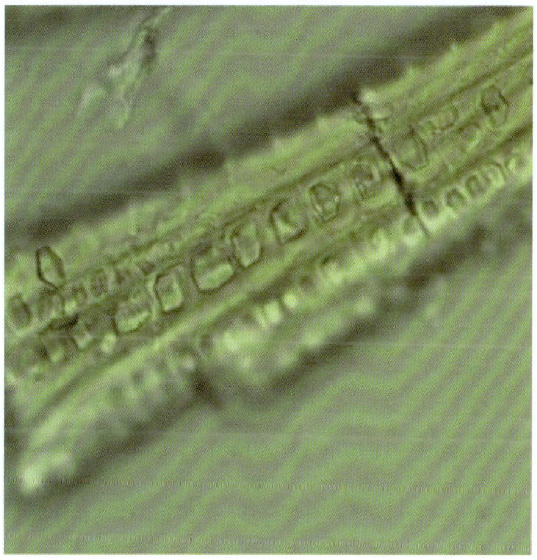

实训图 3　黄柏晶鞘纤维（光镜，400×）

四、实训报告

1. 绘制洋葱表皮细胞结构图。
2. 绘制马铃薯的单粒淀粉和半夏的复粒淀粉。
3. 绘制大黄的草酸钙簇晶。

实训 2　观察植物组织

一、实训目的

1. 掌握植物组织的显微特征（分生组织，薄壁组织，保护组织——气孔、毛茸，机械组织——纤维、石细胞，输导组织——导管，分泌组织——油细胞、油室）。

2. 学会徒手切片制作临时标本片的方法。

二、实训器材

1. 仪器用品　光学显微镜、镊子、刀片、解剖针、载玻片、盖玻片、培养皿、吸水纸、擦镜纸。

2. 材料试剂　小麦根尖纵切片、椴树枝永久横切片、薄荷茎永久横切片、薄荷叶、金银花、地黄叶、姜根状茎、橘皮、肉桂粉末、黄豆芽、梨果肉、蒸馏水、水合氯醛试液、稀甘油。

三、实训指导

（一）观察小麦根尖纵切片、椴树枝永久横切片分生组织

1. 操作　取小麦根尖纵切片于显微镜下观察顶端分生组织、取椴树枝永久横切片于显微镜下观察侧生分生组织。

2. 观察　顶端分生组织的活动可使植物体进行伸长生长，且总是位于根或茎的最顶端。

在茎的最外层有几层略扁平的死亡细胞，细胞壁较厚，排列整齐，无胞间隙，为木栓层细胞。其内方有 1 ～ 3 层颜色淡而扁平的细胞为木栓形成层。环状排列的维管组织，木质部和韧皮部之间，就是形成层细胞。

（二）观察薄荷茎永久横切片薄壁组织

1. 操作　取薄荷茎永久横切片于显微镜下观察。

2. 观察　观察维管束周围及中央髓部的薄壁组织。

（三）观察薄荷叶的气孔、金银花的毛茸

1. 操作　用镊子撕取薄荷叶片的下表皮，使其外表皮朝上，置于载玻片上的蒸馏水中，展平，加盖玻片。取金银花花冠一小片，经水合氯醛透化后制片观察。

2. 观察　将标本片置于显微镜下观察。

（1）气孔　两个半月形保卫细胞和与其相连的两个副卫细胞的长轴垂直。

（2）毛茸　多细胞腺头的腺毛；单细胞的非腺毛，较长，从基部向上逐渐变细，呈牛角状弯曲。

（四）观察肉桂粉末的韧皮纤维、梨果实石细胞

1. 操作　取肉桂粉末制成水合氯醛装片，置于显微镜下观察韧皮纤维。用镊子挑取梨果肉少许，置于载玻片的中央，用镊子柄轻轻下压至其粉碎，水合氯醛装片，置于显微镜下观察石细胞。

2. 观察

（1）肉桂粉末韧皮纤维较多，梭形，单个或多个成束、完整或折断。

（2）梨果肉石细胞成团或散在，大小不一，形状为椭圆形、类圆形、类方形等，细胞壁增厚明显，可见层纹，纹孔道分枝或不分枝，两相邻石细胞纹孔对明显。

（五）观察黄豆芽的导管

1. 操作　切取黄豆芽，用镊子将其固定在载玻片上，用刀片纵切，取中央的薄片置于载玻片上，蒸馏水装片，置于显微镜下观察导管。

2. 观察　豆芽可见较多的环纹导管、螺纹导管、梯纹导管、网纹导管。

（六）观察鲜姜油细胞、橘皮油室

1. 操作　将材料切成长方条，以左手拇指和食指捏紧，拇指略低于食指，长方条上端露出，以中指托住底部。右手拇指、食指捏紧刀片的右下角，刀片蘸水后，双臂夹紧，刀口放平，刀口朝向怀里，从材料的左前方向右后方作水平方向的连续拉切。切拉速度宜快，用臂力。选择其中最薄切片的用蒸馏水装片。

将姜根状茎以徒手切片法切取，选取最薄的用蒸馏水装片。置于显微镜下观察油细胞。

将橘皮的以徒手切片法切取外表皮，选取最薄的用蒸馏水装片。置于显微镜下观察油室。

2. 观察　鲜姜薄壁组织中，有许多充满淡黄色油滴的细胞散在或成群，即油细胞。橘皮果皮薄壁细胞中可见略呈卵圆形的腔穴，其中散布着一些油状物及细胞碎片，腔穴周边的细胞多有破碎，为溶生式分泌腔。由于腔内贮藏的分泌物是挥发油类，又称为油室。

四、实训报告

1. 绘制气孔、毛茸。
2. 绘制韧皮纤维、石细胞。
3. 绘制导管、油细胞、油室。

实训3　观察植物的根茎叶

一、实训目的

1. 掌握植物营养器官形态观察的方法。
2. 通过观察根茎叶标本，辨别根和根系的类型、变态根的类型；辨别茎形态类型、变态茎的类型；辨别叶形、叶端、叶基、叶脉、叶缘、叶序、复叶的类型。

二、实训器材

1. 仪器用品　放大镜、解剖针、镊子、刀片、培养皿。

2. 材料试剂

（1）根　蒲公英、人参、桔梗等有代表性的植物根或标本。人参、麦冬、吊兰等有代表性的植物变态根或标本。

（2）茎 杨、柳、松的枝条，山楂、桑、马齿苋等植物的茎。葡萄、何首乌、甘薯、地锦等植物的变态茎。姜、玉竹或白茅、马铃薯或半夏、荸荠或慈姑、洋葱、百合或贝母等植物变态茎。

（3）叶 银杏、桃、橘、向日葵、南瓜、莲、小麦或淡竹、芭蕉、棕榈、车前、槐、月季或蔷薇、刺五加、合欢或含羞草等植物的叶。

三、实训指导

1. 观察根的外形特征、根和变态根的类型。

（1）观察蒲公英、薄荷、吊兰、菊花、常春藤、菠菜、玉米等植物的根和根系。辨认定根与不定根，主根与侧根，鉴别根系类型。

（2）观察人参、菟丝子、胡萝卜或桑寄生的主要标本，麦冬、何首乌等植物的变态根，确定变态根的类型。

2. 观察茎的外形特征、茎及变态茎的类型。

观察杨或柳、松的枝条，山楂、桑、马齿苋、牵牛、南瓜、蛇莓、仙人掌、芦荟等植物的茎，辨认节、节间、叶腋、叶痕、托叶痕、皮孔等结构，区分木质茎、草质茎、肉质茎。

（1）观察葡萄茎、何首乌茎、甘薯茎、地锦，总结各种茎的特点，区分直立茎、缠绕茎、攀缘茎、匍匐茎和平卧茎。

（2）观察仙人掌、山楂、葡萄茎、姜、玉竹或白茅、马铃薯或半夏、荸荠或慈姑、洋葱、百合或贝母等植物的变态茎，记录每种变态茎的特点，区分变态类型。

3. 观察叶脉类型、识别叶的类型。

（1）观察银杏、桃、橘、向日葵、杨或桑、南瓜、莲、小麦或淡竹、芭蕉、棕榈、车前等植物的叶脉。根据叶脉的特点，区分不同的叶脉类型。

（2）观察桃、槐、月季或蔷薇、刺五加、合欢或含羞草、橘等植物的叶，识别单叶和复叶。

四、实训报告

记录观察到的植物器官类型。

实训 4 观察植物的花和果实

一、实训目的

1. 掌握植物生殖器官形态观察的方法。

2. 通过观察花、果实标本，辨别花的组成、花和花序的类型、果实与种子的组成、辨别果实与种子的类型。

二、实训器材

1. 仪器用品　放大镜、解剖针、镊子、刀片、培养皿。

2. 材料试剂

（1）花　油菜、蚕豆、牵牛、南瓜、桔梗、茄、桃、木芙蓉、百合、梨等植物的花。杨、柳、车前、马蹄莲、梨、山楂、绣线菊、向日葵或蒲公英、葱、无花果、胡萝卜、附地菜、委陵菜、益母草、天南星、五加、白芷等植物的花序。

（2）果实　番茄、橘子、杏、苹果、黄瓜、豆角、向日葵、玉米、板栗、榆树、槭树、八角茴香、草莓、桑椹、无花果、凤梨、蓖麻、棉花、百合等植物的果实。

（3）种子　大豆或绿豆、蓖麻、玉米等种子。

三、实训指导

1. 观察花的形态和类型

（1）观察油菜、蚕豆、长春花、牵牛、南瓜、茄、益母草、桔梗、桃、木芙蓉、百合等植物的花，并选择解剖至少 5 种不同类型的花。

（2）观察杨、柳、车前、马蹄莲、梨、山楂、绣线菊、向日葵或蒲公英、葱、无花果、胡萝卜、附地菜、委陵菜、益母草、天南星、五加、白芷等植物的花序。区分无限花序和有限花序，分辨花序类型。

2. 观察果实的形态和类型　观察番茄、橘子、杏、苹果、黄瓜、豆角、向日葵、玉米、板栗、榆树、槭树、八角茴香、草莓、桑椹、无花果、凤梨、蓖麻、棉花、百合等植物的果实。区分肉果和干果，根据观察植物果实的特点，判断其属于肉果和干果中的哪种类型。

3. 观察种子的形态和类型　观察并解剖大豆或绿豆、蓖麻、玉米等种子。辨别种子形态组成、区分类型。

四、实训报告

1. 记录观察到的植物器官类型。

2. 绘制种子剖面图，并标注各部名称。

实训 5　炒王不留行、麸炒山药、蜜炙甘草

一、实训目的

1. 掌握炒法与炙法的操作方法。

2. 熟悉炒法与炙法的炮制作用。

二、实训器材

1. 仪器用品　煤气灶、铁锅、铁铲、台秤、筛子、量筒。

2. 材料试剂　麦麸、蜂蜜炼蜜、王不留行、山药、甘草。

三、实训指导

（一）炒王不留行

取净王不留行、称重，置热锅内，用文火加热，不断翻炒至大多数爆开白花，迅速出锅，放凉，称重。

1. 成品性状　本品炒后种皮炸裂，80% 以上爆成白花，体轻质脆。

2. 注意事项　药物必须大小分档，选择适当火力、时间，并注意药材外观变化。炒前锅要预热。搅拌要均匀，出锅要迅速。王不留行翻炒不宜过快，否则影响其爆花率及爆花程度。操作过程中，要勤翻动，避免生熟不匀的现象。种子类药材在炒黄时有爆鸣声，一般在爆鸣声减弱时即已达到炒制程度，不要等到爆鸣声消失。

（二）麸炒山药

取麦麸撒在热锅内，加热至冒烟时，加入净山药，迅速均匀翻炒，炒至药材表面呈黄色或色变深时去除取出，筛去麦麸，放凉（每 100g 山药用麸皮 10g）。

1. 成品性状　本品表面呈黄棕色或黄褐色，偶见焦斑，有焦香气。

2. 注意事项　需加辅料炒制的药材应为干燥品，且大小分档并经过净选加工处理，避免药物黏附焦化麦麸。麸炒药物火力可稍大，撒入麸皮应立即冒烟，随即投入药物，借麸皮之烟熏使药物变色，但火力过大，则麸皮迅速焦黑，不产生浓烟而达不到麸炒的目的。达到标准时要求迅速出锅，以免造成炮制药物发黑、火斑过重等现象。

（三）蜜炙甘草

取炼蜜加适量开水稀释，加入净甘草片拌匀，闷润，置热锅内，用文火加热，炒至表面棕黄色，不黏手时，取出放凉。筛去碎屑。每 100g 甘草用炼蜜 25g。

1. 成品性状　本品呈棕黄色，微有光泽。味甜，具焦香气。

2. 注意事项　炼蜜时，火力不宜过大，以免溢出锅外或焦化。蜜炙药物所用的炼蜜不宜过多过老，否则黏性太强，不易与药物拌匀。炼蜜用开水稀释时，要严格控制水量（炼蜜量的 1/3 ～ 1/2），以蜜汁能与药物拌匀而又无剩余的蜜液为宜。若加水量过多，则药物过湿，不易炒干，成品容易发霉。蜜炙时，火力一定要小，以免焦化。炙的时间可稍长，要尽量去除水分，避免发霉。蜜炙药物须凉后密闭贮存，以免吸潮发黏或发酵变质；贮存的环境除应通风干燥外，还应置阴凉处，不宜受日光直接照射。

各炙法中采用先拌辅料后炒的方法炒制的药，一定要闷润至辅料完全被吸尽或渗透到药物组织内部后，方可进行炒制。

四、实训报告

对比、简述药材炮制前后颜色、气味、功效的不同。

实训 6　孢子植物类天然药物的鉴定

一、实训目的

1. 掌握茯苓和绵马贯众的性状特征、粉末。
2. 熟悉藻菌地衣类植物、蕨类植物的鉴别特征。

二、实训器材

1. 仪器用品　光学显微镜、临时制片用具（包括酒精灯、解剖针、载玻片、盖玻片、吸水纸）、擦镜纸。

2. 材料试剂　蒸馏水、水合氯醛试液、稀甘油；冬虫夏草、茯苓、猪苓、绵马贯众的天然药物标本，茯苓粉末、绵马贯众叶柄基部横切片。

三、实训指导

（一）性状鉴别

以性状鉴别方法，仔细观察冬虫夏草、茯苓、猪苓、绵马贯众的天然药物标本。

（二）显微鉴别

1. 茯苓粉末　按粉末制片法用水合氯醛试液制片，观察。粉末灰白色。不规则颗粒状团块和分枝状团块无色，遇水合氯醛液渐溶化。菌丝无色或淡棕色，细长，稍弯曲，有分枝，直径 3 ～ 8μm，少数至 16μm。

2. 绵马贯众　叶柄基部横切面：①表皮为 1 列外壁增厚的小形细胞，常脱落。②下皮为十余列多角形厚壁细胞，棕色至褐色，基本组织细胞排列疏松，细胞间隙中有单细胞的间隙腺毛，头部呈球形或梨形，内含棕色分泌物；周韧维管束 5 ～ 13 个，环列，每个维管束周围有 1 列扁小的内皮层细胞，凯氏点明显，有油滴散在，其外有 1 ～ 2 列中柱鞘薄壁细胞，薄壁细胞中含棕色物和淀粉粒。

四、实训报告

1. 简述茯苓、绵马贯众的主要性状特征。
2. 绘茯苓粉末特征图。
3. 绘绵马贯众显微特征图。

实训 7　裸子植物类天然药物的鉴定

一、实训目的

1. 掌握麻黄、白果的性状特征、显微特征。

2. 熟悉裸子植物天然药物的性状特征。

二、实训器材

1. 仪器用品　光学显微镜、临时制片用具（包括酒精灯、解剖针、载玻片、盖玻片、吸水纸）、擦镜纸。

2. 材料试剂　蒸馏水、水合氯醛试液、稀甘油；麻黄、白果、松花粉、土荆皮、柏子仁的天然药物标本，麻黄茎横切面，麻黄粉末。

三、实训指导

（一）性状鉴别

观察麻黄、白果、松花粉、土荆皮、柏子仁的天然药物标本。

（二）显微鉴别

1. 麻黄草质茎横切面

（1）草麻黄　①表皮细胞外被厚的角质层；两棱脊线间有下陷气孔。②下皮纤维束位于棱脊线处，壁厚，非木化。③皮层较宽，纤维成束散在。中柱鞘纤维束呈新月形。维管束 8 ～ 10 个。④形成层环类圆形。木质部呈类三角状。⑤髓部薄壁细胞含棕色块状物，偶有环髓纤维。表皮细胞外壁、皮层薄壁细胞及纤维均有多数微小草酸钙砂晶或方晶。

（2）中麻黄　①维管束 12 ～ 15 个。②形成层环类三角形。③环髓纤维较多，成束或单个散在。

（3）木贼麻黄　①维管束 8 ～ 10 个。②形成层环类圆形。③无环髓纤维。

2. 麻黄粉末　黄棕色或黄绿色。①表皮细胞类长方形，外壁布满草酸钙砂晶，有厚的角质层。气孔特异内陷，保卫细胞侧面观呈电话听筒状或哑铃形。②角质层呈不规则条状或类球形突起。③皮层纤维细长，壁极厚，壁上布满砂晶。④螺纹导管、具缘纹孔导管直径 10 ～ 15μm，导管分子斜面相接，接合面有多数穿孔，称为麻黄式穿孔板。⑤薄壁细胞中常见红棕色块状物。

四、实训报告

1. 简述麻黄、白果的主要性状特征。

2. 绘制草麻黄茎横切面简图。

3. 绘制草麻黄粉末特征图。

实训8　被子植物类天然药物的鉴定1

一、实训目的

1. 掌握大黄的性状特征与显微鉴别特征。
2. 熟悉微量升华法及大黄的理化鉴别方法。
3. 熟悉马兜铃科、蓼科、苋科等天然药物的性状特征。

二、实训器材

1. 仪器用品　光学显微镜、临时制片用具（包括酒精灯、解剖针、载玻片、盖玻片、吸水纸）、擦镜纸、紫外线灯。

2. 材料试剂　蒸馏水、水合氯醛试液、稀甘油、1%氢氧化钠（钾）试液、氨水；细辛、大黄、何首乌、牛膝的天然药物标本，大黄粉末。

三、实训指导

（一）性状鉴别

以性状鉴别方法，仔细观察细辛、大黄、何首乌、牛膝的天然药物标本。

（二）显微鉴别

大黄粉末　按粉末制片法用蒸馏水制片（淀粉粒）；按粉末制片法用水合氯醛试液制片（草酸钙簇晶、导管），观察。

粉末黄棕色。①草酸钙簇晶直径20～160μm，有的至190μm。②具缘纹孔导管、网纹导管、螺纹导管及环纹导管非木化。③淀粉粒甚多，单粒类球形或多角形，直径3～45μm，脐点星状；复粒由2～8分粒组成。

（三）理化鉴别

1. 微量升华　大黄粉末按微量升华法操作，显微镜下观察。

（1）操作　取大黄粉末少许置载玻片中央，两端各放1根火柴棒，上盖一载玻片，置酒精灯上加热或用微量升华器加热升华，待载玻片出现水汽或淡黄色升华物时，取下反翻转放冷。

（2）观察　可见菱形、针状、羽毛状黄色结晶。加1%氢氧化钠（钾）试液或氨水1滴，结晶溶解并显红色。

2. 荧光反应　大黄新鲜断面或粉末，紫外线灯下观察。可见棕色荧光，不得显亮蓝紫色荧光（检查土大黄苷）。

四、实训报告

1. 简述大黄的主要性状特征。

2. 绘制大黄粉末特征图。

3. 记录大黄理化鉴别结果。

实训 9　被子植物类天然药物的鉴定 2

一、实训目的

1. 掌握黄连的性状特征与显微鉴别特征。

2. 熟悉黄连的理化鉴别方法。

3. 熟悉毛茛科天然药物的性状特征。

二、实训器材

1. 仪器用品　光学显微镜、临时制片用具（包括酒精灯、解剖针、载玻片、盖玻片、吸水纸）、擦镜纸。

2. 材料试剂　蒸馏水、水合氯醛试液、稀甘油；附子、黄连、白芍、牡丹皮的天然药物标本，云连、雅连、味连横切面永久制片，黄连粉末。

三、实训指导

（一）性状鉴别

以性状鉴别方法，仔细观察附子、黄连、白芍、牡丹皮的天然药物标本。

（二）显微鉴别

1. 味连横切面永久制片　味连根茎横切片从外向内包括木栓层、皮层、中柱（韧皮部、形成层、木质部）、髓部。观察。

本品横切面：①木栓层为数列细胞，其外有表皮，常脱落。②皮层较宽，石细胞黄色，单个或成群散在；中柱鞘纤维成束或伴有少数石细胞，均显黄色。③维管束外韧型，环列。木质部黄色，均木化，木纤维较发达。④髓部均为薄壁细胞，无石细胞。

2. 雅连横切面永久制片　髓部有石细胞。

3. 云连横切面永久制片　皮层、中柱鞘及髓部均无石细胞。

4. 味连粉末　按粉末制片法用水合氯醛试液制片。观察。粉末淡绿色或黄绿色。①晶纤维多，草酸钙方晶直径 12 ～ 15μm。②非腺毛单细胞，长 100 ～ 350μm，直径 12 ～ 25μm，壁厚，有疣状突起。③草酸钙簇晶存在于叶肉薄壁细胞中，直径 9 ～ 20μm。④上下表皮细胞表面观呈多角形，垂周壁平直；上下表皮均有气孔，主为平轴式，副卫细胞大多为 2 个，也有 3 个。

（三）理化鉴别

荧光反应：黄连根茎折断面，紫外线灯下观察，木质部显金黄色荧光。

四、实训报告

1. 简述黄连的主要性状特征。
2. 绘制黄连横切面简图及粉末特征图。
3. 记录黄连的理化鉴别结果。

实训10　被子植物类天然药物的鉴定3

一、实训目的

1. 掌握肉桂的性状特征与显微鉴别特征。
2. 熟悉肉桂的理化鉴别方法。
3. 熟悉木兰科、樟科、罂粟科、十字花科、杜仲科天然药物的性状特征。

二、实训器材

1. 仪器用品　光学显微镜、临时制片用具（包括酒精灯、解剖针、载玻片、盖玻片、吸水纸）、擦镜纸。

2. 材料试剂　蒸馏水、水合氯醛试液、稀甘油；厚朴、五味子、肉桂、延胡索、板蓝根、杜仲的天然药物标本，肉桂横切面永久制片，肉桂粉末。

三、实训指导

（一）性状鉴别

以性状鉴别方法，仔细观察厚朴、五味子、肉桂、延胡索、板蓝根、杜仲的天然药物标本。

（二）显微鉴别

1. 肉桂横切面永久制片　肉桂横切片从外向内包括木栓层、皮层、中柱、髓部，观察。

本品横切面：①木栓细胞数列，最内层细胞外壁增厚，木化。②皮层散有石细胞和分泌细胞。③中柱鞘部位有石细胞群，断续排列成环，外侧伴有纤维束，石细胞通常外壁较薄。④韧皮部射线宽1～2列细胞，含细小草酸钙针晶；纤维常2～3个成束；油细胞随处可见。⑤薄壁细胞含淀粉粒。

2. 肉桂粉末　按粉末制片法用水合氯醛试液制片，观察。

粉末红棕色。①纤维大多单个散在，长梭形，长195～920μm，直径约至50μm，壁厚，木化，纹孔不明显。②石细胞类方形或类圆形，直径32～88μm，壁厚，有的一面菲薄。③油细胞类圆形或长圆形，直径45～108μm。④草酸钙针晶细小，散在于射线细胞中。⑤木栓细胞多角形，含红棕色物。

四、实训报告

1. 简述肉桂的主要性状特征。
2. 绘制肉桂横切面简图及粉末特征图。

实训 11　被子植物类天然药物的鉴定 4

一、实训目的

1. 掌握番泻叶的性状特征与显微鉴别特征。
2. 熟悉番泻叶的理化鉴别方法。
3. 熟悉蔷薇科、豆科天然药物的性状特征。

二、实训器材

1. 仪器用品　光学显微镜、临时制片用具（包括酒精灯、解剖针、载玻片、盖玻片、吸水纸）、擦镜纸。

2. 材料试剂　蒸馏水、水合氯醛试液、稀甘油；苦杏仁、桃仁、甘草、黄芪、鸡血藤、番泻叶的天然药物标本，番泻叶粉末。

三、实训指导

（一）性状鉴别

以性状鉴别方法，仔细观察苦杏仁、桃仁、甘草、黄芪、鸡血藤、番泻叶的天然药物标本。

（二）显微鉴别

番泻叶粉末　按粉末制片法用水合氯醛试液制片，观察。

粉末淡绿色或黄绿色。①晶纤维多，草酸钙方晶直径 12 ～ 15μm。②非腺毛单细胞，长 100 ～ 350μm，直径 12 ～ 25μm，壁厚，有疣状突起。③草酸钙簇晶存在于叶肉薄壁细胞中，直径 9 ～ 20μm（实训图 4）。④上下表皮细胞表面观呈多角形，垂周壁平直；上下表皮均有气孔，主为平轴式，副卫细胞大多为 2 个，也有 3 个。

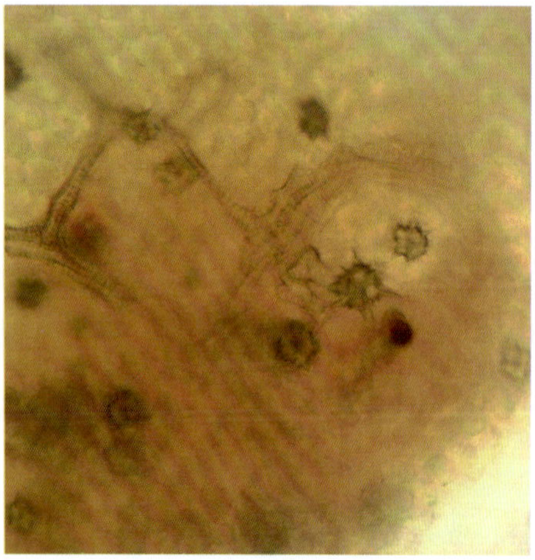

实训图 4　番泻叶草酸钙簇晶（光镜，400×）

四、实训报告

1. 简述番泻叶的主要性状特征。

2. 绘制番泻叶粉末特征图。

实训 12　被子植物类天然药物的鉴定 5

一、实训目的

1. 掌握黄柏的性状特征与显微鉴别特征。
2. 熟悉黄柏的理化鉴别方法。
3. 熟悉芸香科、橄榄科、远志科、鼠李科天然药物的性状特征。

二、实训器材

1. 仪器用品　光学显微镜、临时制片用具（包括酒精灯、解剖针、载玻片、盖玻片、吸水纸）、擦镜纸。

2. 材料试剂　蒸馏水、水合氯醛试液、稀甘油；黄柏、枳壳、陈皮、乳香、没药、远志、酸枣仁的天然药物标本，黄柏横切面永久制片，黄柏粉末。

三、实训指导

（一）性状鉴别

以性状鉴别方法，仔细观察黄柏、枳壳、陈皮、乳香、没药、远志、酸枣仁的天然药物标本。

（二）显微鉴别

观察黄柏粉末，按粉末制片法用水合氯醛试液制片，观察。

粉末鲜黄色。①纤维鲜黄色，直径 16 ～ 38μm，常成束，周围细胞含草酸钙方晶，形成晶纤维；含晶细胞壁木化增厚。②石细胞鲜黄色，类圆形或纺锤形，直径 35 ～ 128μm，有的呈分枝状，枝端锐尖，壁厚，层纹明显；有的可见大型纤维状的石细胞，长可达 900μm。③草酸钙方晶众多。

（三）理化鉴别

1. 荧光反应　黄柏断面，紫外线灯下观察，木质部显亮黄色荧光。

2. 化学定性鉴别　取粉末 1g，加乙醚 10ml 冷浸，振摇后，过滤，滤液挥干，残渣加冰醋酸 1ml 使其溶解，再加浓硫酸 1 滴，放置。溶液呈紫棕色（黄柏酮反应）。

四、实训报告

1. 简述黄柏的主要性状特征。
2. 绘制黄柏粉末特征图。
3. 记录黄柏的理化鉴别结果。

实训 13　被子植物类天然药物的鉴定 6

一、实训目的

1. 掌握人参、小茴香、当归、马钱子等药材的性状特征。

2. 熟悉瑞香科、桃金娘科、五加科、伞形科、木犀科、马钱科、龙胆科天然药物的性状特征。

二、实训器材

1. 仪器用品　解剖针、放大镜等。

2. 材料试剂　沉香、丁香、人参、三七、小茴香、当归、柴胡、川芎、防风、连翘、马钱子、龙胆的天然药物标本。

三、实训指导

以性状鉴别方法，仔细观察沉香、丁香、人参、三七、小茴香、当归、柴胡、川芎、防风、连翘、马钱子、龙胆的天然药物标本。

（1）沉香　注意形态呈盔帽状、具刀削痕和棕黑色树脂、气芳香等。

（2）丁香　注意形态呈研棒状，富油性，气芳香浓烈等。

（3）人参（生晒参、红参）　注意形态、芦头、芦碗、外表面颜色、横环纹、质地、断面、气味等。

（4）三七　注意表面的颜色、支根痕、瘤状突起、质地、断面、气味等。

（5）小茴香　注意其为典型的双悬果（两个分果合抱而成），分果背面的纵棱、气味等。

（6）当归　注意形态、颜色、质地、断面、气味等。

（7）柴胡　北柴胡注意根头大小及其顶端残留的茎基或短纤维状叶基、下部分枝情况。南柴胡注意根顶端枯叶纤维形状与数量，靠近根头处细密环纹。两者均注意质地、断面、气味等。

（8）川芎　注意外形、断面（蝴蝶纹、油室）、气味。

（9）防风　注意“蚯蚓头”、残存棕褐色毛状叶基（扫帚头）、质地、断面、气味等。

（10）连翘　注意形状、开裂情况、种子形状。

（11）马钱子　注意形态、质地、气味等。

（12）龙胆　注意形态、颜色、质地、断面、气味等。

四、实训报告

简述人参、小茴香、当归、马钱子的主要性状特征。

实训 14　被子植物类天然药物的鉴定 7

一、实训目的

1. 掌握薄荷的性状特征与显微鉴别特征。
2. 熟悉薄荷的理化鉴别方法。
3. 熟悉唇形科、茄科、玄参科、爵床科、茜草科天然药物的性状特征。

二、实训器材

1. 仪器用品　光学显微镜、临时制片用具（包括酒精灯、解剖针、载玻片、盖玻片、吸水纸）、擦镜纸。

2. 材料试剂　蒸馏水、水合氯醛试液、稀甘油；薄荷、丹参、黄芩、益母草、广藿香、紫苏叶、枸杞子、地黄、洋金花、玄参、钩藤的天然药物标本，薄荷粉末。

三、实训指导

（一）性状鉴别

以性状鉴别方法，仔细观察薄荷、丹参、黄芩、益母草、广藿香、紫苏叶、枸杞子、地黄、穿心莲、钩藤的天然药物标本。

（二）显微鉴别

薄荷粉末按表面制片法制片，观察。

本品叶表面观：①腺鳞头部 8 细胞，直径约至 90μm，柄单细胞；小腺毛头部及柄部均为单细胞（实训图 5）。②非腺毛 1～8 细胞，常弯曲，壁厚，微具疣突。③下表皮气孔多见，直轴式。

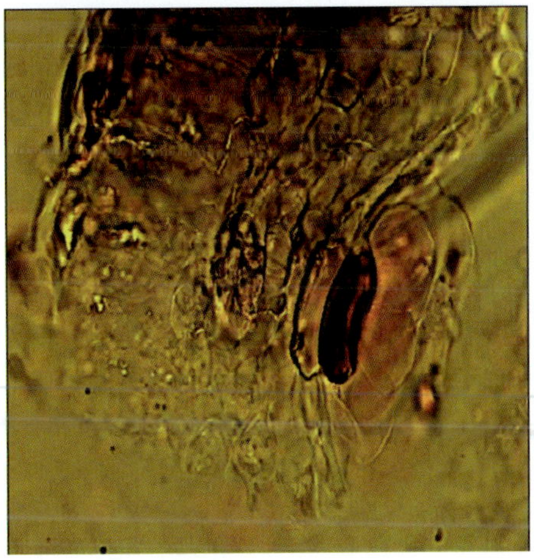

实训图 5　薄荷腺鳞侧面观（光镜，400×）

（三）理化鉴别

取本品叶的粉末少量，经微量升华得油状物，加硫酸 2 滴及香草醛结晶少量，初显黄色至橙黄色，再加水 1 滴，即变紫红色。

四、实训报告

1. 简述薄荷的主要性状特征。

2. 绘制薄荷表面特征图。

实训 15　被子植物类天然药物的鉴定 8

一、实训目的

1. 掌握金银花、红花的性状特征与显微鉴别特征。

2. 熟悉忍冬科、葫芦科、桔梗科、菊科天然药物的性状特征。

二、实训器材

1. 仪器用品　光学显微镜、临时制片用具（包括酒精灯、解剖针、载玻片、盖玻片、吸水纸）、擦镜纸。

2. 材料试剂　蒸馏水、水合氯醛试液、稀甘油；金银花、瓜蒌、桔梗、党参、红花、茵陈、青蒿、白术、苍术、木香、菊花的天然药物标本，金银花、红花粉末。

三、实训指导

（一）性状鉴别

以性状鉴别方法，仔细观察金银花、瓜蒌、桔梗、党参、红花、茵陈、青蒿、白术、苍术、木香、菊花的天然药物标本。

（二）显微鉴别

按粉末制片法以水合氯醛制片，观察。

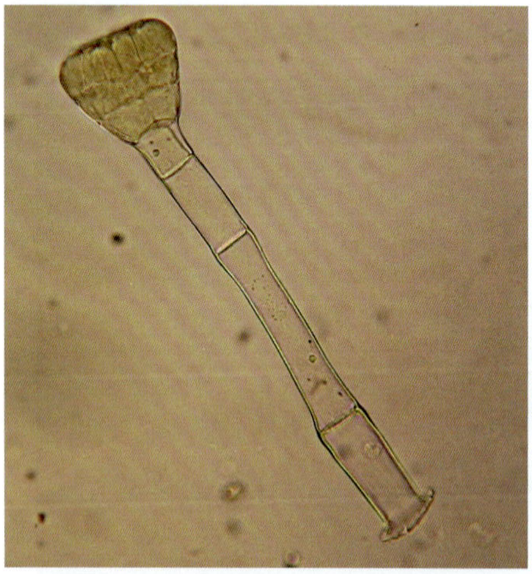

实训图 6　金银花腺毛（光镜，400×）

1. 金银花粉末　浅黄色。①腺毛有两种：一种头部呈倒圆锥形，顶部平坦，由 10 ～ 33 个细胞排列成 2 ～ 4 层；另一种头部近圆形，由 6 ～ 10 个细胞组成。两者腺头细胞均含黄棕色分泌物，柄由多细胞组成（实训图 6）。②非腺毛大多为单细胞，一种壁厚，壁疣少或光滑，偶见角质螺纹；另一种壁薄，长而弯曲，壁疣明显。③花粉粒多，黄色，类球形，表面具细密短刺及圆颗粒状雕纹，萌发孔 3 个。④薄壁细胞中含细小草酸钙簇晶。

2. 红花粉末　橙黄色。①花冠、花丝、柱头碎片多见，有长管状分泌细胞常位于导管旁，直径约至 66μm，含黄棕色至红棕色分泌物。②花冠裂片顶端表皮细胞外壁突起呈短绒毛状。③柱头和花柱上表皮细胞分化成圆锥形单细胞毛，先端尖或稍钝。④花粉粒类圆形、椭圆形或橄榄形，直径约至 60μm，具 3 个萌发孔，外壁有齿状突起。⑤草酸钙方晶存在于薄壁细胞中，直径 2 ～ 6μm。

四、实训报告

1. 简述金银花和红花的主要性状特征。
2. 绘金银花粉末特征图。
3. 绘红花粉末特征图。

实训 16 被子植物类天然药物的鉴定 9

一、实训目的

1. 掌握半夏的性状特征与显微鉴别特征。
2. 熟悉香蒲科、棕榈科、天南星科、百合科、姜科、兰科天然药物的性状特征。

二、实训器材

1. 仪器用品 光学显微镜、临时制片用具（包括酒精灯、解剖针、载玻片、盖玻片、吸水纸）、擦镜纸。

2. 材料试剂 蒸馏水、水合氯醛试液、稀甘油；蒲黄、槟榔、血竭、天南星、半夏、川贝母、麦冬、山药、砂仁、西红花、天麻、郁金、铁皮石斛的天然药物标本，半夏粉末。

三、实训指导

（一）性状鉴别

以性状鉴别方法，仔细观察蒲黄、槟榔、血竭、天南星、半夏、川贝母、麦冬、山药、砂仁、西红花、天麻、郁金、铁皮石斛的天然药物标本。

（二）显微鉴别

半夏粉末按粉末制片法用水合氯醛试液制片，观察。

粉末类白色。①淀粉粒甚多，单粒类圆形、半圆形或圆多角形，直径 2 ～ 20μm，脐点裂缝状、人字状或星状；复粒由 2 ～ 6 分粒组成。②草酸钙针晶束存在于椭圆形黏液细胞中，或随处散在，针晶长 20 ～ 144μm。③螺纹导管直径 10 ～ 24μm。

四、实训报告

1. 简述半夏、川贝母、麦冬、天麻的主要性状特征。
2. 绘半夏粉末特征图。

实训 17 动物类天然药物的鉴定

一、实训目的

1. 掌握鹿茸、羚羊角等药材的性状特征。

2. 熟悉斑蝥、蛤蚧、珍珠、全蝎等药材的性状特征。

二、实训器材

1. 仪器用品　解剖针、放大镜等。

2. 材料试剂　珍珠、全蝎、鹿茸、羚羊角、蟾酥、斑蝥、蛤蚧的天然药物标本。

三、实训指导

以性状鉴别方法，仔细观察珍珠、全蝎、斑蝥、鹿茸、羚羊角的天然药物标本。

（1）珍珠　注意观察形状、颜色、光洁度、光泽、破碎面等特征。

（2）全蝎　区分头、胸、腹三部分，注意观察后腹节数，末节毒刺、气味等特征。

（3）斑蝥　注意背部花纹等特征。

（4）鹿茸　区分花鹿茸、马鹿茸，观察表面茸毛、锯口、切片颜色及蜂窝眼、气味等特征，解释二杠、三岔、单门、莲花。

（5）羚羊角　注意观察形状、“血丝”、“水波纹”、骨塞、通天眼、色泽、透明度等特征。

四、实训报告

简述鹿茸、羚羊角的主要性状特征。

实训 18　矿物类天然药物的鉴定

一、实训目的

1. 掌握朱砂和石膏的性状特征。

2. 掌握朱砂和石膏的理化特征。

二、实训器材

1. 仪器用品　铜片、酒精灯、蒸发皿、小漏斗、试管、玻片、药匙、具小孔软木塞、铂丝。

2. 材料试剂　盐酸、稀盐酸、硝酸、氢氧化钠试液、氯化钡试液。朱砂、石膏的天然药物标本；朱砂粉末、石膏粉末。

三、实训指导

（一）性状鉴别

观察朱砂和石膏的天然药物标本。

（二）理化鉴别

1. 朱砂　化学定性鉴别。

（1）取本品粉末，用盐酸湿润后，在光洁的铜片上摩擦，铜片表面显银白色光泽，加热烘烤后，银白色即消失（检查汞盐）。

（2）取本品粉末2g于蒸发皿中，加盐酸硝酸（3 ∶ 1）的混合溶液2ml使其溶解，蒸干，加蒸馏水2ml使其溶解，滤过，滤液分置两试管中，于一管中加氢氧化钠试液1～2滴，产生黄色沉淀（检查汞盐）；于另一管中加氯化钡试液，产生白色沉淀，分离，沉淀在盐酸或硝酸中均不溶解（检查硫酸盐）。

2. 石膏　化学定性鉴别。

（1）取本品一小块（约2g），置具有小孔软木塞的试管内，灼烧，管壁有水生成，小块变为不透明体（结晶水逸出，含水硫酸钙变为无水硫酸钙）。

（2）取本品粉末0.2g置试管中，加稀盐酸10ml，加热使溶解，滤过；取滤液2ml，加氯化钡试液生成白色沉淀；分离，沉淀在盐酸或硝酸中均不溶解（检查硫酸盐）。

（3）取铂丝，用盐酸湿润后，蘸取本品粉末，在无色火焰中燃烧，火焰为砖红色（检查钙盐）。

四、实训报告

1. 简述朱砂和石膏的主要性状特征。

2. 记录朱砂、石膏理化鉴别的反应过程及鉴别原理。

主要参考文献

国家药典委员会，2025. 中华人民共和国药典 . 北京：中国医药科技出版社 .

国家中医药管理局《中华本草》编委会，1999. 中华本草 . 上海：上海科学技术出版社 .

李飞艳，刘耀武，2024. 中药鉴定技术 . 5 版 . 北京：人民卫生出版社 .

陆茵，彭代银，2021. 中药药理学 . 3 版 . 北京：人民卫生出版社 .

徐世义，2021. 天然药物学 . 3 版 . 北京：科学出版社 .

袁国卿，2018. 药用植物学基础 . 2 版 . 北京：中国中医药出版社 .

天然药物索引

A

艾叶（204）

B

巴豆（235）
白矾（270）
白附子（130）
白果（113）
巴戟天（237）
白及（238）
白芍（133）
白术（207）
白芷（173）
百部（238）
柏子仁（118）
斑蝥（251）
板蓝根（144）
半夏（215）
北沙参（235）
鳖甲（257）
槟榔（212）
薄荷（183）
补骨脂（235）

C

苍术（208）
柴胡（175）
蟾酥（251）
辰砂（265）
沉香（164）
陈皮（159）
赤芍（134）
川贝母（217）
川木通（233）
川木香（210）
川牛膝（127）
川乌（130）
川芎（176）
穿心莲（237）
磁石（269）
雌黄（267）

D

大腹皮（212）
大黄（121）
大青叶（145）
丹参（185）
当归（172）
党参（199）
地骨皮（190）
地黄（192）
地榆（234）
丁香（165）
冬虫夏草（106）
豆蔻（238）
杜仲（146）

E

阿胶（257）
莪术（227）

F

番泻叶（154）
防风（177）
防己（233）
榧子（118）
蜂蜜（255）
茯苓（107）
茯苓皮（108）
茯神（108）
附子（128）

G

甘草（150）
蛤蚧（252）
钩藤（194）
狗脊（110）
枸杞子（189）
骨碎补（112）
瓜蒌（197）
瓜蒌皮（198）
瓜蒌子（197）
关黄柏（158）
广藿香（187）
桂枝（142）

H

海金沙（112）
海龙（257）
海马（257）
海藻（111）
何首乌（124）
红粉（270）
红花（202）

红芪（154）
厚朴（136）
厚朴花（138）
湖北贝母（220）
滑石（269）
槐花（235）
黄柏（156）
黄连（131）
黄芪（152）
黄芩（184）

J

鸡内金（256）
鸡血藤（154）
姜黄（228）
金钱白花蛇（253）
金银花（195）
进口沉香（165）
桔梗（198）
菊花（201）
决明子（235）

K

苦杏仁（147）
款冬花（237）
昆布（105）

L

雷丸（112）
连翘（178）
莲子（233）
灵芝（112）
羚羊角（249）
硫黄（269）
龙齿（270）
龙胆（181）
龙骨（270）
炉甘石（268）
鹿角（246）
鹿角胶（246）
鹿角霜（246）
鹿茸（243）

M

麻黄（115）
麻黄根（117）
马勃（112）
马钱子（180）
麦冬（220）
芒硝（267）
绵马贯众（109）
没药（161）
母丁香（166）
牡丹皮（134）
木瓜（234）
木通（233）
木香（209）

N

南板蓝根（145）
南沙参（235）
南五味子（140）
牛黄（248）
牛膝（126）

P

片姜黄（228）
平贝母（219）
蒲黄（211）

Q

蕲蛇（254）
秦艽（236）
秦皮（236）
青黛（145）
青蒿（206）
轻粉（270）
全蝎（255）

R

人参（166）
人工牛黄（249）
忍冬藤（196）
肉苁蓉（237）
肉桂（140）
乳香（160）

S

三七（169）
砂仁（225）
山麦冬（221）
山药（221）
山银花（196）
山楂（234）
山茱萸（236）
麝香（247）
石膏（265）
石斛（232）
首乌藤（126）
松花粉（117）
松萝（112）
酸枣仁（163）
锁阳（237）

T

太子参（232）
桃仁（148）
天花粉（198）
天麻（228）
天南星（214）
铁皮石斛（231）
土贝母（220）
土鳖虫（256）
土荆皮（118）
土木香（210）